医学统计与临床研究

Medical Statistics and Clinical Research

主编　王炳顺

上海交通大学出版社
SHANGHAI JIAO TONG UNIVERSITY PRESS

内容提要

本书基于医学资料实例,介绍了常见的统计学分析方法,着重于统计学基本理论的领悟和统计学思维训练,目标是促进读者理解医学研究资料的数据处理过程和统计学技术的应用,将统计学原理和技术熟练地应用于临床研究工作中。本书在介绍常用医学统计方法的基础上,淡化统计计算的复杂过程,更注重在临床研究中的实践应用,体现了实用性的特点。

本书适合医学生、医生、医学研究者及医药学相关工作人员参考阅读。

图书在版编目(CIP)数据

医学统计与临床研究/王炳顺主编. —上海:上
海交通大学出版社,2025.5. —ISBN 978 - 7 - 313 - 32469 -
6

Ⅰ. R195.1

中国国家版本馆 CIP 数据核字第 202561BH35 号

医学统计与临床研究
YIXUE TONGJI YU LINCHUANG YANJIU

主　　编:王炳顺	
出版发行:上海交通大学出版社	地　　址:上海市番禺路 951 号
邮政编码:200030	电　　话:021 - 64071208
印　　制:上海景条印刷有限公司	经　　销:全国新华书店
开　　本:787mm×1092mm　1/16	印　　张:31
字　　数:748 千字	
版　　次:2025 年 5 月第 1 版	印　　次:2025 年 5 月第 1 次印刷
书　　号:ISBN 978 - 7 - 313 - 32469 - 6	
定　　价:88.00 元	

编 委 会

主　编　王炳顺

副主编　张莉娜　王筱金

编　委　（按姓氏汉语拼音排序）

陈晓晨　（上海交通大学医学院）

高　静　（上海交通大学医学院）

刘丹萍　（四川大学华西公共卫生学院）

罗剑锋　（复旦大学公共卫生学院）

吕文文　（上海交通大学医学院）

牟荣吉　（上海交通大学医学院）

宋艳艳　（上海交通大学医学院）

谭红胜　（上海交通大学医学院）

王炳顺　（上海交通大学医学院）

王柏松　（上海交通大学医学院）

王筱金　（上海交通大学医学院）

翟　晶　（国家药品监督管理局药品审评中心）

张　岳　（上海交通大学生命科学技术学院）

张莉娜　（上海交通大学医学院）

前　言

成语"千人千面""百人百性"蕴含着生物医学领域生命多样性的核心要义。由于个体遗传差异、环境因素及生活方式的多样性交织,生物医学研究中个体变异无处不在。医学现象变化万端,相互关系错综复杂。面对看似杂乱的不确定现象,能否探究并提炼其中潜在的规律性和共性? 如何通过严谨的科学研究获得"不偏不倚"的客观结论以指导临床践行"中正之道"?

在临床实践或临床研究中,同一疗法应用于同种疾病患者时,有的患者因此显著恢复,而有的则未见改善。那么,如何客观地评估这种疗法是否安全有效? 是否值得进一步推广应用于临床实践? 同样,面对医学困惑与争议,如何将其凝练为科学问题? 如何围绕研究目的进行合理设计并正确实施,从而获取确切而必需的论证资料? 如何对这些资料进行科学分析得出可靠结论,从而指导循证临床实践? 面对医学领域的诸多未解之谜,建立科学的方法论并共同遵守研究规范以指导研究进程显得尤为重要。医学统计与临床研究方法学将为科学高效地开展临床研究提供强力支撑。

需要强调的是,医学统计学及临床研究方法学不是干巴理论和刻板教条,也不是冰冷的数值计算和繁琐的条例规则,而应该是渗入医学研究全过程的思维理念。医学研究的每个阶段,从问题导向、研究设计、资料搜集、数据整理、结果分析到结论形成,都需要有明确的指导思想和清晰的思维框架。本教材的目的不在于培养专业的医学统计工作者或临床研究方法学专家,而是希望激发医学研究者从群体性与不确定性的角度思考问题。编者尽其所能帮助读者排除形成这种思维方式的障碍,减少学习医学统计及临床研究方法的困难。宗旨是提供大家面对不确定性的一种思考方式,建立以科学方法开展研究设计与分析论证的逻辑观念。本教材以直观易懂的风格呈现,避免过多的理论论证与细节梳理,力求通过直觉与形象展示统计理论与临床研究方法的内在原理,以期今后学以致用,在系列研究实践中感悟医学研究"上下求索"的精妙之处与内在魅力。

随着科学技术的不断进步和医学领域的日新月异,诸多新理念如循证医学、转化医学、叙事医学、群体医学、整合医学、数字医学、精准医学、高清医学及智能医学等不断涌现,丰富了医学研究的内涵,为医学注入了新的活力。然而,在拥抱这些新潮概念的同时,我们亦需保持理性思考,警惕盲目跟风而迷失于一时的喧嚣。例如,在大数据浪潮下,有人主张不需要随机样本,而是要全体数据,认为统计学已经过时;在关注个体的精确医学到来之际,有人宣称新的研究模式不再遵照临床试验统计学的规范。然而,临床研究的目的是按照预设计划获得研究数据后形成经验性结果,尝试将研究结论推导到更广泛的可推广人群,例如未来就诊的同质群体;可以说临床研究数据通常来自无限总体,几乎无法获得全体数据。再者,假若不再遵循百年来基于统计原理和科研方法所确立的可靠临床研究规范,在新范式建立、经受历史检验并获得广泛认可前,科学共同体将仰仗何种共识来开展愈发定量化的现代医学研究?临床研究的真实性、可靠性及可传承性将面临严峻挑战。因此,在探索与接纳新理念、新工具的过程中,我们应秉持开放包容的心态,积极挖掘其内在科研价值和创新赋能潜力。然而,与此同时,我们更应坚守医学研究的传统根基,尤其是那些经过时间验证、稳定可靠的科研方法论。科学共同体经年累月形成的"科研文化"可以表述为"一种养成习惯的科学精神和研究范式,它的最终成果是集体智慧",体现在"求真务实的共同追求和研究规范的共同默契"。良好医学科研文化的滋养形成及健康发展需要久久为功。只有这样,我们才能在提高研究效率、提升科研价值的同时,实现知识的有效积累和传承,不断推动医学研究的突破迭代与创新发展。

在日益强调临床医生应针对未满足的临床需求开展临床研究的背景下,在医学生的教育培养体系中适时融入临床研究方法学课程显得尤为重要。鉴于医学生的学习压力与密集课程安排,结合医学生期待并在教务部门指导下,我们尝试将医学统计学与临床研究方法学融合成一门新的整合式课程,即《医学统计与临床研究》。这一举措旨在通过优化课程结构,使医学生在有限的学时内掌握医学统计学的思想和临床研究方法学的原理,培养严谨的科研思维,自觉践行临床研究规范。本教程深植于生物统计教研室既往系列教材的学术积淀。在《医学统计学及其软件包》《新药临床试验统计分析新进展》及《医学统计学及 SAS 应用》等系列教材基础上,融合了在"医学统计学"与"临床研究方法学"教学中的实战经验与学生反馈的实际需求。教程结构精心布局,前半部"医学统计篇"旨在为医学统计学基础课程提供坚实支撑,后半部"临床研究篇"则作为临床研究方法学入门学习的参考篇章。

在本教材的编写过程中,教师团队广开才路,研读经典,汲取前辈与同道的智慧结晶,还积极利用网络学术资源,力求内容的覆盖面与前沿性。对于众多经典论述与实例的直接引用,我们尽量精准、无遗漏地标注参考文献,但由于时间紧迫,难免存在不足。对此,我们向所有被引材料的原创者、编者及译者致以最深切的感激与敬意。特别感谢参与编写的各位教师所付出的辛勤努力和所贡献的宝贵经验。上海交通大学医学院临床研究中心的董仲勋老师以及研究生何韵婷、何豪、谢金亮、吴思齐、何云江、韦思莹和倪长宇等同学也积极参与,协助完成了文献检索、初稿整理和后期校对等细致工作,并核对验证了书中涉及的 SAS 及 R 语言参考程序。本教材所用例题数据及统计分析参考程序可通过电子邮件(MedStatCR @foxmail. com)获取下载链接。同时,我们也要感谢上海交通大学医学院研究生课程与教材建设项目,以及医学院教务处教材建设基金对教材编写的资助和支持。

我们深知,本教材的编纂虽竭尽所能,但难免存在错谬。因此,我们诚挚邀请前辈、同行及广大学员通过前述邮箱不吝赐教,让我们携手共进,促进教材的内容更新与质量提升。

王炳顺　谨识

2025 年 4 月

目　录

医 学 统 计 篇

临 床 研 究 篇

医 学 统 计 篇

第一章 医学统计概述

在人类文明发展进程中,囿于特定历史阶段的科技水平与观测手段,人们基于有限的测量数据,对自然界的运行规律进行系统归纳与理性阐释。这一认知历程不仅构建了广受认可的"知识"体系,更孕育了现代科学赖以发展的可靠"方法论"。科学探索的本质在于"求真",这一追求过程从根本上依赖于测量实践。然而,任何测量行为都不可避免地伴随着误差的产生。为量化这些误差并科学评估测量的真实性与精确度,科学界持续探索并发展多元化的研究方法。其中,统计学凭借其独特的理论视角与严谨的方法体系,为科学探索提供了强有力的支撑。它不仅为科学问题的深入研究构建了切实可行的设计框架,而且开辟了评估测量准确性与可靠性的有效途径。正因如此,在医学研究领域,统计学思想与方法的应用尤为重要,它们助力医学研究者更精准地揭示疾病本质,推动医学科学不断发展进步。

第一节 医学统计学

世界万物呈现出纷繁复杂的现象,其中既有确定现象,也有随机现象。确定现象是指在特定条件下,必然产生唯一确定结果的事件,这些现象遵循明确的规律和原理,可以通过观察和实验进行预测和解释,例如,日出日落、物体自由落体及电流通过导体等都属于确定现象。而随机现象是指在相同条件下,可能出现多种不同结果,且具体结果无法事先预知的现象。这类现象在单次观察或试验中表现出偶然性,但在大量重复观察或试验中会呈现出可量化的统计规律性。例如,打靶、掷骰子及彩票抽奖等都属于随机现象。确定性和随机性共同构成了世界的多样性和复杂性。统计学(statistics)作为一门方法论科学,专注于如何有效收集、整理和分析具有随机性的数据,从而对所研究的问题作出推断和预测,为决策制定提供依据和建议。医学统计学则是结合医学实际需要,运用概率论和数理统计学的原理和方法,开展医学研究设计,进行数据资料的搜集、整理、分析和推断的一门应用学科。

医学研究的对象是机能复杂的有机生命体,而不同的个体在相同的条件下,对外界环境因素可以发生不同的反应,这种同质基础上个体特征值之间的差异,称为变异(variation)。而存在变异的现象正是统计学研究的对象。医学及其相关学科实践性极强,不可能完全脱离实验/试验而仅仅依靠逻辑推理去获取新的知识,而单个实验/试验所得到的结果几乎都带有或多或少的不确定性。统计学的介入可以帮助解决如何从这样一些不确定性问题中得出科学可靠、相对确切的结论。而且科研工作中我们常常必须根据有限的、不完全的信息做出评价或决策。例如,评价某年某地区儿童的发育情况、某种新药对某病疗效如何等。限于人力、物力、时间等条件,我们不太可能调查到该地区所有儿童的发育情况,也不可能接收该病的所有患者来研究该新药的疗效,而仅仅抽取有代表性的个体组成人群子集来深入研究,这样获得的信息显然是有限的、不完全的,这类问题需要由抽样研究(sampling research)加以解决。科学研究中的实验/试验可以说是精致的测量,如何提升测量考评效率? 统计学提供了理论和方法支持,制定当下可行的研究设计方案并贯彻共同规范要求实施方案,在资料整理分析后进行合理的判断与决策,并提供如此判断与决策所冒风险的大小。

医学统计学的主要内容有统计研究设计、统计描述、统计推断,包括研究联系、分类和检测等等具体内容。本章就医学统计学做一概要性介绍,后续章节将会陆续介绍医学科研实践中常用的统计学方法,届时可以回顾本章以加深对统计学基本思想及相关概念的理解。

统计学工作或者应用统计学原理开展科学研究一般经历以下几个主要步骤:

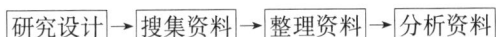

$$\boxed{研究设计} \rightarrow \boxed{搜集资料} \rightarrow \boxed{整理资料} \rightarrow \boxed{分析资料}$$

(1) 研究设计:对于研究全过程如资料搜集、整理和分析等步骤做出总的设想和安排,是开展研究工作应遵循的依据和获得科学研究结论的前提。

(2) 搜集资料:按照统计研究设计的要求搜集资料,取得准确可靠的原始数据。需注意选择合适的指标,资料尽可能保持完整,对于缺失值(missing)须有合理的说明等。

(3) 整理资料:根据研究设计的规定对原始资料进行检查整理、分组列表等。

(4) 分析资料:对资料进行统计分析,包括统计描述和统计推断两方面主体内容。

一、统计研究设计

医学研究开始阶段要制定研究计划,良好的研究计划除了要从所研究问题的专业特点考虑(医学专业设计)之外,还要从统计学角度进行考虑(统计专业设计)。即先理清医学专业问题,形成研究假说,再经过合理选择量化指标等过程将研究假说转化为统计假设,围绕假设以较少的人力、物力和时间取得较多的、可靠的信息,使得搜集的资料和统计学检验能够回答所研究的问题。统计研究设计应当遵循 3 个基本原则,即:对照原则、重复原则和随机化原则。简而言之:有比较才有鉴别,科研活动的成效直接与参考系及对照的选择有关;一个看似非同寻常的现象如果能够重复出现,能够被反复观测,那它往往是真实的;贯彻随机化原则是避免选择偏倚、确保样本代表性及组间可比性的重要法宝,是统计推断的前提。这三大基本原则的丰富含义及具体应用将会在后续"临床研究篇"相关章节中提及和介绍。

统计研究设计具体可分为两大类:调查研究设计和实验研究设计。调查研究又称观察性研究,只能就随机抽取的研究对象作被动观察,而不能对观察对象施加干预。例如调查某地高血压的患病率及其影响因素。实验研究则人为设置处理因素或水平,受试对象接受何种处理因素或水平是由随机分配而定的。例如比较两种药物治疗某疾病的疗效和安全性的临床试验,将研究对象随机分配到不同药物治疗组,观察比较各处理组的效应和随访结局。通常结合研究目的及现实可行性选择相应设计类型。广义而言:传统医学知识多数来自长期观察性经验性试错法的积累与提炼;而以定量化和可控实验为内核的科学方法论极大地加快了技术变迁速度及现代医学知识累进效率。医学研究中证据质量分级的证据金字塔,形象展示了随机对照临床试验相对于观察性临床研究的证据力度和循证价值。后续"临床研究篇"相关章节会依次介绍观察性研究及临床试验。

二、资料类型与搜集整理

(一)资料类型

资料一般可分成三大类,即计量资料、计数资料和等级资料。

1. 计量资料(measurement data)　又称定量资料(quantitative data),它是用度、量、衡等计量工具直接测定获得的每个观察单位某项指标值的大小,有计量单位。根据各个观测值之间的变异是否有连续性分为连续型(continuous data)和离散型(discrete data)两类。连续型资料如身高、体重、体温等,离散型资料如正常人每分钟的心脏跳动次数、每个家庭现有的人口数、一年内的死亡人数等。

2. 计数资料(enumeration data)　又称定性资料(qualitative data),即将观察单位按某种属性或类别用计数方式得到的资料,这些观察值只能以整数来表示。如调查 1 483 例居民,发现钩虫感染者 144 例,未感染者 1 339 例,这就属于计数资料。

3. 等级资料(ranked data)　又称为半定量资料(semi-quantitative data),它是将观察单位按某种属性的不同程度分组计数的资料。这类资料既有计数资料的特点,又有程度或量的不同。例如用某药治疗慢性肾炎 102 例,其中无效 49 例,好转 30 例,显效 23 例,这就属于等级资料。

不同的资料类型有其相应的统计学处理方法。有时可根据研究的目的和统计处理的需要进行资料类型的转换。例如年龄是计量资料,但有时需将年龄划分成几个年龄段,这时年龄就成为等级资料;而当需要划分为两个组别(如老年组与非老年组)时年龄又成了计数资料。资料类型的转换是单向的,因而在资料搜集阶段应尽可能获取信息量更大的计量资料而非等级或计数资料。

(二)资料搜集

根据研究目的按照研究设计开展相关的信息搜集,其中所确定的结局指标与研究目的应有本质的联系,例如该指标能够确切反映处理因素的作用。资料搜集一般借助于调查表、报告卡、统计报表等原始记录用表格,原始数据尽可能获取细致的信息。项目具体开展时要争取在较短的时间内,用尽可能少的投入获取高质量的研究资料,同时要开展质量控制以确保资料准确、完整,保证所收集的数据能充分反映研究对象的真实情况。

(三)资料整理

对于所获取的原始数据要进行审核,进行数据清理、检查、核对与纠错,通过归纳汇总使之系统化、条理化。数据量小时可以手工处理;当数据量大时需要借助计算机工具,将原始数据数量化编码录入数据库。数据量大且要求严格时一般要进行独立双遍录入,核对两遍录入的数据,找出不一致者,根据原始资料进行数据库修改确认。经核对后进行逻辑检查,以保证数据的准确可靠。

三、统计描述

统计描述(statistical description)是指将研究数据加工提取,采用统计指标、统计表、统计图等方法,对资料的数量特征及其分布规律进行测定和描述。一个统计问题所涉及的对象的全体称为**总体**(population),总体中每一个研究对象即观察单位(observed unit)称为个体(individual)。开展研究的最终目的是要了解总体的数量特征及其规律性,如果在研究中可以得到总体中的每个个体资料,那么只进行统计描述就够了。

四、统计推断

实际研究工作中受条件所限,在研究中很难得到整个总体,而只能得到总体中的一个子集。即实际工作中往往按随机的方式从总体中抽取若干有代表性的同质个体所构成的一个**样本**(sample)进行研究。一般在研究设计阶段根据相关设定条件确定研究所需同质个体的数目即样本含量(sample size)。可见现实工作中往往需要通过样本有限的、不确定的信息来推论有关总体的特征,这就是统计推断(statistical inference)。简言之,统计推断是指由样本所提供的信息对总体数量规律性做出推断。

为了描述总体和样本的数量特征,需要计算出几个特征量。由总体计算所得的特征量叫**参数**(parameter),由样本资料计算所得的特征量叫**统计量**(statistic)。总体参数一般是未知的,参数常用希腊字母表示,如后续章节将要学习的总体均数 μ、总体标准差 σ、总体率 π、总体回归系数 β、总体相关系数 ρ 等。统计量常用拉丁字母表示,如样本均数 $\bar{x}$、样本标准差 s、样本率 p、样本回归系数 b、样本相关系数 r 等。在总体确定的情况下,总体参数是固定的常数,而样本统计量是样本观测值的函数,在总体参数附近波动。

统计推断主要是通过统计量来实现的。统计推断分为两个部分:参数估计和假设检验。

1. 参数估计（estimation of parameter）

根据研究目的从相应总体中随机抽取样本进行研究,由样本统计量估计总体分布中的未知参数。参数估计可分为点估计和区间估计。

选择一个适当的样本统计量作为总体参数的估计值称为点估计(point estimation),点估计方法是用一个确定的值去估计未知的参数。由于估计量是来自一个随机抽取的样本,不同的样本就会有不同的估计量,一个样本估计量恰好等于总体参数(某未知的常数)的可能性极小。由于个体间存在变异性,在抽样研究中样本统计量与总体参数的差别称为**抽样误差**(sampling error)。

由于抽样误差不可避免,换句话说估计值(统计量)不可能正好等于真值(参数)。估计值与真值近似程度到底是多少,点估计中没有提供给我们任何信息。因而点估计之外最好能给出估计精度,即将抽样误差考虑在内,在一定把握程度下估计出总体参数处于某一个小区间内,则更能说明问题。因而,根据一定的正确度和精确度要求,确定一个概率水平,由样本统计量计算出一个适当的区间作为未知总体参数真值所在的范围,称为区间估计(interval estimation),称此概率水平为置信度,简称信度,也可称为置信水平(confidence level)。所估计的区间称为置信区间(confidence interval),也有人将置信区间称为可信区间。区间的端点称为可信限(confidence limit),有上限、下限之分。

区间估计给出的信息显然多于点估计。例如从某病患者总体中随机抽得 n 例患者进行治疗,治愈 x 例,则可得样本治愈率,对于总体治愈率的点估计和区间估计结果如表 1.1 所示(具体的计算详见后续章节)。

表 1.1 从样本率对其总体率的估计

	样本含量 (n)	治愈例数 (x)	样本治愈率 $(\%)$	总体治愈率($\%$)		
				点估计	95%置信区间	99%置信区间
样本 1	10	5	50	50	19~81	13~87
样本 2	100	50	50	50	40~60	37~63
样本 3	1 000	500	50	50	47~53	46~54

可见,置信区间的大小与样本含量及置信度的大小有关,随着置信度的加大,置信区间也加大,随着样本含量的加大,置信区间缩小。

2. 假设检验(hypothesis testing)

假设检验又称显著性检验(significance testing),是统计推断的另一种基本形式,也是统计分析中的主要内容。假设检验先对总体的参数或分布做出某种假设,然后用适当的方法,根据样本对总体提供的信息推断是否拒绝该假设。其结果将有助于研究者做出具体判断和抉择。例如一项临床试验要比较两种药物治疗某疾病的疗效,研究者获得的样本资料显示两种药物疗效不同。产生差异的原因是什么?①可能是进行比较的处理间事实上就有实质性的差异?②可能是由无法控制的偶然因素所引起?假设检验的目的就在于承认并尽量排除这些无法控制的偶然因素的干扰,将处理间是否存在本质的差异揭示出来,即我们的目标就是要区分事实和偶然性,只有证实试验表现出来的效应显然不是偶然性波动所致,才能合乎逻辑地得出正确的结论。

假设检验的方法有很多,常用的有 t 检验、方差分析、卡方检验等,后续章节将会逐一介绍。假设检验的一般过程如下。

(1)先对总体的参数或分布做出某种假设,例如两个总体均数相等,两总体治疗有效率相同,两总体分布相同,等等。假设检验中将假设分为两种:①为**检验假设或原假设**(null hypothesis),也称为**无效假设**,用 H_0 表示;②为**对立假设**或**备择假设**(alternative hypothesis),用 H_1 表示。H_0 与 H_1 是相互联系、相互对立的假设。一般情况下,原假设 H_0 是研究者期待证伪的假设,而备择假设 H_1 是研究者期望证实的假设。逻辑上证实一项假设不可行,那么就通过反证法来拒绝 H_0,从而接受 H_1。

(2)然后选择适当的样本统计量,在 H_0 成立的情况下计算所得概率 P 值的大小(P 值可以理解为 H_0 成立时得到目前研究结果甚至更极端的可能性),以此决定究竟是拒绝 H_0,还是不拒绝 H_0,完成统计推断。

假设检验的基本步骤为:

(1)建立 H_0、H_1。

(2)选择合适的统计检验方法,计算统计量。

(3)根据检验统计量的分布,直接计算概率 P 值,或者将检验统计量与检验水准 α 相应的临界值进行比较,根据 P 值与 α(生物医学研究中 α 常常取 0.05)的大小关系进行判断:如果 $P > 0.05$,则在 $\alpha = 0.05$ 水平上,不拒绝 H_0;$P \leqslant 0.05$,则在 $\alpha = 0.05$ 水平上,拒绝 H_0;$P \leqslant 0.01$,则在 $\alpha = 0.01$ 水平上,拒绝 H_0。

由上述内容可知,统计学的目的是探索总体的数量规律性,统计方法的精髓是通过实际可获取的代表性样本信息对探究目标所界定的未知总体特征做出科学的推断。统计方法中统计描述与统计推断的关系、统计学探索客观现象数量规律性的过程可以总结为图 1.1。

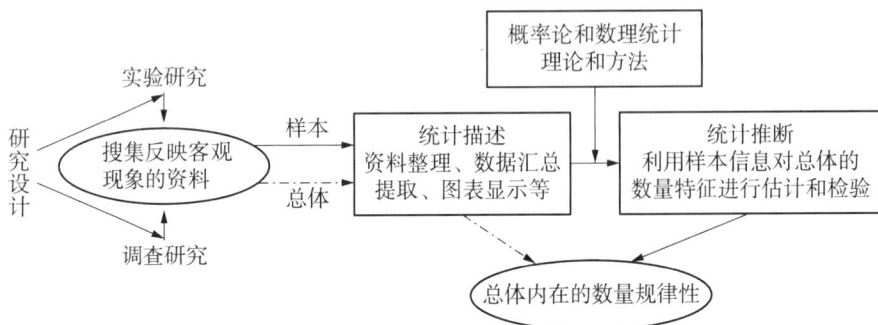

图 1.1　统计学探索现象数量规律性的过程

第二节　统计学相关概念与术语

一、随机现象、随机事件与随机变量

如前所述,在物质世界和社会生活中发生的现象是多种多样的,归结起来大致可分为两大类:确定性现象(又称必然现象)和不确定性现象(又称偶然现象,亦称为随机现象)。确定性现象包含必然事件和不可能事件。这类现象是在一定条件下,必定会导致某种确定的结果,如:在标准大气压下,100℃的纯水必然沸腾。确定性现象其结果可以事先预言,这种没有变异的现象不是统计学研究的对象。

实际上另一类客观现象即随机现象在现实生活中更为普遍。所谓随机现象,就是在基本条件不变的情况下,各次试验或观察可能会得到不同的结果,而且无法准确地预测下一次所得结果的现象。例如,用同一种药物治疗患者,由于个体差异等原因,有的患者治疗有效,而有的患者治疗无效。这种结果的不确定性,是生物个体变异性、其他伴随因素及偶然因素综合影响所致。

对于某个现象,如果能让其条件实现一次,就是进行了一次试验。而试验的每一种可能的结果,都是一个事件,将**随机现象**的每种结果称为**随机事件**。随机事件的数值性描述称为**随机变量**(random variable),简称变量。医学应用中习惯上将随机变量称为指标。随机变量常用大写字母 X、Y、Z 等表示,随机变量的取值常用小写字母 x(x_1、x_2…)、y、z 等表示。例如,抛掷一枚硬币,其结果可用一个随机变量 X 来描述,若用数值 1 表示正面朝上,0 表示反面朝上,由于试验的观察结果不能事先确定,则掷硬币之前我们说试验结果变量 X 可能取 0,也可能取 1,即随机变量的数量化取值与事件相对应。

随机变量分为两类(如图 1.2):①离散型随机变量(discrete random variable):随机变量仅取数轴上有限个或可列出的点;②连续型随机变量(continuous random variable):随机变量的所有可能取值充满数轴上一个区间 $[a, b]$,$a, b \in (-\infty, \infty)$。 前者如某药治疗某病

的 n 个患者,其治疗有效例数 X:随机变量 X 可能的取值为 $0,1,2,3,\cdots,n$;后者如正常成年男子的身高 Y:随机变量 Y 可能的取值处于区间(100 cm,300 cm)。

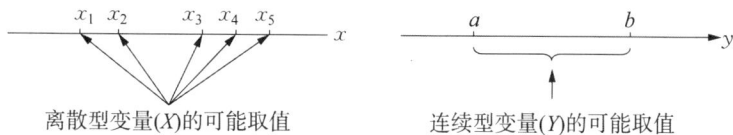

图 1.2　离散型随机变量及连续型随机变量示意图

二、概率与频率

在一定条件下随机事件可能发生也可能不发生,我们需要知道的不仅仅是可能会发生哪些结果,我们更感兴趣的是各结果即随机事件发生的可能性大小,即事件发生的概率。

概率(probability)表示一个事件在一次试验或观测中发生的可能性大小。直观上,将某事件记为 A,我们用一个数 $P(A)$ 来表示随机事件 A 发生的可能性大小,$P(A)$ 就称为 A 的概率。概率是在 0~1 之间的一个数,概率为 0 时表示事件不会发生,概率为 1 时表示事件必定发生。

在相同的条件下,独立重复做 n 次试验,随机事件 A 发生了 m 次,则比值 m/n 称为随机事件 A 在 n 次试验中出现的频率(frequency),计为 $f(A)=m/n$。一般情况下,当实验次数 n 越来越大,直至 $n\to\infty$ 时随机事件 A 发生的频率 $f(A)=m/n$ 趋向一个常数 π,我们将这个常数 π 称为随机事件 A 发生的概率 $P(A)$,即我们利用实际频率数据(m/n)来估计概率 $P(A)$,这就是概率的统计定义。

举例如掷硬币这个最简单的随机现象:掷一枚制作均匀的硬币,抛出去之前预先并不知道结果会是什么,每实验一次有两个可能的结果,即"正面""反面"两个不同的事件。我们掷币 10 次后可以总结"出现正面"的次数是多少,当重新再来 20 次或 100 次可以总结"出现正面"的次数是多少,历史上很多人做过掷币试验(表 1.2)。结果表明随着重复掷币次数的增加,出现正面这一随机事件(A)的频率在 0.5 附近波动,当试验次数越多,一般波动会越小,出现正面的可能性越来越接近于一个常数——50%。因而我们可以说在一次掷硬币试验中"出现正面"这一事件的概率为 50%。

表 1.2　掷币实验

实验者	掷币次数(n)	正面次数(m)	频率[$f(A)=m/n$]
蒲丰	4 040	2 048	0.506 9
皮尔逊	12 000	6 019	0.501 6
皮尔逊	24 000	12 012	0.500 5
维尼	30 000	14 994	0.499 8

掷币实验结果很好地反映了多次重复的随机试验中频率趋于稳定的特点,表明了随机事件发生的可能性大小是随机事件本身固有的一种客观属性,说明随机现象有其偶然性的一面,更有其必然性的一面。这种必然性表现为大量观察或试验中随机事件发生的频率的

稳定性,这种规律性称为随机现象的统计规律性。即我们主要依靠频率稳定性来数量化刻画随机现象的内在规律。例如前述例子中用同一种药物治疗患者,尽管不同患者的疗效具有不确定性,但当观察一定数量的治疗病例后,通过有效例数(m)与总治疗例数(n)之比,我们可以估计该药治疗的有效率。

注意:概率是一个确定的数值,而频率是大量试验的结果。频率具有随机性,是一个随着试验次数变化而变化的数值,它随着试验次数的无限增加,以一种趋势无限接近概率。

三、小概率原理

随机事件的概率表示了随机事件在一次试验中出现的可能性大小。若随机事件发生的概率很小,例如小于 0.05、0.01、0.001,则称为小概率事件。人们积累的大量实践经验表明:当事件发生的概率接近 100% 时,在一次试验中几乎是一定会发生的。同时,当事件发生的概率很小时,那么可以认为小概率事件在一次试验中实际上不可能发生,在统计学上称为小概率事件实际不可能性原理,亦称为小概率原理。如果小概率事件在一次试验中居然发生了,我们就有理由怀疑该事件是小概率事件的正确性,或者说有较充分的理由怀疑导致这一小概率事件发生的前提条件的正确性。小概率事件实际不可能性原理是统计学上进行假设检验的基本依据。

那么这个概率小到什么程度人们才能将一小概率事件接受为一次试验中实际不可能事件,即小概率的设定标准应该是多少?著名的英国统计学家 R. A. Fisher 把 1/20 作为标准,也就是 0.05,这种惯例被沿袭了下来,于是在生物医学研究中常常称 $P \leqslant 0.05$(或者 $P \leqslant 0.01$)的事件为小概率事件。

四、I 类错误与 II 类错误

由前述假设检验内容可知,统计学假设检验是先对总体的参数或分布做出某种假设即 H_0,再根据检验统计量的分布,由样本信息计算概率 P 值。若 $P \leqslant 0.05$,由实际推断原理,有理由怀疑导致这一小概率事件发生的前提条件有问题,即认为原假设 H_0 是错误的,于是,就拒绝 H_0,接受其对立的假设 H_1。

根据样本信息做出统计推断就像法官判案:即先有一个无效假设 H_0(被告无罪),主审法官再根据现有案情及证据进行分析断案。当然,审判结果不论是拒绝 H_0(判有罪),还是不拒绝 H_0(判无罪),都存在发生错误的可能。在统计学假设检验中根据所犯错误的性质,可以区分两类错误:I 类错误(error of the first kind,用 α 表示)是拒绝了实际上成立的 H_0,即假阳性错误;II 类错误(error of the second kind,用 β 表示)是未拒绝实际上不成立的 H_0,即假阴性错误。进一步表述如表 1.3。

表 1.3　假设检验中的两类错误

客观实际	主观推断	
	拒绝 H_0	不拒绝 H_0
H_0 成立	I 类错误 α	推断正确
H_0 不成立	推断正确	II 类错误 β

注意:α 就是前面假设检验中提及的检验水准或者显著性水平,它是在假设检验之前人为指定的;而 P 值是根据检验假设 H_0 及样本信息,由计算所得的检验统计量具体取值并依据特定的概率分布推算出来的实际概率。仅当 $P \leqslant \alpha$ 时,才拒绝 H_0,接受 H_1。

用假设检验作统计推断时,第一类错误 α 常常是事先确定的(生物医学研究中 α 常常设定为 0.05 或 0.01,限制显著性水平的原则体现了"保护零假设"的原则),而 β 值的大小较难确切估计,它只有与特定的 H_1 结合起来才有意义。实际应用中需根据专业知识、检验的目的和犯两类错误的代价大小界定 α、β 之取值。例如在研究设计阶段确定样本量时,根据具体情形如果有必要减小 β,就把 α 取大一些。当其他条件不变时,缩小 β 则必将扩大 α,反之亦然(图 1.3)。降低两类错误的现实可行办法是在实际资源可接受限度内适当增加样本量。

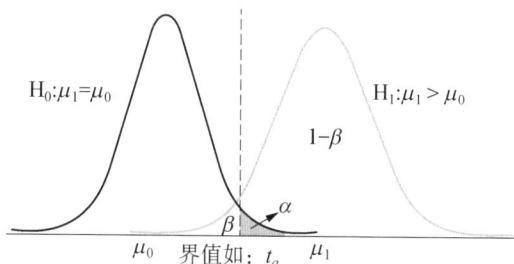

图 1.3　两类错误及其关系示意图(以样本均数与总体均数比较的单侧 t 检验为例)

$(1-\beta)$ 称为检验效能(power of test):即 H_0 实际上不成立,我们的统计检验结果拒绝 H_0 的可能性。例如若 $(1-\beta)=0.8$,则意味着当 H_1 确实立成时,理论上在每 100 次抽样研究中,在 α 检验水准上平均有 80 次能够拒绝 H_0、接受 H_1。影响检验效能的要素有(以不同药物疗效比较为例):①客观上药物效应的组间差异越大,效能越大;②个体间变异程度越小,效能越大;③第一类错误的概率越大,效能越大;④样本量越大,效能越大。

第三节　概率分布与抽样分布

一、概率分布

随机变量的取值是随机的,但隐藏在随机现象之后仍有其统计规律性,分布就是描述随机变量的取值规律,理论上每个随机变量 X 都伴随着一个分布,知道了分布当然就知道了总体。分布包含两方面内容。

(1) X 可能取哪些值,或者 X 在哪个范围内取值?

(2) X 取这些值的概率各是多少,或者 X 在任一小区间上取值的概率是多少?

通常用概率分布描述离散型随机变量的取值和相应取值的概率,用概率密度函数和概率分布函数描述连续型随机变量在一个区间上取值的概率(图 1.4)。

一个样本中各观察值的分布,称之为经验分布,当样本含量 n 逐渐增大时,样本分布逐渐接近总体的分布。总体分布(population distribution)是总体中每一个体的观察值所形成的分布,分布通常是未知的,但可以假定它服从某种分布。本节先介绍两种重要的分布:二项分布及正态分布。

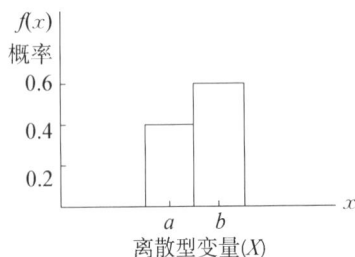

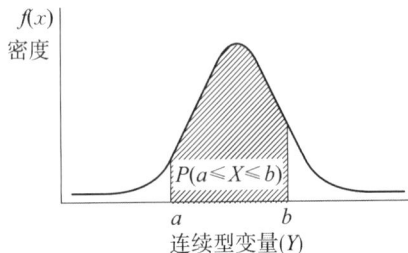

图 1.4 离散型概率分布和连续型概率分布异同点示意图

左图:
f(x) 概率
0.6
0.4
0.2
a b x
离散型变量(X)

性质:
① 用 X 表示离散型随机变量
② 用 x 表示随机变量的特殊值:例如 a 或 b
③ 离散型概率分布(即概率分布函数)计作 $f(x)$
④ $P(X = x) = f(x)$
⑤ 分布可以用列表、图或公式来表示
⑥ 概率就是矩形高度:$P(X = x) = f(x) \geqslant 0$
⑦ 概率和恒为 1:$\sum_x f(x) = P(S) = 1$

右图:
f(x) 密度
$P(a \leqslant X \leqslant b)$
a b
连续型变量(Y)

性质:
① 用 X 表示连续型随机变量
② 用 x 表示连续变量的特殊值:例如[a, b]
③ 连续型概率分布(即概率密度函数)计作 $f(x)$
④ $P(X = x) = 0$
⑤ 分布可以用曲线或曲线相应的公式来表示
⑥ 概率就是曲线下的面积:$P(a \leqslant X \leqslant b) = \int_a^b f(x)dx \geqslant 0$(当 $f(x) \geqslant 0$)
⑦ $P(-\infty \leqslant X \leqslant \infty) = \int_{-\infty}^{\infty} f(x)dx = P(S) = 1$

(一) 二项分布

二项分布(binomial distribution)是一种重要的离散型分布。设总体中每个观察单位具有两个相互对立的结果,如有效与无效、阳性与阴性、死与活、成功与失败等,已知发生某一结果(如阳性)的概率为 π,则另一结果(如阴性)的概率必为 $1 - \pi$。如果每个观察单位试验结果互相独立,则在总体中随机抽取的 n 个观察单位中恰有 X 例是某一结果(阳性)的概率为

$$p(x) = C_n^x \pi^x (1 - \pi)^{n-x} \tag{1.1}$$

它正好是 $[\pi + (1 - \pi)]^n$ 的二项展开式中含有 π^x 的一项,故称为二项分布。

例 1.1   用抗生素治疗小儿上呼吸道感染支气管炎有效率为 85%,问在 5 个患者中恰有 1 个人有效的概率是多少?

这是一个二项分布的问题,有 $n = 5$, $x = 1$,$\pi = 0.85$,代入上式有

$$p(1) - C_5^1 85^1 (1 - 0.85)^4 = 0.002\,151\,563$$

如果问至少有 4 个人有效的概率则为

$$p(4) + p(5) = C_5^4 0.85^4 0.15^1 + C_5^5 0.85^5 0.15^0 = 0.835\,209\,999$$

二项分布中的均数 μ 方差 σ^2 分别为

$$\mu = n\pi, \quad \sigma^2 = n\pi(1 - \pi) \tag{1.2}$$

二项分布主要用于率的统计推断,如总体率的估计、样本率与总体率的比较、两样本率的比较,还可用于二分类变量的统计分析,如 Logistic 回归等。

（二）正态分布

正态分布（normal distribution）又称高斯分布，是一种最重要的连续型分布，其概率密度函数为

$$f(x) = \frac{1}{\sigma\sqrt{2\pi}} e^{-\frac{(x-\mu)^2}{2\sigma^2}} \tag{1.3}$$

其中 μ、σ^2 分别是两个参数，μ 为总体的均数，σ^2 为总体的方差，上述分布可简记为 $N(\mu, \sigma^2)$。特别地，当 $\mu=0$、$\sigma=1$ 时的正态分布称为标准正态分布，记为 $N(0, 1)$，其概率密度函数为

$$f(\mu) = \frac{1}{\sqrt{2\pi}} e^{-\frac{\mu^2}{2}} \tag{1.4}$$

统计学家已将标准正态分布中横坐标从 $-\infty$ 到横坐标 μ 的正态曲线下的面积列成表格（见附表 1）。例如 $\mu=-1.0$ 时，$-\infty$ 到 -1 的正态曲线下的面积为 0.1587。这是一侧之尾部面积。由于左右对称，两侧尾部面积就是 $2\times0.1587=0.3174$；再如 $\mu=-1.96$，面积为 0.025，两侧尾部相加就是 0.05。附表 1 可归纳出表 1.4。

表 1.4　标准正态分布的分位数简表（μ 界值表）

单侧 P	0.25	0.10	0.05	0.025	0.01	0.005
双侧 P	0.50	0.20	0.10	0.05	0.02	0.01
μ	0.6745	1.2816	1.6449	1.9600	2.3263	2.5758

因此，单侧检验时 $\mu_{0.05}=1.6449$，$\mu_{0.01}=2.3263$；双侧检验时 $\mu_{0.05}=1.9600$，$\mu_{0.01}=2.5758$。

正态分布的密度函数图形见图 1.5（μ），可见正态分布的特点是"中间大，两头小"，呈对称的钟形分布。

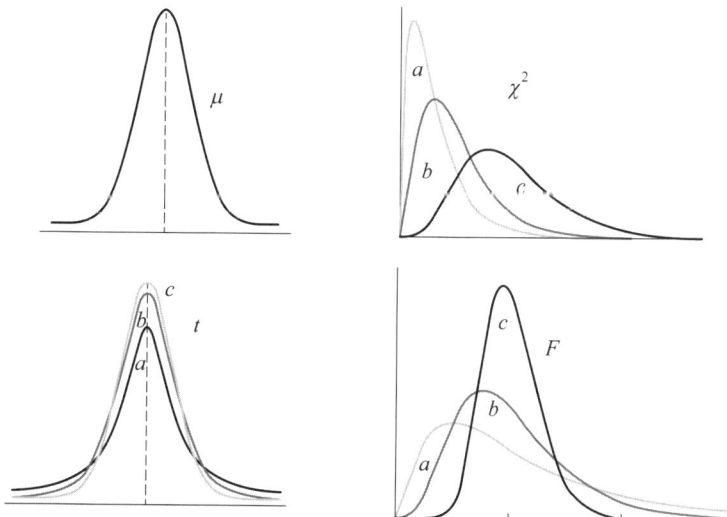

图 1.5　常用分布密度曲线示意图（对于 χ^2、t 和 F 分布各自的自由度：$a<b<c$）

医学生物学研究中,许多指标是服从正态分布的,这些指标的共性是可以看成许多微小的、独立的随机因素影响的总结局,而每种因素在正常情况下都不能起到压倒一切的主导作用。具有这种特点的随机变量一般都可以认为是正态分布。

正态分布应用很广,详见第二章第四节"正态分布及其应用"。二项分布的极限分布也是正态分布,而且下述 χ^2 分布、t 分布、F 分布都是在正态分布的基础上得出的。这些特性提高了正态分布的重要性。

二、抽样分布

研究总体和样本之间的关系可以从两个不同方向进行。其一是从样本到总体的方向,即从总体中随机抽取样本,并用样本对总体做出推论,这就是上面提到过的统计推断问题。其二是从总体到样本的方向,其目的是要研究从总体中抽出的所有可能样本统计量的分布及其与原总体的关系,这就关系到下面要提到的抽样分布,它是统计推断的基础。

由于样本是从总体中随机抽取的,每一个样本都可以看作随机试验的一个结果,由各样本计算出来的各个统计量之间存在差异,是一个随机变量,因而统计量也有一个分布:在重复选取样本含量为 n 的样本时,由该统计量的所有可能取值形成的相对频数分布即为**抽样分布**(sampling distribution)。现实情况中由于不可能真的进行无数次重复抽样,因而抽样分布是一种理论分布。

举例说明样本均数的抽样分布形成过程:

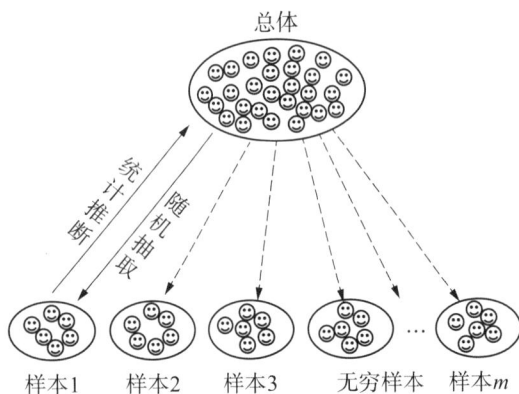

图 1.6　总体和样本的关系示意图

从一个总体进行随机抽样可以得到许多样本(如图 1.6),抽样所得到的每一个样本可以计算一个平均数,全部可能的样本都被抽取后可以得到许多平均数,如 $\bar{x}_1$,$\bar{x}_2$,$\bar{x}_3$,$\cdots$,$\bar{x}_m$ 等。这里 m 代表抽样所可能得到的所有平均数的总个数。如果将抽样所得到的所有可能的样本平均数集合起来,便构成一个新的总体,平均数 $\bar{X}$ 就成为一个新总体的变量。这个总体是由原总体(或称为母总体)抽样得到的,每一次随机抽样所得到的平均数可能会有差异,所以由平均数构成的新总体也应该有其分布,这种分布称为平均数的抽样分布。

既然新总体是由母总体中通过随机抽样得到的,那么新总体与母总体间必然有关系。数理统计的推导表明新总体与母总体在特征数量上存在着函数关系,详见后续章节关于均数的抽样误差的内容。

随机样本的任何一种统计量都可以是一个变量,因而统计量的抽样分布除了样本均数抽样分布外还有样本比例、样本方差的抽样分布等,只是均数的抽样分布使用最为频繁。

常用的三种抽样分布有 χ^2 分布、t 分布和 F 分布,它们都是在正态总体前提下导出的,各有其相应的构造特点。

(一) χ^2 分布

χ^2 分布(χ^2 distribution)是一种连续型分布,χ^2 变量是相互独立的标准正态变量 μ 的平方和,即

$$\chi^2 = \mu_1^2 + \mu_2^2 + \cdots\cdots + \mu_\upsilon^2$$

如果随机变量 X 的概率密度为:

$$f(x) = \begin{cases} \dfrac{1}{2^{\frac{\upsilon}{2}}\Gamma\left(\dfrac{\upsilon}{2}\right)} - x^{\frac{\upsilon}{2}-1}e^{-\frac{x}{2}}, & x > 0 \\ 0, & x \leqslant 0 \end{cases} \tag{1.5}$$

则称随机变量 X 服从自由度为 υ 的 χ^2(读作卡方)分布,记作 $X \sim \chi^2(\upsilon)$。

其中 Γ 为 gamma 函数的记号。gamma 函数运算中下列结果是很有用的:

$$\Gamma(K) = (K-1)! \quad (K \text{ 为正整数});$$
$$\Gamma(1/2) = \sqrt{\pi}$$
$$\Gamma(x+1) = x\Gamma(x) \tag{1.6}$$

例如 $\Gamma(5) = 4! = 24$,$\Gamma(5/2) = 3/2\Gamma(3/2) = 3/2 \times 2/1\Gamma(1/2) = 3/4\sqrt{\pi}$

统计学家已将 χ^2 值及其从 χ^2 值到 ∞ 的 χ^2 分布曲线下的面积计算出来,并列成附表 2,例如 $\mathrm{d}f = 10$ 时,$\chi^2_{0.05} = 18.31$,$\chi^2_{0.01} = 23.21$。而 $\mathrm{d}f = 1$ 时,$\chi^2_{0.05} = 3.841$,$\chi^2_{0.01} = 6.635$。它们正好是标准正态分布中,双侧 $\mu_{0.05}$,$\mu_{0.01}$ 值的平方。

即 $\chi^2_{0.05(1)} = 3.841 = \mu_{0.05}^2 = 1.9600^2$,

$$\chi^2_{0.01(1)} = 6.635 = \mu_{0.01}^2 = 2.5758^2$$

自由度是 $n-1$ 的卡方分布的密度函数图形是一个只取非负值的偏态分布,见图 1.6(χ^2)。

χ^2 分布主要用于检验资料的实际观察频数 0 与按某种检验理论所算得的理论频数 T 是否相符,有

$$\chi^2 = \sum (0-T)^2/T \tag{1.7}$$

在计数资料的统计分析中,χ^2 分布有广泛的用处,如率的假设检验,无序 R×C 列联表分析等。

(二) t 分布

t 分布(t distribution)是一种连续型分布,随机变量 t 是标准正态分布变量与 $\mathrm{d}f = \upsilon$ 的 χ^2 分布中 $\sqrt{\chi^2/\upsilon}$ 的比值,即

$$t = \frac{\mu}{\sqrt{\chi^2/\upsilon}} \tag{1.8}$$

其概率密度函数为

$$f(t) = \frac{\Gamma\left(\frac{\nu+1}{2}\right)}{\sqrt{\pi\nu}\,\Gamma\left(\frac{\nu}{2}\right)}\left(1+\frac{t^2}{\nu}\right)^{-\frac{(\nu+1)}{2}}, \quad \mathrm{d}f = \nu \tag{1.9}$$

其中 Γ 为 gamma 函数的记号，计算方法见上一节。

统计学家已将各种自由度下，t 值与 t 分布下 t 值两端尾部的面积值列成附表3，如 $\mathrm{d}f = 10$ 时，单侧 $t_{0.05} = 1.812$，$t_{0.01} = 2.764$；双侧 $t_{0.05} = 2.228$，$t_{0.01} = 3.169$。

自由度是 $n-1$ 的 t 分布的密度函数图形是一个关于纵轴对称的分布，见图 1.5(t)。与标准正态分布的密度函数形状类似，只是尾部的概率比标准正态分布的稍大。当自由度较大时，t 分布可以用 $N(0,1)$ 分布近似。

t 分布主要用于 t 检验，包括样本均数与总体均数之比较，两样本均数之比较，回归系数、相关系数的检验等。其基本公式为：

$$t = \frac{\bar{x} - \mu}{s/\sqrt{n}} \tag{1.10}$$

其中 n 为样本含量，$\bar{x}$、s 分别为样本均数与标准差，μ 为总体均数。

（三）F 分布

F 分布（F Distribution）是一种连续型分布，F 是两个相互独立的 χ^2 变量除以各自的自由度之比值，即

$$F = (\chi_1^2/V_1)/(X_2^2/\nu_2) \tag{1.11}$$

其概率密度函数为

$$f(F) = \begin{cases} \dfrac{\Gamma\left(\dfrac{\nu_1+\nu_2}{2}\right)}{\Gamma\left(\dfrac{\nu_1}{2}\right)\Gamma\left(\dfrac{\nu_2}{2}\right)} \nu_1^{\frac{\nu_1}{2}} \nu_2^{\frac{\nu_2}{2}} F^{\frac{1}{2}\nu_1-1} (\nu_2+\nu_1 F)^{-\left(\frac{\nu_1+\nu_2}{2}\right)}, & F > 0 \\[2mm] 0, & F \leqslant 0 \end{cases} \tag{1.12}$$

F 分布有两个自由度 ν_1 和 ν_2，它们分别为分子的自由度与分母的自由度。

统计学家按分子、分母自由度 ν_1、ν_2 的不同组合，可列出双侧 $F_{0.05}$、$F_{0.01}$，单侧 $F_{0.05}$、$F_{0.01}$ 的界值表。双侧的 F 界值表主要用于方差的齐性检验，单侧的 F 界值表主要用于方差分析。

当分子自由度 $\nu_1 = 1$ 时，分母自由度为 ν_2 的单侧 $F_{0.05}$ 界值与 $\mathrm{d}f = \nu_2$ 的双侧 $t_{0.05}$ 之间有 $F_{0.05} = t_{0.05}^2$，同样有 $F_{0.01} = t_{0.01}^2$，例如当 $\mathrm{d}f_1 = 1$、$\mathrm{d}f_2 = 10$ 时，查附表4有单侧 $F_{0.05} = 4.96$；而 $\mathrm{d}f = 10$ 时查附表3有双侧 $t_{0.05} = 2.228$，有 $4.96 = 2.228^2$。

F 分布的密度函数图形是一个只取非负值的偏态分布，见图 1.6(F)。

实用上 F 值常为两个均方之比值。F 分布多用于多个均数比较的方差分析，也用于回归分析中假设检验，以及方差齐性检验等。

第四节　统计工作中相关软件的应用简介

新一代信息技术(Information Technology)、数据处理技术(Data Technology)的发展及融合区块链技术的物联网(Internet of Things)正加速提高各行各业产生、收集、存储和处理数据的能力,愈发需要采用计算机及相应的信息技术改进管理和决策模式。如今统计工作各步骤都需要借助计算机硬件系统、相应数据管理和统计分析软件系统的支持。例如,在小规模研究的资料收集整理后,临床研究工作者常常使用 Office 办公套件中的 Excel 电子表格软件进行数据录入及管理;而公共卫生领域工作者常常是采用美国 CDC 与 WHO 合作开发的 Epi Info 软件或者丹麦一非营利协会开发的 Epi Data 软件进行数据录入。随着互联互通网络普及,临床研究数据采集和传输管理规范化要求提高,在资料收集阶段涌现了新一代智能电子数据采集系统(Electronic Data Capture System,简称 EDC 系统)。除了众多商业化 EDC 系统供应商,比较有代表性的是范德堡大学开发的网络化电子数据采集与管理工具 REDCap (Research Electronic Data Capture)。EDC 系统可以云端部署,电脑端、iPad 和智能手机可以随时访问使用,目标是实现数据采集电子化、智能化、数据审核远程化及数据标准透明化。

计算机软件在统计工作中除了数据管理软件的应用之外,主要是统计分析软件系统的应用。计算机的普及性和统计软件系统的可及性越来越有利于统计分析方法在各领域迅速推广应用。统计方法和计算机相结合产生了统计软件包。国内外开发的统计软件包不少,一些常用软件如 Excel 也具备常用统计分析所用宏,符合专业特点需要的统计分析应用软件也层出不穷。而可靠性、易用性、通用性俱佳的优秀统计软件为数不多,目前得到公认的商业统计软件系统是 SAS、SPSS 与 Stata 等通用型代表及 GraphPad Prism、MedCalc 与 EViews 等行业型代表。本书在讲述统计分析内容的同时,将采用 SAS 或免费的 R 语言作为统计分析的工具,读者需要另行参阅相关 SAS 及 R 的入门级内容。

统计软件系统提供了统计分析工作的便利性,促进了 Bayesian 统计及其他基于"computer-intensive statistical methods",即大量计算的统计方法的实际应用,极大地方便了应用统计工作者,降低了非统计专业人士使用各种统计分析方法的门槛,即不必陷入枯燥与繁复的统计计算,而将精力集中在相应统计方法的正确使用和结果解释上。然而,需要强调的是,在医学统计学习与应用过程中,不能盲目调用统计软件包实施相应的统计分析,而应当先要掌握各种统计方法的基本概念和原理、该方法的应用条件以及统计结果的正确解读,防止统计方法的误用与滥用。

（王炳顺）

第二章　计量资料的统计描述

数据统计分析往往是按计划分步递进的。第一步通常是用简洁的方式描述数据。描述统计学是统计学的首要部分，它涉及对数据的描述和汇总。统计描述可以快速地提供数据概览及主要趋势，并提示后续统计工作需要关注哪些方面的数据分析内容。用于描述数据的度量常常包括集中趋势和离散趋势，通常可以采用表格、图形及统计指标来展示。

第一节　频数分布表和频数分布图

一、频数分布表

由于个体变异的存在，医学研究中，某个指标在各个体上的观察结果往往是庞大且混乱的，但其背后有一定规律，呈一定的分布（distribution）。因此，在进行统计分析之前，需要对数据进行整理，用最简洁的形式表达数据分布的特征。整理数据最有效的形式是频数分布（frequency distribution），用频数分布表示的数据称为分组资料（grouped data）。分组整理就是按照某种标准将数据分为不同的组别，统计出不同组别内的观察值个数。不同组别内的观察值个数即称为频数（frequency），表示在各组别内观察值出现的频繁程度。将分组的标准和相应的频数列表，即为频数分布表，简称频数表（frequency table）。

计量资料根据其变量取值的特点，可分为连续型资料和离散型资料。连续型计量资料的变量取值为一定范围内的任何数值，例如某地某年 4 岁男童的身高（cm）情况，其频数表见表 2.1。离散型计量资料的变量只能取整数值，例如某医院便秘患者的周大便次数情况，其频数表见表 2.2。

表 2.1　2004 年某市 120 名 4 岁男孩身高的频数分布

组段(cm)	频数(f)	组中值	频率(%)	累计频数	累计频率(%)
95~	1	96	0.8	1	0.8
97~	5	98	4.2	6	5.0
99~	11	100	9.2	17	14.2
101~	15	102	12.5	32	26.7
103~	28	104	23.3	60	50.0

（续表）

组段(cm)	频数(f)	组中值	频率(%)	累计频数	累计频率(%)
105～	29	106	24.2	89	74.2
107～	16	108	13.3	105	87.5
109～	10	110	8.3	115	95.8
111～	4	112	3.3	119	99.2
113～115	1	114	0.8	120	100.0
合计	120		100.0		

表 2.2 某医院 225 名便秘患者的周大便次数分布

周大便次数	人数	频率(%)	累计频数	累计频率(%)
0	22	9.78	22	9.78
1	68	30.22	90	40.00
2	74	32.89	164	72.89
3	51	22.67	215	95.56
4	10	4.44	225	100.00
合计	225	100.00		

例 2.1 2004 年抽样调查某市 120 名 4 岁男童的身高(cm)，数据如下，试编制该男童身高资料的频数分布表。

108.0	97.6	103.4	101.6	104.4	98.5	110.5	103.8	109.7	109.8
104.5	99.5	104.0	103.9	97.2	106.3	106.2	107.2	108.3	97.6
102.7	103.7	107.6	103.2	103.6	103.3	102.8	102.3	102.2	103.3
101.2	107.5	106.3	109.7	99.5	107.4	103.4	106.6	105.7	107.4
103.0	109.6	106.4	107.3	100.6	112.3	100.5	101.9	98.8	99.7
104.3	110.2	105.3	**95.2**	105.8	105.2	106.1	103.6	106.6	105.1
105.5	**113.5**	107.7	106.8	106.2	109.8	99.7	107.9	104.8	103.9
100.0	100.4	108.3	106.5	103.3	107.7	106.2	100.4	102.6	102.1
110.6	112.2	110.2	103.7	102.3	112.1	105.4	104.2	105.3	104.4
102.8	107.8	102.5	102.3	105.8	103.7	103.1	101.6	106.5	100.0
103.2	109.3	105.8	106.1	104.9	105.9	105.3	103.7	99.6	106.2
102.5	108.1	106.1	108.3	99.8	108.3	104.0	100.6	112.6	103.7

连续性计量资料的频数分布表的编制方法如下：

（1）计算全距(range, R)。

全距也称为极差，是指全部观察值中最大值与最小值之差。本例全距 $R = 113.5\,\text{cm} - 95.2\,\text{cm} = 18.3\,\text{cm}$。

（2）确定组段数和组距。

组段数一般取 8～15 个为宜，原则是既简化资料又能显示数据的分布规律。一般观察单位个数 n 在 50 以下时组段数可设为 5～8 个，n 在 50 以上时可设为 9～15 个。本例中 n 为 120，拟分 10 个组段。各组距（class interval）一般取相等，可通过全距除以组段数求得，一般取整数。本例组距＝18.3/10＝1.83，取整数 2 为组距。在实际中也常常用极差的 1/10 取整作组距。

（3）确定组段的上下限。

每个组段的起点称为该组段的下限（lower limit），终点称为该组段的上限（upper limit），组距＝上限－下限。第一组段包含最小值，最后一组段包含最大值。各组段包含该组段的下限，但不包括该组段的上限，即左闭右开。

（4）计算各组段频数（frequency）：即各组段内观察值的个数。

（5）计算各组段频率（percent）：即各组段频数与总观察值个数之比，一般用百分数表示。

（6）计算累计频数（cumulative frequency）和累计频率（cumulative percent）：累计频数由上至下将频数累加；累计频率由上至下将频率累加。

二、频数分布图

为直观形象地反映频数分布的特点，还可绘制频数分布图。

连续型计量资料的频数分布可绘制直方图（histogram）、茎叶图（stem-and-leaf plot）或箱式图（box plot）。

直方图用各矩形的面积大小表示各组段的频数多少，矩形面积占总面积的比例表示频率的大小，其中各矩形的宽度为组距。用表 2.1 资料绘制的直方图如图 2.1 所示。图中横坐标表示观察变量（组中值），纵坐标表示频数。可见，2004 年某市 120 名 4 岁男童的身高呈近似对称分布。

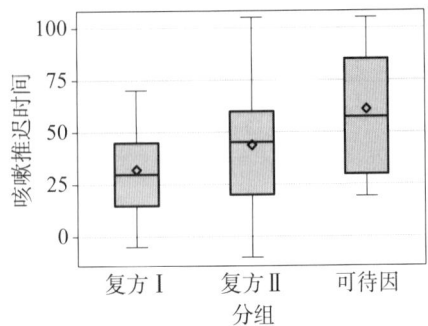

箱式图用于比较两组或多组连续性资料的平均指标和变异指标，表达它们的分布特征。箱子越长，表示资料数据越分散，即变异程度越大。箱式图特别适合多组数据分布的比较。图 2.2 显示了不同药物组小白鼠的推迟咳嗽时间的箱式图。

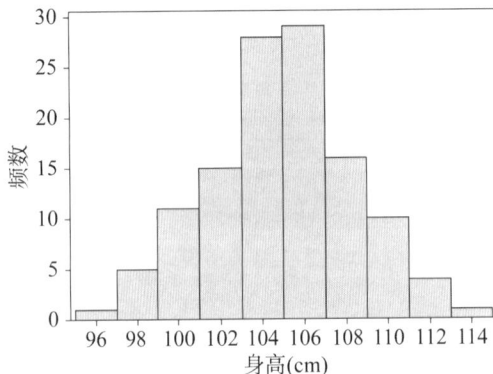

图 2.1　某市 120 名 4 岁男童身高的频数分布　　图 2.2　不同药物组小白鼠推迟咳嗽时间（秒）

箱式图绘制的要点：

（1）箱子上端是上四分位数 P_{75}，下端是下四分位数 P_{25}，中间横线为中位数 M 的位置。中间横线越靠近箱子的中点，表明资料数据的分布越对称，否则越不对称。箱子中的记号"◇"（或"＋"）为均数。

（2）箱子两端的柄分别代表除异常值以外的最大值和最小值。

茎叶图将数据分离成两部分：整数部分和尾数部分。整数部分形成图的茎，尾数部分形成图的叶。茎叶图的排列方式与频数表相似，每行由一个整数的茎和若干叶构成。左边是茎的数值，茎宽一般标在图的下方；右边是叶，图显示每个叶的尾数数值，图的下方标示每个叶代表几个实际观察值。茎叶图可以非常直观地显示数据的分布范围和形态。例 2.1 中120 名 4 岁男童的身高茎叶图如图 2.3 所示。

频数	茎	&	叶
1	最小值		（＜＝95.2）
3	97	.	266
2	98	.	58
6	99	.	556778
5	100	.	04566
4	101	.	2669
11	102	.	12333556788
19	103	.	0122333446677777899
9	104	.	002344589
12	105	.	123345778889
17	106	.	11122223344556688
10	107	.	3445667789
6	108	.	013333
6	109	.	367788
4	110	.	2256
0	111		
4	112	.	1236
1	113	.	5
茎宽：	1		
每叶：	1 例		

图 2.3 120 名 4 岁男童身高（cm）的茎叶图

三、频数分布表和频数分布图的用途

（1）揭示频数分布的特征。从频数分布表可以看到频数分布的两个重要特征：集中趋势（central tendency）和离散程度（dispersion）。集中趋势是指一组观察值向某一个位置集中的倾向，离散程度是指一组观察值的分散性或变异度。如由表 2.1 可见，120 名 4 岁男童高矮不齐，但有一定的分布特征：大多数集中在中央部分，以中等身高者居多，此为集中趋势；从中央部分到两侧的频数逐渐减少，即少数人的身高较矮或较高，此为离散程度。

（2）揭示频数分布的类型。频数分布又分为对称分布与非对称分布。非对称分布又称

偏态(skew)分布,包括正偏态(positive skew)和负偏态(negative skew)。正偏态是指分布的尾部偏向数轴正侧(或右侧),故又称右偏态,如图 2.4(a);负偏态是指分布的尾部偏向数轴负侧(或左侧),故又称左偏态,如图 2.4(b)。分布只有一个高峰者称为单峰分布;出现两个或多个高峰者称为双峰或多峰分布。资料的分布类型不同,所选用的统计方法也不相同。

(3) 便于进一步计算统计指标和进行统计分析处理。

(4) 便于发现特大或特小的可疑值。

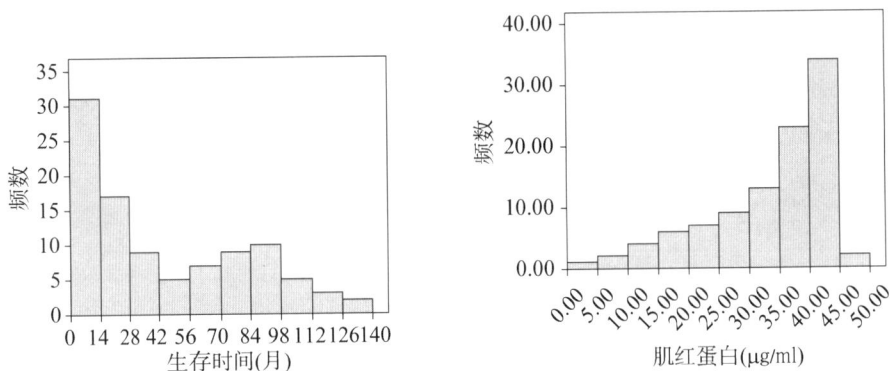

(a) 某医院胃癌患者手术后的生存时间分布   (b) 100 名正常人的血清肌红蛋白含量分布

图 2.4　偏态分布实例的图示

第二节　集中趋势的统计描述

常用于描述计量资料集中趋势的数值指标体系是平均数(average),其计算和应用前提是资料必须具有同质性。常用的平均数有算术均数、几何均数和中位数。

一、算术均数

算术均数(arithmetic mean)简称均数(mean),常用希腊字母 μ 表示总体均数,用 $\overline{X}$ 表示样本均数。均数描述一组同质观察值的平均水平,适用于单峰对称分布资料,特别是正态或近似正态分布的资料。

(一) 均数的计算方法

1. 直接法

将所有原始观察值 X_1、X_2,$\cdots$,X_n 直接相加后,再除以观察值个数 n,公式为

$$\overline{X} = \frac{X_1 + X_2 \cdots + X_n}{n} = \frac{\sum_{i=1}^{n} X_i}{n} = \frac{\sum X}{n} \tag{2.1}$$

式中,$\sum$ 为希腊字母,读作 sigma,表示求和的符号。

例 2.2　计算例 2.1 中 120 名 4 岁男童的平均身高。

$$\overline{X} = \frac{\sum X}{n} = \frac{108.0 + 97.6 + \cdots + 103.7}{120} = \frac{12\,586.3}{120} = 104.89 \text{(cm)}$$

均数有时须采用加权计算的方法，如一门课程的平均成绩由三部分组成：平时成绩占
20%，期中考试成绩占 30%，期末考试成绩占 50%。设三部分的成绩分别为：X_1，X_2，X_3，
则平均成绩计算如下：

$$\overline{X}_w = 0.2X_1 + 0.3X_2 + 0.5X_3$$

在这里，每一部分的成绩所占的比重不同，因而每一部分成绩对均数的贡献也不同。系数
0.2，0.3，0.5 称为权重（weight）或加权系数（weighting coefficients）。设样本含量为 n 的
一组数据为 X_1，X_2，$\cdots$，X_n，则其加权均数（weighted mean）定义为：

$$\overline{X}_w = w_1X_1 + w_2X_2 + \cdots + w_nX_n \tag{2.2}$$

式中，w_1，w_2，$\cdots$，w_n 是权重系数，并满足：$w_i > 0$，$\sum w_i = 1$。

2. 频数表法

用于资料中相同观察值较多时，是将相同观察值的个数（即频数 f）乘以该观察值 X，以
代替逐个相加相同观察值。用于频数表资料时，某组段观察值的实际取值用该组段的组中
值来代替，组中值＝（组段下限＋组段上限）/2。其计算公式为

$$\overline{X} = \frac{f_1X_1 + f_2X_2 \cdots + f_kX_k}{f_1 + \cdots + f_k} = \frac{\sum fX}{\sum f} = \frac{\sum fX}{n} \tag{2.3}$$

例 2.3　用频数表法计算频数表 2.1 资料的平均身高。

表 2.3　频数表法计算 120 名 4 岁男孩的平均身高

组段（cm） (4)	频数（f） (2)	组中值（X） (3)	fX (4)＝(2)(3)
95～	1	96	96
97～	5	98	490
99～	11	100	1 100
101～	15	102	1 530
103～	28	104	2 912
105～	29	106	3 074
107～	16	108	1 728
109～	10	110	1 100
111～	4	112	448
113～115	1	114	114
合计	120$\left(\sum f\right)$		12 592$\left(\sum fX\right)$

按照公式 2.3 计算平均身高为：

$$\overline{X} = \frac{1 \times 96 + 5 \times 98 + \cdots + 1 \times 114}{1 + 5 + \cdots + 1} = \frac{12\,592}{120} = 104.93\,(cm)$$

即 120 名 4 岁男孩的平均身高为 104.93 cm。

(二) 均数的两个重要特性

(1) 各观察值 X 与均数 $\bar{X}$ 之差(各离均差)的总和等于零,即 $\sum(X-\bar{X})=0$。

(2) 离均差平方和最小,即 $\sum(X-\bar{X})^2 < \sum(X-a)^2$($a$ 是不等于 $\bar{X}$ 的任意数)。

一般地,均数适用于频数分布对称的数据,但当数据中存在极端值(outlier),也称为离群值或异常值,或资料分布明显呈偏态分布时,算数均数不能较好地描述这组数据的中心位置。

二、几何均数

几何均数(geometric mean)简记为 G。适用于频数分布图呈偏态分布,但经对数变换后呈正态分布或近似正态分布的资料,也可用于各观察值之间呈倍数变化或近似倍数变化(等比关系)的资料。如血清抗体的滴度、细菌计数、某些疾病的潜伏期等。一般情况下,同一组资料的几何均数小于算术均数。

(一) 几何均数的计算方法

1. 直接法

直接将 n 个观察值(X_1,X_2,$\cdots$,X_n)的连乘积开 n 次方,即

$$G=\sqrt[n]{X_1 X_2 X_3 \cdots X_n} \tag{2.4}$$

也可写成对数形式,即

$$G=\lg^{-1}\left(\frac{\lg X_1+\lg X_2+\cdots+\lg X_n}{n}\right)=\lg^{-1}\left(\frac{\sum \lg X}{n}\right) \tag{2.5}$$

其中 $\lg^{-1}$ 表示 $\lg$ 的反函数。

例 2.4　6 名乙肝患者血清的抗体滴度分别为 1∶16、1∶16、1∶32、1∶64、1∶64、1∶128,求平均抗体滴度。

按照公式 2.4,

$$G=\sqrt[6]{16\times16\times32\times64\times64\times128}=40.32$$

或按照公式 2.5,

$$G=\lg^{-1}\left(\frac{\lg 16+\lg 16+\cdots+\lg 128}{6}\right)=\lg^{-1}1.6055=40.32$$

据此,6 名乙肝患者血清的平均抗体滴度为 1∶40.32。

2. 频数表法

当相同观察值的个数较多时,如频数表资料,可用频数表法计算。公式为

$$G=\lg^{-1}\left(\frac{f_1\lg X_1+f_2\lg X_2+\cdots+f_k\lg X_k}{f_1+f_2+\cdots+f_k}\right)=\lg^{-1}\left(\frac{\sum f\lg X}{\sum f}\right)=\lg^{-1}\left(\frac{\sum f\lg X}{n}\right)$$

$$\tag{2.6}$$

例 2.5 某社区卫生服务中心计划免疫科为 60 名儿童接种了麻疹疫苗,一个月后,这些儿童的血凝抑制抗体滴度测定结果如表 2.4 第(1)列、第(2)列所示,求平均抗体滴度。

表 2.4　60 名儿童的平均抗体滴度计算表

抗体滴度 (1)	频数 f (2)	滴度倒数 X (3)	$\lg X$ (4)	$f \lg X$ (5)=(2)(4)
1∶4	1	4	0.602 1	0.602 1
1∶8	3	8	0.903 1	2.709 3
1∶16	8	16	1.204 1	9.632 8
1∶32	13	32	1.505 1	19.586 3
1∶64	21	64	1.806 2	37.930 2
1∶128	9	128	2.107 2	18.964 8
1∶256	4	256	2.408 2	9.632 8
1∶512	1	512	2.709 3	2.709 3
合计	60	—	—	101.767 6

按照公式 2.6 计算几何均数为

$$G = \lg^{-1}\left(\frac{101.767\,6}{60}\right) = 49.64$$

据此,60 名儿童接种麻疹疫苗后,其血凝抑制抗体的平均滴度为 1∶49.64。

(二) 应用几何均数的注意事项

(1) 几何均数常用于等比级资料或用于对数正态分布资料。

(2) 观察值中不能有 0,因为 0 不能取对数。

(3) 观察值同时不能有正值和负值。若全是负值,计算时可先将负号去掉,得出结果后再加上负号。

三、中位数

中位数(median)简记为 M,是指将一组观察值按从小到大的顺序排列后,位次居中的那个观察值。所以,在全部观察值中,小于和大于中位数的观察值个数相等。

先将全部观察值按由小到大的顺序排列,再按照公式 2.7 或公式 2.8 计算。

$$M = X_{\left(\frac{n+1}{2}\right)} \qquad n \text{ 为奇数时} \tag{2.7}$$

$$M = \left[X_{\left(\frac{n}{2}\right)} + X_{\left(\frac{n}{2}+1\right)}\right]/2 \qquad n \text{ 为偶数时} \tag{2.8}$$

式中,n 为观察值的总个数,下标 $\left(\frac{n+1}{2}\right)$、$\left(\frac{n}{2}\right)$、$\left(\frac{n}{2}+1\right)$ 是有序数列的位次,$X_{\left(\frac{n+1}{2}\right)}$、$X_{\left(\frac{n}{2}\right)}$、$X_{\left(\frac{n}{2}+1\right)}$ 是相应位次的观察值。

例 2.6 某研究于 2005 年利用自编的生命质量评价量表测得 9 名康复期癌症患者的

生命质量得分分别为 81.76、64.28、83.84、62.46、68.15、77.58、79.23、55.60、58.88。求其中位数。

先将得分按由小到大的顺序排列为：55.60、58.88、62.46、64.28、68.15、77.58、79.23、81.76、83.84。本例 $n=9$ 为奇数，按公式 2.7 计算

$$M=X_{\left(\frac{9+1}{2}\right)}=X_5=68.15（分）$$

例 2.7 在例 2.6 中测得 9 名康复期癌症患者的生命质量得分的基础上，又测得 1 名康复期癌症患者的生命质量得分为 83.93，求其中位数。

同样，先将 10 名康复期癌症患者的生命质量得分按由小到大的顺序排列。本例 $n=10$ 为偶数，再按公式（2.8）计算

$$M=\left[X_{\left(\frac{10}{2}\right)}+X_{\left(\frac{10}{2}+1\right)}\right]/2=(X_5+X_6)/2=(68.15+77.58)/2=72.87（分）$$

中位数可用于各种分布的计量资料。在正态分布资料中，中位数与算术均数相等；在对数正态分布资料中，中位数与几何均数相等。

在实际中，中位数主要用于描述偏态分布资料的集中位置。由于它不受两端极端值的影响，因此，还可用于描述频数分布的一端或两端无确切数据资料的集中位置。

四、百分位数

百分位数（percentile）用符号 P_x 表示，读作第 x 百分位数，它是一种位置指标，是指将观察值由小到大排列后处于第 x 百分位置上的数值。它将一组观察值分成两个部分，理论上有 $x\%$ 个观察值小于它，$(100-x)\%$ 个观察值大于它。一般情况下，在例数较多时，分布在中间的百分位数较稳定，靠近两端的百分数，仅在样本含量足够大时才趋于稳定。故样本量较小时，计算百分位数所得结果不稳定，误差较大。

1. 直接计算法

将 n 个变量值从小到大排列，设 $(n+1)\times X\%=j+g$，j 为整数部分，g 为小数部分，则

当 $g=0$ 时，
$$P_X=X_{(j)} \tag{2.9}$$

当 $g\ne0$ 时，
$$P_X=(1-g)X_{(j)}+gX_{(j+1)} \tag{2.10}$$

例 2.8 求例 2.1 中 120 名 4 岁男童身高的第 97.5 百分位数 $P_{97.5}$。

$$(120+1)\times97.5\%=117.975,\ j=117,\ g=0.975$$

$$P_{97.5}=(1-0.975)X_{(117)}+0.975X_{(118)}$$
$$=0.025\times112.2+0.975\times112.3=112.2975$$

$P_{97.5}$ 的意义是该地区的 4 岁男童中有 97.5% 的男童身高小于 112.2975 cm。或者说有 2.5% 的 4 岁男童身高大于 112.2975 cm。

2. 频数表法

对于连续型变量的频数表资料，百分位数 P_x 的计算公式为

$$P_X=L+\frac{i}{f_x}\left(n\times x\%-\sum f_L\right) \tag{2.11}$$

式中，f_x 为 P_x 所在组段的频数；L 为该组段的下限；i 为该组段的组距；n 为总频数；$\sum f_L$ 为 P_x 所在的组段前一组段的累计频数。

例2.9 2005 年某研究为评价癌症患者的康复效果，采用自编的生命质量评价量表测评了 148 名康复期癌症患者的生命质量得分，将测评结果编制频数表 2.5 所示。求生命质量得分的中位数。

表 2.5 148 名康复期癌症患者的生命质量得分的频数分布

生命质量得分 （1）	频数 f （2）	累计频数 （3）	累计频率/% （4）
51～	8	8	5.4
56～	17	25	16.9
61～	20	45	30.4
66～	18	63	42.6
71～	22	85	57.4
76～	34	119	80.4
81～	10	129	87.2
86～	12	141	95.3
91～	5	146	98.6
96～100	2	148	100.0
合计	148		

中位数即是百分位数 P_{50}。对于频数表资料，可用百分位数法计算中位数。

$$M = P_{50} = L_{50} + \frac{i}{f_{50}}(n \times 50\% - \sum f_L)$$

$$= 71 + \frac{5}{22} \times (148 \times 50\% - 63) = 73.50(\text{分})$$

五、众数

众数（mode）原指总体中出现机会最高的数值。样本众数则是指在样本中出现频率最高的数值。对于频数表资料，众数为频数最大组段的组中值。如例 2.1 中，2004 年某市 120 名 4 岁男孩身高的众数为 106（cm）。当然，对同一资料的分组不同时，其众数也可能发生变化。

第三节 离散趋势的统计描述

频数分布有集中趋势和离散程度两个重要特征，平均数反映一组同质观察值的集中趋势,无法反映各观察值之间的变异度即离散程度。要全面反映资料的分布规律,必须将集中趋势和离散程度结合起来。为了进一步说明这个问题,请看下例。

例 2.10 某研究采用自编的生命质量评价量表测得三组同年龄、同性别癌症患者的心理状态维度,得分如下:

甲组	12	14	16	18	20	22	24
乙组	11	13	17	18	19	23	25
丙组	10	12	14	18	22	24	26

三组得分的分布示意:

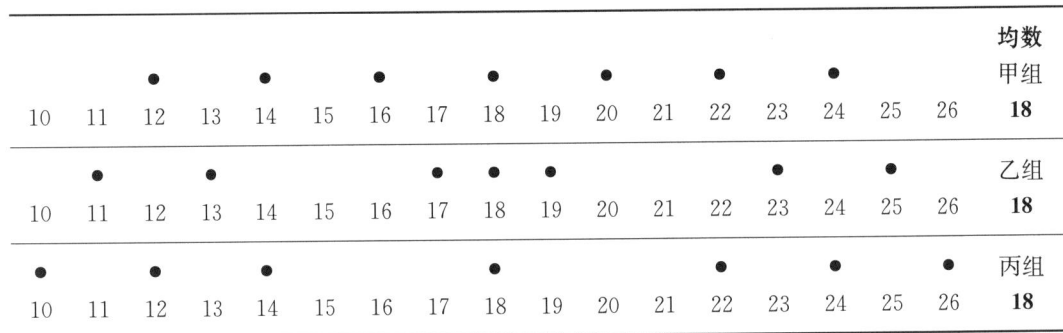

三组的均数和中位数都是 18 分,但这三组的 7 个数据间参差不齐的程度不同,或者说三组数据的离散程度不同,这在分析资料时必须加以考虑。

描述离散程度的常用指标有极差、四分位数间距、方差、标准差和变异系数。

一、极差

极差(range,R)也称为全距,是指一组同质观察值中最大值与最小值之差。它反映个体变异的范围。极差大,说明变异程度大;反之,说明变异程度小。如例 2.10,

$$R_甲 = 24 - 12 = 12(分)$$
$$R_乙 = 25 - 11 = 14(分)$$
$$R_丙 = 26 - 10 = 16(分)$$

甲组的极差最小,丙组的极差最大,乙组的极差居中,说明甲组数据的变异程度最小,丙组数据的变异程度最大,乙组居中。

极差的计算简单明了,但有明显的不足之处:①只涉及观察值中最大值和最小值之间的差异,不能反映组内其他观察值的变异程度;②样本含量越大时,R 也可能越大,因为此时抽到较大或较小观察值的可能性越大,所以样本含量相差悬殊时,不宜用极差来比较数据的离散程度。

二、四分位数间距

四分位数(quartile)简记为 Q,可视为特定的百分位数。第 25 百分位数 P_{25} 称为下四分位数,用 Q_L 表示。第 75 百分位数 P_{75} 称为上四分位数,用 Q_U 表示。四分位数间距(quartile range)即是指上四分位数 Q_U 与下四分位数 Q_L 之差,即 $Q_U - Q_L$。显然,其间包括了中间一半的观察值,四分位数间距可看成中间一半观察值的极差。其数值越大,说明观察值的离散程度越大,反之,离散程度越小。四分位数间距常用于描述偏态分布资料以及两端无确切数据或分布不明确资料的离散程度。

例 2.11　根据表 2.5 资料计算 148 名康复期癌症患者生命质量得分的四分位数间距。

按照式 2.11 分别计算第 25 百分位数 P_{25} 与第 75 百分位数 P_{75} 如下:

第 25 百分位数 P_{25} 所在组段为"61~"组,则

$$P_{25} = 61 + \frac{5}{20}(148 \times 25\% - 25) = 64(\text{分})$$

第 75 百分位数所在组为"76~"组,则

$$P_{75} = 76 + \frac{5}{34}(148 \times 75\% - 85) = 79.82(\text{分})$$

所以这 148 名康复期癌症患者生命质量得分的四分位数间距为

$$\text{四分位数间距 } IQR = Q_U - Q_L = 79.82 - 64 = 15.82(\text{分})$$

三、方差

方差(variance)又称为均方差。总体方差用 σ^2 表示,其计算公式为

$$\sigma^2 = \frac{\sum (X - \mu)^2}{N} \tag{2.12}$$

式中,N 为总体中观察值的总个数,μ 为总体均数,$X - \mu$ 则为每个观察值的离均差。由于 $\sum (X - \mu) = 0$,不能达到反映离散程度大小的目的,所以采用离均差平方和(sum of squares of deviations from mean)$\sum (X - \mu)^2$ 来反映离散程度。离均差平方和描述各观察值相对于 μ 的离散程度。观察值个数越多,离均差平方和 $\sum (X - \mu)^2$ 往往越大。为消除观察值个数 N 的影响,对离均差平方和按观察值个数求平均即得到方差。方差越大,说明观察值间离散程度越大,即分布越分散;反之,离散程度越小,即分布越集中。

在实际工作中经常得到的是样本资料,总体均数 μ 未知,此时只能用样本均数 $\bar{X}$ 作为 μ 的估计值,用样本例数 n 代替 N,用样本方差 S^2 来估计总体方差 σ^2。样本方差的计算公式为

$$S^2 = \frac{\sum (X - \bar{X})^2}{n-1} = \frac{\sum X^2 - \frac{(\sum X)^2}{n}}{n-1} \tag{2.13}$$

注意:式中分母改用 $n-1$,而不是 n。因为如仍用 n 做分母,计算的 S^2 总低于实际的 σ^2,所以用 $n-1$ 代替 n 来校正。

$n-1$ 又称为 S^2 的自由度(degree of freedom)。自由度简记为 υ,意义是指允许自由取值的变量值个数。若某统计量受 k 个条件的限制,其自由度 $\upsilon = n-k$。如计算样本方差 S^2

时,分子中有 n 个平方和,但因受到 $\sum(X-\bar{X})=0$ 这一个条件的限制,n 个平方和中只有 $n-1$ 个可以自由取值,所以自由度为 $n-1$。

对于频数表资料,样本方差的计算公式为

$$S^2 = \frac{\sum fX^2 - \frac{\left(\sum fX\right)^2}{n}}{n-1} \tag{2.14}$$

式中,f 是各组段的频数,X 是各组段的组中值,n 是总频数。

例 2.12 根据例 2.1 前 9 例的资料计算 2004 年某市 9 名 4 岁男童身高的样本方差,已知 $\bar{X}=104.17(\text{cm})$。

按公式(2.13)计算

$$S^2 = \frac{(108.0-104.17)^2 + (97.6-104.17)^2 + \cdots + (109.7-104.17)^2}{9-1}$$

$$= \frac{168.020\,1}{8} = 21.00(\text{cm}^2)$$

四、标准差

方差的度量单位是观察值度量单位的平方,为恢复原度量单位,将方差开平方即得到标准差(standard deviation)。方差和标准差是描述对称分布,尤其是正态或近似正态分布资料离散程度的常用指标。但两者比较,标准差更常用。总体标准差用 σ 表示,样本标准差用 S 表示。

总体标准差 σ 的计算公式为:

$$\sigma = \sqrt{\frac{\sum(X-\mu)^2}{N}} \tag{2.15}$$

样本标准差的计算公式为:

直接法:

$$S = \sqrt{\frac{\sum(X-\bar{X})^2}{n-1}} = \sqrt{\frac{\sum X^2 - \frac{\left(\sum X\right)^2}{n}}{n-1}} \tag{2.16}$$

加权法:

$$S = \sqrt{\frac{\sum fX^2 - \frac{\left(\sum fX\right)^2}{n}}{n-1}} \tag{2.17}$$

例 2.13 求例 2.10 中甲、乙两组癌症患者心理状态维度得分的标准差。

按式 2.16 计算

甲组：

$$S = \sqrt{\frac{(12-18)^2 + (14-18)^2 + \cdots + (24-18)^2}{7-1}} = \sqrt{112/6} = 4.32(\text{分})$$

乙组：

$$S = \sqrt{\frac{(11-18)^2 + (13-18)^2 + \cdots + (25-18)^2}{7-1}} = 5(\text{分})$$

由于乙组癌症患者心理状态维度得分的标准差大于甲组，所以乙组得分的离散程度大于甲组。

例 2.14 计算表 2.3 中 120 名 4 岁男孩身高的标准差。

用频数表法。根据表 2.3，已知 $\sum f = 120$，$\sum fX = 12\,592$，$\sum fX^2$ 由表第(3)列和第(4)列相乘后相加而得，为 1 322 784。则

$$S = \sqrt{\frac{1\,322\,784 - \frac{12\,592^2}{120}}{120-1}} = 3.51(\text{cm})$$

五、变异系数

变异系数(coefficient of variation)又称离散系数(coefficient of dispersion)，简记为 CV，为标准差 S 与均数 $\bar{X}$ 之比，用百分数表达。其公式为

$$CV = \frac{S}{\bar{X}} \times 100\% \tag{2.18}$$

极差、四分位数间距和标准差都有单位，其单位与观察值单位相同；而变异系数是一个相对数，没有单位，主要用于计量单位不同的资料或均数相差悬殊的资料的离散程度比较。

例 2.15 2004 年某市 120 名 4 岁男孩身高(cm)的均数为 104.93 cm，标准差为 3.51 cm；体重均数为 17.86 kg，标准差为 1.51 kg。试比较 4 岁男孩身高和体重的变异度。

按公式(2.18)，身高的变异系数和体重的变异系数分别为

$$\text{身高的变异系数} CV = \frac{3.51}{104.93} \times 100\% = 3.35\%$$

$$\text{体重的变异系数} CV = \frac{1.51}{17.86} \times 100\% = 8.45\%$$

结果表明，该市 4 岁男孩体重的变异度大于身高的变异度。

例 2.16 2004 年某市 120 名 4 岁男孩身高均数为 104.93 cm，标准差为 3.51 cm，同年该地 120 名 1 岁男孩身高均数为 76.12 cm，标准差为 3.27 cm，试比较两组的变异度。

$$\text{4 岁男孩身高的变异系数} CV = \frac{3.51}{104.93} \times 100\% = 3.35\%$$

$$\text{1 岁男孩身高的变异系数} CV = \frac{3.27}{76.12} \times 100\% = 4.30\%$$

结果显示,该市 1 岁男孩身高的变异度大于 4 岁男孩身高的变异度。

第四节　正态分布及其应用

一、正态分布的概念和特征

正态分布(normal distribution)又称为高斯分布(Gaussian distribution),是最常见、最重要的一种连续型概率分布。

在医学领域中,很多连续型随机变量的值都服从正态分布或近似正态分布。例如,同性别同年龄正常儿童的身高、体重等。如由表 2.1 资料绘制的 4 岁男童的身高频数分布图见图 2.5(1),可见 4 岁男童的身高频数分布是中间频数多,两边频数逐渐减少,且左右两侧大致对称。可以设想,如该例中 4 岁男童人数逐渐增多,组段不断分细,图中直条的宽度将逐渐变窄,就会逐渐形成一条高峰位于中央(均数所在处)、左右两侧逐渐降低且对称、不与横轴相交的光滑曲线,如图 2.5(3)所示。该曲线略呈钟形,中间高、两头低,左右对称,近似于数学上的正态分布曲线。因频率的总和等于 100% 或 1,所以横轴上曲线下的面积等于 100% 或 1。

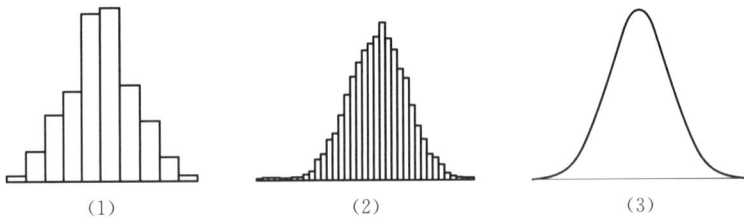

图 2.5　(1)→(2)→(3)频数分布逐渐接近正态分布示意

(一) 正态分布的图形

正态分布曲线的函数表达式为:

$$f(x) = \frac{1}{\sigma\sqrt{2\pi}} e^{\frac{-(x-\mu)^2}{2\sigma^2}} \qquad -\infty < x < +\infty \tag{2.19}$$

该式也称为正态分布的密度函数。式中,μ 为总体均数,σ 为总体标准差,π 为圆周率,e 为自然对数的底,仅 x 为变量。当 μ、σ 已知时,按式 2.19 就可绘出正态分布曲线的图形,其中横轴为 X,纵轴为 $f(x)$。

正态分布曲线的图形是一条在均数处最高,左右两侧逐渐下降,两端永远不与横轴相交、而在无穷远处与横轴无限接近的对称的钟形曲线。

(二) 正态分布的特征

(1) 正态分布是单峰分布,曲线在横轴上方均数处最高。

(2) 正态分布以均数为中心,左右对称。

(3) 在 $x = \mu \pm \sigma$ 处各有一个拐点。

（4）正态曲线下面积分布具有一定的规律。

（5）正态分布取决于两个参数，即均数 μ 和标准差 σ。μ 为位置参数，μ 越大，则曲线沿横轴向右移动；μ 越小，曲线沿横轴向左移动（如图 2.6 中的 a 图）。σ 为形态参数，表示数据的离散程度，若 σ 小，则曲线形态"瘦高"；σ 大，则曲线形态"矮胖"（如图 2.6 中的 b 图）。一般情况下，我们用 $N(\mu, \sigma^2)$ 表示均数为 μ，方差为 σ^2 的正态分布。

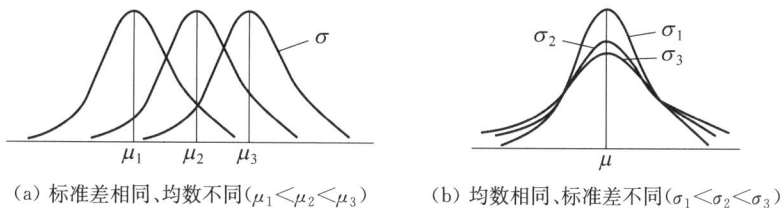

（a）标准差相同、均数不同（$\mu_1 < \mu_2 < \mu_3$）　　（b）均数相同、标准差不同（$\sigma_1 < \sigma_2 < \sigma_3$）

图 2.6　不同参数的正态分布曲线示意图

（三）标准正态分布

为方便应用，若 X 服从正态分布 $N(\mu, \sigma^2)$，可进行如下的标准化变换：

$$u = \frac{X - \mu}{\sigma} \tag{2.20}$$

经此变换后，u 服从均数为 0、标准差为 1 的正态分布，我们将此正态分布称为标准正态分布（standard normal distribution），用 $N(0, 1)$ 表示。u 称为标准正态变量。按式 2.19 得标准正态分布的密度函数表达式为：

$$\varphi(u) = \frac{1}{\sqrt{2\pi}} \mathrm{e}^{\frac{-u^2}{2}} \quad -\infty < u < +\infty \tag{2.21}$$

（四）对数正态分布

在医学领域中，还有很多变量呈偏态分布，其中部分变量经过对数变换（即用原始观察值的对数值 $\lg X$ 来代替 X）后服从正态分布，我们就称 X 服从对数正态分布。如患者的住院天数、某些疾病的潜伏期、某些临床检验结果等，都呈偏态分布，但经过对数变换后，常常能转换成正态分布，即可按照正态分布规律进行资料处理，大大降低了统计难度。

二、正态曲线下面积的分布规律

我们通过了解正态曲线下、横轴上一定区间的面积占总面积的百分数，可以估计该区间的例数占总例数的百分数（频率分布）或观察值落在该区间的概率（概率分布）。

对式（2.19）的积分可求得正态曲线下区间（$-\infty, x$）的面积，见图 2.7（a）。计算公式为：

$$F(x) = \frac{1}{\sigma \sqrt{2\pi}} \int_{-\infty}^{x} \mathrm{e}^{\frac{-(x-\mu)^2}{2\sigma^2}} \mathrm{d}x \tag{2.22}$$

则正态曲线下区间（X_1, X_2）的面积计算公式为：

$$D = F(X_2) - F(X_1) = \int_{X_1}^{X_2} \frac{1}{\sigma\sqrt{2\pi}} e^{\frac{-(X-\mu)^2}{2\sigma^2}} dX \qquad (2.23)$$

对式(2.21)的积分可求得标准正态曲线下区间$(-\infty, u)$的面积,见图 2.7(b)。计算公式为:

$$\Phi(u) = \frac{1}{\sqrt{2\pi}} \int_{-\infty}^{u} e^{\frac{-u^2}{2}} du \qquad (2.24)$$

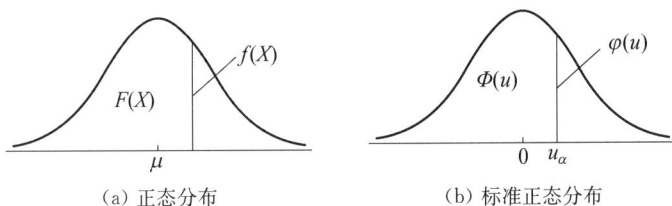

（a）正态分布　　　　　　　　　　（b）标准正态分布

图 2.7　正态分布的面积与纵高

统计学家已经按照公式(2.24)编制了标准正态分布曲线下的面积分布表。借助该表可以估计任意正态分布的任意区间的面积。但查表时必须注意:①当已知μ、σ、X时,应先按式(2.20)计算u值,再用u值查表;当未知μ、σ且样本含量足够大时,可用样本均数$\overline{X}$和样本标准差S来分别代替μ和σ,再按式(2.20)计算u值后查表。②曲线下对称于 0 的区间,面积相等,因此表中只列出$u \leqslant 0$的所有$\Phi(u)$值,表示$\leqslant u$的曲线下面积。③横轴上曲线下的总面积为 100% 或 1。

正态曲线下面积分布的主要规律如下:

(1) 横轴上正态曲线下的总面积为 100% 或 1。

(2) 正态曲线的对称轴为直线$X = \mu$,对称轴两侧曲线下的面积相等,各占 50%。

(3) 曲线下对称于μ的区间,面积相等。

(4) 曲线下区间$(\mu - \sigma, \mu + \sigma)$的面积为 68.27%,区间$(\mu - 1.64\sigma, \mu + 1.64\sigma)$的面积为 89.90%,区间$(\mu - 1.96\sigma, \mu + 1.96\sigma)$的面积为 95.00%;区间$(\mu - 2.58\sigma, \mu + 2.58\sigma)$的面积为 99.00%(见图 2.8)。

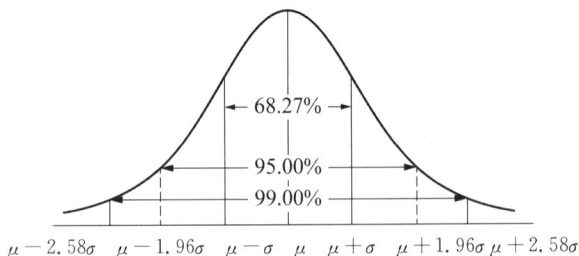

图 2.8　正态分布曲线下的面积分布示意

例 2.17 已知$u_1 = -1.80$,$u_2 = 1.40$,试求标准正态曲线下区间$(-1.80, 1.40)$的面积。

根据正态分布的对称性,可知$\Phi(1.40) = 1 - \Phi(-1.40)$

查标准正态分布曲线下的面积分布表,得区间$(-\infty, -1.80)$的面积$\Phi(-1.80)=$0.035 9;区间$(-\infty, -1.40)$的面积$\Phi(-1.40)=0.080\,8$,因此$\Phi(1.40)=1-0.080\,8=$0.919 2,则区间$(-1.80, 1.40)$的面积$=\Phi(1.40)-\Phi(-1.80)=0.919\,2-0.035\,9=0.883\,3$。

例 2.18 例 2.3 中算得 120 名 4 岁男童身高的均数 $\overline{X}$ 为 104.93 cm,例 2.14 求得标准差 S 为 3.51 cm,试估计:①该市身高在 108 cm 以上的 4 岁男童占该市 4 岁男童总数的比例;②身高介于 $102\sim106$ cm 的 4 岁男童占该市 4 岁男童总数的比例;③120 名 4 岁男童中身高介于 $102\sim106$ cm 范围内的人数;④该市 90% 的 4 岁男童身高集中在哪个范围?

此例属于非标准正态分布,需要先进行标准化变换。

108 cm 所对应的 u 值: $$u=\frac{108-104.93}{3.51}=0.87$$

估计该市身高在 108 cm 以上的 4 岁男童占该市 4 岁男童总数的比例即是求标准正态分布曲线下 $u=0.87$ 的右侧面积。查标准正态分布曲线下的面积分布表得:$\Phi(-0.87)=0.192\,2$,因此估计该市身高在 108 cm 以上的 4 岁男童占该市 4 岁男童总数的 19.22%。

要估计身高介于 $102\sim106$ cm 的 4 岁男童占该市 4 岁男童总数的比例,应先计算 102 与 106 各自对应的 u 值:

102 cm 所对应的 u 值: $$u_1=\frac{102-104.93}{3.51}=-0.83$$

106 cm 所对应的 u 值: $$u_2=\frac{106-104.93}{3.51}=0.30$$

查标准正态分布曲线下的面积分布表得:

$$\Phi(u_1)=\Phi(-0.83)=0.203\,3, \quad \Phi(u_2)=\Phi(0.30)=1-\Phi(-0.30)=1-0.382\,1=0.617\,9$$
$$D=\Phi(u_2)-\Phi(u_1)=0.617\,9-0.203\,3=0.414\,6$$

据此,估计身高介于 $102\sim106$ cm 的 4 岁男童占该市 4 岁男童总数的 41.46%;估计 120 名 4 岁男童中身高介于 $102\sim106$ cm 范围内的人数为 $120\times41.46\%=50$(名)。

估计该市 90% 的 4 岁男童身高集中的范围,根据查标准正态分布曲线下的面积分布表,曲线下左侧面积为 0.05 对应的 u 值为 -1.64,因此 90% 的 4 岁男童身高集中的范围为 $\overline{X}\pm1.64S=104.93\pm1.64\times3.51$,即 $99.17\sim110.69$ cm。

三、正态分布的应用

(一) 估计频率分布

正如前面所讲的,我们可以利用正态曲线下面积的分布规律来估计频率分布。如例 2.18 中估计身高在 108 cm 以上的 4 岁男童占该市 4 岁男童总数的比例以及身高介于 $102\sim106$ cm 的 4 岁男童占该市 4 岁男童总数的比例,等等。

(二) 确定医学参考值范围

医学参考值范围(reference range)也称正常值范围,是指各种生理、生化、解剖等指标在特定健康状况人群(排除了影响研究指标的有关疾病和因素的特定人群)的绝大多数个体中的取值波动范围。"绝大多数"可以是 90%、95% 或 99% 等,最常用 95%。

　　对于参考值范围是确定为双侧还是单侧范围应根据专业知识来决定。若某指标过小或过大都属异常,则其参考值范围应确定为双侧参考值范围,如体温、脉搏、血清总胆固醇的参考值范围;若某指标仅过小或仅过大属异常,则其参考值范围应确定为单侧参考值范围,此时该指标的参考值范围仅有单侧下限或仅有单侧上限,如肺活量的参考值范围仅确定单侧下限,血清转氨酶、尿铅的参考值范围仅确定单侧上限。

　　医学参考值范围的确定方法:

1. 正态分布法

　　对于服从正态分布或近似正态分布的指标,其参考值范围可根据正态分布规律来确定。

$$双侧界值:\bar{X} \pm uS \tag{2.25}$$

$$单侧上限:\bar{X} + uS \tag{2.26}$$

$$单侧下限:\bar{X} - uS \tag{2.27}$$

　　上述三式中,$\bar{X}$ 是均数,S 是标准差,常用 u 值列于表 2.6 所示。

表 2.6　常用 u 值表

参考值范围(%)	单侧	双侧
80	0.842	1.282
90	1.282	1.645
95	1.645	1.960
99	2.326	2.576

　　例 2.19　某地调查正常成年男子 180 人的红细胞数,接近正态分布,均数 $\bar{X} = 5.15 \times 10^{12}/L$、标准差 $S = 0.42 \times 10^{12}/L$,试估计该地正常成年男子红细胞数的 95% 参考值范围。

　　因红细胞数过少或过多都属异常,因此应按双侧确定参考值范围。该地正常成年男子红细胞数的 95% 参考值范围为:

$$下限:\bar{X} - 1.960S = 5.15 - 1.960 \times 0.42 = 4.33(10^{12}/L)$$

$$上限:\bar{X} + 1.960S = 5.15 + 1.960 \times 0.42 = 5.97(10^{12}/L)$$

　　注意:95% 参考值范围仅说明某特定健康状况人群中,95% 的个体该指标的取值在此范围内,并不表明凡在此范围内都"正常",也不表明凡在此范围外都"不正常"。所以,在临床上只能将医学参考值范围作为参考,而不能作为诊断标准。

2. 对数正态分布法

　　对于服从对数正态分布的指标,其参考值范围的确定应先将变量进行对数转换使之服从正态分布。

$$双侧界值:\quad \lg^{-1}(\bar{X}_{\lg X} \pm uS_{\lg X}) \tag{2.28}$$

$$单侧上限:\quad \lg^{-1}(\bar{X}_{\lg X} + uS_{\lg X}) \tag{2.29}$$

$$\text{单侧下限：} \quad \lg^{-1}(\overline{X}_{\lg X} - uS_{\lg X}) \tag{2.30}$$

3. 百分位数法

可用于确定呈任何分布的指标的参考值范围,尤其是呈偏态分布的指标。

表 2.7 列出了利用百分位数法确定医学参考值范围的常用界值。

表 2.7　百分位数法确定医学参考值范围的常用界值

参考值范围(%)	双侧	单侧	
		只有下限	只有上限
90	P_5, P_{95}	P_{10}	P_{90}
95	$P_{2.5}, P_{97.5}$	P_5	P_{95}
99	$P_{0.5}, P_{99.5}$	P_1	P_{99}

（三）质量控制

很多医学指标的测量值受随机误差的影响而出现波动,该波动往往服从正态分布,但如还存在某些影响较大的因素(如仪器、人为因素等)导致的系统误差,此时波动就不再服从正态分布。利用此原理,我们可以对测量过程进行质量控制。

一般情况下,常以 $\overline{X} \pm 2S$ 作为上、下警戒值,以 $\overline{X} \pm 3S$ 作为上、下控制值。其中,$2S$ 和 $3S$ 分别是 $1.960S$ 和 $2.576S$ 的近似值,即把观测值的 95% 和 99% 参考值范围分别作为其警戒值和控制值。

（四）正态分布是许多统计方法的理论基础

如 u 检验的理论基础即是正态分布,还有如 t 分布、F 分布和 χ^2 分布均是以正态分布为基础推导出来的。此外,如二项分布、Poisson 分布等分布的极限为正态分布,在一定条件下,都可以按照正态近似的原理进行处理。因此,正态分布是许多统计分析方法的理论基础。

第五节　SAS　程　序

一、应用举例:绘制直方图

例 2.20　对例 2.1 某市 120 名 4 岁男童身高的资料绘制直方图,已知该频数分布表的最低下限为 95,组距为 2。

程序 ch2_1. sas:

```
data shg;
  input x @@;
```

```
cards;
108.0  97.6  103.4  101.6  104.4  98.5  110.5  103.8  109.7  109.8
104.5  99.5  104.0  103.9  97.2  106.3 106.2  107.6  108.3  97.6
102.7 103.7 107.6  103.2  103.6  103.3 102.8  102.3  102.2  103.3
101.2 107.5 106.3  109.7  99.5  107.4 103.4  106.6  105.7  107.4
103.0 109.6 106.4  107.3  100.6  112.3 100.5  101.9  98.8  99.7
104.3 110.2 105.3  95.2  105.8  105.2 106.1  103.6  106.6  105.1
105.5 113.5 107.7  106.8  106.2  109.8 99.7  107.9  104.8  103.9
106.8 106.4 108.3  106.5  103.3  107.7 106.2  100.4  102.6  102.1
110.6 112.2 110.2  103.7  102.3  112.1 105.4  104.2  105.7  104.4
102.8 107.8 102.5  102.3  105.8  103.7 103.1  101.6  106.5  100.0
103.2 109.3 105.8  106.1  104.9  105.9 105.3  103.7  99.6  106.2
102.5 108.1 106.1  108.3  99.8  108.3 104.0  100.6  112.6  103.7
;
proc univariate data=shg noprint;
    histogram x/normal(color=red noprint)
                    midpoints=96 to 114 by 2
                    vaxis=0 to 30 by 5
                    vscale=count;
run;
```

程序 ch2_1. sas 说明：

（1）DATA SHG 表示建立数据集 SHG，用 UNIVARIATE 过程绘制直方图。

（2）NORMAL 选项表示拟合一条正态曲线，其颜色由选项 COLOR 定义。

（3）MIDPOINTS 选项定义组中值，此处由 96 到 114，间隔为 2。

（4）VAXIS 定义纵坐标轴的取值由 0 到 30，间隔为 5。

（5）VSCALE 定义纵轴上的绘图尺度，此处使用每个组段中的频数。

二、应用举例：MEANS 过程

例 2.21　计算例 2.1 资料中某市 120 名 4 岁男童身高（cm）的均数、标准差、中位数、变异系数、最小值和最大值、上四分位数和下四分位数、四分位数间距。

程序 ch2_2. sas：

```
proc means data=shg n mean std cv min q1 median q3 max range;
 var x;
run;
```

程序 ch2_2. sas 说明：

（1）PROC MEANS 后面的选择项 DATA ＝SHG 指定该 MEANS 过程处理的数据集是 SHG。

（2）PROC MEANS 后面的 N MEAN STD CV MIN Q1 MEDIAN Q3 MAX RANGE 等分别表示要求计算和输出的统计量为样本量、均数、标准差、变异系数、最小值、下四分位数、中位数、上四分位数、最大值和全距。

（3）VAR X 表示要分析的变量是 X。

例 2.22　试计算每组学生两种营养素（VA，VB1）的平均摄入水平、标准差、最高摄入量和最低摄入量，要求按组 1～3 的顺序排序、结果保留三位小数。

程序 **ch2_3. sas**：

```
data a;
 input group VA VB1@@;
cards;
1 1.8 1.4 2 1.7 1.1 1 2.2 1.5 3 1.9 1.2 2 2.5 1.0 1 2.7
1.6 2 2.3 1.3 2 2.8 0.9 3 3.0 1.1 1 2.6 1.4 1 2.4 1.2 2
1.9 1.3 3 2.9 0.8 1 3.2 1.7 3 3.1 1.5 2 2.6 1.9 3 3.5
1.6 3 3.3 1.5
;
proc sort data=a; by group;
proc means mean std max min maxdec=3;
by group;
var VA VB1;
run;
```

程序 **ch2_3. sas** 说明：

（1）SORT 语句表示要将数据集 A 中的观测值排序；紧接的 BY GROUP 表示被排序的变量是 GROUP，且其值按照升序排列。

（2）MAXDEC=3 表示打印结果的最大小数位数是 3。

（3）第 2 个 BY GROUP 表示按照 GROUP 来分组计算分析。

例 2.23　计算例 2.5 资料中 60 名儿童接种麻疹疫苗一个月后的血凝抑制抗体平均滴度。

程序 **ch2_4. sas**：

```
data a;                              data c;
 input f x @@;                        set b;
 y=log10(x);                          meanx=10**(meany);
cards;                               run;
1 4 3 8 8 16 13 32 21 64 9 128 4 256 1 512   proc print;
;                                    run;
proc means noprint;
 var y;
 freq f;
 output out=b mean=meany;
run;
```

程序 ch2_4. sas 说明：

（1）首先建立数据集 A，读入原始数据即人数 F 和对应的抗体滴度倒数 X。产生新变量 Y 即 X 的常用对数。

（2）用 MEANS 过程求 Y 的均数，计算时将人数 F 作为 Y 的频数。

（3）由于需要将按 Y 求得的均数再求反对数，即还需对 MEANS 过程产生的结果作进一步的处理，因此不需显示该过程结果，故使用了 NOPRINT。

（4）使用 OUTPUT 语句将 MEANS 过程产生的结果输出到另一数据集 B，B 中包含 Y 的均数，且将 Y 的均数命名为 MEANY。

（5）"＊＊"代表乘方，使用 SET 语句表示数据集 C 中的变量 MEANX 的值是数据集 B 中的 MEANY（Y 的均数）的反对数。

三、应用举例：UNIVARIATE 过程

例 2. 24 对例 2.1 资料中某市 120 名 4 岁男童的身高（cm）给出详细的描述性统计，同时要求输出数据图、频数表和身高值的正态性检验结果。

程序 ch2_5. sas：

```
proc univariate data=shg plot freq normal;
    var x;
run;
```

程序 ch2_5. sas 说明：

（1）选择项 PLOT 给出茎叶图、箱式图和正态概率图三种数据图。

（2）选择项 FREQ 给出频数表，输出变量值（Value）、频数（Count）、百分数（Cell）、累计百分数（Cum）。

（3）选择项 NORMAL 给出变量 X 的正态性检验结果。

（张莉娜　刘丹萍　王炳顺）

第三章　总体均数的估计和假设检验

第一节　均数的抽样误差与标准误

一、抽样与抽样误差

在医学研究中常采取抽样研究的方法,从某总体中随机抽取一个样本来进行研究,并根据样本提供的信息推断总体的性质。而所得样本统计量与总体参数常不一致,这种由抽样引起的样本统计量与总体参数间的差异属于抽样误差(sampling error),这在抽样研究中是不可避免的,但数理统计研究表明,抽样误差遵循一定的规律并可以控制。

抽样误差有两种表现形式:其一是样本统计量与总体参数间的差异,如样本均数与总体均数间的差异;其二是样本统计量间的差异,如两次抽样得到的两个样本均数之间的差异。

除了抽样误差,在实际工作中,还可能由于实验者的技术错误、测量仪器不准确或标准试剂没有校准等原因造成一些带有一定倾向(偏大或偏小)的偏差,这种误差称为系统误差(systematic error),一般是可以避免的。

二、均数的标准误

虽然均数的抽样误差可表现为样本均数与总体均数之差值,但由于总体均数往往是未知的,故这个差值实际上是得不到的,只能估计。均数的抽样误差也可表现为多个样本均数间的离散度,但由于在实际科研中,对同一问题很少做多次抽样研究,所以这个离散度也是得不到的。那么,如何衡量抽样误差的大小,揭示抽样误差的规律呢? 这就要应用数理统计中的中心极限定理(central limit theorem)了。

中心极限定理的涵义:从均数为 μ、标准差为 σ 的任意总体中抽取容量为 n 的样本,当 n 充分大时,样本均数的抽样分布近似服从均数为 μ、标准差为 $\frac{\sigma}{\sqrt{n}}$ 的正态分布。

$$\sigma_{\bar{x}} = \frac{\sigma}{\sqrt{n}} \tag{3.1}$$

通常,将样本统计量的标准差称为标准误(standard error, SE),用来衡量抽样误差的大小。据此,样本均数的标准差 $\sigma_{\bar{X}}$ 称为均数的标准误(standard error of mean, SEM),它反映样本均数间的离散程度,也反映样本均数与相应总体均数间的差异,因而说明了均数抽样误差的大小。均数标准误是说明用样本均数来估计总体均数可靠程度的一个指标,其值越小,说明抽样误差越小,用样本均数来估计总体均数的可靠程度越大。由上式可见,均数标准误与个体变异 σ 成正比,与样本含量 n 的平方根成反比。

实际工作中,σ 往往是未知的,一般可用样本标准差 s 来估计 σ,求得估计值 $s_{\bar{x}}$。 即:

$$s_{\bar{x}} = \frac{s}{\sqrt{n}} \tag{3.2}$$

因为标准差 s 随样本含量的增加而趋于稳定,故增加样本含量可以降低抽样误差。

例 3.1 随机抽样调查了某市 120 名 4 岁男童的身高(cm),得到这 120 名 4 岁男童的平均身高为 104.89 cm,标准差为 3.54 cm,试估计其抽样误差。

根据公式(3.2)计算得

$$S_{\bar{X}} = \frac{S}{\sqrt{n}} = \frac{3.54}{\sqrt{120}} = 0.32(\text{cm})$$

三、t 分布

对正态变量 X 进行标准化变换即 u 变换后,可使一般的正态分布 $N(\mu, \sigma^2)$ 变换为标准正态分布 $N(0, 1)$。样本均数 $\bar{X}$ 的分布服从正态分布 $N(\mu, \sigma_{\bar{x}}^2)$,同样的道理,对正态变量 $\bar{X}$ 进行 u 变换($u = (\bar{X} - \mu)/\sigma_{\bar{x}}$)后,也可使正态分布 $N(\mu, \sigma_{\bar{x}}^2)$ 变换为标准正态分布 $N(0, 1)$。实际工作中,由于 σ 往往未知,常用 S 作为 σ 的估计值,此时对正态变量 $\bar{X}$ 进行的不是 u 变换而是 t 变换了,即

$$t = \frac{\bar{X} - \mu}{S_{\bar{X}}} = \frac{\bar{X} - \mu}{S/\sqrt{n}}, \quad \nu = n - 1 \tag{3.3}$$

式中,统计量 t 不再服从标准正态分布,而服从自由度 $\nu = n - 1$ 的 t 分布。t 分布与自由度有关,不同的自由度对应不同的 t 分布曲线,见图 3.1。

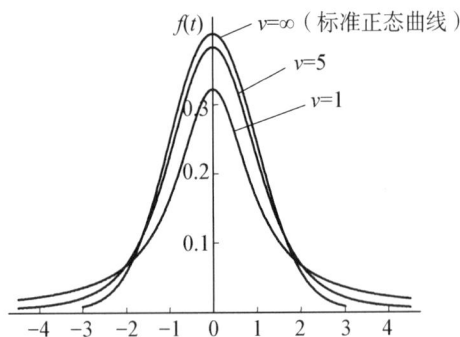

图 3.1 不同自由度下的 t 分布曲线

因此,t 分布曲线不是一条曲线,而是一簇曲线。由图 3.1 可知 t 分布具有如下特征:
(1)以 0 为中心,左右两侧对称的单峰分布。

（2）与标准正态曲线比较，峰部较低而尾部翘得较高。自由度 ν 越小，t 值越分散，这种形态越明显，即曲线的峰部越低，尾部越高。随着自由度 ν 逐渐增大时，t 分布逐渐逼近标准正态分布；当 $\nu = \infty$ 时，t 分布即成为标准正态分布。

由于 t 分布是一簇曲线，所以 t 分布曲线下面积为 95% 或 99% 等时对应的界值不是一个常量，而是随自由度的大小在发生变化。为方便应用，统计学家编制了 t 界值表。该表的横标目为自由度 ν，纵标目为概率 P，表中数值为自由度 ν 和概率 P 确定时所对应的 t 界值，记为 $t_{\alpha, \nu}$，其中 α 为预先规定的概率（检验水准）。因 t 分布对称于 0，故 t 界值表只列出正值，若计算的 t 值为负值，可用其绝对值查表。该表右上附图的阴影部分表示 $t_{\alpha, \nu}$ 以外尾部面积的概率，如单侧 $t_{0.10, 20} = 1.325$，表示 $\nu = 20$ 时，$t \geqslant 1.325$ 的概率或 $t \leqslant -1.325$ 的概率为 0.10，记作 $P(t \leqslant -1.325) = 0.10$ 或 $P(t \geqslant 1.325) = 0.10$。双侧 $t_{0.10/2, 20} = 1.725$，表示 $\nu = 20$ 时，$t \geqslant 1.725$ 的概率和 $t \leqslant -1.725$ 的概率之和为 0.10，记作 $P(t \geqslant 1.725) + P(t \leqslant -1.725) = 0.10$。

其通式为：

单侧：$P(t \leqslant -t_{\alpha, \nu}) = \alpha$ 或 $P(t \geqslant t_{\alpha, \nu}) = \alpha$

双侧：$P(t \leqslant -t_{\alpha/2, \nu}) + P(t \geqslant t_{\alpha/2, \nu}) = \alpha$

$$P(-t_{\alpha/2, \nu} < t < t_{\alpha/2, \nu}) = 1 - \alpha$$

由该表还可看出，双侧概率为单侧概率的两倍，如 $t_{0.20/2, 20} =$ 单侧 $t_{0.10, 20} = 1.325$。

四、总体均数的估计

用样本统计量（指标）估计总体参数（指标）称为参数估计，是统计推断的一个重要方面。总体均数的估计有点估计和区间估计两种方法。

点估计是指用样本统计量 $\bar{X}$ 直接作为总体均数 μ 的点估计值，该法虽然简单，但没有考虑到抽样误差的客观存在，很难对总体均数做出准确的估计。

区间估计是指按一定的概率 $1 - \alpha$ 置信度（confidence level）估计总体均数所在的范围，这个范围亦称置信区间（confidence interval, CI）。置信度 $1 - \alpha$ 常取 95% 或 99%。我们将置信区间的下限和上限两个界值称为置信限（confidence limit, 简记为 CL），置信区间则是以上、下置信限为界的一个开区间。

（一）单一总体均数的置信区间

根据 t 分布的原理可得：

$$P(-t_{\alpha/2, \nu} < t < t_{\alpha/2, \nu}) = 1 - \alpha$$

将 $t = \dfrac{\bar{X} - \mu}{S_{\bar{X}}}$ 代入，得：$P\left(-t_{\alpha/2, \nu} < \dfrac{\bar{X} - \mu}{S_{\bar{X}}} < t_{\alpha/2, \nu}\right) = 1 - \alpha$

则总体均数的置信度为 $1 - \alpha$ 的置信区间为：

$$(\bar{X} - t_{\alpha/2, \nu} S_{\bar{X}}, \ \bar{X} + t_{\alpha/2, \nu} S_{\bar{X}}) \tag{3.4}$$

当样本含量较大时，t 分布近似标准正态分布，此时可用标准正态分布代替 t 分布，作为置信区间的近似计算。相应的 $1 - \alpha$ 置信区间为：

$$(\overline{X} - u_{\alpha/2}S_{\overline{X}}, \ \overline{X} + u_{\alpha/2}S_{\overline{X}}) \tag{3.5}$$

例 3.2 试估计例 3.1 中该地区 4 岁男童身高总体均数的 95% 置信区间。

$\overline{X} = 104.89\,\text{cm}$，$S_{\overline{X}} = 0.32\,\text{cm}$，$n = 120$，$\nu = n - 1 = 119$，$t_{0.05/2,119} \approx 1.98$，因此可得 95% 置信区间为：

$$(104.89 - 1.98 \times 0.32, \ 104.89 + 1.98 \times 0.32) = (104.26, 105.52),$$

故该地 4 岁男童身高总体均数的 95% 置信区间为 104.26～105.52 cm。

(二) 两总体均数之差的置信区间

假定两个总体的方差相等，两样本的样本含量、均数和标准差分别为：n_1、n_2、$\overline{x}_1$、$\overline{x}_2$、s_1、s_2，则两总体均数之差 $\mu_1 - \mu_2$ 的 $1 - \alpha$ 置信区间为

$$(\overline{x}_1 - \overline{x}_2) \pm t_{\alpha/2,\nu}s_{\overline{x}_1 - \overline{x}_2} \tag{3.6}$$

式中：$\nu = n_1 + n_2 - 2$，$s_{\overline{x}_1 - \overline{x}_2}$ 为两均数之差的标准误（standard error of the difference between two means），由下式计算

$$s_{\overline{x}_1 - \overline{x}_2} = \sqrt{s_c^2\left(\frac{1}{n_1} + \frac{1}{n_2}\right)} \tag{3.7}$$

s_c^2 称为合并方差，是两样本方差的加权平均：

$$s_c^2 = \frac{(n_1 - 1)s_1^2 + (n_2 - 1)s_2^2}{n_1 + n_2 - 2} \tag{3.8}$$

例 3.3 为研究某种治疗儿童贫血新药的疗效，以常规药作为对照，将 30 名贫血的儿童随机分到新药组和常规药组，每组 15 名，分别接受两种药物治疗，过一定时期测量他们血红蛋白的增加量（g/L），新药组血红蛋白的增加量的均数为 24.467（g/L），标准差为 4.897（g/L）；常规药组血红蛋白的增加量的均数为 20.933（g/L），标准差为 3.3267（g/L），问两组血红蛋白的增加量的总体均数相差有多大？

$$s_{\overline{x}_1 - \overline{x}_2} = \sqrt{s_c^2\left(\frac{1}{n_1} + \frac{1}{n_2}\right)} = \sqrt{\frac{(15-1) \times 4.897^2 + (15-1) \times 3.3267^2}{15 + 15 - 2} \times \left(\frac{1}{15} + \frac{1}{15}\right)} = 1.53$$

因此可得 95% 置信区间为：

$$t_{0.05/2,28} = 2.048, \ (24.467 - 20.933) \pm 2.048 \times 1.53 = 0.40 \sim 6.66$$

则两组血红蛋白的增加量的总体均数之差的 95% 置信区间为：0.40～6.66（g/L）。

(三) 置信区间的涵义

从总体中做随机抽样，根据每个样本可以算得一个置信区间，如 95% 置信区间，意味着固定样本含量 n 作 100 次随机抽样，算得 100 个置信区间，其中有 95 个置信区间包括总体均数即估计正确，只有 5 个置信区间不包括总体均数，即估计错误的概率为 5%。而在实际工作中，只能根据一次试验结果估计置信区间，根据小概率事件不太可能在一次试验中发生的原理，该结论错误的概率小于或等于 5%。

　　图 3.2 是从 $N(0，1)$ 中随机抽取的 100 个 $n=10$ 的样本所估计的 100 个 95％置信区间示意,每一根线段表示一个置信区间。中间的竖线表示总体均数 $\mu=0$ 所在位置,与该竖线交叉的线段,表示相应的置信区间包含了总体均数。从图上可见,每个区间是否包含总体均数是确定的,但从 100 个置信区间来看,其中有 95 个包含了总体均数(细线),而另外 5 个未包含总体均数(粗线)。

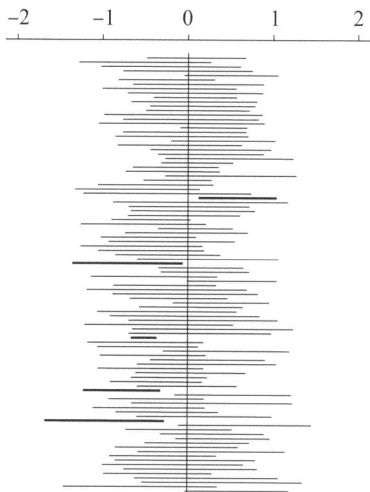

图 3.2　100 个来自 $N(0，1)$ 的样本所估计的置信区间示意

　　置信区间有准确度和精确度两个要素。准确度又称可靠度,反映在置信度（$1-\alpha$）的大小上,即置信区间包含总体均数的概率大小,因此从准确度的角度来看,越接近 1 越好。精确度反映在置信区间的宽度上,区间宽度越窄越好。在抽样误差确定的情况下,二者是相互矛盾的,若提高置信度,置信区间将变宽,精确度降低。所以,需要同时兼顾准确度与精确度。一般情况下,常用 95％置信区间。在置信度确定的情况下,适当加大样本含量,可缩小区间范围,提高精确度。

(四) 总体均数置信区间与参考值范围的区别

　　置信区间和参考值范围不同,两者的意义和计算方法均不一样。

　　95％参考值范围一般表示绝大多数（95％）观察对象某项指标的分布范围。若总体是正态分布,常按 $\overline{X}\pm1.96S$ 计算;若总体是偏态分布,常按 $P_{2.5}\sim P_{97.5}$ 计算。

　　95％置信区间是指按 95％置信度估计的总体参数(如总体均数)的所在范围,常按 $\overline{x}\pm t_{0.05/2,\nu}s_{\overline{x}}$ 计算。所以,参考值范围的计算用标准差,置信区间的计算用标准误。

第二节　单样本均数的 t 检验

　　样本均数与总体均数比较的 t 检验又称单样本的 t 检验（one sample t-test）,其检验分析的目的是推断样本是否为某总体的随机样本,或样本所代表的总体均数 μ 与已知的总体均数 μ_0 有无差别。已知的总体均数 μ_0 一般为理论值、标准值或经大量观察所得到的稳定值。

解决这个问题有两种思路。其一,运用置信区间估计方法,若由样本信息估计的总体均数 μ 之置信区间没有覆盖已知的总体均数 μ_0,则可推断该样本并非来自已知均数的总体。其二,运用假设检验方法,先假设样本均数 $\bar{X}$ 代表的总体均数 μ 等于某已知总体均数 μ_0,再判断样本提供的信息是否支持这种假设,若不支持,则可推断该样本并非来自已知均数的总体。

置信区间估计与假设检验是统计学中两种重要的、独特的思维方式,它们在原理上相通,均基于抽样误差理论,只是考虑问题的角度不同。在实际工作中,假设检验与置信区间估计可以联合使用。

单样本均数的 t 检验的应用条件是资料服从正态分布,其检验统计量 t 计算公式如下:

$$t = \frac{\bar{X} - \mu_0}{s / \sqrt{n}} \tag{3.9}$$

式中 s 为样本标准差,n 为样本含量。

例 3.4 据大量调查,健康成年男子脉搏的均数为 72 次/分,某医生在某山区随机调查了 30 名健康成年男子,得其脉搏均数为 73.37 次/分,标准差为 4.80 次/分,能否据此认为该山区成年男子的脉搏均数高于一般人群?

从资料提供的信息来看,样本均数 73.37 与总体均数 72 并不相等,其原因可有以下两个方面:①样本对应的总体均数等于 72,差别仅仅是由于抽样误差所致;②除抽样误差外,该山区成年男子与一般健康成年男子存在本质上的差异。两种情况只有一个是正确的,且二者必居其一,需要我们做出推断。

一般来说,抽样误差比本质上的差别要小,且抽样误差是有规律的。究竟是哪种原因导致 $\bar{X}$ 与 μ 间的差别,可以通过假设检验做出判断。其步骤如下:

(1) 建立假设(在假设的前提下有规律可循)。

先假设该山区成年男子的平均脉搏数与健康成年男子平均脉搏数相等,该假设被称为零假设(null hypothesis),记为 H_0,表示目前的差异是由于抽样误差引起的,对应于上述第①种情况。当这个假设 H_0 被拒绝时,另一个与之对立的假设就被接受,即该山区成年男子的平均脉搏数大于健康成年男子平均脉搏数,该假设被称为备择假设(alternative hypothesis),记为 H_1,表示目前的差异是由本质上的差别引起的,对应上述第②种情况。两种假设可表示为:

$H_0: \mu = 72$,该山区成年男子的平均脉搏数等于健康成年男子平均脉搏数。

$H_1: \mu > 72$,该山区成年男子的平均脉搏数大于健康成年男子平均脉搏数。

其中 H_0 假设比较单纯、明确,且在该假设的前提下就有规律可循。而 H_1 假设包含的情况比较复杂。因此,检验是针对 H_0 的。

(2) 确定检验水准 α(确定最大允许误差)。

设定检验水准的目的就是确定拒绝假设 H_0 时的最大允许误差。取 $\alpha = 0.05$(单侧)。

(3) 计算检验统计量(计算样本与总体的偏离)。

样本均数 $\bar{X}$ 与总体均数 μ_0 间的差别可以用统计量 t 来表示:

$$t = \frac{\overline{X} - \mu_0}{s / \sqrt{n}}$$

统计量 t 表示,在标准误的尺度下,样本均数 $\overline{X}$ 与总体均数 μ_0 的偏离。这种偏离称为标准 t 离差(standard t deviation)。根据抽样误差理论,在 H_0 的假设前提下,统计量 t 服从自由度为 $n-1$ 的 t 分布,即 t 值在 0 的附近的可能性大,远离 0 的可能性小,离 0 越远可能性越小。相比之下,在 H_1 的假设前提下没有如此简单、明确的规律可循。

本例中,已知 $n=30$,$\overline{X}=73.37$(次 / 分),$s=4.80$(次 / 分),$\mu_0=72$(次 / 分),则检验统计量 t:

$$t = \frac{\overline{x} - \mu_0}{s / \sqrt{n}} = \frac{73.37 - 72}{4.8 / \sqrt{30}} = 1.56$$

(4)计算概率 P(与统计量 t 值对应的概率)。

根据第(3)步算得现有样本与已知总体的标准 t 离差为 1.56。该信息是否支持零假设 H_0? 需要计算 P 值,即在 H_0 成立的前提下,获得现有这么大的标准 t 离差以及更大离差 $t \geq 1.56$ 的可能性。

$$P = P(t \geq 1.56)$$

按 $\nu = 30 - 1 = 29$ 查附表 3,t 界值表得 $t_{0.05, 24} = 1.711$,由于 $t < t_{0.05, 24}$,所以 $P > 0.05$。

(5)结论(根据小概率原理做出推断)。

根据 t 分布曲线下面积的分布规律(抽样分布规律),在 H_0 成立的前提下出现现有差别或更大差别的可能性 $P(t \geq 1.56)$ 大于 0.05,没有理由拒绝 H_0。可见,抉择的标准为:

当 $P \leq \alpha$ 时,拒绝 H_0,接受 H_1;
当 $P > \alpha$ 时,不拒绝 H_0。

本例 $P > 0.05$,按 $\alpha = 0.05$ 水准不拒绝 H_0,差异无统计学意义,根据现有样本的信息,尚不能认为该山区健康成年男子的脉搏均数高于一般健康成年男子的脉搏均数。

第三节　配对样本均数的 t 检验

在医学科学研究中,常采用配对设计,该设计方法是研究者为了控制可能存在的主要非处理因素,将条件相同或近似的受试对象配成对子,然后每对中的两个个体随机地被分配到实验组和对照组进行试验,其优点是可在同一对的试验对象间取得均衡,以提高试验的效率。配对设计的情况主要有:

(1)配对的两个受试对象分别接受两种不同的处理。如把大鼠按种系、窝别、性别和体重配成对子,每一对中的两只大鼠随机分配到 A、B 两个处理组。

(2)同一受试对象或同一样品的两个部分分别接受两种不同的处理。如对每一名患者同时在左臂和右臂皮肤上做敏感试验测得的红斑直径数据。

(3)自身前后对比,即同一受试对象接受某种处理前后的结果比较。如用某种康复疗法对同一批癌症患者进行康复治疗,在治疗前后分别测评他们的生命质量得分。

(4) 同一批样品用两种方法(两种仪器、两名化验员、两种条件)检验的结果。如分别用葡萄糖激酶两点法和甲基百里酚蓝法对同一批血清样品测定 Mg^+ 含量。

上述(1)、(2)两种情况的目的是推断两种处理的作用有无差别,情况(3)的目的是推断某种处理有无作用。解决这类问题,首先是求出各对结果差值(d)的均数($\bar{d}$)。理论上,若两种处理的效果无差别或某种处理无效果时,差值 d 的总体均数 μ_d 应该为 0。因此对于配对设计的均数比较可以看成是样本均数 $\bar{d}$ 与总体均数 μ_d(0)的比较。按式(3.9)计算检验统计量 t:

$$t = \frac{\bar{d} - \mu_d}{S_{\bar{d}}} = \frac{\bar{d} - 0}{S_{\bar{d}}} = \frac{\bar{d}}{S_d / \sqrt{n}} \quad \nu = n - 1 \tag{3.10}$$

式中,$\bar{d}$ 为结果差值的均数,$S_{\bar{d}}$ 为结果差值的标准误,S_d 为结果差值的标准差,n 为对子数。

例 3.5 某单位研究饮食中缺乏维生素 E 与肝中维生素 A 含量的关系,将同种属的大白鼠按性别相同、年龄、体重相近者配成 10 对后,将每对中的两只大白鼠随机分到正常饲料组和维生素 E 缺乏组,过一定时期将大白鼠杀死,测其肝中维生素 A 的含量,结果见表 3.1 第(1)~(3)栏。问两组大白鼠肝中维生素 A 的含量有无差别?

表 3.1　不同饲料组大白鼠肝中维生素 A 含量(IU/g)

大白鼠对号 (1)	正常饲料组 (2)	维生素 E 缺乏组 (3)	差值 d (4) = (2) − (3)	d^2 (5)
1	3 550	2 450	1 100	1 210 000
2	2 000	2 400	−400	160 000
3	3 000	1 800	1 200	1 440 000
4	3 950	3 200	750	562 500
5	3 800	3 250	550	302 500
6	3 750	2 700	1 050	1 102 500
7	3 450	2 500	950	902 500
8	3 050	1 750	1 300	1 690 000
9	3 350	2 100	1 250	1 562 500
10	3 650	2 550	1 100	1 210 000
			$\left(\sum d\right)$ 8 850	$\left(\sum d^2\right)$ 10 142 500

该资料为配对设计,因此可用配对 t 检验作统计推断,具体步骤如下。

(1) 建立检验假设,确定检验水准:

$H_0: \mu_d = 0$,即两组大白鼠肝中维生素 A 的含量相同

$H_1: \mu_d \neq 0$,即两组大白鼠肝中维生素 A 的含量不同

$\alpha = 0.05$

（2）计算检验统计量：

今 $n = 10$，$\bar{d} = \sum d / n = 8\,850/10 = 885(\mathrm{IU/g})$

差值的标准差为 $S_d = \sqrt{\dfrac{\sum d^2 - (\sum d)^2/n}{n-1}} = \sqrt{\dfrac{10\,142\,500 - 8\,850^2/10}{10-1}} = $ $506.65(\mathrm{IU/g})$

按式（3.10）计算得

$$t = \frac{\bar{d} - 0}{S_{\bar{d}}} = \frac{\bar{d}}{S_d/\sqrt{n}} = \frac{885}{506.65/\sqrt{10}} = 5.5238$$
$$\nu = n - 1 = 10 - 1 = 9$$

（3）确定 P 值，做出统计推断结论：

查 t 界值表，$t_{0.05/2,9} = 2.262$，由于 $t > t_{0.05/2,9}$，所以 $P < 0.05$，按 $\alpha = 0.05$ 水准拒绝 H_0，差异有统计学意义，可认为两组大白鼠肝中维生素 A 的含量不同，即维生素 E 缺乏对大白鼠肝中维生素 A 的含量有影响。

第四节　两独立样本均数的 t 检验

两独立样本 t 检验（two independent samples t-test），又称成组 t 检验，适用于完全随机设计的两独立样本均数的比较，目的是推断两样本均数 $\overline{X_1}$ 和 $\overline{X_2}$ 分别代表的两总体均数 μ_1 和 μ_2 有无差别。成组 t 检验一般要求两样本来自方差相等（equal variances）的正态总体。若两总体方差不齐，则可选用 t' 检验或秩和检验等方法。

成组 t 检验中采用公式（3.11）计算检验统计量 t 值：

$$\begin{aligned} t &= \frac{\overline{X_1} - \overline{X_2}}{S_{\overline{X_1} - \overline{X_2}}} = \frac{\overline{X_1} - \overline{X_2}}{\sqrt{S_c^2 \left(\dfrac{1}{n_1} + \dfrac{1}{n_2}\right)}} = \frac{\overline{X_1} - \overline{X_2}}{\sqrt{\dfrac{S_1^2(n_1-1) + S_2^2(n_2-1)}{n_1 + n_2 - 2}\left(\dfrac{1}{n_1} + \dfrac{1}{n_2}\right)}} \\ &= \frac{\overline{X_1} - \overline{X_2}}{\sqrt{\dfrac{\sum X_1^2 - (\sum X_1)^2/n_1 + \sum X_2^2 - (\sum X_2)^2/n_2}{n_1 + n_2 - 2}\left(\dfrac{1}{n_1} + \dfrac{1}{n_2}\right)}} \end{aligned} \quad (3.11)$$
$$\nu = n_1 + n_2 - 2$$

式中，$S_{\overline{X_1} - \overline{X_2}}$ 为两样本均数之差的标准误；S_c^2 为两样本的合并方差（combined/pooled variance）；S_1^2 和 S_2^2 分别为两样本的方差；$n_1 + n_2 - 2$ 为两样本自由度的合计。

例 3.6　为研究某种治疗儿童贫血新药的疗效，以常规药作为对照，将 30 名贫血的儿童随机分到新药组和常规药组，每组 15 名，分别接受两种药物治疗，过一定时期测量他们血红蛋白的增加量（g/L），结果见表 3.2。问两组贫血儿童的血红蛋白的增加量是否相同？

表 3.2 新药与常规药治疗儿童贫血的血红蛋白增加量(g/L)

新药组		常规药组	
血红蛋白增加量(X_1)	X_1^2	血红蛋白增加量(X_2)	X_2^2
26	676	21	441
32	1 024	23	529
25	625	18	324
22	484	24	576
20	400	23	529
28	784	19	361
24	576	16	256
19	361	22	484
29	841	20	400
17	289	25	625
34	1 156	23	529
21	441	17	289
20	400	15	225
23	529	26	676
27	729	22	484
$\left(\sum X_1\right)$ 367	$\left(\sum X_1^2\right)$ 9 315	$\left(\sum X_2\right)$ 314	$\left(\sum X_2^2\right)$ 6 728

(1) 建立检验假设,确定检验水准:

$H_0 : \mu_1 = \mu_2$,即新药组与常规药组儿童的血红蛋白增加量均数相同

$H_1 : \mu_1 \neq \mu_2$,即新药组与常规药组儿童的血红蛋白增加量均数不同

$\alpha = 0.05$

(2) 计算检验统计量:

令 $n_1 = 15$,$\sum X_1 = 367$,$\sum X_1^2 = 9\,315$,$\overline{X_1} = \sum X_1 / n_1 = 367/15 = 24.47$

$n_2 = 15$,$\sum X_2 = 314$,$\sum X_2^2 = 6\,728$,$\overline{X_2} = \sum X_2 / n_2 = 314/15 = 20.93$

按式(3.11)计算得

$$t = \frac{\overline{X_1} - \overline{X_2}}{\sqrt{\dfrac{\sum X_1^2 - \left(\sum X_1\right)^2 / n_1 + \sum X_2^2 - \left(\sum X_2\right)^2 / n_2}{n_1 + n_2 - 2}\left(\dfrac{1}{n_1} + \dfrac{1}{n_2}\right)}}$$

$$=\frac{24.47-20.93}{\sqrt{\dfrac{9\,315-(367)^2/15+6\,728-(314)^2/15}{15+15-2}\left(\dfrac{1}{15}+\dfrac{1}{15}\right)}}=2.315\,9$$

$$\nu=n_1+n_2-2=15+15-2=28$$

（3）确定 P 值，做出统计推断结论：

查 t 界值表，$t_{0.05/2,28}=2.048$，由于 $t>t_{0.05/2,28}$，所以 $P<0.05$，按 $\alpha=0.05$ 水准拒绝 H_0，差异有统计学意义，可认为新药组与常规药组儿童的血红蛋白增加量均数不同，新药的疗效比常规药的疗效好。

第五节　t 检验的应用条件

以上介绍了 t 检验的情况，总结 t 检验的应用条件如下：

（1）样本均数和总体均数比较的 t 检验：样本来自正态分布的总体。

（2）配对 t 检验：差值的总体为正态分布。

（3）成组 t 检验：①两个样本都来自正态分布的总体；②两个总体方差相等。

当 t 检验条件严重违背时，常见的对策有：①进行变量变换，变换成正态分布后再进行 t 检验；②用非参数检验方法；③两样本比较的成组 t 检验时，如满足正态分布但方差不齐，可采用 t' 检验。

一、正态性检验（test of normality）

正态性检验的常用方法包括图示法和计算法。

（一）图示法

图示法主要采用概率图（proportion-proportion plot，P－P plot）和分位数图（quantile-quantile plot，Q－Q plot）。

P－P 图以观察数据的实际累积频率（observed cumulative proportion）作为横坐标，纵坐标是在假设数据服从正态分布的情况下计算出的相应累积概率的期望值（expected cumulative proportion），如图 3.3。

Q－Q 图以观察数据的分位数（P_X）作为横坐标，纵坐标是在假设数据服从正态分布的情况下计算的相应分位数（图 3.4）。

如果所分析的数据服从正态分布，则在 P－P 图和 Q－Q 图上的数据点应分布在从左下到右上的直线附近。否则，数据点偏离直线较远。

（二）计算法

计算法分为两种：①对偏度（skewness）和峰度（kurtosis）各用一个指标来评定，其中以矩法（method of moment）效率最高。②仅用一个指标来综合评定，常用 W 检验法（Shapiro-Wilk 检验）和 D 检验法（D' Agostino 检验），其中 W 检验在 $3\leqslant n\leqslant 50$ 时使用，D 检验在 $50<n\leqslant 1\,000$ 时使用。

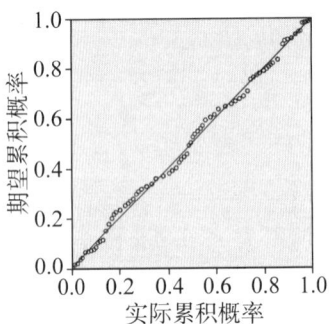

图 3.3　120 名 4 岁男童身高的 P-P 图

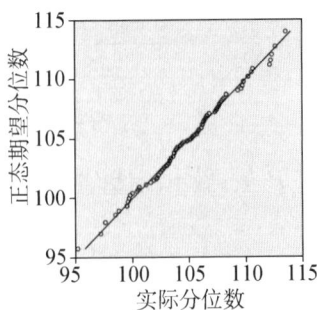

图 3.4　120 名 4 岁男童身高的 Q-Q 图

1. 矩法

矩法又称动差法,是用数学上矩的原理来检验偏度和峰度。偏度指分布不对称的程度和方向,用偏度系数 γ_1(coefficient of skewness)衡量,样本偏度系数用 g_1 表示;而峰度则指分布与正态曲线相比的尖削程度或平阔程度,用峰度系数 γ_2(coefficient of kurtosis)衡量,样本峰度系数用 g_2 表示。

理论上,$\gamma_1 = 0$ 为对称,$\gamma_1 > 0$ 为正偏态,$\gamma_1 < 0$ 为负偏态;$\gamma_2 = 0$ 为正态峰,$\gamma_2 > 0$ 为尖削峰,$\gamma_2 < 0$ 为平阔峰。分别对偏度系数与峰度系数进行 u 检验,当两者的 u 检验均无显著性时,则可认为资料服从正态分布。

偏度系数 g_1 的计算公式为

$$g_1 = \frac{n \sum fX^2 - 3 \sum fX \sum fX^2 + 2 \left(\sum fX \right)^3 / n}{(n-1)(n-2) \left\{ \left[\sum fX^2 - \left(\sum fX \right)^2 / n \right] / (n-1) \right\}^{3/2}} \tag{3.12}$$

峰度系数 g_2 的计算公式为

$$g_2 = \frac{(n+1) \left[n \sum fX^4 - 4 \sum fX \sum fX^3 + 6 \left(\sum fX \right)^2 \sum fX^2 / n - 3 \left(\sum fX \right)^4 / n^2 \right]}{(n-1)(n-2)(n-3) \left\{ \left[\sum fX^2 - \left(\sum fX \right)^2 / n \right] / (n-1) \right\}^2}$$

$$- \frac{3(n-1)^2}{(n-2)(n-3)}$$

$$\tag{3.13}$$

矩法的检验假设设置如下:

H_0:总体服从正态分布(即总体偏度系数 $\gamma_1 = 0$,且总体峰度系数 $\gamma_2 = 0$)

H_1:总体不服从正态分布(即总体偏度系数 $\gamma_1 \neq 0$,或 / 与总体峰度系数 $\gamma_2 \neq 0$)

检验统计量 u 值的计算公式为:

$$\text{偏度} \quad u_{g_1} = g_1 / \sigma_{g_1} \tag{3.14}$$

$$\text{峰度} \quad u_{g_2} = g_2 / \sigma_{g_2} \tag{3.15}$$

上述两式中,σ_{g_1}、σ_{g_2} 分别是偏度系数和峰度系数的标准误,它们的计算公式分别如下:

$$\sigma_{g_1} = \sqrt{\frac{6n(n-1)}{(n-2)(n+1)(n+3)}} \tag{3.16}$$

$$\sigma_{g_2} = \sqrt{\frac{24n(n-1)^2}{(n-3)(n-2)(n+3)(n+5)}} \tag{3.17}$$

2. W 检验(S. S. Shapiro and M. B. Wilk)

W 检验方法在样本量为 $3 \leqslant n \leqslant 50$ 时使用。

该方法的检验假设设置如下:

H_0:样本来自正态分布的总体

H_1:样本不是来自正态分布的总体

进行检验时,首先要将 n 个来自同一总体的数据按从小到大的顺序排列:

$$x_{(1)} \leqslant x_{(2)} \leqslant x_{(3)} \leqslant \cdots \leqslant x_{(n-1)} \leqslant x_{(n)}$$

统计量 W 的计算公式为:

$$W = \frac{\left\{\sum_{i=1}^{n/2} a_i \left[X_{(n+1-i)} - X_{(i)}\right]\right\}}{\sum_{i=1}^{n} (X_{(i)} - \bar{X})^2} \tag{3.18}$$

式中,$X_{(i)}$ 为按从小到大的顺序排列后第 i 个数据值,$\bar{X}$ 为均数,a_i 需要从 W 检验专用的表中查得。

3. D 检验(D' Agostino)

D 检验方法在样本量为 $50 \leqslant n \leqslant 1000$ 时使用。

其检验假设的设置同 W 检验方法。同时也需要先将数据按从小到大的顺序排列。

检验统计量 Y 的计算公式为

$$Y = \frac{\sqrt{n}(D - 0.28209479)}{0.02998598} \tag{3.19}$$

其中:

$$D = \frac{\sum_{i=1}^{n}\left(i - \frac{n+1}{2}\right)X_{(i)}}{(\sqrt{n})^3 \sqrt{\sum_{i=1}^{n}\left[X_{(i)} - \bar{X}\right]^2}}$$

W 检验和 D 检验都需要通过专门的计算表以确定临界值。

如果计算出的统计量 W 小于等于相应的临界值 $W_{\alpha/2}$,即 $P \leqslant \alpha$,则拒绝 H_0,可以认为样本不是来自正态分布的总体。

如果计算出的统计量 $Y \leqslant Y_{\alpha/2}$ 或 $Y \geqslant Y_{\alpha/2}$,即 $P \leqslant \alpha$,则拒绝 H_0,可以认为样本不是来自正态分布的总体。

W 检验和 D 检验是正态性检验的专用方法。

二、两样本的方差齐性检验(homogeneity of variance)

判断两总体方差是否相等的方法多采用 F 检验,其适用条件是两样本均来自正态分布的总体。

方差齐性检验的假设设置如下:

$H_0: \sigma_1^2 = \sigma_2^2$,即两总体的方差相等

$H_1: \sigma_1^2 \neq \sigma_2^2$,即两总体的方差不等

方差齐性检验的检验统计量 F 值为两个样本的方差之比,其计算公式为

$$F = \frac{S_1^2(较大)}{S_2^2(较小)} \tag{3.20}$$

$$\upsilon_1 = n_1 - 1, \upsilon_2 = n_2 - 1$$

式中,S_1^2 是较大的样本方差,S_2^2 是较小的样本方差,υ_1 是分子的自由度,υ_2 是分母的自由度。如果两个总体的方差相等,样本方差的不同是由于抽样误差所致,那么 F 值一般不会偏离 1 太远。求得 F 值后,查方差齐性检验用的 F 界值表得到 P 值(F 值越大,P 值越小),然后按所取的检验水准做出推断结论。一般取检验水准 $\alpha = 0.05$,若 $F \geqslant F_{0.05(\upsilon_1, \upsilon_2)}$,则 $P \leqslant 0.05$,拒绝 H_0,接受 H_1,差异有统计学意义,可认为两总体的方差不等,即不具有齐性;若 $F < F_{0.05(\upsilon_1, \upsilon_2)}$,则 $P > 0.05$,不拒绝 H_0,差异无统计学意义,可认为两总体的方差齐性。

例3.7 对例 3.6 检验两组贫血儿童血红蛋白增加量的总体方差是否相等?

新药组: $n_1 = 15, \overline{X_1} = 24.47 \, \text{g/L}, S_1 = 4.90 \, \text{g/L}$

常规药组: $n_2 = 15, \overline{X_2} = 20.93 \, \text{g/L}, S_2 = 3.33 \, \text{g/L}$

(1)建立检验假设,确定检验水准:

$H_0: \sigma_1^2 = \sigma_2^2$,即两组贫血儿童血红蛋白增加量的总体方差相等

$H_1: \sigma_1^2 \neq \sigma_2^2$,即两组贫血儿童血红蛋白增加量的总体方差不相等

$\alpha = 0.05$

(2)计算检验统计量:

现 $n_1 = 15, S_1 = 4.90$;$n_2 = 15, S_2 = 3.33$。 按式(3.20)计算得:

$$F = \frac{S_1^2(较大)}{S_2^2(较小)} = \frac{4.90^2}{3.33^2} = 2.17$$

$$\nu_1 = n_1 - 1 = 15 - 1 = 14, \nu_2 = n_2 - 1 = 15 - 1 = 14$$

(3)确定 P 值,做出统计推断结论:

查方差齐性检验用的 F 界值表,得 $P > 0.05$。按 $\alpha = 0.05$ 水准,不拒绝 H_0,可认为关于贫血儿童血红蛋白增加量的两组总体方差齐性。

三、t' 检验

当我们通过方差齐性检验推断出两样本所对应的两总体方差不等时,两小样本均数的比较可以采用 t' 检验——近似 t 检验(separate variance estimation t-test)。

t' 检验有三种方法可供选择,即 Cochran & Cox 法、Satterthwaite 法和 Welch 法。其中

Cochran & Cox 法是对临界值校正,Satterthwaite 法和 Welch 法是对自由度校正。比较而言,前两种方法较为常用;其中 Satterthwaite 法在目前计算机统计软件中普遍使用。

Satterthwaite 法是按式(3.21)计算 t' 值,以此代替 t 值,自由度校正按式(3.22)计算并四舍五入取整。最终结果查 t 界值表得到 P。

$$t' = \frac{\overline{X_1} - \overline{X_2}}{\sqrt{\dfrac{S_1^2}{n_1} + \dfrac{S_2^2}{n_2}}} \tag{3.21}$$

$$\nu = \frac{(S_{\overline{X}_1}^2 + S_{\overline{X}_2}^2)^2}{\dfrac{S_{\overline{X}_1}^4}{n_1 - 1} + \dfrac{S_{\overline{X}_2}^4}{n_2 - 1}} \tag{3.22}$$

四、变量变换(variable transformation)

有时由于原始资料不能满足分析方法的要求,可对原始数据进行变量变换,使其达到或基本达到分析要求,如正态化、方差齐性、直线化等。一般认为,通过变量变换能达到方差齐性要求的资料,其正态性问题也会有所改善。

1. 对数变换(logarithmic transformation)

将原始数据的对数值作为分析数据,其最常用形式为 $y = \lg X$,也可选用 $y = \lg(X + k)$ 或 $y = \lg(k - X)$。当原始数据有 0 时,可用 $\lg(X + k)$ 进行数据转换,其中 k 为一小值。对数变换可用于:服从对数正态分布的资料,如抗体滴度、某些疾病的潜伏期等;部分正偏态资料、等比资料,特别是各组的 s 与 $\overline{X}$ 的比值相差不大(各组 CV 相近)的资料。

2. 平方根变换(square root transformation)

将原始资料的平方根 $y = \sqrt{X}$ 或 $y = \sqrt{X + k}$ 作为分析数据。平方根变换可用于:服从 Poisson 分布的资料,如放射性物质在单位时间内的放射次数,某些发病率较低的疾病在时间或地域上的发病例数等资料;轻度偏态资料和样本的方差与均数呈正相关的资料。

3. 平方根反正弦变换(arcsine transformation)

将原始资料的平方根反正弦变换值 $y = \sin^{-1}\sqrt{X}$ 作为分析数据。平方根反正弦函数变换可用于原始数据为率或百分比的资料;总体百分数较小(小于 30%)或较大(大于 70%)时的小样本;偏离正态较为明显,如疾病的发病率、患病率,白细胞分类计数(%)等资料。

4. 倒数变换(reciprocal transformation)

将原始资料取倒数 $y = 1/x$,倒数变换适用于数据两端波动较大的资料。

例3.8 选甲型流感病毒血凝抑制抗体滴度(倒数)小于 5 者 26 人,随机分为两组,每组 13 人。用甲型流感病毒活疫苗进行免疫,一组用鼻腔喷雾法,另一组用气雾法。免疫后 1 个月采血,分别测定他们的血凝抑制抗体滴度,结果见表 3.3。问两种方法的免疫效果有无差别?

表 3.3　两种方法免疫后的血凝抑制抗体结果

鼻腔喷雾组			气雾组		
抗体滴度倒数(X_1)	$\lg X_1$	$(\lg X_1)^2$	抗体滴度倒数(X_2)	$\lg X_2$	$(\lg X_2)^2$
50	1.699 0	2.886 6	40	1.602 1	2.566 7
30	1.477 1	2.181 8	30	1.477 1	2.181 8
40	1.602 1	2.566 7	25	1.397 9	1.954 1
60	1.778 2	3.162 0	10	1	1
60	1.778 2	3.162 0	25	1.397 9	1.954 1
35	1.544 1	2.384 2	30	1.477 1	2.181 8
70	1.845 1	3.404 4	35	1.544 1	2.384 2
20	1.301 0	1.692 6	15	1.176 1	1.383 2
70	1.845 1	3.404 4	20	1.301 0	1.692 6
35	1.544 1	2.384 2	40	1.602 1	2.566 7
40	1.602 1	2.566 7	15	1.176 1	1.383 2
50	1.699 0	2.886 6	30	1.477 1	2.181 8
25	1.397 9	1.954 1	20	1.301 0	1.692 6
	$\left(\sum \lg X_1\right)$	$\left[\sum (\lg X_1)^2\right]$		$\left(\sum \lg X_2\right)$	$\left[\sum (\lg X_2)^2\right]$
	21.113 0	34.636 3		17.929 6	25.122 8

（1）建立检验假设,确定检验水准:

H_0:两总体的几何均数对数值相等

H_1:两总体的几何均数对数值不等

$\alpha = 0.05$

（2）计算检验统计量:

统计量 t 值的计算仍用式(3.11),只是应先把观察值 X 进行对数变换(即 $\lg X$),然后用变换后的数据即 $\lg X$ 代替 X 即可,即

$$n_1 = 13,\ \lg G_1 = \sum \lg X_1 / n_1 = 21.113\ 0/13 = 1.624\ 1$$

$$n_2 = 13,\ \lg G_2 = \sum \lg X_2 / n_2 = 17.929\ 6/13 = 1.379\ 2$$

$$t = \frac{\lg G_1 - \lg G_2}{\sqrt{\dfrac{\sum (\lg X_1)^2 - (\sum \lg X_1)^2/n_1 + \sum (\lg X_2)^2 - (\sum \lg X_2)^2/n_2}{n_1 + n_2 - 2}\left(\dfrac{1}{n_1} + \dfrac{1}{n_2}\right)}}$$

$$= \frac{1.624\,1 - 1.379\,2}{\sqrt{\dfrac{34.636\,3 - (21.113\,0)^2/13 + 25.122\,8 - (17.929\,6)^2/13}{13 + 13 - 2}\left(\dfrac{1}{13} + \dfrac{1}{13}\right)}} = 3.548\,6$$

$$\nu = n_1 + n_2 - 2 = 13 + 13 - 2 = 24$$

（3）确定 P 值，做出统计推断结论：

查 t 界值表，$t_{0.05/2, 24} = 2.064$，由于 $t > t_{0.05/2, 24}$，所以 $P < 0.05$，按 $\alpha = 0.05$ 水准拒绝 H_0，差异有统计学意义，可认为两种方法的免疫效果不同，鼻腔喷雾法的免疫效果比气雾法的免疫效果好。

第六节　t 检验的注意事项

一、要有严密的研究设计，注意比较组之间要具有可比性

严密的研究设计是假设检验的前提，应保证样本是从同质总体中随机抽取的或实验过程中随机分配的。可比性是指各组间除了要比较的因素不同外，其他可能影响结果的因素应尽可能相同或基本相近。

二、注意假设检验的适用条件

各种假设检验方法对数据分布、资料类型、样本含量等有相应的要求，因此在进行假设检验前，应根据研究设计的类型、资料类型、样本含量大小以及统计推断的目的等选用适当的检验方法。如 t 检验原则上要求样本来自正态总体、方差齐，若两样本对应的两总体方差不齐时，两样本均数的比较仍用常规 t 检验的话，则结论的可靠性难以保证，此时则应选用 t' 检验或秩和检验等其他方法。

三、正确理解差别有无显著性的统计意义

以前将假设检验结论中的"拒绝 H_0，接受 H_1"习惯上称为"显著"（significant）；"不拒绝 H_0"习惯称为"不显著"（non-significant）。不应将"显著"误解为差别很大或在医学中有显著（重要）的价值；同样的道理，也不应将"不显著"误解为差别不大或一定相等。这里的"显著"或"不显著"是统计学术语，有其特殊涵义。为避免上述误解，下结论时，我们认为用"有、无统计学意义"取代"显著、不显著"较好。统计结论只说明有或无统计学意义，并不能说明专业上的差异大小。只有将统计结论和专业知识有机地结合起来，才能得出恰如其分的结论。

统计"显著性"对应于统计结论，而医学/临床/生物学"显著性"对应于专业结论。当统计结论有意义，而专业结论无意义时，可能由于样本含量过大或设计存在问题，那么最终结论就没有意义。相反，当统计结论无意义，而专业结论有意义时，则应当检查设计是否合理，

样本含量是否足够。

四、假设检验的结论不能绝对化

假设检验的结论是根据检验水准和 P 值大小得出的，具有概率性，不是百分之百的正确。无论我们得出哪种结论都有可能发生错误。拒绝 H_0，可能犯 I 型错误；不拒绝 H_0，可能犯 II 型错误。所以，下假设检验的结论时注意不能绝对化。另外，是否拒绝 H_0 除与被研究事物有无本质差异有关外，还受抽样误差的大小、检验水准 α 的高低以及单侧、双侧检验的影响。如检验水准 α 是根据分析目的人为规定的，有时对于同一问题，按 $\alpha = 0.01$ 时可能不拒绝 H_0，但按 $\alpha = 0.05$ 时可能拒绝 H_0；同一检验水准，随着样本含量的增加，抽样误差减小了，结论就有可能从不拒绝 H_0 改变成拒绝 H_0；有时双侧检验时不拒绝 H_0，而单侧检验时拒绝 H_0。因此，当 P 与 α 接近时，下结论要慎重。同时，检验水准 α 和单侧、双侧检验的确定要在设计时根据研究目的来确定，而不能受样本检验结果的影响。

五、置信区间与假设检验的区别与联系

假设检验与置信区间是从两个不同目的出发并有密切关联的分析方法。就同一资料而言，若假设检验结果为 $P < \alpha$，得出拒绝 H_0 而接受 H_1 时，其 $1 - \alpha$ 置信区间必定不包括 H_0，并估计总体参数为 H_1；反之亦然。

假设检验能够说明两组间是否有统计学差异，而置信区间能够说明这种差异有多大，帮助判断结果是否具有实际意义。假设检验与置信区间的基础都建立于抽样误差理论。

第七节 SAS 程序

一、总体均数区间估计的 SAS 程序

例3.9 以例3.1为例，估计某市4岁男童身高总体均数以及均数的标准误、95％置信区间的 SAS 程序如下所示。

程序 ch3_1. sas

```
data shg;
 input x @@;
cards;
108.0  97.6  103.4  101.6  104.4  98.5  110.5  103.8  109.7  109.8
104.5  99.5  104.0  103.9  97.2  106.3  106.2  107.6  108.3  97.6
102.7  103.7  107.6  103.2  103.6  103.3  102.8  102.3  102.2  103.3
101.2  107.5  106.3  109.7  99.5  107.4  103.4  106.6  105.7  107.4
103.0  109.6  106.4  107.3  100.6  112.3  100.5  101.9  98.8  99.7
104.3  110.2  105.3  95.2  105.8  105.2  106.1  103.6  106.6  105.1
105.5  113.5  107.7  106.8  106.2  109.8  99.7  107.9  104.8  103.9
```

```
106.8    106.4    108.3    106.5    103.3    107.7    106.2    100.4    102.6    102.1
110.6    112.2    110.2    103.7    102.3    112.1    105.4    104.2    105.7    104.4
102.8    107.8    102.5    102.3    105.8    103.7    103.1    101.6    106.5    100.0
103.2    109.3    105.8    106.1    104.9    105.9    105.3    103.7    99.6     106.2
102.5    108.1    106.1    108.3    99.8     108.3    104.0    100.6    112.6    103.7
;
proc means data=shg n mean std stderr clm;
  var x;
run;
```

程序 ch3_1. sas 说明:

(1) 用 MEANS 过程, PROC MEANS 后面的选择项 STDERR 表示均数的标准误, CLM 表示要计算总体均数的置信区间。

(2) 置信区间的置信度 $1-\alpha$ 通过选择项 alpha$=\alpha$ 来规定, α 值在 0 到 1 之间, 默认值为 0.05。因此该 MEANS 过程尽管没有用选择项 alpha$=\alpha$, 但得到的正是 95% 置信区间。否则选择项 alpha$=\alpha$ 不可缺。例如要估计 99% 置信区间, 则须加上 alpha$=$0.01 方可。

二、t 检验的 SAS 程序

t 检验的 SAS 程序中, MEANS 过程和 UNIVARIATE 过程可用于样本均数和总体均数比较的 t 检验以及配对比较的 t 检验; 两样本均数比较的 t 检验可用 TTEST 过程。

(一) 样本均数与总体均数比较的 t 检验

例 3.10 根据大量调查, 健康成年男子脉搏的均数为 72 次/分, 某医生在某山区随机调查了 30 名健康成年男子, 测得其脉搏(次/分)具体如下:

```
74    73    68    75    75    82    80    69    72    74    83    72    71    74    76
79    67    73    81    70    67    70    78    69    70    72    67    74    80    66
```

问该山区成年男子的平均脉搏数是否高于通常的 72 次/分?

程序 ch3_2. sas

```
data mb;
  input x @@;
  d=x−72;
cards;
74    73    68    75    75    82    80    69    72    74    83    72    71    74    76
79    67    73    81    70    67    70    78    69    70    72    67    74    80    66
;
proc means data=mb mean std stderr t prt;
var x d;
run;
```

程序 ch3_2. sas 说明：

（1）检验总体均数 $\mu = \mu_0$，相当于检验 $\mu_d = \mu - \mu_0 = 0$。本例 $\mu_0 = 72$，因此必须在数据步中先建立一个新变量 D，D 是所有原始数据分别减去 72 后所得的差值。

（2）调用 MEANS 过程检验 D 的总体均数是否为 0。PROC MEANS 后面的选择项 MEAN STD STDERR T PRT 分别要求 SAS 输出均数、标准差、标准误、检验总体均数是否为 0 的 t 检验的 t 值及其相应的双侧概率。

（3）VAR 语句中除了用变量 D 外，还用了原始数据 X，是为了同时得到这 30 名山区男子的脉搏均数、标准差和标准误，而并非为了检验脉搏的总体均数是否为 0。

本例也可用 UNIVARIATE 过程，程序如下：

```
proc univariate data＝mb normal;
var x d;
run;
```

（PROC UNIVARIATE 后面的 NORMAL 要求给出变量的正态性检验结果）

（二）配对设计样本的 t 检验

例 3.11　用例 3.5 的资料，检验两组大白鼠肝中维生素 A 的含量有无差别？

程序 ch3_3. sas

```
data va；
 input zhch quefa @@；
 d＝zhch－quefa；
cards；
3550  2450  2000  2400  3000  1800  3950  3200  3800  3250
3750  2700  3450  2500  3050  1750  3350  2100  3650  2550
;
proc means data＝va mean std stderr t prt；
 var d；
run；
```

程序 ch3_3. sas 说明：

（1）配对设计样本的 t 检验中无效假设 H_0 为 $\mu_d = 0$，因此实质上是检验差值总体的均数是否为 0，所以需在数据步中先建立一个代表差值的新变量 D，$D = $ ZHCH - QUEFA。

（2）调用 MEANS 过程检验 D 的总体均数是否为 0。情况与程序 ch3_2. sas 类似。

（三）成组设计的两样本均数比较的 t 检验

例 3.12　用例 3.6 的资料，检验两组贫血儿童的血红蛋白的增加量是否相同？

程序 ch3_4. sas：

```
data hb；
  input group x @@；
```

```
    cards;
    1 26 1 32 1 25 1 22 1 20 1 28 1 24 1 19 1 29 1 17 1 34 1 21 1 20 1 23 1 27
    2 21 2 23 2 18 2 24 2 23 2 19 2 16 2 22 2 20 2 25 2 23 2 17 2 15 2 26 2 22
    ;
proc ttest data=hb;
  class group;
  var x;
run;
```

程序 ch3_4. sas 说明：

（1）首先建立数据集 HB，读入原始数据即所在的组别 GROUP 和对应的血红蛋白增加量 X。

（2）"PROC TTEST"调用 TTEST 过程进行 t 检验。

（3）"CLASS GROUP"表示分组变量为 GROUP。

（4）"VAR X"表示要统计的变量是 X。

例 3.13　用例 3.8 的资料，检验两种方法的免疫效果有无差别？

程序 ch3_5. sas：

```
data ktdd;
  input group x @@;
  y=log10(x);
cards;
1 50 1 30 1 40 1 60 1 60 1 35 1 70 1 20 1 70 1 35 1 40 1 50 1 25
2 40 2 30 2 25 2 10 2 25 2 30 2 35 2 15 2 20 2 40 2 15 2 30 2 20
;
proc print;
proc ttest;
  class group;
  var y;
run;
```

程序 ch3_5. sas 说明：

（1）首先建立数据集 KTDD，读入原始数据即所在的组别 GROUP 和对应的抗体滴度倒数 X。产生新变量 Y 即 X 的常用对数。

（2）"PROC TTEST"调用 TTEST 过程进行 t 检验。

（3）"CLASS GROUP"表示分组变量为 GROUP。

（4）"VAR Y"表示要统计的变量是 Y。

（张莉娜　刘丹萍）

第四章 方差分析

第一节 常用术语

一、反应变量(dependent variable)和自变量(independent variable)

反应变量也被称为因变量、结果变量,它是欲分析的主要观测指标。自变量是自由取值的变量。自变量影响因变量的取值。根据研究目的不同,在一个研究中可以有一个反应变量和一个自变量,也可以有多个反应变量和自变量。根据变量的性质的不同,反应变量和自变量可以是分类变量,也可以是数值型变量。例如在盐酸西布曲明片治疗单纯性肥胖研究试验中,主要的观测指标是观测个体的体重变化,它是反应变量,而使用的减肥药物是自变量。

二、因素和水平(factor and level)

因素就是指对反应变量有影响的分类变量。分类变量的不同取值就是水平。例如上述单纯性肥胖研究试验中,药物就是对反应变量有影响的因素,其取值分为两个水平,盐酸西布曲明片和安慰剂。当试验中考察的因素只有一个时,称为单因素试验;若同时研究两个或两个以上的因素对反应变量的影响时,则称为两因素或多因素试验。

三、处理单位(treatment unit)

各因素的各种水平的组合为处理,每个组合就形成一个单元格,每个单元格就是一个处理单位。单因素试验时,试验因素的一个水平就是一个处理。多因素试验时,试验因素的一个水平组合是一个处理。

四、元素(element)

元素是用于观测反应变量最小的观测单位,它可以等同处理单位,如果不等同,那么元素就是嵌套在每个处理单位之中的,也就是每个处理单位内有多个元素。

五、均衡(balance)

在一个实验设计中如果每个单元格出现的试验次数相等,则称这个设计是均衡的,反之,则是不均衡的。对于均衡的数据统计分析方法要比非均衡数据的简单。

六、协变量(covariate)

对反应变量有影响的数值型变量就是协变量,这时可通过找出因变量和协变量的回归关系来扣除其影响,这种分析称为协方差分析。

七、交互作用(interaction)

当一个因素的作用随另外一个因素水平的改变而改变,则这两个因素之间存在交互作用,如研究 A 药对 B 药使用效果的影响,那么对 B 药是有协同作用或拮抗作用,表现出来的两种作用就是交互作用;如果是使用 A 药,对 B 药的效果没有影响,则 A 药和 B 药之间相互独立,不存在交互作用。两个因素之间的交互作用称为一级交互作用,三个因素间的交互作用称为二级交互作用。随着交互作用级别的增高,交互作用的解释就越复杂。

八、固定因素和随机因素(fixed factor and random factor)

在一个研究设计中,如果所选择的因素水平是此因素的所有水平,则这个因素就是固定因素,通过研究此因素的所有水平就可以了解它在不同水平的作用,如研究乙肝疫苗高剂量、低剂量和零剂量治疗乙肝的疗效分析中,这三个剂量就是乙肝疫苗的所有分类水平,没有除了这三个水平以外的其他水平,因而乙肝疫苗就是一个固定因素;如果所涉及因素的水平只是在此因素所有水平中随机抽取的一部分,重复此研究,则这个因素所抽取的水平和前一次研究是不同的,这个因素就是随机因素。此研究的目的就是总结这一部分水平的结果来推断这个因素的所有水平的情况。

需要指出的是,方差分析的观测指标即反应变量必须是数值型变量,且方差分析必须满足以下四个条件。

(1)可加性:可加性要求总变异度可被分解为若干部分变异,每一部分根据变异的来源都有特定的含义。

(2)方差齐性:各处理组总体方差相等。

(3)正态性:各样本来自正态总体。

(4)独立性:各样本是相互独立的随机样本。

如果不符合正态性和方差齐性条件,可进行变量变换后再进行检验,或用非参数检验的方法。

方差齐性检验可以选用 Bartlett 检验和 Levene 检验,Bartlett 检验要求所检验的样本总体符合正态分布,因而其使用范围就受到限制。而 Levene 检验不受数据分布的限制,是一种稳健性检验,因而被广泛地认为是一种标准的检验方差齐性的检验。

第二节　完全随机设计的方差分析

完全随机设计(completely random design)是医学科研中最为常用的一种实验设计方法,它是将受试者随机地分配到各组中,进行实验并观察实验效应。该设计适用面广,可用于两组或多组实验研究,且各组的样本含量可不相等。但在小样本时,该设计的抽样误差有时较大,因此一般情况下其设计效率低于配对设计和配伍组设计,所以所需样本含量相对较大。

完全随机设计的方差分析(completely random design ANOVA),也称为单因素方差分析(one-way ANOVA 或 one factor ANOVA),采用完全随机化的分组方法,将全部实验对象分配到各个处理组,各组分别接受不同的处理,实验结束后比较各组均数之间的差别有无统计学意义。其对应的无效假设和备择假设分别是:

H_0:各组总体均数相同

H_1:各组总体均数不相同或不全相同

方差分析的原理是基于变异度的分解,因而所用的指标是离均差平方和(sum of squares of deviations from mean),简称SS。在单因素方差分析中,总变异可分解成以下两个部分:

$$\text{总变异} = \text{组间变异} + \text{组内变异} \tag{4.1}$$

组间变异反映了处理因素和随机误差对个体观测值的影响,组内变异反映了个体观测值的随机误差。因而式4.1亦可表达成如下等式:

$$\text{总变异} = \text{处理因素变异} + \text{随机变异} \tag{4.2}$$

因而处理因素是否有作用,就是和随机变异进行比较,大于随机变异,就说明处理因素有作用;不大于随机变异,处理因素就无作用。上述就是方差分析思想。由上述可知,在方差分析中存在三类变异:

1. 总变异(total variation)

全部的观测个体值之间不同,这种变异称为总变异。总变异的大小用离均差平方和来表示,等于各测量值 x_{ij} 与全部的观测个体值均数 $\bar{x}$ 差值的平方和。总变异表示所有个体观测值之间总的变异度。计算公式如下:

$$SS_{\text{总}} = \sum_i^k \sum_j^{n_i} (x_{ij} - \bar{x})^2 = \sum_i^k \sum_j^{n_i} x_{ij}^2 - \frac{\left(\sum_i^k \sum_j^{n_i} x_{ij}\right)^2}{N} \tag{4.3}$$

式中,N 表示总的样本例数,n_i 表示第 i 组样本例数,x_{ij} 表示第 i 组的第 j 个观测个体取值,k 表示组数。

2. 组内变异(variation within groups)

在同一处理组中,个体观测值之间各不相同,这种变异称之为组内变异。组内变异反映了随机误差造成的个体变异。因而组内变异就可以用各组数据的离均差平方和进行表示,计算公式如下:

$$SS_{\text{组内}} = \sum_i^k \sum_j^{n_i} (x_{ij} - \bar{x}_i)^2 = \sum_i^k \left(\sum_j^{n_i} x_{ij}^2 - \left(\sum_j^{n_i} x_{ij}\right)^2 / n_i\right) \tag{4.4}$$

3. 组间变异(variation among groups)

各组样本均数之间也不同,这种变异反映了组与组之间的变异,称为组间变异。当 H_0 成立时,即处理因素的各水平之间没有差异,则各样本均数之间的差异就是样本均数的抽样误差,而当 H_0 不成立时,组间变异就不仅反映了样本均数的抽样误差,同时也包括了处理因素的作用,因而组间变异就会增大。计算公式如下:

$$SS_{组间} = \sum_{i=1}^{k} n_i (\bar{x}_i - \bar{x})^2 = \sum_{i}^{k} \left(\frac{\sum_{j}^{n_i} x_{ij}}{n_i} \right)^2 - \left(\sum_{i}^{k} \sum_{j}^{n_i} x_{ij} \right)^2 / N \tag{4.5}$$

各离均差平方和的自由度分别为:

$$\nu_{总} = N - 1, \quad \nu_{组间} = k - 1, \quad \nu_{组内} = \sum_{i}^{k} n_i - 1 = N - k$$

通过代数运算可以证明,总的离均差平方和($SS_{总}$)、组间离均差平方和($SS_{组间}$)和组内离均差平方和($SS_{组内}$)存在如下关系:

$$SS_{总} = SS_{组间} + SS_{组内}, \quad \nu_{总} = \nu_{组间} + \nu_{组内}$$

从离均差平方和的计算公式可看出,离均差平方和的大小受自由度影响,自由度大,离均差平方和大,因而不能直接使用离均差平方和比较组间变异和组内变异的大小,因而将离均差平方和除以相应的自由度,得到平均变异指标——均方(mean square,MS),均方的计算公式如下:

$$MS_{组间} = \frac{SS_{组间}}{\nu_{组间}} \tag{4.6}$$

$$MS_{组内} = \frac{SS_{组内}}{\nu_{组内}} \tag{4.7}$$

如果各种处理效应相同,也即各组样本均数来自同一总体($H_0: \mu_1 = \mu_2 = \mu_3$),那么从理论上说组间变异应该等于组内变异,因为两者均只反映随机误差(包括个体差异),这时计算组间均方与组内均方之比称为 F 统计量:

$$F = \frac{MS_{组间}}{MS_{组内}} \tag{4.8}$$

方差分析表见表 4.1。

表 4.1　完全随机设计的方差分析表

变异来源	离均差平方和(SS)	自由度(df)	均方(MS)	F
总变异	$\sum_{i}^{k} \sum_{j}^{n_i} (x_{ij} - \bar{x})^2$	$N - 1$		
组间变异	$\sum_{i=1}^{k} n_i (\bar{x}_i - \bar{x})^2$	$K - 1$	$SS_{组间} / K - 1$	$MS_{组间} / MS_{组内}$
组内变异	$\sum_{i}^{k} \sum_{j}^{n_i} (x_{ij} - \bar{x}_i)^2$	$N - K$	$SS_{组内} / N - K$	

则 F 值在理论上应等于 1,但由于抽样误差的影响,F 通常接近 1,而并不正好等于 1。相反,若各种处理效应不同,则组间变异就会增大,F 值则明显大于 1,要大到什么程度才有统计学意义呢?

当 H_0 成立时,可以证明 F 统计量服从 $(k-1, n-k)$ 的 F 分布,此时 F 值近于或等于 1;反之,当 H_0 不成立时 F 值就明显大于 1;按照方差分析的理论,在 H_0 成立的情况下,出现较大的 F 值是一个小概率事件,小概率事件被认为在一次抽样中是不可能发生的,因而就有充分的理由拒绝 H_0。因而就设定一个临界值 $F_{a, (k-1, n-k)}$,当 $F \geqslant F_{a, (k-1, n-k)}$ 时,则拒绝 H_0;反之则不能拒绝 H_0。

例 4.1 某单位研究不同药物对小白鼠的镇咳作用,抽取 40 只小白鼠随机分配到各个药物组中。实验时先用 NH_4OH 0.2 ml 对小白鼠喷雾,测定其发生咳嗽的时间。以给药前后发生咳嗽时间的差值衡量不同药物的镇咳作用,结果见表 4.2。试比较三种药物的平均推迟咳嗽时间的差异有无差异?

表 4.2 小白鼠给药前后发生咳嗽的推迟时间

复方 I (秒)	复方 II (秒)	可待因 (秒)
40	50	60
10	20	30
35	45	100
25	55	85
20	20	20
15	15	55
35	80	45
15	—10	30
—5	105	77
30	75	105
25	10	
70	60	
65	45	
45	60	
50	30	

解析:该试验涉及一个因素(药物),该因素分为三个水平(三种不同的药物),研究的因变量是咳嗽时间推迟值,因变量是计量资料,因而是一个完全随机设计。

1. 建立检验假设和确定检验水准

H_0:三组小白鼠平均推迟咳嗽时间总体均数相同

H_1:三组小白鼠平均推迟咳嗽时间不相同或不全相同

$\alpha = 0.05$

2. 计算检验统计量

根据相应的计算公式,可计算各变异的离均差平方和、自由度、均方和检验统计量 F 值(表 4.3)。

表 4.3　例 4.1 的方差分析表

变异来源	离均差平方和(SS)	自由度(df)	均方(MS)	F	P
总变异	31 939.9	39			
组间变异	5 062.5	2	2 531.2	3.48	0.041 1
组内变异	26 877.4	37	726.4		

3. 下结论

由 $F = 3.48$，$P = 0.041 1$，在 $\alpha = 0.05$ 的水平上，说明三组平均推迟咳嗽时间的差异是有统计学意义的，因而可认为三组平均推迟咳嗽时间是有差异的。

注意：方差分析的结果若拒绝 H_0，不能说明各组总体均数两两间都有差别。如果要分析哪两组间有差别，要进行多个均数间的多重比较（见本章第十节）。

当两组比较时，方差分析的结果与两样本均数比较的 t 检验等价，$t = \sqrt{F}$。

第三节　随机区组设计方差分析

随机区组设计(randomized block design)又称随机单位组设计或随机配伍组设计，它是两样本配对试验的扩大。它将受试对象按影响试验结果的非处理因素如性别、年龄、窝别等配成 b 个区组，每个区组内有 K 个受试对象，然后将 K 个受试对象随机分配到处理因素的 K 个水平上($K > 2$)，由于将区组变异从随机误差中分离出来，从而缩小了随机误差，因而提高了检验效率。

随机区组设计的优点是区组内非处理因素相同或相近，保证了较好的同质性，从而控制了混杂因素对试验结果的影响。缺点是每个处理只有一个测量值，没有重复数，因而不能考虑交互作用，如果要考虑交互作用，就不能使用此种设计。数据中不能有缺失。

随机区组设计的方差分析的条件是残差满足正态分布。

如果将区组看成是一个因素，则随机区组设计是两因素的方差分析。

对于随机区组资料的分析，步骤如下。

1. 整理资料，将资料整理成随机区组设计的一般形式

设有处理因素(K 个水平)，b 个单位组的随机单位组设计资料表 4.4。

表 4.4　随机单位组设计试验结果

区组因素	处理因素			
	1	2	⋯	K
1	X_{11}	X_{12}	⋯	X_{1K}
2	X_{21}	X_{22}	⋯	X_{2K}
⋮	⋮	⋮	⋮	⋮
b	X_{b1}	X_{b2}	⋯	X_{bK}
小计	$X_{.1}$	$X_{.2}$	⋯	$X_{.K}$

以 x_{ij} 表示第 i 个区组第 j 个处理的实测值。

2. 建立假设检验，确定检验水平

在随机区组设计中包含了区组效应和处理因素的效应，因而必须对这两个效应分别建立假设检验进行分析。

检验假设可分别写成下列两种：

（1）H_0：处理因素各水平的总体均值相同

H_1：处理因素各水平的总体均值不全相同

（2）H_0：各个区组的总体均值相同

H_1：各个区组的总体均值不全相同

$\alpha = 0.05$

3. 变异度分解，计算 F 值，确定 P 值

F 检验统计量的计算是建立在变异度分解的基础上的，因而首先要进行变异度分解，在随机区组设计的方差分析中，总的变异度由以下三个部分构成。

$$SS_{总} = SS_{处理} + SS_{区组} + SS_{误差} \tag{4.9}$$

$$SS_{总} = \sum_{i=1,\,j=1}^{bk} (x_{ij} - \bar{x})^2, \quad \nu_{总} = bk - 1 \tag{4.10}$$

$$SS_{处理} = \sum_{j=1}^{k} b(\bar{x}_j - \bar{x})^2, \quad \nu_{处理} = k - 1 \tag{4.11}$$

$$SS_{区组} = \sum_{b=1}^{b} k(\bar{x}_i - \bar{x})^2, \quad \nu_{区组} = b - 1 \tag{4.12}$$

$$SS_{误差} = \sum_{i=1}^{b} \sum_{j=1}^{k} (x_{ij} + \bar{x} - \bar{x}_i - \bar{x}_j)^2, \quad \nu_{误差} = bk - k - b + 1 \tag{4.13}$$

相应的自由度之间的关系为：$\nu_{总} = \nu_{处理} + \nu_{区组} + \nu_{误差}$ \qquad(4.14)

相应的均方为：
$$MS_{处理} = \frac{SS_{处理}}{\nu_{处理}} \tag{4.15}$$

$$MS_{区组} = \frac{SS_{区组}}{\nu_{区组}} \tag{4.16}$$

$$MS_{误差} = \frac{SS_{误差}}{\nu_{误差}} \tag{4.17}$$

处理因素的检验统计量 $F_{处理} = \dfrac{MS_{处理}}{MS_{误差}}$，当处理因素的无效假设检验成立时，$F$ 统计量服从自由度 $(b-1, bk-k-b+1)$ F 分布，则 $F_{处理}$ 就会在 1 附近，不会相差太大；反之，则不服从 F 分布，$F_{处理}$ 就不会在 1 附近，相差越大，说明越有理由拒绝 H_0，因而设定一个 F 临界值，超过此临界值事件的发生是一个小概率事件，根据小概率事件在一次抽样中是不可能发生的理论，就拒绝 H_0，概率越小，就越有理由拒绝 H_0。

区组因素的检验统计量 $F_{区组} = \dfrac{MS_{区组}}{MS_{误差}}$，当区组因素的无效假设检验成立时，$F$ 统计量服从自由度 $(b-1, bk-k-b+1)$ F 分布，则 $F_{区组}$ 就会在 1 附近，不会相差太大；反之，则不服从 F 分布，$F_{区组}$ 就不会在 1 附近，相差越大，说明越有理由拒绝 H_0，因而设定一个 F 临界值,超过此临界值事件的发生是一个小概率事件,根据小概率事件在一次抽样中是不可能发生的理论,就拒绝 H_0,概率越小,就越有理由拒绝 H_0。

由 F 和相应的自由度可查 F 界值表,得到一个大致的概率分布范围,现在计算机的发达和软件的进步,我们可以无须再查界值表,利用它们可以直接得到 P 值。

表 4.5 为随机区组设计的方差分析总结表。

表 4.5 随机区组设计的方差分析

变异来源	离均差平方和(SS)	自由度(df)	均方(MS)	F
总变异	$SS_{总}$	$bK-1$		
处理间	$SS_{处理}$	$K-1$	$MS_{处理}$	$F_{处理}$
区组间	$SS_{区组}$	$b-1$	$MS_{区组}$	$F_{区组}$
误差	$SS_{误差}$	$bK-K-b+1$	$MS_{误差}$	

例 4.2 某实验室使用四窝不同种系的小白鼠,每窝 3 只,感染乙肝病毒后,随机地分在三个组中分别给以不同的降酶药。12 周后测谷丙转氨酶情况如下表,以服用降酶药前后的谷丙转氨酶差值作为疗效指标,问不同降酶药对谷丙转氨酶的降低量是否相同?

表 4.6 大白鼠注射不同剂量雌激素后的子宫重量

小白鼠种系	降酶药 A(g)	降酶药 B(g)	降酶药 C(g)
A	76	86	115
B	12	38	85
C	40	81	103
D	12	33	57

解析:本设计是一个随机区组设计,观测指标是计量指标,因而考虑使用随机区组设计的方差分析。

先建立检验假设:

(1) H_0:3 种药物对谷丙转氨酶的平均降低量相同

H_1:3 种药物对谷丙转氨酶的平均降低量不全相同

(2) H_0:4 个大白鼠种系的谷丙转氨酶的平均降低量相同

H_1:4 个大白鼠种系的谷丙转氨酶的平均降低量不全相同

$\alpha = 0.05$

处理因素的 $F=33.54$,$P=0.0006$,表明处理因素的各水平之间的差异有统计学意义,区组因素的 $F=23.77$,$P=0.0010$,表明区组因素的各水平之间的差异有统计学意义(表 4.7)。可以认为 3 种药物对谷丙转氨酶的平均降低量不全相同,4 个大白鼠种系的谷丙转氨酶的平均降低量不全相同。

表 4.7　例 4.2 的方差分析表

变异来源	离均差平方和(SS)	自由度(df)	均方(MS)	F	P
总变异	13 075.0	11			
处理间	6 074.0	2	3 037.0	33.54	0.000 6
区组间	6 457.7	3	2 152.6	23.77	0.001 0
误差	543.3	6	90.6		

第四节　拉丁方设计方差分析

随机区组设计控制的混杂因素只能有一个,如果要控制的混杂因素有两个,且混杂因素和处理因素的水平数相等,可以选择拉丁方设计(latin square design)。拉丁方设计顾名思义是由拉丁字母组成正方形,K 个拉丁字母排列成 K 行 K 列的方阵,使每行每列中每个字母仅出现 1 次,这样的方阵称为拉丁方(latin square)。然后将要控制的混杂因素分别放置于拉丁方的行和列上面,处理因素放在字母上面,因而拉丁方设计是一个三因素的实验设计。

拉丁方设计是在随机区组设计的基础上发展起来的,它比随机区组设计多控制了一个对实验结果有影响的混杂因素,使随机误差更为精细,检验效率将更高。另外虽然控制因素增加了 1 个,但是并不因此增加实验的样本例数,这是拉丁方设计的优点。拉丁方设计由于每种处理只有一个测量值,因而不能考虑因素之间的交互作用。对于一个小的拉丁方设计,由于观测单位比较少,对于结果间的检验的效能就可能比较低。

例如,两个 4×4 的拉丁方为:

```
A B C D        A B C D
B A D C        B A D C
D C B A        C D A B
C D A B        D C B A
```

两个 5×5 拉丁方为:

```
A B C D E        A B C D E
B A E C D        B E D A C
C D A E B        C A E B D
D E B A C        D C A E B
E C D B A        E D B C A
```

由以上拉丁方设计可看出每一个因素各水平被重复的次数都等于行数、列数、处理组的水平数。

具体操作步骤如下:

(1) 根据研究目的,挑选合适的拉丁方。

(2) 将拉丁方随机化,用列和行的重排实现,在交换或移动时必须整列(或行)进行,不能拆散列或行。例如 5×5 拉丁方的随机化：

A B C D E B A E C D C D A E B D E B A C E C D B A	第2行 与第5行交换 $\longrightarrow$	A B C D E E C D B A C D A E B D E B A C B A E C D	第1列 与第4列交换 $\longrightarrow$	D B C A E B C D E A E D A C B A E B D C C A E B D

（3）规定行、列、字母所代表的因素和水平，一般将控制的混杂因素放在行和列上，处理因素放在字母上。

（4）根据设计进行试验，把试验结果记入相应位置。

（5）进行方差分析，得出结论。

按照方差分析的思想，拉丁方设计的变异可分解行变异，列变异，处理因素变异和随机误差，以 r 表示各因素的水平数，见表 4.8。

表 4.8　拉丁方设计方差分析表

变异来源	SS	DF	MS	F
总变异	$SS_{总} = \sum (x_{ij} - \bar{x})^2$	$r^2 - 1$		
行变异	$SS_{行} = \sum_{r=1}^{r} r(\bar{x}_{行} - \bar{x})^2$	$r - 1$	$\dfrac{SS_{行}}{r-1}$	$\dfrac{MS_{行}}{MS_{误差}}$
列变异	$SS_{列} = \sum_{r=1}^{r} r(\bar{x}_{列} - \bar{x})^2$	$r - 1$	$\dfrac{SS_{列}}{r-1}$	$\dfrac{MS_{列}}{MS_{误差}}$
处理因素变异	$SS_{处理} = \sum_{r=1}^{r} r(\bar{x}_{处理} - \bar{x})^2$	$r - 1$	$\dfrac{SS_{处理}}{r-1}$	$\dfrac{MS_{处理}}{MS_{误差}}$
误差	$SS_{误差} = SS_{总} - SS_{行} - SS_{列} - SS_{处理}$	$(r-1)(r-2)$	$\dfrac{SS_{误差}}{(r-1)(r-2)}$	

例 4.3　为了比较五种供氧防护服对平均动脉压的影响，选用 5 个受试者，在 5 个压力下进行试验。用 5×5 拉丁方设计，在行，列与字母上分别安排 3 个因素（受试者，压力，防护服），得表 4.9 结果。

表 4.9　不同压力下、不同受试者穿供氧防护服时的平均动脉压

受试者	压 力				
	压力 1	压力 2	压力 3	压力 4	压力 5
1	B　103	A　121	C　100	D　92	E　95
2	C　102	B　129	D　98	E　124	A　115
3	D　118	C　133	E　103	A　109	B　90
4	E　99	D　122	A　99	B　84	C　100
5	A　102	E　139	B　103	C　104	D　95

解析：本设计是一个 5×5 拉丁方设计，观测指标是计量指标，因而考虑使用拉丁方设计的方差分析。

首先建立假设检验：

(1) H_0：5 种供氧防护服的平均动脉压相同

H_1：5 种供氧防护服的平均动脉压不全相同

(2) H_0：5 个受试者的平均动脉压相同

H_1：5 个受试者的平均动脉压不全相同

(3) H_0：5 种压力下的平均动脉压相同

H_1：5 种压力下的平均动脉压不全相同

$\alpha = 0.05$

其次，计算 F 值，得方差分析表（表 4.10）。

表 4.10　例 4.3 的方差分析表

变异来源	SS	DF	MS	F	P
总变异	4 827.36	24			
行变异	602.16	4	150.54	2.01	0.156 4
列变异	3 021.36	4	755.34	10.11	0.000 8
处理因素变异	306.96	4	76.74	1.03	0.432 6
误差	896.88	12			

供氧防护服因素的 $F = 1.03$，$P = 0.4326$，表明处理因素的各水平之间平均动脉压的差异无统计学意义；受试者因素的 $F = 2.01$，$P = 0.1564$，表明受试者之间平均动脉压的差异无统计学意义；压力因素 $F = 10.11$，$P = 0.0008$，表明压力各水平之间平均动脉压的差异有统计学意义。

可以认为 5 种供氧防护服平均动脉压相同，5 个受试者的平均动脉压相同，5 种压力下的平均动脉压不全相同，欲知压力之间的差异，可继续使用两两比较的方法。

第五节　析因设计方差分析

析因设计（factorial design）是一种多因素设计。它将一个因素的每一个水平与在其他因素的所有水平进行交叉，使资料的利用信息大大提高；它不仅可检验各因素各水平间差异，也可检验因素之间的交互作用。最简单的是 2×2 析因设计，它表示研究两个因素，每个因素各有 2 个不同水平，全部水平组合就有 $2 \times 2 = 4$ 种组合，每种组合就是一种处理，每种处理进行重复测定，重复测定次数可以相等，也可以不等。一般来说，当重复数相等时，检验效率最高。对于 2×2 析因设计，相应的设计模型为：

a_1b_1	a_1b_2
a_2b_1	a_2b_2

各因素水平相互交叉,因此又称为交叉分组设计。同样 $3 \times 4 \times 2$ 析因试验设计,则代表三个因素,分别有 3、4、2 个水平。全部试验后水平组合为 $3 \times 4 \times 2 = 24$ 种,因素越多,水平数越多,重复测定数越多,交叉组合后的处理数就越多,需要的观测个体数越多。

例 4.4 治疗再生障碍性贫血患者 12 例,分为 4 组,给予基础药物进行治疗,基础治疗和加用药物之间无交互作用,3 个月后观察红细胞增加数(百万/mm³)。第一组用基础治疗;第二组除了用基础治疗,还使用甲药;第三组除了用基础治疗,还使用乙药;第四组在基础治疗的基础上同时使用甲药和乙药。得到结果如表 4.11。

表 4.11 治疗再生障碍性贫血四种不同疗法 3 个月后红细胞增加数

	第一组 (基础治疗)	第二组 (基础治疗＋甲药)	第三组 (基础治疗＋乙药)	第四组 (基础治疗＋甲药＋乙药)
x_{ij}	1.0	1.2	1.5	2.3
	0.9	1.3	1.4	2.4
	0.8	1.1	1.6	2.5
$\bar{x}$	0.9	1.2	1.5	2.4

解析:对于此例,很容易被误解成单因素方差分析,一个因素(治疗方法),4 个水平(4 种不同的疗法),各组之间进行比较,分别得到甲药、乙药和甲药乙药合用是否有作用。但是对于甲药乙药之间是否有交互作用,即单独使用甲药的情况下甲药发挥的效应与在两药合用时甲药发挥的效应是否相等,具体表现为第 2 组和第 1 组均数之差(0.3)和第 4 组和第 3 组均数之差(0.9)是否是由于抽样误差造成的。如果不是由于抽样误差造成二者之间不同,那么显然是甲药与乙药相互作用,这种作用称为交互作用。从实验设计来看,这个设计是 2×2 析因设计,两个因素甲药和乙药,各分两个水平,用和不用,重复数为 3,总例数为 $2 \times 2 \times 3 = 12$ 例,相应的方差分析就应该使用析因设计的方差分析,从而提高对资料的利用率。对于基础治疗是需要用的,否则对患者来说,就有违反伦理道德之嫌。因此上述资料可整理成表 4.12 形式。

表 4.12 析因设计试验结果

甲药	乙药	
	不用	用
不用	1.0	1.5
	0.9	1.4
	0.8	1.6
用	1.2	2.3
	1.3	2.4
	1.1	2.5

各水平组合的平均值见表 4.13。

表 4.13　各水平组合的平均值

甲药	乙药	
	不用($j=0$)	用($j=1$)
不用 ($i=0$)	0.9	1.5
用 ($i=1$)	1.2	2.4

析因设计的变异可分解为处理变异和随机误差；在处理变异中又可分解为各因素变异和交互作用项变异。x_{ijk} 表示甲药的第 i 水平和乙药第 j 水平构成处理的第 k 个观察个体的取值，n_i 表示甲因素的水平数，n_j 表示乙因素的水平数，n 表示每种处理的重复数，见表 4.14。

表 4.14　析因设计方差分析表

变异来源	SS	DF	MS	F
总变异	$SS_{总} = \sum (x_{ijk} - \bar{x})^2$	$n_i n_j n - 1$		
处理间变异	$SS_{处理} = \sum_{ij} n_{ij} (\bar{x}_{ij} - \bar{x})^2$	$n_i n_j - 1$	$\dfrac{SS_{处理}}{(n_i n_j - 1)}$	$\dfrac{MS_{处理}}{MS_{误差}}$
因素甲变异	$SS_{甲} = n_j n \sum_{i} (\bar{x}_{i.} - \bar{x})^2$	$n_i - 1$	$\dfrac{SS_{甲}}{n_i - 1}$	$\dfrac{MS_{甲}}{MS_{误差}}$
因素乙变异	$SS_{甲} = n_i n \sum_{i} (\bar{x}_{.j} - \bar{x})^2$	$n_j - 1$	$\dfrac{SS_{乙}}{n_j - 1}$	$\dfrac{MS_{乙}}{MS_{误差}}$
甲与乙的交互作用	$SS_{甲乙} = SS_{处理} - SS_{甲} - SS_{乙}$	$(n_i - 1)(n_j - 1)$	$\dfrac{SS_{甲乙}}{(n_i - 1)(n_j - 1)}$	$\dfrac{MS_{甲乙}}{MS_{误差}}$
误差	$SS_{误差} = SS_{总} - SS_{处理}$	$(n_i n_j n - 1) - (n_i n_j - 1)$	$\dfrac{SS_{误差}}{(n_i n_j n - 1) - (n_i n_j - 1)}$	

建立检验假设：

（1）H_0：甲药没有增加红细胞的作用

　　H_1：甲药有增加红细胞的作用

（2）H_0：乙药没有增加红细胞的作用

　　H_1：乙药有增加红细胞的作用

（3）H_0：甲乙药物之间无交互作用

　　H_1：甲乙药物之间有交互作用

　　$\alpha = 0.05$

其次，计算 F 值，得到方差分析表 4.15。

表 4.15　例 4.4 的方差分析表

变异来源	SS	DF	MS	F	P
总变异	3.86	11			
处理间变异	3.78	3			
因素甲变异	1.08	1	1.08	108	<0.0001
因素乙变异	2.43	1	2.43	243	<0.0001
甲与乙的交互作用	0.27	1	0.27	27	0.0008
误差	0.08	8	0.01		

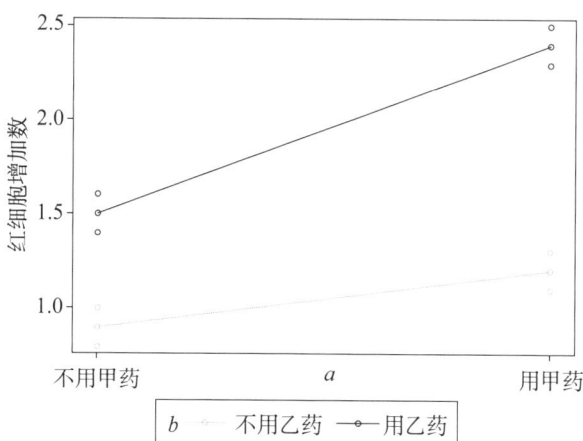

图 4.1　甲乙两药对红细胞增加的交互作用图

甲药能增加红细胞数($F=108.00$，$P<0.0001$)，乙药能增加红细胞数($F=243.00$，$P<0.0001$)，甲乙药物之间有交互作用($F=27.00$，$P=0.0008$)，表现为协同作用。当存在交互作用时，再检验主效应的统计学意义已无必要，对甲药效应的比较可将乙药固定在一定的水平上，比较在该水平的甲药效应，对乙药的效应比较也是如此。

第六节　正交设计方差分析

在因素数增多、水平数也增多的情况下，使用析因设计需要更多的样本例数，如果样本例数达不到析因设计的要求，其检验效率就会下降，此时使用正交设计(orthogonal design)可以达到相同的目的。正交试验利用一套规格化的正交表，使每次试验的因素水平得到最合理的安排，所以能以较少的试验次数提供因素交互影响等有关信息，做出统计推断。正交设计由于能够节省样本例数，找出各因素的最佳水平组合，组成最佳或最差条件，因而在医学研究中被广泛应用。

每个正交表表头都有一个符号，如 $L_4(2^3)$、$L_8(2^7)$、$L_{16}(4^2\times2^9)$，其中 L 是正交表的记号，下标表示该表设计须进行的试验次数，括号内的底数代表水平数，指数部分代表最多可容纳的因素数目。故 $L_8(2^7)$ 表示需进行 8 次试验,最多可容纳 7 个因素,每个因素 2 个水平,$L_{16}(4^2 \times 2^9)$ 表示需进行 16 次试验,最多能容纳 2 个 4 水平的因素,9 个 2 水平的因素。最简单的正交设计为 $L_4(2^3)$,表示最多可安排 3 个两水平的因素要做 4 次试验的正交表,对应于每一张正交表都有一张交互作用表(表 4.16 和表 4.17)。

表 4.16　$L_4(2^3)$ 正交表

试验号	1	2	3
1	1	1	1
2	1	2	2
3	2	1	2
4	2	2	1

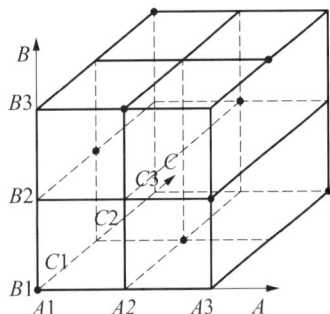

图 4.2　$L_9(3^4)$ 正交表试验点图示

在上述正交表中有 3 列,即最多可安排 3 个因素进行试验。试验号中最大为 4,即要做 4 次试验。在 1 号试验中,第 1、2、3 列所安排的因素均取 1 水平;在 2 号试验中,第 1 列所安排的因素取 1 水平,第 2、3 列所安排的因素均取 2 水平,以此类推。

从这个简单的正交表可看出正交表的两个性质:①每一列中的出现数字 1、2 的次数相同。对任意两列,同一横行的数字呈有序的数对。在两水平正交表中数对共有 4 种:(1,1)、(1,2)、(2,1)、(2,2),每种数对出现的次数相等。图 4.2 是 $L_9(3^4)$ 正交表的 9 个试验点点成图示例。从图示可看出 9 个试验在空间分布是均匀分散的,体现了正交表的均衡性。

表 4.17　$L_4(2^3)$ 正交表的交互作用表

列号	列　号		
	1	2	3
1		3	2
2			1

从上表可知,正交表 $L_4(2^3)$ 中第 1 列与第 2 列的交互作用在第 3 列,第 1 列与第 3 列的交互作用在第 2 列,第 2 列与第 3 列的交互作用在第 1 列。因此,在正交表 $L_4(2^3)$ 中,第 1 列安排 A 因素,第 2 列安排 B 因素,如果 A、B 因素间存在交互作用的话,则 A×B 的交互作用效应就体现在第 3 列。此时,不能在第 3 列上再安排 C 因素了,否则第 3 列既是 C 因素的效应,又是 A×B 的交互作用,难以区分。此时应使用其他交互作用表。

表 4.18 和表 4.19 是 $L_8(2^7)$ 的正交表表头设计和相应的交互作用表。

表 4.18 L₈(2⁷)正交表

试验号	1	2	3	4	5	6	7
1	1	1	1	1	1	1	1
2	1	1	1	2	2	2	2
3	1	2	2	1	1	2	2
4	1	2	2	2	2	1	1
5	2	1	2	1	2	1	2
6	2	1	2	2	1	2	1
7	2	2	1	1	2	2	1
8	2	2	1	2	1	1	2

表 4.19 L₈(2⁷)正交表交互作用表

列	1	2	3	4	5	6	7
1		3	2	5	4	7	6
2			1	6	7	4	5
3				7	6	5	4
4					1	2	3
5						3	2
6							1

正交试验的步骤:

(1)确定因素数,水平数,及欲考察各因素间的交互作用。

(2)选用合适正交表,并做表头设计。即哪一列安排哪个因素,哪一(几)列为交互影响? 在无重复的设计中,只能从空列中获得误差均方的估计,必须剩下至少一列为误差项,否则需要增做重复试验,即每一号试验都做 2 次或 3 次。

(3)试验,收集数据。

(4)方差分析。

例 4.5 研究某复方制剂中四种单药 A、B、C、D 对小鼠的耐痛作用,试验者认为需要考虑 A×B 和 A×C 的交互作用。以水平 1 为注射单味药 5 g/kg,水平 2 为注射单味药 20 g/kg。

解析:本研究中有 4 个因素,每个因素各有 2 个水平,欲达到试验目的,同时减少试验次数,选择正交设计,考虑交互作用,因而表头为 L₈(2⁷),选用 L₈(2⁷)作如下表头设计,进行如下安排:

列号	1	2	3	4	5	6	7
因素	A	B	A×B	C	A×C		D

第 6 列为空列,因而误差均方可从空列中进行估计,试验可不做重复。

据 L₈(2⁷)中的 1、2、4、7 列所示的因素水平进行试验得表 4.20。

表 4.20　复方制剂对小鼠的耐缺氧作用的正交设计结果

试验号	A(1)	B(2)	C(4)	D(7)	耐缺氧时间
1	1	1	1	1	29
2	1	1	2	2	42
3	1	2	1	2	51
4	1	2	2	1	49
5	2	1	1	2	53
6	2	1	2	1	50
7	2	2	1	1	57
8	2	2	2	2	66

建立检验假设：

(1) H_0:不同剂量的 A 药的耐痛效果相同

　　H_1:不同剂量的 A 药的耐痛效果不相同

(2) H_0:不同剂量的 B 药的耐痛效果相同

　　H_1:不同剂量的 B 药的耐痛效果不相同

(3) H_0:不同剂量的 C 药的耐痛效果相同

　　H_1:不同剂量的 C 药的耐痛效果不相同

(4) H_0:不同剂量的 D 药的耐痛效果相同

　　H_1:不同剂量的 D 药的耐痛效果不相同

(5) H_0:A 药与 B 药之间不存在交互作用

　　H_1:A 药与 B 药之间存在交互作用

(6) H_0:A 药与 C 药之间不存在交互作用

　　H_1:A 药与 C 药之间存在交互作用

　　$\alpha = 0.05$

正交设计的变异度分解比较复杂,本章节不给出公式,有兴趣的读者可参考其他书籍。方差分析表见表4.21。

表 4.21　例 4.5 的方差分析表

变异来源	SS	DF	MS	F	P
总变异	928.875	7			
A	561.125	1	561.125	4 489.0	0.009 5
B	190.125	1	190.125	1 521.0	0.016 3
C	28.125	1	28.125	225.0	0.042 4
D	91.125	1	91.125	729.0	0.023 6
A×B	55.125	1	55.125	441.0	0.030 3
A×C	3.125	1	3.125	25.0	0.125 7
误差	0.125	1	0.125		

A、B、C、D 药 P 皆小于 0.05。AB 交互作用的 $F=441.00$，$P=0.0303$，AC 交互作用 $F=25.00$，$P=0.1257$。因而四个药 2 水平比 1 水平有耐痛作用，且 AB 之间有交互作用。$A_2B_2C_2D_2$ 是最佳组合条件，使耐痛时间更长。

第七节 平衡不完全区组设计方差分析

在随机区组设计中每个区组能包含所有的时处理数，所有的处理能够在同区组内进行，从而提高了检验效率，但是有时由于实验条件有限，处理因素的水平数大于区组中观测单位数，那么此时就不能在一个区组内安排处理因素的所有水平，如果跨越区组进行安排，处理因素之间的比较就会混杂区组的差异。平衡不完全区组设计（balanced incomplete block design），亦称平衡不完全单位组设计或平衡不完全配伍组设计，能够解决此问题，它有计划地安排每个区组中的处理，使全部试验中每种处理的重复数相等，每两种处理的出现在同一区组的次数相等，在实验设计上它使处理跨越区组安排，在统计学分析上它消除区组对处理的影响进行处理间的比较和消除处理对区组的影响进行区组间的比较。

例如要比较 9 种饲料的作用，用同一窝的白鼠作为单位组。如用随机单位组设计，则每一窝都要有 9 个白鼠。但实际上做不到每一窝 9 个白鼠，只能做到每一窝 4 个白鼠。这时可选用平衡不完全单位组设计。所谓平衡是指每种处理的重复数相等，所谓不完全区组是指每个区组不包含所有的处理。本例处理组的水平数为 9，每个单位组中实验单位数为 4，可从有关专著中查到设计格式。具体见图 4.3。

单位组（窝）	处理水平								
	1	2	3	4	5	6	7	8	9
1			5.4	9.7	6.9	2.6			
2		6.3				5.9	2.6		5.9
3	7.0		3.3			4.6			4.9
4				4.0		2.4	3.0		2.4
5			9.4		10.3			7.4	5.0
6	9.7			10.1		5.7		7.5	
7		3.9		4.1	6.4				6.3
8			3.3			6.1	4.4	4.0	
9		2.8			2.8	2.6		3.3	
10		5.7	5.4					9.3	6.1
11	5.5	4.7					6.6	5.3	
12	3.0			2.8				1.4	4.2
13	4.4		7.5		2.6		2.2		
14	5.2	2.4	3.7	2.4					
15	4.7				2.4		2.6		3.0
16		6.0	3.3	4.5		4.6			
17				6.0	4.9		2.6	4.6	
18	4.4	7.3			5.4	5.7			
各处理水平出现次数	8	8	8	8	8	8	8	8	8

图 4.3 平衡不完全单位组设计特点

例 4.6 为比较 4 种药物 A、B、C、D 的解热作用,选用 4 窝小白鼠、每窝 3 只,进行动物实验,构造发热动物模型,以使用药物前后动物体温降低的度数衡量其解热作用。

解析:由于处理(药物)水平数为 4,大于每个区组的动物数,故选用平衡不完全区组设计,得数据如表 4.22。

表 4.22 容量为 3 的 4 个区组 4 种处理的平衡不完全区组设计

区组	处 理			
	A	B	C	D
1	3.1	1.3	2.1	
2	3.5	1.7		1.3
3	3.4		2.3	1.4
4		1.5	2.5	1.5

在这个设计中,每个区组的动物数为 3,共 4 个区组,故每种处理的重复次数为 $3 \times 4/4 = 3$,每任意两种处理在同一区组出现的次数为 2。如 AB、CD。

建立检验假设:

(1) H_0:4 种药物对体温的平均降低量相同

H_1:4 种药物对体温的平均降低量不全相同

(2) H_0:4 个窝别小白鼠体温的平均降低量相同

H_1:4 个窝别小白鼠体温的平均降低量不全相同

$\alpha = 0.05$

平衡不完全区组设计的变异度分解比较复杂,本章节不给出公式。方差分析表见表 4.23。

表 4.23 例 4.6 的方差分析表

变异来源	SS	DF	MS	F	P
总变异	7.49	11			
药物	6.99	3	2.33	215.15	<0.0001
窝别	0.21	3	0.07	6.54	0.0350
误差	0.05	5			

药物(处理因素)的 $F = 215.15$,$P < 0.0001$,表明处理因素各水平之间的差异有统计学意义,可以认为 4 种药物对体温的平均降低量不全相同。窝别(区组因素)的 $F = 6.54$,$P = 0.0350$,表明区组因素各水平之间的差异有统计学意义,4 个窝别小白鼠体温的平均降低量不全相同。

虽然平衡不完全区组设计的处理因素不同水平的比较消除了区组因素的影响,但是其效率还是低于随机区组设计。

第八节 两阶段交叉设计方差分析

在医学研究中心,欲将 A、B 两种处理先后施加于同一批试验对象,随机地使半数对象先接受 A 后接受 B,而另一半试验对象则正好相反,即先接受 B 再接受 A。由于两种处理在全部试验过程中交叉进行,这种设计称为交叉设计(crossover design)。在交叉设计中,A、B 两种处理先后以同等机会出现在两个试验阶段中,故又称为两阶段交叉设计。每个受试者均接受了两种处理,但是试验顺序是随机的,即受试者随机分入 AB 顺序组和 BA 顺序组。影响试验结果的因素除了处理因素,还有非人为控制的试验对象的个体差异和试验阶段这两个因素。因此,该设计不仅平衡了处理顺序的影响,而且能把处理方法间的差别、时间先后的差别和试验对象之间的差别分开来分析。

交叉设计有一个较为严格的限制条件:前一个实验阶段的处理效应不能持续作用到下一个实验阶段。为此在两个阶段之间设一个洗脱(wash-out)阶段,以消除残留效应(carry-over effect)的影响。间歇期的长短主要取决于药物半衰期,一般认为间歇期应大于 6~8 个半衰期。其次,还要考虑生物作用特点,如阿司匹林的半衰期仅为 0.5 小时,可它对血小板的影响需 1 周左右才会消失,因此它的洗脱期为 10 天左右。

交叉设计多用于止痛、镇静、降压等治疗方法间疗效的比较,不适用于急性病研究、自愈倾向或病程短的疾病研究、有明显延迟效应的药物研究。各观察阶段时间应当相同。

一般做两阶段交叉,为进一步提高结论的可靠性,必要时可做两处理、三阶段的交叉设计,两种试验顺序为 ABB 和 BAA,称为 2×3 交叉设计。若有三种处理 A、B 和 C,则有 6 个顺序组,分别为 ABC、CAB、BCA、BAC、CBA 和 ACB,称为 3×6 交叉设计。

由于交叉设计师成组设计(parallel design)与配对设计(paired design)的综合应用,方差分析中,总的变异分解为个体间(inter-subject)总变异和个体内(intra-subject)总变异。从个体间看,这是成组设计,受试者分为两个顺序组,顺序是从个体间变异中分解出来的,称顺序嵌套在个体间;从个体内来看,这相当于配对的部分,处理的效应、阶段的效应都是在个体内进行比较的。

例 4.7 在儿童哮喘病治疗中,采用双盲、交叉实验法,将 12 个患者随机分为两组,分别在两个阶段中按次序 A、B 和 B、A 服用两种药物,服药后 5 小时测 PEF 值(peak expiratory flow),单位为升/分,数据见表 4.24。试对交叉实验结果进行方差分析。

表 4.24 两阶段交叉设计实验结果

患者	实验顺序	阶段 I	阶段 II
1	BA	380	410
2	AB	310	270
3	BA	290	320
4	BA	370	385
5	AB	310	260

患者	实验顺序	阶段 I	阶段 II
6	AB	380	350
7	AB	370	300
8	BA	260	340
9	AB	410	390
10	AB	250	210
11	BA	290	220
12	BA	310	400

建立检验假设：

H_0：两组 PEF 值总体均数相同

H_1：两组 PEF 值总体均数不相同

$\alpha = 0.05$

二阶段交叉设计的变异度分解比较复杂，本章节不给出公式，有兴趣的读者可参考其他书籍。方差分析表见表 4.25。此处，顺序是嵌套在个体间的，因此顺序的检验采用了个体间误差项（个体扣除顺序后的误差），而药物和阶段的检验都是基于个体内误差的。

表 4.25　例 4.7 的方差分析表

变异来源		SS	DF	MS	F	P
总变异		83 965.625	23			
个体间	顺序	1 134.375	1	1 134.375	0.17	0.687 6
	个体间	66 168.75	10	6 616.875	7.43	0.002 0
个体内	药物	7 526.042	1	7 526.042	8.45	0.015 6
	阶段	234.375	1	234.375	0.26	0.619 0
	个体内	8 902.083	10	890.208		

药物（处理因素）的 $F = 8.45$，$P = 0.015\ 6$，表明两组药物治疗后的 PEF 值的差异有统计学意义。个体间的 $F = 7.43$，$P = 0.002\ 0$，表明个体间的 PEF 值的差异有统计学意义，两序列之间 PEF 值无统计学差异，不同阶段的 PEF 值差别也无统计学意义。

第九节　重复测量资料的方差分析

对同一研究对象的同一观察指标在不同时间点上进行的多次测量结果称为重复测量资料（repeated measures data）或纵向数据（longitudinal data）。重复测量研究的目的是探讨同一研究对象在不同时间点上某指标的变化情况，其设计符合毒理、药理、临床试验本身的特点,并且所需试验例数较少,并且能够控制个体差异,在医学研究领域中得到广泛的应用。在实际工作中,重复测量资料比独立观察资料往往更为多见。如临床研究中,观察患者在不同时间的某种生理、生化或病理指标的变化趋势;在流行病学研究中,观察队列人群在不同时间的发病情况;在卫生学研究中,纵向观察儿童的生长发育规律;在药代动力学研究中,健康志愿者服用某药后不同时间点,对其血药浓度进行检测等。

重复测量资料具有以下特征:

(1) 测量值随重复测量时间变化而变化。

(2) 试验结果必须按重复测量因素顺序依次排列。

(3) 同组观察单位不同时点测量值之间有相关性存在,重复测量的时间间隔有时相等,有时不等,相邻时间越近,数据间相关性越大。

(4) 反应变量随时间或重复测量因子水平的变化趋势可能是线性的,也可能是非线性的。

(5) 有两种变异来源:个体内变异(within-subject variation)和个体间变异(between-subject variation),而且这种变异可能会随时间的变化而发生改变。

(6) 重复测量的概念不仅仅是时间上的(temporal),也可以推广到空间上(spatial)。例如:同一母鼠所生的仔鼠;同一患者的两个不同膝关节;同一肿瘤患者的不同肿块等。

重复测量设计一般是以同一个受试者作为一个区组,其数据结构形式上与随机区组设计非常相似,但实质上却不同。在随机区组设计下,处理在区组内随机分配,每个实验单位接受的处理各不相同,而在重复测量设计中,区组内的各时间点是固定的,不能随机分配。对同一受试者而言,其重复测量的结果之间很可能是不独立的,后一次的测量结果可能受到前一次测量结果的影响,即同一个体在不同时间上的测量值之间就可能存在相关关系。对于不同的资料,各时间点测量值之间的相关性有所不同。

重复测量的方差分析(repeated measures analysis of variance)是基于最小二乘原理进行配合的一般线性模型,分为单变量重复测量方差分析和多元重复测量方差分析。

一、单变量重复测量方差分析

设分组因素为 A,共有 m 个水平。用 A_g 表示因素 A 的第 g 个水平,第 g 组例数为 n_g,共有 p 个时间点,反应变量 y_{gij} 表示第 g 组第 i 受试者在时间点 j 的观察值($g=1, 2, \cdots, m, i=1, \cdots, n_g, j=1, \cdots, p$),总的观察值 $N=p\sum_{g=1}^{m} n_g$。 方差分析表如下:

表 4.26　单变量检验的方差分析表

变异来源	离均差平方和(SS)	自由度(ν)	均方(MS)	F
总变异	$SS_{总} = \sum_{g=1}^{m} \sum_{i=1}^{n_g} \sum_{j=1}^{p} (y_{gij} - \bar{y})^2$	$N-1$		
处理	$SS_{处理} = p\sum_{g=1}^{m} n_g (\bar{y}_g - \bar{y})^2$	$m-1$	$MS_{处理}$	$\dfrac{MS_{处理}}{MS_{个体间}}$

（续表）

变异来源	离均差平方和(SS)	自由度(ν)	均方(MS)	F
个体间误差	$SS_{个体间} = \sum_{g=1}^{m} \sum_{i=1}^{n_g} p(\bar{y}_{gi} - \bar{y}_g)^2$	$\sum_{g=1}^{m}(n_g - 1)$	$MS_{个体间}$	
测量时间	$SS_{测量时间} = \sum_{g=1}^{m} n_g \sum_{j=1}^{p}(\bar{y}_j - \bar{y})^2$	$p-1$	$MS_{测量时间}$	$\dfrac{MS_{测量时间}}{MS_{个体内}}$
处理×测量时间	$SS_{处理×测量时间} = \sum_{g=1}^{m} n_g \sum_{j=1}^{p}(\bar{y}_{gj} - \bar{y}_g - \bar{y}_j + \bar{y})^2$	$(m-1)(p-1)$	$MS_{处理×测量时间}$	$\dfrac{MS_{处理×测量时间}}{MS_{个体内}}$
个体内误差	$SS_{个体内} = \sum_{g=1}^{m} \sum_{i=1}^{n_g} \sum_{j=1}^{p}(y_{gij} - \bar{y}_{gi} - \bar{y}_{gj} + \bar{y}_g)^2$	$(p-1)\sum_{g=1}^{m}(n_g - 1)$	$MS_{个体内}$	

当数据的协方差矩阵为球性或复合对称性,则可将时间看成单个变量,各时间点看成时间变量的不同水平,进行单变量重复测量方差分析(univariate repeated measures analysis of variance);否则,方差分析的 F 值是有偏的,这会造成过多的拒绝本来是真的无效假设,即增加了 I 型错误。当球性或复合对称性不满足时,有两个选择:①计算校正系数,调整 F 检验的自由度,使 P 值增大,从而减少 I 型错误的发生;②把每个时间点看成一个变量,进行多元重复测量方差分析。

复合对称性被认为是 F 检验运用到单变量重复测量方差分析中正确与否的一个条件。然而,Huynh 和 Feldt(1970)证明了 H 型条件即已足够。为检验协方差矩阵是否具备 H 型结构,Huynh 和 Feldt 建议用($p-1$)个正交对比集合的协方差矩阵做球性检验。通过检验正交标准化形式的球形性可以判断协方差矩阵的是否具备 H 型结构。如果变换的协方差矩阵是球形的,那么初始的协方差矩阵具备 H 型结构。

设 S 为样本协方差矩阵,C 为($p-1$)个正交对比所构成的矩阵,则似然比检验统计量 λ 的计算公式为: $\lambda = \dfrac{|CSC'|}{\{[\mathrm{tr}(CSC')]/(P-1)\}^{P-1}}$, λ 的值与正交对比矩阵 C 的选取无关。

检验用 χ^2 统计量的计算公式为: $\chi^2 = -\left[(n-1) - \dfrac{2(p-1)^2 + (p-2) + 2}{6(p-1)}\right]\ln\lambda$

在无效假设条件下, χ^2 服从自由度 $\nu = \left[\dfrac{p(p-1)}{2}\right] - 1$ 的 χ^2 分布,当 $\chi^2 > \chi^2_{\alpha(\nu)}$ 时,在 α 水平上拒绝无效假设。

当资料的协方差矩阵不满足 H 型条件时,需计算校正系数,用它来对相关均方的自由度作校正。校正系数的常用估计方法有 Geenhouse-Geisser 校正系数 ε_1 和 Huynh-Feldt 校正系数 ε_2 两种。当协方差矩阵为球性时,ε_1 等于 1;离球性越远,ε_1 越小于 1。当 ε_1 取值大于 0.7 时,用 ε_1 进行自由度校正后的统计学结论偏于保守。ε_2 的取值可能大于 1,当 ε_2 大于 1 时,取 $\varepsilon_2 = 1$。

校正的方法是用校正系数 ε 乘以 F 界值的自由度 ν_1 和 ν_2,得到 $\tau_1 = \nu_1\varepsilon$, $\tau_2 = \nu_2\varepsilon$,用 $F_{\alpha(\tau_1, \tau_2)}$ 作为新的检验界值。由于 $\varepsilon \leqslant 1$,所以校正后的 F 临界值要大于校正前的 F 临界

值,统计结果更加保守。

二、多元重复测量方差分析

不论球性检验结果如何,重复测量资料都可用多元重复测量方差分析(multivariate repeated measures analysis of variance)进行分析,它把 p 个时间点的测量值看成 p 个反应变量,每个受试者的 P 个时间点的重复测量结果看成一个向量,对这 p 个变量之间的协方差结构无特殊限制,容许存在各种相关性。但多元重复测量方差分析有其应用条件,即:①多个反应变量具有联合多元正态分布;②各组的协方差矩阵相等;③随机抽样且各组之间独立。

把第 i 个受试者在 p 个时间点的测量值记为 $y_i = (y_{i1}, y_{i2}, \cdots, y_{ip})'$,$y_i$ 为 $p \times 1$ 维向量。则平均值向量 $\bar{y} = (\bar{y}_1, \bar{y}_2, \cdots, \bar{y}_p)'$,其中 $\bar{y}_j = \left(\sum_{i=1}^{n} y_{ij}\right)/n$,$j = 1, 2, \cdots, p$。总体均数向量 $\boldsymbol{\mu} = (\mu_1, \mu_2, \cdots, \mu_p)'$。

设分组因素为 A,共有 m 个水平。通过 m 个均数向量 $\bar{y}_1, \bar{y}_2, \cdots \bar{y}_g, \cdots, \bar{y}_m$,推论 $H_0: \boldsymbol{\mu}_1 = \boldsymbol{\mu}_2 = \cdots = \boldsymbol{\mu}_g \cdots = \boldsymbol{\mu}_m$ 是否成立,其中 $\boldsymbol{\mu}_g$ 为第 g 组的总体均数向量。

和单变量重复测量方差分析相同,多元重复测量方差分析也是对反应变量的总离均差平方和及其自由度按照其变异来源进行分解。把总离均差平方和矩阵 $\boldsymbol{T}$ 分解为组间部分的矩阵 $\boldsymbol{H}$ 和组内部分的矩阵 $\boldsymbol{E}$。

$$\sum_{g=1}^{m} \sum_{j=1}^{n_g} (\boldsymbol{y}_{gi} - \bar{\boldsymbol{y}})(\boldsymbol{y}_{gi} - \bar{\boldsymbol{y}})' = \sum_{g=1}^{m} n_g (\bar{\boldsymbol{y}}_g - \bar{\boldsymbol{y}})(\bar{\boldsymbol{y}}_g - \bar{\boldsymbol{y}})'$$
$$+ \sum_{g=1}^{m} \sum_{i=1}^{n_g} (\boldsymbol{y}_{gi} - \bar{\boldsymbol{y}}_g)(\boldsymbol{y}_{gi} - \bar{\boldsymbol{y}}_g)'$$

式中:$\boldsymbol{y}_{gi}$、$\bar{\boldsymbol{y}}_g$ 和 $\bar{\boldsymbol{y}}$ 都是 $p \times 1$ 维向量。

令 $\boldsymbol{T} = \sum_{g=1}^{m} \sum_{j=1}^{n_g} (\boldsymbol{y}_{gi} - \bar{\boldsymbol{y}})(\boldsymbol{y}_{gi} - \bar{\boldsymbol{y}})'$,称为总离差阵;

$\boldsymbol{H} = \sum_{g=1}^{m} n_g (\bar{\boldsymbol{y}}_g - \bar{\boldsymbol{y}})(\bar{\boldsymbol{y}}_g - \bar{\boldsymbol{y}})'$,称为组间离差阵;

$\boldsymbol{E} = \sum_{g=1}^{m} \sum_{i=1}^{n_g} (\boldsymbol{y}_{gi} - \bar{\boldsymbol{y}}_g)(\boldsymbol{y}_{gi} - \bar{\boldsymbol{y}}_g)'$,称为组内离差阵。

总自由度也可以作相应的分解,即 $\nu_{总} = \nu_{组间} + \nu_{组内}$。其中 $\nu_{总} = \sum_{g=1}^{m} n_g - 1$,$\nu_{组间} = m - 1$,$\nu_{组内} = \sum_{g=1}^{m} (n_g - 1)$。

令 $\lambda_1 \geqslant \lambda_2 \geqslant \cdots \geqslant \lambda_p \geqslant 0$ 为 $\boldsymbol{E}^{-1}\boldsymbol{H}$ 的一组有序特征根,采用四种统计量进行分析:

(1) Wilks' lamda:$\Lambda = \dfrac{|E|}{|H+E|} = \prod_{j=1}^{p} (1 + \lambda_j)^{-1}$,其中 $|\ |$ 为行列式。

(2) Pillai's trace:$V = \text{tr}\left(\dfrac{H}{H+E}\right) = \prod_{j=1}^{p} \left(\dfrac{\lambda_j}{1 + \lambda_j}\right)$。

(3) Hotelling-Lawley' trace:$U = \prod_{j=1}^{p} (\lambda_j)$。

(4) Roy's greatest root:$\lambda_{\max} = \lambda_1$。

以上四种统计量都可被转换为 F 统计量。

在多元重复测量方差分析中,通常用 Wilks' lamda Λ 进行统计推断,当 Λ 很小时,说明组间差异 H 大于随机效应 E,应怀疑无效假设 $H_0: \boldsymbol{\mu}_1 = \boldsymbol{\mu}_2 = \cdots = \boldsymbol{\mu}_g$ 是否成立。

例 4.8 将 16 名原发性高血压患者随机分为 2 组,每组各 8 名,一组服用 A 药,一组服用 B 药。分别在治疗前,治疗 2 周、4 周、6 周、8 周测量坐位舒张压(mmHg),试比较两种降压药的疗效有无差别?

表 4.27 两种降压药治疗原发性高血压患者不同时间的坐位舒张压水平(mmHg)

分组	例号	治疗前	治疗 2 周	治疗 4 周	治疗 6 周	治疗 8 周
A 药	1	96	89	81	83	84
	2	99	84	80	82	81
	3	99	87	82	82	83
	4	97	85	80	81	83
	5	97	85	80	82	83
	6	101	91	87	90	91
	7	103	92	87	89	90
	8	99	90	85	88	90
B 药	9	106	92	96	96	98
	10	95	80	85	87	88
	11	101	87	94	95	96
	12	99	86	88	89	92
	13	101	87	90	93	96
	14	97	83	90	94	95
	15	98	78	84	85	87
	16	96	85	89	93	94

本例,Mauchly 球对称检验,$\chi^2 = 33.4839$,$P = 0.0001$,拒绝球对称假设,需要对分子和分母的自由度进行校正,Geenhouse-Geisser 校正系数 $\varepsilon_1 = 0.4840$,Huynh-Feldt 校正系数 $\varepsilon_2 = 0.5603$。方差分析表见表 4.28。由表 4.28 可得如下结论:校正后时间的主效应及其与药物的交互效应均有统计学意义。说明两组各时间点的舒张压变化趋势不同,此时分析 A 药组和 B 药组的主效应无意义。从图 4.4 可知 A 药组治疗后血压持续下降,6 周开始略有回升,而 B 药组治疗后血压先下降,4 周开始大幅回升。

表 4.28 例 4.8 的方差分析表

变异来源	SS	DF	MS	F	P	调整后的 P G-G	调整后的 P H-F
总变异	3 395.3875	79					
药物间	270.1125	1	270.1125	4.64	0.0491		
受试者间误差	814.475	14	58.1768				
时间	1 815.325	4	453.831	207.64	<0.0001	<0.0001	<0.0001
药物×时间	373.075	4	93.269	42.67	<0.0001	<0.0001	<0.0001
受试者内误差	122.400	56	2.186				

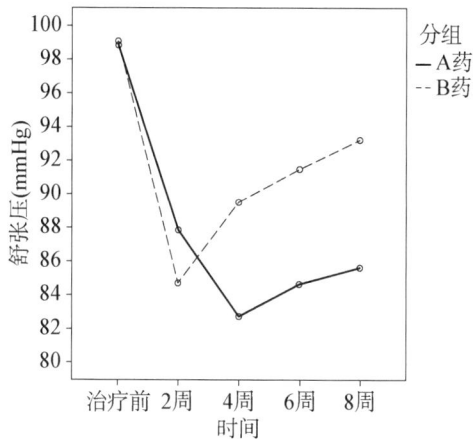

图 4.4 两组治疗后各时间点舒张压变化情况

第十节 均数间的多重比较

均数间的多重比较(multiple comparisons)是医学研究领域较为常见的应用问题,若使用成组 t 检验并不适宜。因为随着比较的次数的增多,检验过程烦琐,无统一的实验误差,推断的可靠性低,Ⅰ类错误的概率会增大。比如有 10 个组别要进行两两比较,比较的次数就为 $10(10-1)/2=45$,每一次比较的 $\alpha=0.05$,则总的 α 为 $1-(1-0.05)^{45}=0.90$。

均数间的多重比较统计方法有很多,根据研究设计和研究目的的不同,其方法大致可以分为 2 种类型:

(1) 用于证实性研究,在研究设计阶段根据研究目的或专业知识就设定了要比较的组别,比如多个处理组与同一对照组比较。即我们事先就有一定假设,只关心某几个组间的均数是否有差异,这称为事前比较。

(2) 用于探索性研究,在研究设计阶段不明确哪些组间的比较是我们更关注的,各处理组两两间的对比关系都要回答。即在整体检验有统计学差异之后,我们想知道哪些组间的均数有差异,对每一对样本均数都进行比较,这称为事后比较。

一般在探索性研究中,应用 SNK、Bonferroni、Tukey、Scheffe 等方法,在证实性研究中,在设计阶段就根据研究目的或专业知识考虑,应用 Dunnett、LSD 等方法。

(1) LSD(Least Significant Difference)检验:即最小显著差异法,实际上是 t 检验的改进,在变异和自由度的计算上利用了整个样本信息,而不仅仅是比较两组的信息。但它没有控制总的 α 水平,因而随着比较次数的增多,犯一类错误的概率就逐渐增大,因而是最敏感的两两比较的方法。一般用于在设计阶段就确定多组中某一对或几对在专业上有特殊探索价值的均数比较。

(2) SNK(Student-Newman-Keuls)检验:又称为 q 检验,属于多重极差检验(multiple range test),能控制总的犯Ⅰ类错误的水平 $<\alpha$,检验后将没有显著差异的组别放在一个子集,有显著差异的组别分在不同子集。

（3）Tukey(Tukey's Honestly Significant Difference)检验：此法采用 Student-Range 统计量进行所有组间的两两比较。与 SNK 法不同的是，它将所有对比组中 I 类错误最大者控制在 α 之内。但该方法要求各比较组样本含量相同。

（4）Bonferroni 检验：它通过设定每次比较的 α_i 水平来控制总的犯一类错误的水平 $<\alpha$（预先设定），$\alpha_i = \alpha/k$，K 为两两比较的总次数。因而 Bonferroni 是最保守的检验方法，一般用于分组较少时。

（5）Dunnett 检验：又称为新复极差法检验，适用于多个试验组和一个对照组的比较，实验组之间不做比较。此检验法同样控制总的犯一类错误的水平 $<\alpha$（预先设定）。

（6）Scheffe 检验：它的检验结果是和 F 检验一致的，即经 F 检验多个样本均数间有差别，则 Scheffe 检验一定可以找出差异，而如果 F 检验多个样本均数间无差别，Scheffe 检验也不会检验出有差别，但是对于别的两两检验的方法，就不会这样保持一致了。

（7）多项式比较：这种比较可根据试验目的，基于正交的原理上，通过设定检验水平的系数对各组均数之间进行不同方式的线性比较，而不拘泥于上述的两两比较方法。

第十一节　SAS　程　序

一、完全随机设计方差分析的 SAS 程序

例 4.9　用例 4.1 的资料，试比较三种药物的平均推迟咳嗽时间有无差异？

程序 ch4_1. sas

```
data dat4_1;
  do group=1 to 3;
    input n;
      do i=1 to n;
        input x@@;
        output;
      end;
  end;
cards;
 15
 40 10 35 25 20 15 35 15—5 30 25 70 65 45 50
 15
 50 20 45 55 20 15 80—10 105 75 10 60 45 60 30
 10
 60 30 100 85 20 55 45 30 77 105
   run;
proc sort data=dat4_1; by group;run;
proc univariate data=dat4_1 normal; var x; by group;run;
```

```
proc glm data=dat4_1;
class group;
   model x=group;
   means group/hovtest;
   means group/snk;
   means group;
run;
```

程序 ch4_1. sas 说明：

（1）使用 UNIVARIATE 过程中 NORMAL 选项进行各组的正态性检验。

（2）用 GLM 过程进行方差分析。

（3）首先用 CLASS 语句指定分组变量，本例为 GROUP。

（4）然后用 MODEL 语句指定所用模型。等号左边因变量；等号右边为分组变量，也称为自变量、效应。

（5）MEANS 关键词后反斜杠加选择项 HOVTEST 作方差齐性检验，默认输出为 Levene 检验。

（6）MEANS 关键词后反斜杠后加不同的两两比较方法的名称。可选项有 LSD、SNK、TUKEY、BON、DUNNETT('1')、SCHEFFE 等。本例选用 SNK 多重比较方法。另外，选项 ALPHA＝可用来改变犯总的第 I 类错误的水平，默认为 0.05，如果设定为 0.01，则相应选项的形式为 ALPHA＝0.01。

（7）多项式的比较用 CONTRAST 语句，例如：

contrast '1   2 vs 3' group   −0.5   −0.5   1；

contrast '1   vs 2' group   1   −1   0；

上例中，第一个 CONTRAST 语句是用复方药物和可待因进行比较，第二个 CONTRAST 语句是复方药物之间进行比较。

二、随机区组设计方差分析的 SAS 程序

例 4.10　用例 4.2 的资料，试比较不同降酶药对谷丙转氨酶的降低量是否相同。

程序 ch4_2. sas

```
data dat4_2;
 do block=1 to 4;
  do treat=1 to 3;
   input x @@;
    output;
  end;
 end;
cards;
76  86  115
12  38  85
```

```
40  81  103
12  33  57
;
run;
proc glm data=dat4_2;
    class treat block;
    model x=treat block;
  means treat block/snk;
run;
```

程序 ch4_2. sas 说明：

（1）由于是两个因素变量——处理因素变量 TREAT 和区组因素变量 BLOCK，因而在 CLASS 语句中皆要指定。

（2）建立模型，等号左边是因变量，等号右边为因素变量。

（3）对两个因素各水平之间均数分别进行两两比较，此处选用 SNK。

三、拉丁方设计方差分析的 SAS 程序

例 4.11 用例 4.3 的资料，试比较五种供氧防护服对平均动脉压的影响。

程序 ch4_3. sas

```
data dat4_3;
 do person=1 to 5;
   do stress=1 to 5;
     input cloth $ x @@;
     output;
   end;
 end;
cards;
B 103  A 121  C 100  D 92   E 95
C 102  B 129  D 98   E 124  A 115
D 118  C 133  E 103  A 109  B 90
E 99   D 122  A 99   B 84   C 100
A 102  E 139  B 103  C 104  D 95
;
run;
proc glm data=dat4_3;
    class person stress cloth;
    model x=person stress cloth;
run;
```

程序 ch4_3. sas 说明：

这里变量名用了 PERSON(受试者)，取值为 1~5，代表 5 个不同的受试者；STRESS(压力)，取值为 1~5，代表 5 种不同的压力；CLOTH(供氧防护服)，取值为 A、B、C、D、E，代表 5 种不同的防护服。由于 CLOTH 是以字母 A、B、C、D、E 表示，为字符型变量，所以程序中在 CLOTH 之后用了表示变量为字符型的符号 $。与前面程序不同处在于两个循环后读入 CLOTH 和 X 两个变量的数值。由于分析的是三个因素，因而在 CLASS 及 MODEL 语句中需要指定三个分组变量。

四、析因设计方差分析的 SAS 程序

例 4.12　用例 4.4 的资料，试分析甲乙两药是否都有增加红细胞的作用，两药有无交互作用？

程序 ch4_4. sas

```
data dat4_4;
do a=0 to 1;
 do b=0 to 1;
  do i=1 to 3;
   input x @@;
   output;
  end;
 end;
end;
cards;

1.0  0.9  0.8
1.5  1.4  1.6
1.2  1.3  1.1
2.3  2.4  2.5
;
proc glm data=dat4_4;
 class a b;
 model x=a b a*b;
means a b a*b;
lsmeans a*b/slice=b;
lsmeans a*b/slice=a;
run;
quit;
```

程序 ch4_4. sas 说明：

(1) 甲药的变量名用 A 表示，取值 0 和 1，乙药的变量名用 B 表示，取值皆为 0 和 1，0

表示不使用药物,1 表示使用药物。

(2) 本例有两个因素,因此在 CLASS 语句中要有两个分组变量名,除了要考察这两个因素的作用外,还要考察这两个因素的交互作用,A 和 B 这两个因素的交互作用可用 A×B 表示,因而需在 MODEL 语句后面再加上 A×B。

(3) 当两个因素有交互作用时,用 SLICE 选项固定其中一个因素水平,比较另一个因素各水平之间的差异。

五、正交设计方差分析的 SAS 程序

例 4.13　用例 4.5 的资料,试分析四种单药 A、B、C、D 对小鼠的耐痛作用,以及 A 药和 B 药、A 药和 C 药是否存在交互作用?

程序 ch4_5.sas

```
data dat4_5;
  input a b c d y@@;
cards;
1 1 1 1 29
1 1 2 2 41
1 2 1 2 51
1 2 2 1 49
2 1 1 2 59
2 1 2 1 55
2 2 1 1 57
2 2 2 2 66
;
proc glm data=dat4_5;
    class a b c d;
    model y=a b c d a*b a*c;
    means a b c d a*b a*c;
run;
```

程序 ch4_5.sas 说明:

(1) 数据步中数据输入时,只要输入主效应的数据。

(2) 过程步和一般的方差分析程序相同。本例除了考察 4 个主效应的作用外,还考察了 A 和 B 二个因素及 A 和 C 二个因素的交互作用。

六、平衡不完全区组设计方差分析的 SAS 程序

例 4.14　用例 4.6 的资料,试比较 4 种药物 A、B、C、D 的解热作用。

程序 ch4_6.sas

```
data dat4_6;
```

```
   do block=1 to 4;
     do i=1 to 3;
       input treat x @@;
       output;
     end;
   end;
 cards;
 1 3.1 2 1.3 3 2.1
 1 3.5 2 1.7 4 1.3
 1 3.4 3 2.3 4 1.4
 2 1.5 3 2.5 4 1.5
 ￡≫
 proc glm data=dat4_6;
   class treat block;
   model x=treat block;
   means treat/bon;
 run;
```

程序 ch4_6. sas 说明：

与随机区组设计不同的是在数据录入步中录入处理因素的水平。过程和随机区组设计是相同的。

七、两阶段交叉设计方差分析的 SAS 程序

例 4.15　用例 4.7 的资料，试比较 A、B 两种药物在儿童哮喘病治疗中有无统计学差异。

程序 ch4_7. sas

```
data dat4_7;
 input no sequence $stage treat $x @@;
cards;
1 BA  1  B  380
1 BA  2  A  410
2 AB  1  A  310
2 AB  2  B  270
3 BA  1  B  290
3 BA  2  A  320
4 BA  1  B  370
4 BA  2  A  385
5 AB  1  A  310
5 AB  2  B  260
6 AB  1  A  380
```

```
6    AB    2    B    350
7    AB    1    A    370
7    AB    2    B    300
8    BA    1    B    260
8    BA    2    A    340
9    AB    1    A    410
9    AB    2    B    390
10   AB    1    A    250
10   AB    2    B    210
11   BA    1    B    290
11   BA    2    A    220
12   BA    1    B    310
12   BA    2    A    400
;
run;
proc glm data=dat4_7;
    class no sequence stage treat;
    model x=sequence no(sequence) stage treat;
test h=sequence e=no(sequence);
lsmeans treat;
quit;
```

程序 ch4_7. sas 说明:

顺序(SEQUENCE)嵌套在个体间,所以顺序的检验采用了个体间误差项,而阶段(STAGE)和药物(TREAT)的检验采用了个体内误差。

八、重复测量资料方差分析的 SAS 程序

例 4.16 用例 4.8 的资料,试比较两种降压药的疗效有无差别。

程序 ch4_8. sas

```
data ch4_8;
input group no dbp0 dbp2 dbp4 dbp6 dbp8 @@;
cards;
1  1  96   89   81   83   84
1  2  99   84   80   82   81
1  3  99   87   82   82   83
1  4  97   85   80   81   83
1  5  97   85   80   82   83
1  6  101  91   87   90   91
1  7  103  92   87   89   90
```

```
1  8   99  90  85  88  90
2  9   106 92  96  96  98
2  10  95  80  85  87  88
2  11  101 87  94  95  96
2  12  99  86  88  89  92
2  13  101 78  90  93  96
2  14  97  83  90  94  95
2  15  98  78  84  85  87
2  16  96  85  89  93  94
;
run；
proc glm data＝ch4_8；
 class group；
 model dbp0 dbp2 dbp4 dbp6 dbp8＝group/nouni；
 repeated time 5/printe；
 lsmeans group/stderr tdiff pdiff；
run；
```

程序 ch4_8. sas 说明：

CLASS 语句指定分组变量为 GROUP；

NOUNI 选项抑制了 DBP0、DBP2、DBP4、DBP6、DBP8 变量相应的单变量重复测量方差分析结果的输出。

REPEATED 语句说明个体内比较的变量为 TIME，有 5 个水平。

PRINTE 选项要求对样本资料的协方差矩阵作正交对比的 Mauchly 球性检验。

LSMEANS 语句要求输出各时间点的组间比较。

（张莉娜　宋艳艳）

第五章 相关与回归

第一节 直线回归

回归分析中两个变量的地位是不相同的,通常把一个变量称为自变量(independent variable),或解释变量(explanatory variable),用 X 表示;另一个变量称为应变量(response variable),或反应变量、因变量(dependent variable),用 Y 表示。一般的关系是自变量影响应变量,或说应变量依赖于自变量。线性关系是变量间关系中最简单的一种,故直线回归又称为简单回归(simple regression)。

直线回归方程的统计学模型为:

$$\mu_{Y|X} = \alpha + \beta x + \varepsilon \tag{5.1}$$

上述模型假定对于 x 各个取值,相应的 y 值总体服从正态分布,其均值 $\mu_{Y|x}$ 在一条直线上。其中 α 为该回归直线的截距(intercept),β 为回归直线的斜率(slope),又称为回归系数(regression coefficient),ε 为随机误差,且 $\varepsilon \sim N(0, \sigma^2)$
用样本数据建立的线性回归方程表达式为:

$$\hat{Y} = a + bX \tag{5.2}$$

由于变量 X 与变量 Y 的关系具有非确定性,故式中我们以 $\hat{Y}$ 表示按回归方程所求得的估计值,它是当 X 固定时,Y 的总体均数 $\mu_{Y|x}$ 的估计值。方程中 a 和 b 是对总体 α 和 β 的估计值。其中截距 a 的意义是当 $x=0$ 时相应的 y 的均数估计值;回归系数 b 的意义是 x 每变化一个单位 y 平均改变 b 个单位。$b>0$,y 随 x 增大而增大,直线的走向是从左下方到右上方;$b<0$,y 随 x 增大而减小,直线的走向是从左上方到右下方;$b=0$,y 取定值,直线与 x 轴平行,表明 x 与 y 之间无线性变化趋势。

一、直线回归方程的参数估计

直线回归方程中有两个待估参数 a 和 b,经典的估计参数 a、b 的方法是最小二乘法(least square method),其基本思想是:使各实测值 Y 与回归直线上对应的估计值 $\hat{Y}$ 之差的平方和 $\sum (Y-\hat{Y})^2$ 为最小,在这个准则下,可导出 a、b 的最小二乘估计(least square estimation)如下:

$$b = \frac{\sum(X-\bar{X})(Y-\bar{Y})}{\sum(X-\bar{X})^2} = \frac{l_{XY}}{l_{XX}} \tag{5.3}$$

$$a = \bar{Y} - b\bar{X} \tag{5.4}$$

二、直线回归方程的假设检验

抽样误差理论表明,即使从回归系数 $\beta=0$ 的总体中抽样,所得样本回归系数往往不等于 0。因此,前面所建立的回归方程是否成立,即 X 与 Y 间是否有直线回归关系,必须进行假设检验。检验假设为:

$H_0:\beta=0$

$H_1:\beta\neq 0$

对总体的回归系数的检验常用的有两种方法:t 检验和方差分析。

(一) t 检验法

计算检验统计量 t 值:
$$t = \frac{b-0}{s_b}, \nu = n-2 \tag{5.5}$$

$$s_b = \frac{s_{y\cdot x}}{\sqrt{l_{xx}}} \tag{5.6}$$

$$s_{y\cdot x} = \sqrt{\frac{\sum(y-\hat{y})^2}{n-2}} \tag{5.7}$$

s_b 为样本回归系数标准误,$s_{y\cdot x}$ 为剩余标准差(standard deviation of residuals),它表示应变量 Y 在扣除自变量 X 的线性影响后的离散程度。

(二) 方差分析法

图 5.1 中,对于任意一观察点 P 的纵坐标被回归直线 $\hat{y}$ 与均数 $\bar{y}$ 分割成三段:

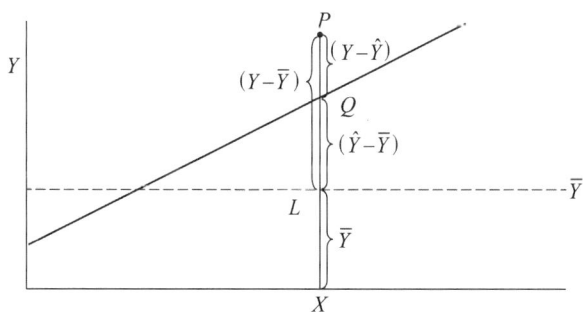

图 5.1 离均差平方和划分示意图

第一段 $PQ=Y-\hat{Y}$,表示观察点 P 与回归直线的纵向距离,即实际值 Y 与估计值 $\hat{Y}$ 之差,即残差,显然,回归效果越好,残差越接近于 0。

第二段 $QL=\hat{Y}-\bar{Y}$,表示估计值 $\hat{Y}$ 与均数 $\bar{Y}$ 的纵向距离,显然,回归效果越好,$\hat{Y}-\bar{Y}$ 越

接近 $Y - \bar{Y}$。

第三段 $\bar{Y}$，是应变量 y 的均数。

$Y_i - \bar{Y} = (Y_i - \hat{Y}_i) + (\hat{Y}_i - \bar{Y})$，将等式两边平方后再求和，则有：

$$\sum (y - \bar{y})^2 = \sum (y - \hat{y})^2 + \sum (\hat{y} - \bar{y})^2 \tag{5.8}$$

(1) $\sum (Y - \bar{Y})^2$ 实际上是原始观察值 Y 的离均差平方和（sum of squares about the mean of Y），又称为总离均差平方和（total sum of square），或总变异，记为 $SS_{总}$，此时并没有考虑 X 对 Y 的影响。

(2) $\sum (\hat{Y} - \bar{Y})^2$ 是回归直线与 Y 的均数之距离平方和，称为回归平方和（sum of squares due to regression on X），反映在 Y 的总变异中由于 X 与 Y 的直线关系，而使 Y 变异减少的部分，也就是在总平方和中可以用 X 解释的部分，记为 $SS_{回}$，这一部分越大，说明回归效果越好。

(3) $\sum (Y - \hat{Y})^2$ 为原始观察值离回归直线的纵向距离平方和（sum of squares about the regression），又称剩余平方和（residual sum of squares），记为 $SS_{剩}$。在总变异中，扣除由 X 解释的部分后剩余的部分，或不能由 X 解释的部分，这一部分越小，说明直线回归的估计误差越小。

式(5.8)用符号表示为：

$$SS_{总} = SS_{回} + SS_{剩} \tag{5.9}$$

上述三个平方和，各有其相应的自由度 ν，并有如下的关系：

$$\nu_{总} = \nu_{回} + \nu_{剩}; \quad \nu_{总} = n - 1, \ \nu_{回} = 1, \ \nu_{剩} = n - 2 \tag{5.10}$$

上式中 n 为样本例数。

从变异度分解可见，如果没有 x 与 y 的线性关系而引起的 y 的变异，则随机误差是引起 y 总变异的原因，而如果 x 与 y 之间确实存在线性关系，则回归所导致的变异就大于随机误差。

因而利用方差分析的原理，计算检验统计量：

$$F = \frac{SS_{回} / \nu_{回}}{SS_{剩} / \nu_{剩}} = \frac{MS_{回}}{MS_{剩}}, \ \nu_{回} = 1, \ \nu_{剩} = n - 2 \tag{5.11}$$

其中 $MS_{回}$ 和 $MS_{剩}$ 分别称为回归均方和剩余均方。如果无效假设成立，则 F 值在 1 附近波动，反之，F 会较大并且远离 1。因此，如果无效假设成立，出现过大的 F 值是小概率事件，就认为无效假设不成立，反之，则无效假设成立。

三、直线回归的区间估计

(1) 总体回归系数的 β 的可信区间估计。其计算公式为：

$$b - t_{\alpha/2, (n-2)} s_b, \ b + t_{\alpha/2, (n-2)} s_b \tag{5.12}$$

其中 s_b 为回归系数的标准误，$(n-2)$ 为自由度。

（2）固定 x_i 时，y 的总体均数的可信区间。将每一个 x_i 带入回归方程求得的回归值是 x_i 对应的 y 的总体均数的点估计为 $\hat{y}$，其 $1-\alpha$ 的可信区间为：

$$\hat{y} - t_{\alpha/2,(n-2)} s_{\hat{y}}, \ \hat{y} + t_{\alpha/2,(n-2)} s_{\hat{y}} \tag{5.13}$$

其中 $s_{\hat{y}}$ 为均数的标准误，其计算公式为：

$$s_{\hat{y}} = s_{y \cdot x} \sqrt{\frac{1}{n} + \frac{(x_i - \bar{x})^2}{l_{xx}}} \tag{5.14}$$

（3）给定 x_i 时，个体 y 值的容许区间：即个体 y 值的波动范围。医学上常用作给定 x 值时，相应的 y 的正常值范围。其计算公式为：

$$\hat{y} - t_{\alpha/2,(n-2)} s_y, \ \hat{y} + t_{\alpha/2,(n-2)} s_y \tag{5.15}$$

其中 s_y 为标准差，其计算公式为：

$$s_y = s_{y \cdot x} \sqrt{1 + \frac{1}{n} + \frac{(x_i - \bar{x})^2}{l_{xx}}} \tag{5.16}$$

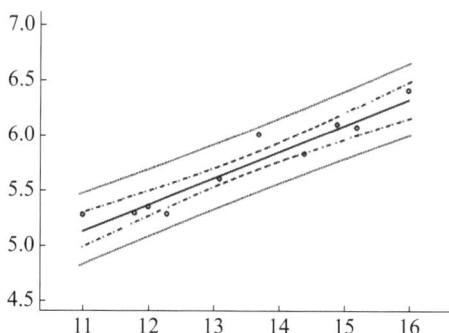

图 5.2 总体均数 $\mu_{Y|X}$ 的置信区间和个体 Y 值的容许区间示意图

四、直线回归分析的应用条件

（1）线性（linear），即 X 和 Y 间的关系为线性关系；

（2）独立（independent），即 n 个个体的观察资料间必须是独立的；

（3）正态（normal），即给定 X 后，Y 的分布为正态分布，且均数就是回归线上对应于 X 值的点；

（4）等方差（equal variance），即不同 X 值所对应的 Y 之分布具有相同的方差，换句话说，Y 的方差与 X 无关。等方差如图 5.3(a) 所示，不等方差如图 5.3(b) 所示。

一般用残差分析（residual analysis）来评价实际资料是否符合回归方程的应用条件，识别离群值等。残差是指观测值 Y_i 与通过直线回归方程计算所得的预测值 $\hat{Y}_i$ 之间的差值，其表达式为：$e_i = Y_i - \hat{Y}_i$，其大小反映了方程拟合数据优劣的信息。将数据的残差减去其均数，除以其标准差，便得到标准化残差。以自变量取值 X_i 为横坐标，以标准化残差为纵坐标，绘制散点图，称为标准化残差图。残差示意图如图 5.4。

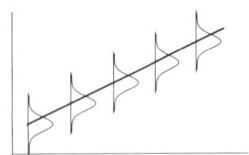

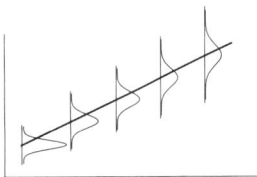

图 5.3　给定 x, y 正态分布

(a) 等方差；(b) 不等方差

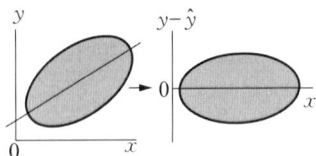

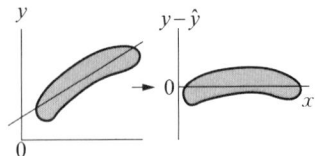

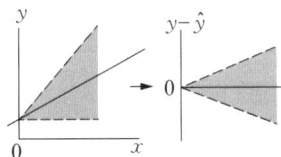

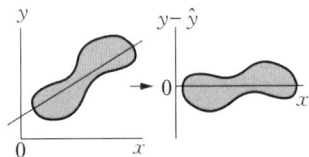

图 5.4　残　差　示　意　图

(a) 二元正态；(b) y 的标准差随 x 递增；(c) y 关于 x 的回归是非线性的；(d) 非线性,且方差不等

例 5.1　研究某抗心律失常药对电刺激狗右心室致颤阈的影响,实验测得狗静脉注射不同剂量的此抗心律失常药与右心室致颤阈的数据如表 5.1。

表 5.1　不同剂量的抗心律失常药对狗右心室致颤阈的影响

药物剂量(mg/kg)	1	3	5	7	9
阈值提高/V	8.03	14.97	19.23	27.83	36.23

解析:从专业角度看,本题两个变量之间存在因果关系。自变量为药物剂量,为精确测量和严格控制的变量;因变量为阈值提高,是数值型变量。考虑使用回归分析分析两个变量之间关系。首先做散点图,观察自变量和因变量之间存在何种趋势,是直线趋势还是曲线趋势,如果有直线趋势,考虑使用直线回归建立两个变量之间的联系。

1. 绘制散点图

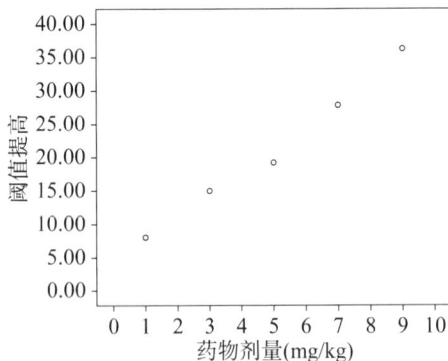

图 5.5　自变量药物剂量和因变量阈值提高之间的散点图

2. 回归系数的估计

从图 5.5 可看出,两变量之间存在直线趋势,故使用直线回归来进行数据分析。根据公式可得:

$$b = \frac{\sum (x - \bar{x})(y - \bar{y})}{\sum (x - \bar{x})^2} = \frac{\sum xy - \dfrac{(\sum x)(\sum y)}{n}}{\sum x^2 - \dfrac{(\sum x)^2}{n}} = \frac{138.52}{40} = 3.463$$

$$a = \bar{y} - b\bar{x} = 21.258 - 3.463 \times 5 = 3.943$$

$$t = \frac{b - 0}{s_b} = \frac{3.463}{0.2289} = 15.1271$$

查 t 值表(附表3), $v = n - 2 = 5 - 2 = 3$ 时, $t_{0.05/2, 3} = 3.182$。现 $|t_b| > t_{0.05}$,所以 $P < 0.05$,按 $\alpha = 0.05$ 的水平,拒绝 H_0,接受 H_1,认为药物剂量和阈值提高之间存在直线回归关系。

直线回归方程为:$\hat{y} = 3.943 + 3.463 \times x$

在本例中,b 的意义是 x 每增加一个单位剂量,阈值平均提高 $3.463/v$。

本例使用方差分析法的结果见表5.2。

表5.2 方差分析结果

变异来源	SS	ν	MS	F	P
总变异	485.9837	4			
回归	479.6948	1	479.6948	228.83	0.0006
残差	6.2889	3	2.0963		

五、回归分析注意事项

(1)回归分析要有实际意义,不能把毫无关联的两种现象勉强作回归分析,要从专业理论对两种现象间的内在联系有所认识。

(2)进行直线回归分析前,应先绘制散点图,当观察点的分布有直线趋势时,才适宜作直线回归。

(3)直线回归方程的适用范围一般以自变量的取值范围为限,在此范围内求出 Y 的估计值,一般称为内插(interpolation)。超过自变量取值范围所计算 Y 的估计值称为外延(extrapolation)。若无充分理由证明超过自变量取值范围还是直线关系,应该避免外延。如例5.1,自变量的取值范围为1~9,超出此范围,不一定存在直线回归的关系。当 $x = 0$, $\hat{y} = 3.943$,不用药物的时候,致颤阈的提高为3.943,这与专业不符。

(4)直线回归方程拟合优劣评价。

决定系数(coefficient of determination),定义为回归平方和与总平方和之比,计算公式为 $R^2 = \dfrac{SS_{回}}{SS_{总}}$。$R^2$ 取值在 0 到 1 之间,且无单位,其数值大小反映了回归贡献的相对程度,也就是在 Y 的总变异中回归关系所能解释的百分比。其值越接近于1,反映回归拟合效果越好。

第二节　线　性　相　关

线性相关(linear correlation)又称简单相关(simple correlation),用于双变量正态分布资料(bivariate normal distribution),用相关系数(coefficient of correlation)又称 Pearson 积差相关系数(coefficient of product-moment correlation)来表示两个变量间的直线关系的密切程度和方向。ρ 表示总体相关系数,r 表示样本相关系数,其取值范围是 $[-1, 1]$,$r = -1$ 为完全负相关(perfect negative correlation),$r = 1$ 为完全正相关(perfect positive correlation),$-1 < r < 0$ 为负相关(negative correlation),$r = 0$ 为零相关(zero correlation),$0 < r < 1$ 为正相关(positive correlation),线性相关的性质可由散点图来直观地说明。

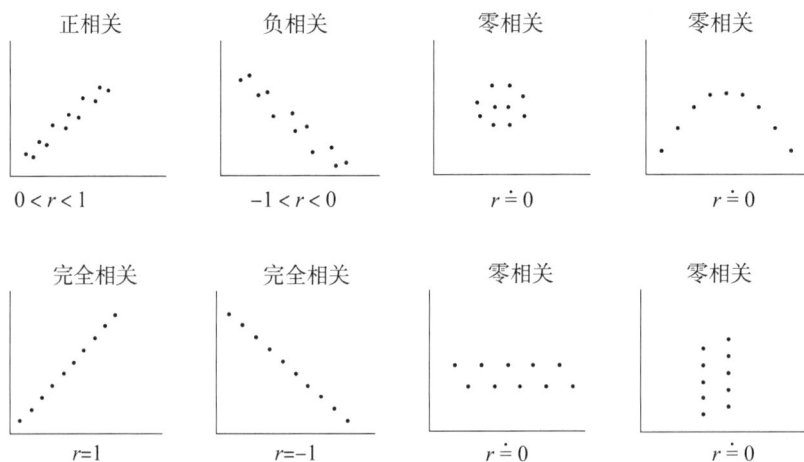

图 5.6　直线相关散点图

正相关或负相关并不一定表示一个变量的改变是另一个变量变化的原因,有可能同受另一个因素的影响。因此,相关关系并不一定是因果关系。

一、相关系数的估计

计算 r 的公式为:

$$r = \sum (x_1 - \overline{x_1})(x_2 - \overline{x_2}) / \sqrt{\sum (x_1 - \overline{x_1})^2 \sum (x_2 - \overline{x_2})^2} \tag{5.17}$$

式中 $\sum (x_1 - \overline{x_1})(x_2 - \overline{x_2})$ 称为 x_1、x_2 的离均差积和。r 是无单位的。

二、相关系数假设检验

样本相关系数是总体相关系数的估计,因而需要对相关系数做假设检验,以样本的相关系数来推断其所代表的总体相关系数是否不为 0。总体相关系数以 ρ 表示,其相应的假设检验为:

$$H_0 : \rho = 0$$
$$H_1 : \rho \neq 0$$

样本相关系数的标准误：
$$s_r = \sqrt{\frac{1-r^2}{n-2}} \tag{5.18}$$

检验统计量为：
$$t_r = r / \sqrt{(1-r^2)/(n-2)} \quad \nu = n-2 \tag{5.19}$$

由 t 值和 ν 查 t 临界值(见附表 3)做出统计推断。也可以直接查 r 界值表(附表 5)做出统计推断。

例 5.2 测定 A 药在血中和尿中的半衰期,以研究直接由血中测定和间接由尿中测定是否存在相关,具体数据如表 5.3。

表 5.3 A 药在血中和尿中的半衰期

试验者	半 衰 期	
	血中测定(x_1)	尿中测定(x_2)
1	9.9	7.9
2	11.2	8.9
3	9.4	8.5
4	8.4	9.4
5	14.8	12.0
6	12.4	11.5
7	13.1	14.5
8	13.4	12.3
9	11.2	9.2
10	9.5	11.0
11	10.7	8.3
12	9.2	8.5

解析:分析变量之间的相关关系,观察指标为计量指标,考虑使用线性相关分析。

步骤如下:

(1)绘制散点图 直观地考察两变量之间是否存在线性关系(图 5.7)。

由散点图可看出两个变量之间存在线性趋势,因而可做线性相关。

(2)对变量 X_1 和 X_2 是否满足二元正态分布进行检验。可以证明:以 X_1 为自变量、X_2 为因变量做直线回归,如果其残差和自变量 X_1 皆服从正态分布,则变量 X_1 和 X_2 服从二元正态分布,有兴趣的读者可参考有关书籍进行证明,本章节仅给出检验二元正态分布的 SAS 程序。

(3)根据公式计算 r。

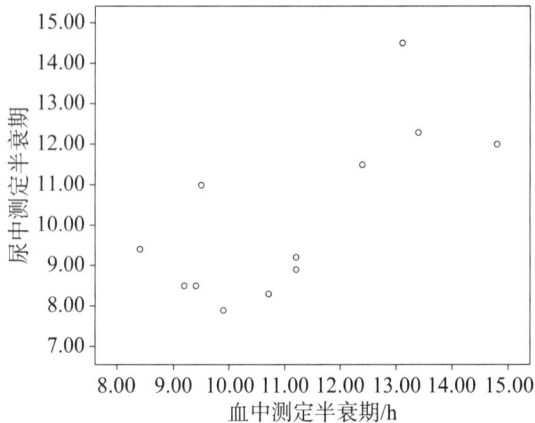

图 5.7　A 药在血和尿中半衰期的散点图

$$\sum (x_1 - \overline{x_1})^2 = \sum x_1^2 - \left(\sum x_1\right)^2 / n = 1\,521.16 - (133.2)^2/12 = 42.64$$

$$\sum (x_2 - \overline{x_2})^2 = \sum x_2^2 - \left(\sum x_2\right)^2 / n = 1\,286.8 - (122)^2/12 = 46.466\,7$$

$$\sum (x_1 - \overline{x_1})(x_2 - \overline{x_2}) = \sum x_1 x_2 - \left(\sum x_1 \cdot \sum x_2\right)/n = 1\,386.27 - 16\,250.4/12$$
$$= 32.07r = 32.07/\sqrt{42.64 \times 46.467} = 0.720\,5$$

（4）r 的检验假设：

$$H_0 : \rho = 0$$
$$H_1 : \rho \neq 0$$
$$\alpha = 0.01$$

$$s_r = \sqrt{\frac{1 - r^2}{n - 2}} = \sqrt{\frac{1 - (0.720\,5)^2}{12 - 2}} = 0.219\,3$$

$$t_r = r/s_r = 0.720\,5/0.219\,3 = 3.285\,4$$

由 $\nu = n - 2 = 12 - 2 = 10$，查附表 3，得 $t_{0.01/2,\,10} = 3.169$，现 $t > t_{0.01}$，故 $P < 0.01$，也可查附表 5 得 $r_{0.01/2,\,10} = 0.708$，现 $r > r_{0.01}$，所以 $P < 0.01$，拒绝 H_0，可以认为 A 药在血中和尿中的半衰期存在正相关。

三、线性相关的应用的注意事项

1. 有效范围

仅限于原资料中 X 变量和 Y 变量的实测范围，超出此范围就不一定保持现有的直线相关关系。

2. 合并问题

对两个样本合并成一个样本进行相关分析，可能使两个都无相关性的样本合并后有相关性，也可能使两个有相关性的样本合并后无相关性，如图 5.8(a) 和图 5.8(b)。

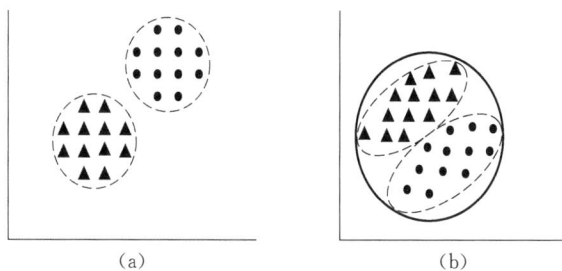

图 5.8　数据合并后相关性

(a) 无相关性数据合并后有相关性；(b) 有相关性数据合并后无相关性

3. 识别离群值（outlier）

离群值指远离数据群的观察点，有时可在相关分析中产生误导作用。如图 5.9a 中 P 点的存在，可能掩盖了原有的线性趋势；图 5.9b 中 Q 点的存在，可能造成了有线性趋势的假象。但是，不能把所有这类观察点不加识别地一律看作异常值，而应谨慎分辨是真的异常值，还是属于原分布内偏离较大的变量值。

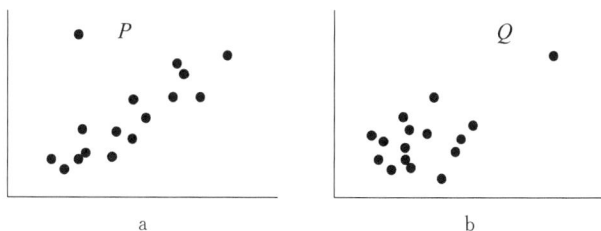

图 5.9　离群值对相关的影响

4. 正确解释

相关分析只是以相关系数来描述两个变量间线性相关的程度和方向，并不阐明事物间存在联系的本质，也不是两事物间存在联系的证据，线性相关也可能同时受第三个因素的影响而表现出虚假相关。要阐明两事物间的本质联系，必须凭专业知识从理论上加以论证；相关关系是一种共变关系。有相关关系的观察指标，不一定是因果关系，也不一定有内在联系，切不可单纯依靠相关系数的统计学检验结果"证明"因果关系的存在。

第三节　多元线性回归

在医学研究中，某个医学观察指标往往受多个因素的影响，如心率受年龄、体重、肺活量等因素的影响。如果这些因素与某个医学观察指标之间的关系是线性的，则可以应用多元线性回归（multiple linear regression）方法分析，并对各个因素做出评价，也可以用于预测和判别。

拟合一个应变量 y 和 m 个自变量 x_1，x_2，……，x_m 的多元线性回归模型可表达为：

$$Y = \alpha + \beta_1 X_1 + \cdots + \beta_m X_m + \varepsilon \quad \varepsilon \sim N(0, \sigma^2) \tag{5.20}$$

α 为截距，β_1，β_2，$\cdots\beta_m$ 称为偏回归系数或简称回归系数。β_i 表示除 X_i 以外的其他自变量固定的情况下，X_i 每改变一个单位，相应的 Y 的平均变化值，即 Y 总体均数的相应变化值。

用样本数据拟合多元线性回归方程为：

$$\hat{y} = a + b_1 x_1 + b_2 x_2 + \cdots + b_i x_i + \cdots + b_m x_m \tag{5.21}$$

其中 a，b_1，b_2，$\cdots$，b_m 是 α，β_1，β_2，$\cdots$，β_m 的估计值。

例 5.3 某地 29 名 13 岁男童身高(cm)、体重(kg)及肺活量(L)数据如表 5.4。求由身高、体重推算肺活量的回归方程。

表 5.4　29 名 13 岁男童身高体重及肺活量的测量

例号	身高(x_1)	体重(x_2)	肺活量(y)
1	135.1	32.0	1.75
2	139.9	30.4	2.00
3	163.6	46.2	2.75
4	146.5	33.5	2.50
5	156.2	37.1	2.75
6	156.4	35.5	2.00
7	167.8	41.5	2.75
8	149.7	31.0	1.50
9	145.0	33.0	2.50
10	148.5	37.2	2.25
11	165.5	49.5	3.00
12	135.0	27.6	1.25
13	153.3	41.0	2.75
14	152.0	32.0	1.75
15	160.5	47.2	2.25
16	153.0	32.0	1.75
17	147.6	40.5	2.00
18	157.5	43.3	2.25
19	155.1	44.7	2.75
20	160.5	37.5	2.00
21	143.0	31.5	1.75
22	149.4	33.9	2.25
23	160.8	40.4	2.75
24	159.0	38.5	2.50

（续表）

例号	身高(x_1)	体重(x_2)	肺活量(y)
25	158.2	37.5	2.00
26	150.0	36.0	1.75
27	144.5	34.7	2.25
28	154.6	39.5	2.50
29	156.5	32.0	1.75

一、回归系数的估计

m 元回归方程中有 $m+1$ 个待估系数。回归系数的估计仍然用最小二乘(least square, LS)法。即要求残差平方和(sum of squares for residuals)达到最小,即

$$Q = \sum_{i=1}^{n} (y_i - \hat{y}_i)^2 = \sum_{i=1}^{n} \left[y_i - (a + b_1 x_{1i} + b_2 x_{2i} + \cdots + b_m x_{mi}) \right]^2 \quad (5.22)$$

回归系数的估计一般用消去变换法(eliminate transformation)。借助统计软件计算身高、体重和肺活量建立的线性回归方程为:

$$\hat{y} = -0.5657 + 0.00502 x_1 + 0.0541 x_2$$

二、多元线性回归方程的假设检验及评价

(一) 回归方程的假设检验

回归分析中,y 方面的总变异分解为两部分:$SS_{回归}$ 和 $SS_{剩余}$。于是,自变量的作用是否有统计学意义,或整个方程是否有统计学意义,就看回归所能解释的变异 $SS_{回归}$ 比 $SS_{剩余}$ 大多少,这与直线回归的方差分析相同。按方差分析的思想,可对回归方程进行检验,即检验假设:

$$H_0 : \beta_1 = \beta_2 = \cdots = \beta_m$$
$$H_1 : \beta_1, \beta_2, \cdots, \beta_m \ 不全为 0$$

检验统计量 $\qquad F = \dfrac{SS_{回} / \nu_{回}}{SS_{剩} / \nu_{剩}} = \dfrac{MS_{回}}{MS_{剩}}, \ \nu_{回} = m, \ \nu_{剩} = n - m - 1 \qquad (5.23)$

如果 $F \geqslant F_{a,(m,n-m-1)}$,则在 α 水准上拒绝 H_0,接受 H_1,认为 Y 与 m 个自变量 x_1, x_2, ……, x_m 之间存在线性回归关系。与直线回归相比,这里的回归自由度为方程中自变量的个数 m,直线回归中的回归自由度为 1,故直线回归是多元回归之特例。由例 5.3 得方差分析表:

表 5.5　例 5.3 资料回归方程的方差分析表

变异来源	SS	自由度	MS	F	P
总	5.633 620 69	28			
回归	3.075 733 94	2	1.537 866 97	15.631 9	0.000 0
剩余	2.557 886 85	26	0.098 380 26		

从检验结果可见 β_1 和 β_2 不全为 0,回归方程是有统计学意义的。

(二) 决定系数(determination coefficient)

决定系数 R^2 表明回归方程拟和效果优劣的指标之一,其定义为:

$$R^2 = 1 - \frac{SS_{残差}}{SS_{总}} = \frac{SS_{回归}}{SS_{总}} \tag{5.24}$$

其意义为因变量 Y 变异被方程中自变量组合所能解释的部分的大小。由定义可看出 $0 \leqslant R^2 \leqslant 1$。 决定系数越大,说明变量间的回归关系实际意义越大。

(三) 剩余标准差

剩余标准差 $s_{y \cdot x_1 x_2 \cdots x_m}$ 或简记为 $s_{y \cdot 12 \cdots m}$ 就是残差的标准差:

$$s_{y \cdot 12 \cdots m} = \sqrt{\frac{\sum_{i=1}^{n}(y_i - \hat{y}_i)^2}{n - m - 1}} = \sqrt{\frac{SS_{剩余}}{n - m - 1}} \tag{5.25}$$

剩余标准差主要反映回归方程的估计精度。其值越小,说明回归效果越好。剩余标准差可用于偏回归系数的假设检验、y 的容许区间及可信区间的估计、自变量的选择等。因此,剩余标准差在回归分析中是一个非常重要的统计量。

三、偏回归系数的假设检验与区间估计

回归方程有统计学意义并不等于方程中每个自变量都有统计学意义,因此还有必要对方程中每个变量进行检验。即分别检验每个偏回归系数是否为 0:

$$H_0 : \beta_i = 0, \ H_1 : \beta_i \neq 0$$

在一元回归中,回归系数的假设检验是用 t 检验。这里仍用 t 检验。其检验统计量为:

$$t_i = \frac{b_i}{s_{b_i}} \sim t_{(n-m-1)} \tag{5.26}$$

其中 b_i 为偏回归系数的估计值,s_{b_i} 为偏回归系数的标准误。

如果 $|t_i| \geqslant t_{\alpha/2, n-m-1}$,则在 α 水准上拒绝 H_0,接受 H_1,认为 Y 与 X_i 有线性回归关系。

偏回归系数的置信区间为:

$$b_i \pm t_{\alpha/2, (n-m-1)} s_{b_i} \tag{5.27}$$

例 5.3 结果见表 5.6。

表 5.6　例 5.3 资料回归系数的估计结果

变量名	回归系数	标准误	t	P	95%置信区间
X_1	0.005 0	0.010 6	0.47	0.639 2	$(-0.016\,7, 0.026\,8)$
X_2	0.054 1	0.016 0	3.38	0.002 3	$(0.021\,2, 0.086\,9)$
常数项	$-0.565\,7$	1.240 1	-0.46	0.652 1	$(-3.114\,8, 1.983\,5)$

$$\hat{y} = -0.565\,7 + 0.005\,02 x_1 + 0.054\,1 x_2$$

当 $x_1=150$、$x_2=30$ 时，$\hat{y}=1.8073$，表示对所有身高为 150 cm、体重为 30 kg 的 13 岁男童，估计平均肺活量为 1.8073 L。

偏回归系数 b_2 的含义：当 13 岁男童身高保持固定不变时，随着体重每增加 1 kg，肺活量将平均增加 0.0541 L。

四、标准偏回归系数（standard partial regression coefficient）

在多元回归方程中，如果各自变量的偏回归系数的单位相同，则可以直接做偏回归系数的检验来比较各自变量对因变量作用的大小。例如，研究外来人口数和本地人口数对工农业总产值的影响，二者的单位都是人，偏回归系数的单位为万元/人。但是，在大多数的直线回归方程中，自变量都是具有不同量纲单位的，如例 5.3 中 b_1 的单位是 L/cm，而 b_2 的单位是 L/kg。因此不能直接根据 b_1、b_2 的大小来判断自变量 x_1、x_2 对 y 的贡献大小，必须将它们标准化，化成没有单位的标准偏回归系数，然后才能进行比较。其和偏回归系数的关系为：

$$b'_i = b_i \sqrt{l_{ii}/l_{vv}} \tag{5.28}$$

其中，l_{ii} 为变量 x_i 的离均差平方和，l_{vv} 为应变量的离均差平方和，因而 b' 是无量纲单位。利用例 5.3 中的数据算出 l_{ii} 和 l_{vv}，代入（5.28）式，得

$$b'_1 = 0.0050 \times \sqrt{1957.95315/5.63362} = 0.0932$$

$$b'_2 = 0.0541 \times \sqrt{857.11793/5.63362} = 0.6673$$

可见，在二元回归方程中，体重对肺活量的作用比身高对肺活量的作用大。

五、多元线性回归应用注意事项

（一）多元线性回归应用条件

（1）自变量和应变量之间的关系是线性关系。

（2）各观测单位相互独立。

（3）残差服从正态分布。

（4）残差满足方差齐性。

残差分析（residual analysis）是检查资料是否符合条件的一个有用工具。残差是指观测值 Y_i 与预测值 $\hat{Y}_i$ 之间的差值，其表达式为：$e_i = Y_i - \hat{Y}_i$。正常情况下，$e_i \sim N(0, \sigma^2)$。计算标准化残差，即 $e'_i = \dfrac{e_i}{\sqrt{MS_{残}}}$，$e'_i \sim N(0, 1)$。然后以 e'_i 为纵坐标，以 $\hat{Y}_i$ 为横坐标作残差图。一般通过观察残差图来判断多元线性回归的应用条件，残差图还可以考察离群点。一般规定 $|e'_i| > 2$ 为离群点。

（二）指标的数量化

多元线性回归中要求应变量是计量资料，且满足线性回归分析的条件，而对自变量的性质没有强制性的要求，只要求自变量与应变量的关系为线性。

1. 自变量是计量资料

如果自变量与应变量的关系是线性的，则直接以原变量的形式进入分析；如自变量与应

变量是非线性相关关系,则需作适当的变量变换,如 x^2、$\log(x)$、e^x 等,以改善回归方程的拟合优度。如果数据变换恰当,决定系数 R^2 会有明显增大。

2. 自变量是计数资料

需将其定量化后方可进行分析。

如果是二分类指标,则常用 0、1 变量表示,如 x 为性别指标,则将其量化为:

$$x = \begin{cases} 0 & \text{如果是女性} \\ 1 & \text{如果是男性} \end{cases}$$

回归方程中对应与 x 的系数 b 表示男性比女性的 y 平均多 b。

如果是无序多分类指标,以 1,2,3,$\cdots$,k 分别表示 k 个不同的类别,需将变量转换为 $k-1$ 个指示变量或哑变量(design variable, dummy variable),每个哑变量都是一个二分类变量。如 x 是血型指标,分为 A、B、AB、O 四种血型,分别以 1、2、3、4 代替。则可定义三个哑变量进行定量化后引入模型。如以 O 型血为参照组,3 个指示变量分别为 x_1、x_2、x_3,则其取值为

$$x_1 = \begin{cases} 1 & \text{A 型} \\ 0 & \text{其他血型} \end{cases} \quad x_2 = \begin{cases} 1 & \text{B 型} \\ 0 & \text{其他血型} \end{cases} \quad x_3 = \begin{cases} 1 & \text{AB 型} \\ 0 & \text{其他血型} \end{cases}$$

具体见表 5.7。

表 5.7 无序多分类变量与哑变量的对应关系

哑变量	A 型	B 型	AB 型	O 型
X_1	1	0	0	0
X_2	0	1	0	0
X_3	0	0	1	0

3. 自变量是等级资料

可以有两种处理方法:其一是将等级数量化后按计量资料处理,直接进入分析,如果 y 的改变在每个等级上是近似相等的,则该法效果是好的;其二是视为计数资料,将其用哑变量表示,一般用在 y 在每个等级上的变化不相等时。通常的做法是,先将其用哑变量表示,且以最高等级或最低等级作为对比的基础,如果在方程中,哑变量的系数与等级的变化是成比例的,则说明 y 的改变与原等级变量是近似线性的,则再用原变量分析。

另外,当方程中变量不是很多,样本含量又比较大时,用哑变量的方法较好;但当自变量较多,样本含量又不够大时,按计量资料处理更为合适。

(三) 回归系数反常的原因

实际应用中,估计的回归系数可能与专业上能接受的值相差很大,甚至符号相反;回归方程有统计学意义,但每个变量均无统计学意义;有些自变量从专业知识看似乎是很重要的,但在回归分析中却不重要,因而选不进方程。

出现这种结果的原因是多方面的,常见的有:

(1) 异常数据或强影响点的干扰。所谓异常数据(outlier)指对既定模型偏离很大的点;

强影响点(influential point，influence case)是指对统计量的取值有非常大的影响或冲击力的点。异常数据和强影响点不一定是错误数据。

（2）自变量的观察范围太窄，或方差太小。

（3）自变量数太多或样本含量不够。

（4）自变量间存在多重共线性(multicollinearity)。所谓多重共线性是指自变量间的高相关性。

（四）多重共线性的识别与处理

多重共线性的识别：

1. 容许值（tolerance）

自变量 x_i 的容许值 $\text{tol}(x_i)=1-R^2$，其中 R^2 是以 x_i 为因变量，其他变量为自变量的线性回归模型的决定系数。取值范围 $0\sim1$。值越小多重共线性越严重。

2. 方差膨胀因子（variance inflation factor， VIF）

容许值的倒数。值越大多重共线性越严重。一般方差膨胀因子大于 10 时，可认为模型存在较严重的多重共线性。

3. 条件数（condition number）

条件指数(condition index)：一个特征值对应的条件指数等于最大特征值与这个特征值之比的平方根。条件数即最大的条件指数。值越大，多重共线性越严重。

多重共线性的处理方法如下。

（1）精简变量：在自变量中若某个变量对应变量的影响不大且造成共线性，则应删去。

（2）逐步回归法：用逐步回归法建立的回归方程一般不存在多重共线性问题。

（3）主成分回归法(principal component regression)：

主成分分析(principal component analysis)是通过正交变换将一组可能存在相关性的变量转换为一组线性不相关的变量，转换后的这组变量叫主成分。可用少数几个主成分与应变量建立回归方程，由于主成分之间互不相关，保证了回归方程的稳定性。这种将主成分与多元线性回归结合使用的方法称为主成分回归法。

（4）岭回归(ridge regression)：

我们称 $\hat{\beta}(k)=(X'X+kI)^{-1}X'y$ 为 β 的岭回归估计，其中 k 称为岭参数。当岭参数 k 在 $(0，\infty)$ 内变化时，$\hat{\beta}(k)$ 是 k 的函数，在平面坐标系上把函数 $\hat{\beta}(k)$ 画出来，画出的曲线称为岭迹。在实际应用中，可以根据岭迹曲线的变化形状来确定适当的 k 值和进行自变量的选择。

（5）LASSO (Least Absolute Shrinkage and Selection Operator)：

LASSO 是一种收缩估计方法，基本思想是在回归系数的绝对值之和小于一个常数的约束条件下，使残差平方和最小化，从而能够产生某些严格等于 0 的回归系数，得到可以解释的模型。另外 LASSO 回归还特别适用于高维数据，即样本量比较小而指标非常多的情况。

第四节 多 元 相 关

一、概述

多元相关是研究多个变量间线性关系的一种统计分析方法。在多元相关分析中,变量间的相关系数有三类:

(1) 简单相关(simple correlation),它是表明两个变量之间的相关程度和方向的指标,不考虑其他变量的影响。

(2) 偏相关系数(partial correlation),又称部分相关系数。它是当其他变量固定时,表明两个变量间相关程度和方向的指标。固定一个变量时,其他两个变量间的偏相关系数称一级偏相关系数,固定二个变量时的相关系数为二级偏相关系数,余此类推。本节主要讨论一级偏相关系数,对于其他的偏相关系数,有兴趣的读者可参考相关书籍。

(3) 复相关系数 R(multiple correlation coefficient),又称多元相关系数或全相关系数。复相关系数定义为决定系数的平方根,即自变量引起的回归平方和与应变量总变异之比的平方根。复相关系数的性质与决定系数的性质相同,反映了应变量与自变量间的密切程度,$0 \leqslant R \leqslant 1$。 显然 R 越大,自变量与应变量的关系越密切。与简单相关系数不同的是,R 总是大于或等于 0 的。即复相关系数只反映应变量与自变量间的密切程度,而不反映相关的方向。

二、偏相关系数

客观事物间的关系是错综复杂的,变量之间的相互影响也往往是多种多样的。曾有人研究脚大的儿童,识字能力也较强,存在正相关,但是在同一年龄段,脚大的儿童并不比脚小的儿童识字能力强,因而如果不考虑年龄的因素,脚的大小和识字能力之间就呈现虚假的正相关,儿童的年龄同时影响脚的尺寸和识字能力,而扣除了这种影响后,这种虚假的相关性就不存在了。因而当存在对两个变量关系密切的其他变量,则简单相关系数就不能正确地表示此两个变量之间的真实关系,这就需要使用偏相关系数。

其计算公式为: $\qquad r_{ij \cdot k} = (r_{ij} - r_{ik} \cdot r_{jk}) / \sqrt{(1 - r_{ik}^2)(1 - r_{jk}^2)}$ (5.29)

其中 $r_{ij \cdot k}$ 表示扣除了第三个变量 x_k 影响 x_i 和 x_j 的偏相关系数,r_{ij}、r_{ik}、r_{jk} 分别为变量 x_i 和 x_j、x_i 和 x_k、x_j 和 x_k 的简单相关系数。

例5.4 求例5.3中 x_1、x_2、y 之间的简单相关系数和偏相关系数。

(1) 先求简单相关系数。

$$r_{1y} = l_{1y} / \sqrt{l_{11} \cdot l_{yy}} = 61.794\,83 / \sqrt{1\,957.953\,15 \times 5.633\,62} = 0.588\,4$$

类似地

$$r_{2y} = 51.159\,48 / \sqrt{857.117\,93 \times 5.633\,62} = 0.736\,2$$

$$r_{12} = 961.369\,32/\sqrt{1\,957.953\,15 \times 857.117\,93} = 0.742\,1$$

（2）求一级偏相关系数。由（5.29）式，得

$$r_{1y\cdot2} = (0.588\,4 - 0.736\,2 \times 0.742\,1)/\sqrt{(1 - 0.736\,2^2)(1 - 0.742\,1^2)} = 0.092\,7$$

$$r_{2y\cdot1} = (0.736\,2 - 0.588\,4 \times 0.742\,1)/\sqrt{(1 - 0.588\,4^2)(1 - 0.742\,1^2)} = 0.552\,7$$

偏相关系数的假设检验也可查附表 6，一级偏相关系数共涉及三个变量，故查变量数为 3 的一列，自由度 $= n - k - 1$，本例 $df = 29 - 2 - 1 = 26$，$r_{0.05(26)} = 0.454$，$r_{0.01(26)} = 0.546$，现 $r_{1y\cdot2} < r_{0.05}$，所以 $P > 0.05$，而 $r_{2y\cdot1} > r_{0.01}$，所以 $P < 0.01$。故在扣除了体重影响后，身高与肺活量的相关无统计学意义，而扣除身高影响后体重与肺活量的相关有统计学意义。可见身高、体重两因素中对肺活量有影响的因素实际上是体重，表明在多元回归方程中的自变量并非都对应变量有统计学意义。

第五节　自变量选择方法

一般在多元线性回归方程中所包含的自变量是研究者根据专业知识和经验事先选择好的。然而在实际应用中，由于缺乏理论依据，回归模型的自变量难以事先确定，若选择过多不重要的自变量引入方程，会降低模型精度；而若选择过少的自变量引入方程，拟合效果欠佳。因此，选择有意义且能足以解释模型的自变量常常是回归分析的第一步。

一、最优子集回归

对于多元线性模型，当研究者的目的是想确认哪些因素对应变量影响最大或者想得到最佳预测模型，也就是要求：①引入回归模型的自变量都有统计学意义；②在同样的自变量个数情况下，残差均方（或残差平方和）达到最小；③增加任何一个自变量进入模型，都会导致模型中某些自变量没有统计学意义。我们可以选择自变量各种可能的组合分别构建模型，根据某种准则（criterion）挑出一个"最优"的回归模型，这种自变量的选择方法称为最优子集回归（optimum subsets regression）。

（一）校正决定系数 R_c^2

一般而言，由于决定系数 $R^2 = 1 - \dfrac{SS_{残}}{SS_{总}}$，所以最小残差平方和准则或最大决定系数 R^2 准则用于评判回归方程的优劣。但方程中自变量个数越多，残差平方和越小，R^2 越大。所以对两个具有不同自变量的回归方程比较优劣时，不能简单地用残差平方和或决定系数作为评价标准。另外，对于回归方程而言，自变量并非越多越好，当模型中引入了与应变量 y 无关或相关性非常弱的变量时，残差平方和虽会减小一些，但变化不会太大，而对于新的样本预测而言，其平均误差往往反而增大，从而损失了回归模型的应用价值。考虑到引入方程的自变量个数的影响，须用校正决定系数。其计算公式为：

$$R_c^2 = 1 - (1 - R^2)\frac{n-1}{n-p-1} = 1 - \frac{MS_{残}}{MS_{总}} \tag{5.30}$$

式中 n 为样本量，R^2 为包含 $p(p \leqslant m)$ 个自变量的回归方程的决定系数。
所谓"最优"回归方程是指 R_c^2 最大者。

(二) C_p 准则

$$C_p = \frac{(SS_{残})_p}{(MS_{残})_m} - [n - 2(p+1)] \tag{5.31}$$

其中 $(SS_{残})_p$ 是由 $p(p \leqslant m)$ 个自变量做回归得到的误差平方和，$(MS_{残})_m$ 是从全部 m 个自变量的回归模型中得到的残差均方。可以证明，当由 p 个自变量拟合的方程理论上最优时，C_p 的期望值是 $p+1$。因此应选择 C_p 最小，且最接近 $p+1$ 的回归方程为最优方程。

(三) AIC 准则和 BIC 准则

$$\text{AIC} = n\ln\left(\frac{SS_{残}}{n}\right) + 2p \tag{5.32}$$

$$\text{BIC} = n\ln\left(\frac{SS_{残}}{n}\right) + p\ln(n) \tag{5.33}$$

当模型中的自变量个数 p 增加时，$SS_{残}$ 虽然会减小，但 AIC 统计量中 $2p$ 会导致 AIC 增加，因此如果某个自变量引入模型会使 $SS_{残}$ 有较大幅度减少，则引入该自变量会使 AIC 减小，反之如果该自变量引入模型对 $SS_{残}$ 的减少甚微，则 AIC 会增大。日本学者 Akaike 提出选择自变量使模型的 AIC 统计量达到最小，则该模型为最优模型，这种选择自变量的准则称为 AIC 准则。BIC 准则也是同理。在回归模型中，AIC 和 BIC 的值都是越小越好。

例 5.5　现测量了 30 名疑似患有动脉硬化的就诊患者的载脂蛋白 A1、载脂蛋白 B、载脂蛋白 E、载脂蛋白 C 和高密度脂蛋白中的胆固醇含量。数据见表 5.8。试用最优子集回归对自变量进行选择，建立关于高密度脂蛋白中胆固醇含量的多元线性回归方程。

表 5.8　30 名患者血清中高密度脂蛋白中的胆固醇含量及载脂蛋白测量结果

载脂蛋白 A1 x_1(mg/dl)	载脂蛋白 B x_2(mg/dl)	载脂蛋白 E x_3(mg/dl)	载脂蛋白 C x_4(mg/dl)	高密度脂蛋白 y(mg/dl)
173	106	7	14.7	62
139	132	6.4	17.8	43
198	112	6.9	16.7	81
118	138	7.1	15.7	39
139	94	8.6	13.6	51
175	160	12.1	20.3	65
131	154	11.2	21.5	40
158	141	9.7	29.6	42
158	137	7.4	18.2	56
132	151	7.5	17.2	37

（续表）

载脂蛋白 A1 x_1(mg/dl)	载脂蛋白 B x_2(mg/dl)	载脂蛋白 E x_3(mg/dl)	载脂蛋白 C x_4(mg/dl)	高密度脂蛋白 y(mg/dl)
162	110	6	15.9	70
144	113	10.1	42.8	41
162	137	7.2	20.7	56
169	129	8.5	16.7	58
129	138	6.3	10.1	47
166	148	11.5	33.4	49
185	118	6	17.5	69
155	121	6.1	20.4	57
175	111	4.1	27.2	74
136	110	9.4	26	39
153	133	8.5	16.9	65
110	149	9.5	24.7	40
160	86	5.3	10.8	57
112	123	8	16.6	34
147	110	8.5	18.4	54
204	122	6.1	21	72
131	102	6.6	13.4	51
170	127	8.4	24.7	62
173	123	8.7	19	85
132	131	13.8	29.2	38

解析：本例有 4 个自变量，可以拟合 $2^4-1=15$ 个回归方程。所有 15 个方程的 R_c^2、C_P 统计量和 AIC 在表 5.9 中列出，按 R_c^2 值由大到小依次排列，最优组合为 x_1、x_4，此模型的 R_c^2 最大，AIC 和 BIC 最小，C_P 值较小。即出载脂蛋白 A1、载脂蛋白 C 和高密度脂蛋白中胆固醇含量建立的回归方程最优。结果见表 5.10，"最优"的回归方程为

$$\hat{y}=-11.7806+0.4984x_1-0.4967x_4$$

表 5.9　例 5.5 资料的一切可能回归（$2^4-1=15$ 个）

方程中变量	R_c^2	R^2	C_p	AIC	BIC
x_1、x_4	0.7582	0.7749	1.8725	118.2132	121.1195
x_1、x_2、x_4	0.7561	0.7814	3.1312	119.3410	122.8159
x_1、x_3、x_4	0.7534	0.7789	3.4097	119.6717	123.0517
x_1、x_2、x_3、x_4	0.7477	0.7825	5.0000	121.1840	125.1040
x_1、x_3	0.7306	0.7492	4.8299	121.4602	123.7004

（续表）

方程中变量	R_c^2	R^2	C_P	AIC	BIC
x_1、x_2、x_3	0.723 9	0.752 5	6.453 3	123.065 7	125.494 7
x_1、x_2	0.712 5	0.732 3	6.766 5	123.410 6	125.259 9
x_1	0.702 9	0.713 1	6.977 3	123.492 3	125.114 9
x_3	0.124 7	0.154 8	71.147 5	155.904 7	154.184 4
x_2、x_3	0.108 7	0.170 2	71.388 2	157.356 4	154.303 6
x_3、x_4	0.092 7	0.155 3	73.095 4	157.888 6	154.787 4
x_2、x_3、x_4	0.075 1	0.170 8	73.315 9	159.333 7	154.912 5
x_2	0.057 5	0.090 0	78.596 5	158.121 1	156.251 1
x_2、x_4	0.050 0	0.115 5	77.673 3	159.270 7	156.047 2
x_4	0.016 9	0.050 8	83.106 8	159.387 6	157.436 1

表 5.10 例 5.5 的回归系数估计及检验结果

变量	自由度	回归系数	标准回归系数	标准误	t	P
常数项	1	−11.780 59	—	8.989 14	−1.31	0.201 1
x_1	1	0.498 42	0.851 27	0.053 48	9.32	<.000 1
x_4	1	−0.496 66	−0.248 71	0.182 40	−2.72	0.011 2

由标准回归系数看出，载脂蛋白 A1 对高密度脂蛋白中胆固醇含量影响最大。

二、逐步回归

在备选自变量较多的情况下，最优子集回归的计算量非常大，所以一般采用逐步回归（stepwise regression）剔选变量，在一定的剔选水准上保证了方程中自变量对应变量都有统计学意义，方程外的自变量对应变量没有统计学意义。逐步回归法所得到的方程并不能保证得到校正 R^2 最大，或 C_P 统计量最小，或残差标准差最小，因而不一定是真正最优的，而是"局部最优"的回归方程。

逐步回归可以分为前进法（forward）、后退法（backward）、逐步向前法（forward stepwisc）、逐步向后法（backward stepwise）。它们的共同特点是每一步只引入或剔除一个自变量 X_j，决定其取舍则基于对偏回归平方和（sum of squares for partial regression）的 F 检验。

回归方程中某一自变量 X_j 的偏回归平方和，表示模型中含有其他 $m-1$ 个自变量的条件下该自变量对 y 的回归贡献，相当于从回归方程中剔除 X_j 后所引起的回归平方和的减少量，或在 $m-1$ 个自变量的基础上新增加 X_j 引起的回归平方和的增加量。偏决定系数（partial R - Square），为偏回归平方和与应变量总变异的比。

$$F = \frac{SS_{回}^{(k)}(X_j)}{SS_{残}^{(k)}/(n-p-1)} \tag{5.34}$$

其中 p 为进行到 k 步时方程中自变量的个数，$SS_{回}^{(k)}(X_j)$ 为第 k 步时 X_j 的偏回归平方和，$SS_{残}^{(k)}$ 为第 k 步时的残差平方和。对给定的检验水准 α，当方程外自变量的 $F \geqslant F_{\alpha,(1, n-p-1)}$ 时可决定引入；若方程内自变量的 $F < F_{\alpha,(1, n-p-1)}$，可决定剔除。

（一）前进法

事先给定一个挑选自变量进入方程的标准。开始方程中除常数项外没有自变量，然后，按自变量对回归的贡献大小由大到小依次挑选进入方程。每选入一个变量进入方程，则重新计算方程外各自变量（在扣除了已选入变量的影响后）的贡献。直到方程外变量均达不到入选标准，没有自变量可被引入方程为止。该法只考虑选入变量，一旦某变量进入模型，就不再考虑剔除。

（二）后退法

与前进法相反，后退法是事先给定一个剔除自变量的标准。开始时全部自变量都在方程之中，然后，按自变量对回归的贡献大小，将小于剔除标准的变量由小到大逐一剔除。每剔除一个变量，则重新计算方程中各自变量对回归的贡献。直到方程中所有变量均符合选入标准，没有自变量可被剔除为止。该法只考虑剔除，自变量一旦被剔除，则不再考虑进入模型。

（三）逐步向前法

本法区别于前进法的根本之处是每选入一个变量都要对已在模型中的变量进行检验，对低于剔除标准的变量要逐一剔除。具体做法是：事先给定一个剔选变量的标准，按自变量对回归的贡献大小由大到小依次挑选进入方程，每选一个变量进入方程，则重新计算各自变量对回归的贡献；考察已在方程中的变量是否由于新变量的引入，其作用被新变量代替或部分代替了，抑制了它的作用并退化为低于剔选标准，如果有，则将它剔除，并重新计算各自变量对回归的贡献；如仍有变量低于剔选标准，则继续考虑剔除，直到方程内变量均符合入选标准，没有自变量可被剔除，再考虑选入变量；重复上述步骤，直到方程内没有变量可被剔除，方程外没有变量可被引进为止。剔选变量的过程结束。

（四）逐步向后法

本法与逐步向前法的方向正好相反。区别于后退法的根本之处，是每剔除一个变量都要对方程外的变量进行检验，对符合入选标准的变量要重新考虑选入。具体做法是事先给定一个剔选变量的标准；开始时所有变量均在方程中，计算自变量对回归的贡献，并将低于剔选标准的变量逐一剔除；每剔除一个变量，则重新计算各自变量对回归的贡献，并考察方程外的变量；如符合入选标准，则将贡献最大的自变量选入，并重新计算各自变量对回归的贡献；如仍有变量符合入选标准，则继续考虑选入，直到方程外变量均不符合入选标准，没有自变量可被引入，再考虑剔除。重复上述步骤，直到方程内没有变量可被剔除，方程外没有变量可被引进为止。

对于选入和剔除自变量的 F 检验，可以设置相同的检验水准 α，但实际分析时，可能会出现刚被剔除的变量，马上又被选入，从而使计算进入"死循环"，特别是在界值附近时。为了避免这种情况的出现，我们总选两个界值，一个用于剔除变量 $\alpha_{出}$，一个用于选入变量 $\alpha_{入}$。且 $\alpha_{出}$ 不小于 $\alpha_{入}$。

例 5.6 某中医研究室欲用较易测得的指标来推算每搏心输出量。为此,测定了 136 例的年龄(AGE)、收缩压(PS)、舒张压(PD)、脉图收缩期面积(AS)、脉图舒张期面积(AD)、脉率(PR)及每搏心输出量(Y),见表 5.11,试用逐步向前回归分析寻找主要的影响因素,$\alpha_{出} = 0.1, \alpha_{入} = 0.1$,并求得推算 Y 的回归方程。

表 5.11 推算每搏心输出量部分数据

年龄	收缩压	舒张压	收缩期面积	舒张期面积	脉率	每搏心输出量
33	90	60	25.124	44.673	90	55.86
34	112	70	27.166	43.930	79	51.92
42	116	70	26.785	38.154	68	46.00
...	...	...	...	...	...	...
45	108	70	31.194	53.166	58	66.04

第 1 步,Y 对各自变量做直线回归,变量 PD 的 F 统计量最大,$F = 9.45$,$P = 0.0026$,故 PD 选入方程,此时 $R^2 = 0.0659$。由于方程中只有一个自变量,因而无剔除过程。

第 2 步,经检验在方程中已存在一个自变量 PD 的情况下,AGE 的贡献最大,$F = 13.81$,$P = 0.0003$,因而选入 AGE。AGE 选入后,再重新计算方程中 PD 的贡献,$F = 16.38$,$P < 0.0001$,不剔除。此时 $R^2 = 0.1537$。继续入选变量。

第 3 步,经检验在方程中已存在自变量 PD 和 AGE 的情况下,AS 对应变量的贡献最大,$F = 6.78$,$P = 0.0103$,因而选入 AS。AS 选入后,再重新计算方程中 AGE 的贡献,$F = 17.54$,$P < 0.0001$,不剔除;重新计算方程中 PD 的贡献,$F = 6.47$,$P = 0.0121$,不剔除。此时 $R^2 = 0.1951$。继续入选变量。

第 4 步,经检验在方程中已存在自变量 AGE、PD 和 AS 的情况下,AD 对应变量的贡献最大,$F = 3.33$,$P = 0.0705 < 0.10$,因而选入 AD。AD 选入后,再重新计算方程中 AGE,PD,AS 对应变量的贡献。由于 AD 的引入,使 PD 这个变量达到剔除标准,$F = 0.01$,$P = 0.9240$,因而 PD 被剔除出方程。

第 5 步,重新考察方程中的自变量,没有变量达到剔除标准,方程外也没有变量达到引入标准。选择自变量过程结束。

变量筛选过程汇总见表 5.12,统计结果见表 5.13。

表 5.12 逐步回归筛选汇总

步骤	进入变量	剔除变量	方程中变量个数	偏 R^2	模型 R^2	CP	F	P
1	PD		1	0.0659	0.0659	23.4772	9.45	0.0026
2	AGE		2	0.0879	0.1537	10.8512	13.81	0.0003
3	AS		3	0.0414	0.1951	5.9659	6.78	0.0103
4	AD		4	0.0199	0.2150	4.6494	3.33	0.0705
5		PD	3	0.0001	0.2150	2.6585	0.01	0.9240

表 5.13　例 5.6 的回归系数估计及检验结果

变量	自由度	回归系数	标准回归系数	标准误	t	P
常数项	1	-47.79096	—	38.57086	-1.24	0.2175
AGE	1	-0.86026	-0.35047	0.19859	-4.33	$<.0001$
AS	1	1.81575	0.67987	0.35948	5.05	$<.0001$
AD	1	1.07564	0.41328	0.34049	3.16	0.0020

在自变量较多的情况下,使用逐步回归分析常能使问题得到简化,但不能盲目地信任逐步回归得到的结果,逐步回归是一种思维方法,是一种建模策略,而不是一种算法。如果说多元回归旨在建立一个方程,则逐步回归更注重建立方程(剔选变量)的过程。既要选择不同的 F 值,又要结合筛选方法,且对变量剔选过程的每一步结果均需作详细分析,从而对每个变量的单独作用、变量间的联合作用做出恰当的评价。"前进法"善于发现单独作用较强的变量,而"后退法"善于发现联合作用较强的变量。因此,前进法和后退法常常是结合起来分析,以挖掘更多的有用信息。常常要对多个入选标准进行尝试,经多次分析方能得到较满意的结果。

另外,用逐步回归分析或最优子集分析,其最终模型中的自变量可以认为与应变量有相关,但是未引入模型的自变量不能轻易地认为与应变量无关,因为很可能它们与应变量的相关性较弱或与其他自变量相关,以致未能作为主要的影响因素进入模型。

三、协方差分析

在比较两个或两个以上均数间的差异统计学检验中,要求除了比较处理因素对观测指标有影响,其他可能影响观测指标在各处理组间保持基本一致,以达到均衡可比。然而在实际工作中,有时受实验条件的限制,或实验设计的疏忽,造成某些对观测指标有影响的因素在各组间不均衡,须在统计分析时,通过一定方法来消除这些因素的影响后,再对处理因素做出统计推断。如果所消除的影响因素是分类变量时,可用多因素的方差分析,反之若影响因素是连续型变量时,称这些影响因素为协变量(covariate),可考虑用协方差分析(analysis of covariance),以消除协变量的影响。

协方差分析是把直线回归和方差分析结合起来的一种统计分析方法。当不同处理结果的 y 值还受协变量 x 的影响时,先找出 y 与 x 的直线关系,求出把 x 值化为相等后 y 的修正均数(adjusted means),然后进行比较,这样就能消除 x 对 y 的影响,更恰当地评价各种处理的作用。

协方差分析要求协变量不能是影响处理的变量,其取值应在研究之前被观察;或者虽在研究中被观察,但不能受到处理的影响。

该方法的应用须满足下述条件:

(1) 各处理组观察指标服从正态分布,且方差齐性。

(2) 各处理组应变量与协变量间存在线性回归关系,即各处理组总体回归系数不等于 0。

(3) 各处理组的总体回归系数相等,即各回归线平行。即协变量与处理因素之间不存在交互作用,若存在交互作用,表明在处理因素取不同的水平下,协变量的作用是不同的,就无法扣除协变量的作用得到修正均数,因而就不能进行协方差分析。

另外,当各处理组的协变量均数相差悬殊时,协变量的总均数可能不落在各处理组协变量的实测范围内,这时的修正均数可能是对回归线的一种外推,而这种外推是否仍满足线性和平行的条件不得而知。因此,协方差分析应用于协变量均数间差别不大的资料较好。

例 5.7 为研究甲、乙两种饲料对仔猪的增重效果,将 16 只仔猪随机分为两组,甲饲料用分组变量 GROUP=0 表示,乙饲料用分组变量 GROUP=1 表示,实验用猪的初始体重、性别在组间分布均衡,喂养一段时间后观察仔猪的增重 Y(g),同时记录进食量 X(g),所得数据如表 5.14。

表 5.14　两组仔猪的进食量与增重

序号	GROUP	x	y	序号	GROUP	x	y
1	0	631.3	68.2	9	1	767.8	91
2	0	709.4	77.1	10	1	750.7	83
3	0	668.5	65	11	1	780.4	95
4	0	754.1	85	12	1	790.1	100
5	0	629.1	66.8	13	1	780.5	102
6	0	699.5	70	14	1	760.8	96
7	0	727.6	81.9	15	1	745.1	96
8	0	728.7	78.8	16	1	727	89

解析:动物的进食量往往是影响体重增加的一个因素,如果不考虑此因素而使用单因素的方差分析,则不同饲料之间的效应比较可能会受到进食量的影响而产生偏倚,因而需要引入此因素作为协变量,以防止偏倚的产生。

将原始资料绘制散点图,看各组散点的分布是否呈直线回归的趋势,两组的回归线平行。见图 5.10,基本符合要求。

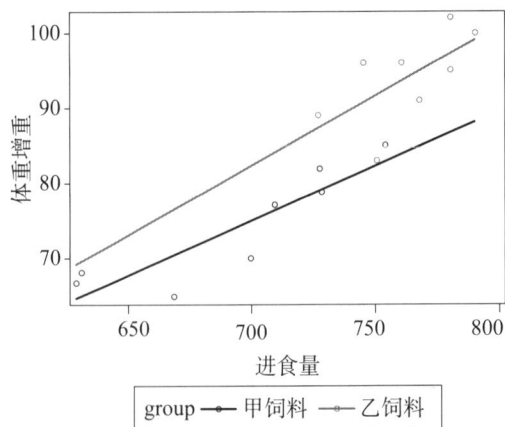

图 5.10　两组仔猪进食量和体重增量分布及其回归线

可用下列回归方程：

$$\mu_Y = \beta_0 + \beta group + \beta_1 x \tag{5.35}$$

所对应的统计模型为：

$$y = \beta_0 + \beta group + \beta_1 x + \varepsilon, \varepsilon \sim N(0, \sigma^2) \tag{5.36}$$

对于一般的协方差分析的统计模型为：

$$y = \beta_0 + \beta group + \sum_{i=1}^{p} \beta_i x_i + \varepsilon, \varepsilon \sim N(0, \sigma^2) \tag{5.37}$$

公式(5.37)中，研究因素为分类变量 GROUP，而 X_1，X_2，$\cdots$，X_P 为协变量。协变量一般不是主要研究变量，而是起控制混杂因素作用的。

协方差模型的拟合一般采用最小二乘法，但在协方差分析中一般还应验证协变量与研究因素无交互作用，故需拟合下列回归方程：

$$\mu_Y = \beta_0 + \beta group + \beta_1 x + \beta_2 group \times x \tag{5.38}$$

本例拟合回归方程(5.38)，所得结果见表5.15。

表 5.15　例 5.7 回归方程(5.38)的参数估计结果

	回归系数	标准误	t	P
常数项	−26.648 269 84	25.284 129 67	−1.05	0.312 7
分组	−20.480 472 18	65.760 888 63	−0.31	0.760 8
协变量	0.145 269 85	0.036 386 54	3.99	0.001 8
交互作用	0.039 744 24	0.087 482 37	0.45	0.657 7

由于研究因素 GROUP 和协变量 X 的交互作用的检验差异无统计学意义，因此把交互项从回归模型(5.38)中剔除，重新拟合回归方程(5.35)，得到结果见表5.16。

表 5.16　例 5.7 回归方程(5.35)的参数估计结果

	回归系数	标准误	t	P
常数项	−31.416 714 34	22.289 474 24	−1.41	0.182 2
分组	9.360 119 84	3.097 901 23	3.02	0.009 8
协变量	0.152 145 51	0.032 063 89	4.75	0.000 4

在校正了协变量(进食量)的影响后，甲乙两种饲料组的仔猪增重的差异在 $\alpha = 0.05$ 水平上有统计学意义，并且乙饲料组的仔猪平均增重高于甲饲料组。

第六节　SAS 程 序

一、直线回归的 SAS 程序

例 5.8　用例 5.1 的资料，做直线回归分析。

程序 **ch5_1. sas**

```
data dat5_1;①
input x y;
cards;
1   8.03
3   14.97
5   19.23
7   27.83
9   36.23
;
run;
proc plot data=dat5_1;②
plot y * x='*';
run;
proc reg data=dat5_1;③
model y=x;
plot y * x;
run;
```

程序 **ch5_1. sas** 说明：

程序①为建立数据集，数据成对录入。

程序②为使用 PLOT 过程步进行绘制散点图，Y 为纵坐标，X 为横坐标，' * '定义散点的符号为 * 。

程序③为使用 REG 过程步进行回归分析，MODEL 语句定义模型的形式。如认为欲拟和的直线回归方程无截距项，可用以下语句替换：model y= x/noint；PLOT 语句用来做直线图。

二、直线相关的 SAS 程序

例 5.9　用例 5.2 的资料，做直线相关分析。

程序 **ch5_2. sas**

```
data dat5_2；①
input x1 x2;
cards;
9.9     7.9
11.2    8.9
9.4     8.5
8.4     9.4
14.8    12
12.4    11.5
```

```
13.1    14.5
13.4    12.3
11.2    9.2
9.5     11
10.7    8.3
9.2     8.5
;
run;
proc plot data=dat5_2;          ②
plot x1*x2='*'/haxis=by 3 vaxis=by 3;
run;
proc reg data=dat5_2;           ③
model x2=x1/p; output out=r r=res;
run;
proc univariate data=dat5_2 normal; var x1; run;     ④
proc univariate data=r normal; var res; run;
proc corr data=dat5_2;                               ⑤
var x1;
with x2;
run;
```

程序 ch5_2.sas 说明:

程序①为建立数据集,数据成对录入。

程序②使用过程步 PLOT 进行绘制散点图。'*'定义散点的符号为 *。

HAXIS=BY 3:定义横坐标的间隔刻度为 3。可根据需要变换间隔刻度。

VAXIS=BY 3:定义纵坐标的间隔刻度为 3。可根据需要变换间隔刻度。

程序③用过程步 REG,以 X2 为应变量,X1 为自变量做回归方程,生成残差 RES。

程序④对残差 RES 和 X1 做正态性检验,若二者都服从正态分布,则表明 X1、X2 服从二元正态分布。

程序⑤使用过程步 CORR 进行相关分析。选项 VAR X、WITH Y 指定欲分析的相关变量,如果不指定,将进行所有的数值型变量的两两相关分析。

三、多元线性回归的 SAS 程序

例 5.10 用例 5.3 的资料,做多元线性回归分析。

程序 ch5_3.sas

```
data dat5_3;
input x1 x2 y;
```

```
cards；
135.1   32.0   1.75
139.9   30.4   2.00
163.6   46.2   2.75
146.5   33.5   2.50
156.2   37.1   2.75
156.4   35.5   2.00
167.8   41.5   2.75
149.7   31.0   1.50
145.0   33.0   2.50
148.5   37.2   2.25
165.5   49.5   3.00
135.0   27.6   1.25
153.3   41.0   2.75
152.0   32.0   1.75
160.5   47.2   2.25
153.0   32.0   1.75
147.6   40.5   2.00
157.5   43.3   2.25
155.1   44.7   2.75
160.5   37.5   2.00
143.0   31.5   1.75
149.4   33.9   2.25
160.8   40.4   2.75
159.0   38.5   2.50
158.2   37.5   2.00
150.0   36.0   1.75
144.5   34.7   2.25
154.6   39.5   2.50
156.5   32.0   1.75
；
```

Proc reg data=dat5_3；
model y=x1 x2/r p clb stb tol vif collin clm cli；　　①
 Output out=re r=r p=p；　　②
Plot r. * p.；　　③
run；
quit；
Proc univariate data=re normal；var r；**run**；　　④

程序 ch5_3. sas 说明：

（1）使用 REG 建立线性回归方程，MODEL 语句指定应变量 Y 和自变量 $X1$、$X2$，应变

量和自变量之间以等号相连,输出 R 为残差,P 为预测值,CLB 为回归系数的 95% 置信区间,STB 为标准偏回归系数,TOL 为容许值,VIF 为方差膨胀因子,COLLIN 为多重共线性诊断,CLM 为总体均数 $\mu_{Y|X}$ 的置信区间,CLI 为个体 Y 值的容许区间。

(2)将残差 R 和预测值 P 输出到数据集 RE 中,残差和预测值的变量名为 R 和 P。

(3)绘制残差图,从残差图观察残差是否满足方差齐性。

(4)对残差进行正态性检验。

四、多元相关的 SAS 程序

例 5.11 用例 5.3 的资料,求 $X1$、$X2$、Y 之间的偏相关系数。

程序 ch5_4. sas

```
Proc corr data=dat5_3;
var x1;
with y;
partial x2;                    ①
run;
Proc corr data=dat5_3;
var x2;
with y;
partial x1;                    ②
run;
```

程序 ch5_4. sas 说明:

(1)使用 PARTIAL 语句控制变量 X2,对变量 X1 和 Y 进行偏相关分析。

(2)使用 PARTIAL 语句控制变量 X1,对变量 X2 和 Y 进行偏相关分析。

五、最优子集回归法拟合多元线性回归方程的 SAS 程序

例 5.12 例 5.5 资料用最优子集回归法对自变量进行选择,建立关于高密度脂蛋白中胆固醇含量的多元线性回归方程。

程序 ch5_5. sas

```
data dat5_5;
input x1 x2 x3 x4 y @@;
cards;
173 106 7    14.7   62
139 132 6.4  17.8   43
198 112 6.9  16.7   81
118 138 7.1  15.7   39
139 94 8.6   13.6   51
175 160 12.1 20.3   65
```

```
131 154 11.2   21.5   40
158 141 9.7    29.6   42
158 137 7.4    18.2   56
132 151 7.5    17.2   37
162 110 6      15.9   70
144 113 10.1   42.8   41
162 137 7.2    20.7   56
169 129 8.5    16.7   58
129 138 6.3    10.1   47
166 148 11.5   33.4   49
185 118 6      17.5   69
155 121 6.1    20.4   57
175 111 4.1    27.2   74
136 110 9.4    26     39
153 133 8.5    16.9   65
110 149 9.5    24.7   40
160 86 5.3     10.8   57
112 123 8      16.6   34
147 110 8.5    18.4   54
204 122 6.1    21     72
131 102 6.6    13.4   51
170 127 8.4    24.7   62
173 123 8.7    19     85
132 131 13.8   29.2   38
;
run；
Proc reg data=dat5_5；
model y=x1 x2 x3 x4/stb selection=adj rsq cp aic bic；
   model y=x1 x2 x3 x4/stb selection=cp adj rsq aic bic；
run；
```

程序 ch5_5. sas 说明：

STB 表示输出标准偏回归系数。

SELECTION=ADJRSQ 表示要求作最优子集回归，最优准则为校正 R^2。

SELECTION=CP 表示要求作最优子集回归，最优准则为 C_P 统计量。

AIC BIC 表示输出 AIC 统计量、BIC 统计量。

六、逐步回归法拟合多元线性回归方程的 SAS 程序

例 5. 13　例 5.6 资料用向前逐步回归法寻找主要的影响因素，$\alpha_{出}=0.1$，$\alpha_{入}=0.1$，并求得推算 Y 的回归方程。

程序 ch5_6. sas

```
data dat5_6;
input age ps pd pr as ad sv;
cards;
33  90  60  25.124  44.673  60  55.86
34  112 70  27.166  43.93   71  51.92
42  116 70  26.785  38.154  82  46
33  110 70  27.728  58.136  59  50.04
33  86  50  20.171  36.114  65  36
......
48  106 80  31.02   56.54   60  54.15
56  100 68  25.04   34      83  28.4
45  108 70  31.194  53.166  58  66.04
;
run;
proc reg data=dat5_6;
model sv=age ps pd as ad pr/selection=stepwise
slentry=0.10 slstay=0.10 stb detail sp;
run;
quit;
```

程序 ch5_6. sas 说明：

使用 REG 过程建立回归方程。在 MODEL 语句中使用 SELECTION＝STEPWISE 定义逐步回归,SLENTRY＝0.1 定义入选的水平 $\alpha_入$＝0.1, SLSTAY＝0.1 定义剔除的水平 $\alpha_出$＝0.1,STB 要求输出标准偏回归系数,DETAILS 要求逐步输出筛选和剔除变量的过程, P 输出应变量的估计值和残差。

七、协方差分析的 SAS 程序

例 5.14 例 5.7 资料用协方差分析校正仔猪进食量的影响,检验甲乙两个饲料组的仔猪体重增重的差异。

程序 ch5_7. sas

```
data dat5_7;
do group=0,1;
input n;
doi=1 to n;
input x y @@;
output;
end;
end;
```

```
cards；
8
631.3   68.2   709.4   77.1   668.5   65      754.1   85
629.1   66.8   699.5   70      727.6   81.9   728.7   78.8
8
767.8   91      750.7   83      780.4   95      790.1   100
780.5   102     760.8   96      745.1   96      727.0   89
;
run；
Proc univariate data＝dat5_7 normal；          ①
var y；
class group；
run；
Proc glm data＝dat5_7；                        ②
class group；
model y＝group；
means group/hovtest；
run；
Proc glm data＝dat5_7；                        ③
class group；
model y＝group x group * x；
run；
Proc glm data＝dat5_7；                        ④
class group；
model y＝group x；
lsmeans group/stderr tdiff pdiff；             ⑤
run；
quit；
```

程序 ch5_7. sas 说明：

（1）进行正态性检验。

（2）进行方差齐性检验。

（3）检验饲料与协变量 X 之间是否存在交互作用，即两组回归线是否平行。

（4）用 GLM 过程步实现协方差分析。

（5）使用 LSMEANS 输出各组修正均数，反斜杠后加 STDERR TDIFF PDIFF，指明输出修正均数的标准误、修正均数间两两比较的 t 值和 P 值。

（张莉娜　宋艳艳）

第六章　基于秩次的非参数统计

统计推断方法可分为两大类：参数统计（parametric statistics）和非参数统计（non-parametric statistics）。前面介绍的 t 检验和方差分析属参数统计方法，其原理是基于某种假定分布（如正态分布），并对总体分布的参数（如总体均数）进行估计或检验。实际中，数据可能不是来自假定分布的总体，或总体分布不易确定，或分布呈非正态而又无适当的数据转换方法，又或者数据不能或未加精确测量，只能以严重程度、好坏优劣、次第先后等作记录的资料。此时，只能用非参数统计方法来处理。非参数统计方法对总体分布不作任何规定，适用面广。由于不依赖于总体分布类型，非参数统计方法又称任意分布检验（distribution-free test）。

第一节　配对设计资料和单样本资料的检验

一、配对设计资料的符号检验

根据正、负符号个数的假设检验方法称为符号检验（sign test）。首先需将原始观察值按设定的规则，转换成正、负号，然后计数正、负号的个数做出检验。该检验可用于样本中位数和总体中位数的比较，数据的升降趋势检验，特别可用于总体分布不服从正态分布或分布不明的配对资料，有时当配对比较的结果只能定性地表达（如颜色深浅，程度强弱），而不能获得具体数字时，也可用本法。

用于配对资料时，符号检验计算步骤为：首先定义成对数据指定正号或负号的规则，然后计数正号的个数 n_+ 及负号的个数 n_-，并取 $n = n_+ + n_-$，当 n 较小时，应使用确切概率计算法，当 n 较大时可用 χ^2 检验，其自由度为 1。

$$\chi^2 = \frac{(|n_+ - n/2| - 0.5)^2}{n/2} + \frac{(|n_- - n/2| - 0.5)^2}{n/2}$$

实际计算时可用以下简便公式：

$$\chi^2 = (|n_+ - n_-| - 1)2/(n_+ + n_-) \tag{6.1}$$

式中 n_+ 比较结果为"＋"号的对子数，n_- 比较结果为"－"号的对子数，n_0 比较结果为"0"的对子数，在统计时可剔除。

例6.1　9 名受试者接受 A、B 两种镇痛药物的试验，分别给予评价，评价结果见表6.1，试分析两种药物的镇痛效果有无差别？

表 6.1　9 名受试者对两种镇痛药的评价

镇痛药物	病 例 号								
	1	2	3	4	5	6	7	8	9
A	好	好	好	差	好	好	好	好	好
B	差	差	差	好	差	差	差	差	差
符号	＋	＋	＋	－	＋	＋	＋	＋	＋

解析:(1) 建立检验假设,确定检验水准。

H_0:两种药镇痛效果无差别

H_1:两种药镇痛效果有差别

(2) 规定 A 药比 B 药好为"＋",A 药比 B 药差为"－",得 $n_+ = 8$,$n_- = 1$。

代入(6.1)式,得:

$$X^2 = (|8-1|-1)2/(8+1) = 4$$

而查表得: $X^2_{0.05, 1} = 3.84$

现 $X^2 > X^2_{0.05, 1}$,故 $P < 0.05$,拒绝 H_0,认为在 $\alpha = 0.05$ 水平上差异有统计学意义,即两种药物镇痛效果有差别。

符号检验的基本思想是:如果 H_0 成立,由于抽样误差的存在,出现"＋"与出现"－"的次数虽不一定相等,但差别不应太大。当两者相差太大,超过了抽样误差可以解释的范围时,我们有理由怀疑 H_0 的正确性,从而拒绝 H_0。

二、配对设计资料的符号秩和检验

配对资料如例 6.1,其差值不是具体数字,只能用符号检验,但若资料有具体数字,符号检验只利用了它的"＋""－"号,而对数字大小中所包含的信息却未加利用,故效率较低。Wilcoxon 符号秩和检验(Wilcoxon signed rank sum test)用于推断配对资料的差值是否来自中位数为零的总体。此检验既考虑"＋"、"－"符号,又利用了差值的大小,故效率较符号检验高,以下通过实例说明其计算过程。

例 6.2　某研究中心为观察溶脲脲原体(UU)感染对家兔精子质量的影响,分别测定 10 只兔子感染 UU 前后的精子密度($10^9/L$),数据见表 6.2,试分析 UU 是否影响家兔的精子密度。

表 6.2　UU 感染前后家兔精子密度($10^9/L$)的变化

编号	1	2	3	4	5	6	7	8	9	10
感染前	336	371	386	364	377	292	288	304	333	302
感染后	258	291	300	285	298	303	312	260	339	290
差值 d	78	80	86	79	79	−11	−24	44	−6	12
$|d|$ 的秩次	6	9	10	7.5	7.5	2	4	5	1	3
有符号的秩次	6	9	10	7.5	7.5	−2	−4	5	−1	3

解析:由表 6.2 可计算配对差值 d,其均数 $\bar{d}=41.7$,标准差为 $S_d=44.45$。对这些差值进行正态性检验,$W=0.8212$,$P<0.05$,认为差值不服从正态分布,不满足配对 t 检验的条件,该资料宜用 Wilcoxon 符号秩和检验。

(1) 建立检验假设,确定检验水准。

$H_0:M_d=0$,即差值的总体中位数等于零

$H_1:M_d\neq 0$,即差值的总体中位数不等于零

(2) 求差值。

求出每对数据的差值 d,见表 6.2 第 4 行。

(3) 编秩。

按差值 d 的绝对值由小到大编秩,见表 6.2 第五行,并按差值的正负给秩次加上正负号,见表 6.2 第六行。编秩时,若差值为 0,舍去不计;若差值的绝对值相等,取平均秩次。

(4) 求秩和。

将所排的秩次赋以原差值的符号,求出正、负差值秩次之和,分别以 T_+ 和 T_- 表示。记差值不等于 0 的对子数为 n,则 T_+ 和 T_- 之和应为 $n(n+1)/2$。

此处: $$n=10$$

$$T_+=6+9+10+7.5+7.5+5+3=48$$
$$T_-=2+4+1=7$$

(5) 确定统计量 T。

取:$T=\min(T_+,\ T_-)=7$

(6) 确定 P 值,做出推断结论。

	双侧检验	单侧检验(1)	单侧检验(2)
假设检验	$H_0:M_d=0$ $H_1:M_d\neq 0$	$H_0:M_d=0$ $H_1:M_d>0$	$H_0:M_d=0$ $H_1:M_d<0$
小样本查表法	若 $T\leqslant T_{\alpha/2}(n)$, 则拒绝 H_0	若 $T_-\leqslant T_\alpha(n)$, 则拒绝 H_0	若 $T_+\leqslant T_\alpha(n)$, 则拒绝 H_0
大样本正态近似法	若 $\mid U\mid>U_{\alpha/2}$, 则拒绝 H_0	若 $\mid U\mid>U_\alpha$, 则拒绝 H_0	若 $\mid U\mid>U_\alpha$, 则拒绝 H_0

① 小样本查表法:当 $5<n\leqslant 50$ 时,查附表 7:符号秩和检验用 T 界值表。

查附表 7 得 $n=10$,$T_{0.05}=8$,$T_{0.01}=3$,现 $T=7<T_{0.05}$ 所以 $P<0.05$,按 $\alpha=0.05$ 检验水准拒绝 H_0,认为溶脲脲原体感染前后家兔精子密度的变化有统计学意义,即溶脲脲原体感染影响家兔的精子密度。

本例如用符号检验,$n_+=7$,$n_-=3$,$X^2=0.9$,$X^2<X^2_{0.05,1}$,故 $P>0.05$,可见符号秩和检验的效率较高。

② 大样本正态近似法:

当 $n>50$,且不存在相同秩次时可按(6.2)式求 U 值。

$$U = |T - [n(n+1)]/4| / \sqrt{n(n+1)(2n+1)/24} \qquad (6.2)$$

U 服从标准正态分布,故有 $U \geqslant 2.58$ 时,$P \leqslant 0.01$;$U \geqslant 1.96$ 时,$P \leqslant 0.05$;$U < 1.96$ 时,$P > 0.05$。

当 n 不很大时,统计量 U 需要做出如下的连续性校正:

$$U = (|T - [n(n+1)]/4| - 0.5) / \sqrt{n(n+1)(2n+1)/24} \qquad (6.3)$$

若有相同秩次,用公式(6.3)求得的 U 值偏小,应按公式(6.4)计算校正的统计量 U_C。

$$U_C = \frac{|T - [n(n+1)]/4| - 0.5}{\sqrt{\dfrac{n(n+1)(2n+1)}{24} - \dfrac{\sum(t_j^3 - t_j)}{48}}} \qquad (6.4)$$

式中 t_j 为第 $j(j=1, 2, \cdots)$ 个相同秩次的个数。

例 6.3 设有 60 对资料进行符号秩和检验,算得 $n = 60$,$T_+ = 85$,$T_- = 735$,有 2 个秩次为 2.5,有 4 个秩次为 8.5,问差异有否显著意义?

解析:H_0:不存在差异

$\quad\quad$ H_1:存在差异

本例 $n = 60$,采用 U 检验:$T = \min(T_+, T_-) = 85$,$t_1 = 2$,$t_2 = 4$,

$$\sum(t_j^3 - t_j) = (t_1^3 - t_1) + (t_2^3 - t_2) = (2^3 - 2) + (4^3 - 4) = 66$$

由(6.4)式,得:

$$U_C = \frac{|T - [n(n+1)]/4| - 0.5}{\sqrt{\dfrac{n(n+1)(2n+1)}{24} - \dfrac{\sum(t_j^3 - t_j)}{48}}} = \frac{|85 - [60(60+1)]/4| - 0.5}{\sqrt{\dfrac{60(60+1)(2 \times 60+1)}{24} - \dfrac{66}{48}}} = 6.11$$

由于 $U > 2.58$,$P < 0.01$,拒绝 H_0,认为差异有统计学意义。

符号秩和检验的基本思想是:如果 H_0 成立,由于抽样误差的存在,统计量 T 与正、负秩和的均数 $n(n+1)/4$ 不一定相等,但差别不应太大。当 T 与 $n(n+1)/4$ 相差太大,超过了抽样误差可以解释的范围时,我们有理由怀疑 H_0 的正确性,从而拒绝 H_0。

三、单样本资料的符号秩和检验

若单组随机样本来自正态总体,比较其总体均数与某常数是否不同,可用 t 检验;若样本来自非正态总体或总体分布无法确定,也可用 Wilcoxon 符号秩和检验,检验总体中位数是否等于某已知数值。

例 6.4 已知正常人乙酰胆碱酯酶的平均值为 1.44 单位,现测得 10 例慢性气管炎患者的乙酰胆碱酯酶结果见表 6.3。问慢性气管炎患者的平均乙酰胆碱酯酶是否高于正常人?

表 6.3　10 名慢性气管炎乙酰胆碱酯酶含量测定结果

乙酰胆碱酯酶含量 x	差值 $d=x-1.44$	$|d|$ 的秩次	带符号的秩次
1.40	−0.04	2.0	−2.0
2.34	0.90	5.5	5.5
2.36	0.92	7.0	7.0
2.34	0.90	5.5	5.5
1.42	−0.02	1.0	−1.0
1.87	0.43	3.0	3.0
2.42	0.98	8.0	8.0
2.33	0.89	4.0	4.0
2.56	1.12	10.0	10.0
2.54	1.10	9.0	9.0

解析：由表 6.3 第一栏可计算观察值与已知中位数 $M_0=1.44$ 的差值 d，其均数为 $\bar{d}=0.718$，标准差为 $S_d=0.4365$。对差值 d 进行正态性检验，$W=0.7786$，$P<0.01$。因此，不满足单样本 t 检验的条件，该资料宜用 Wilcoxon 符号秩和检验。

（1）建立检验假设，确定检验水准。

H_0：$M_d=0$，即差值的总体中位数等于零

H_1：$M_d\neq0$，即差值的总体中位数不等于零

$\alpha=0.05$

（2）求差值。差值为 $d=x-M_0$，见表 6.3 第 2 栏。

（3）编秩。对差值的绝对值编秩。

（4）求正、负秩和，确定检验统计量。本例中，$T_+=52$，$T_-=3$。取 $T=\min(T_+,T_-)=3$。

（5）确定 P 值，做出推断结论。本例中，$n=10$，$T=3$。查附表 7 得 $T_{0.05}=8$，$T_{0.01}=3$，现 $T=T_{0.01}$，所以 $P=0.01$，按 $\alpha=0.05$ 检验水准拒绝 H_0。认为慢性气管炎患者的平均乙酰胆碱酯酶高于正常人。

第二节　两独立样本秩和检验

两样本秩和检验（rank sum test）又称 Wilcoxon 秩和检验，适用于未配对样本的统计学分析。配对样本当然也可用本法检验，但损失了配对信息，以用符号秩和法为宜。

一、计量资料两样本比较的秩和检验

例 6.5　测得铅作业与非铅作业工人的血铅值（μmol/L），见表 6.4，问两组工人的血铅值有无差异？

表 6.4　两组血铅值的比较

铅作业组(8 例)	秩次	非铅作业组(10 例)	秩次
0.32	4	0.26	3
0.47	9	0.24	2
0.57	10	0.59	12
2.21	17	0.37	6
0.64	13	0.58	11
3.08	18	0.21	1
0.67	14.5	0.33	5
2.13	16	0.42	7
		0.67	14.5
		0.45	8
$n_1 = 8$	$T_1 = 101.5$	$n_2 = 10$	$T_2 = 69.5$

解析:本资料经正态性检验认为铅作业组的血铅值不服从正态分布,故该资料宜用 Wilcoxon 秩和检验。

(1)建立检验假设,确定检验水准。

H_0:两组工人的血铅值无差异

H_1:两组工人的血铅值有差异

(2)编秩。将两样本混合由小到大排列统一编秩,相同的数据一律给以平均秩次。

(3)求秩和并计算统计量 T_1。两样本分别求秩和,分别以 n_1、n_2 代表两样本含量,并规定 $n_1 \leqslant n_2$,将含量为 n_1 组别的秩和记为 T_1,如 $n_1 = n_2$,可任取一组的秩和为 T_1。

本例中,$n_1 = 8$,$n_2 = 10$。n_1 组的 T_1 为:$T_1 = 4 + 9 + 10 + \cdots\cdots + 14.5 + 16 = 101.5$

(4)确定 P 值,做出推断结论。

① 查表法:当 $n_1 \leqslant 10$、$n_2 - n_1 \leqslant 10$ 时,查附表 8,如算得的 T_1 值在相应概率水平 P 值一行的上下界值范围内时,P 就大于表中的概率水平;反之,则概率水平小于表中的 P。

本例中,$n_1 = 8$,$n_2 - n_1 = 2$,表中 $P = 0.05$ 一行的上下界限为 $53 \sim 99$,$P = 0.01$ 一行的上下界限为 $47 \sim 105$,T_1 在 $P = 0.05$ 行的界限外,但在 $P = 0.01$ 行的界限内,所以 $0.01 < P < 0.05$,按 $\alpha = 0.05$ 检验水准拒绝 H_0,认为两组血铅值的差异有统计学意义。

② 正态近似法:当 $n_1 > 10$,或 $n_2 - n_1 > 10$ 时,已超出附表 8 的范围,可用 U 检验。

$$U = [|T_1 - n_1(n_1 + n_2 + 1)/2| - 0.5]/\sqrt{n_1 n_2(n_1 + n_2 + 1)/12} \qquad (6.5)$$

U 服从标准正态分布,故可据 $U_{0.05} = 1.96$,$U_{0.01} = 2.58$ 做出统计推断。

若两组有相同秩次,公式(6.5)应按下式进行校正。

$$U_C = \frac{U}{\sqrt{C}} \qquad (6.6)$$

其中, $c = 1 - \sum(t_j^3 - t_j)/(n^3 - n)$, t_j 为第 j 个相同秩次的个数, $n = n_1 + n_2$。

二、等级资料两样本比较的秩和检验

医学资料中有不少观察结果介于定性和定量之间,常称为半定量资料。如患者的疗效可按恶化,无效,好转,痊愈的等级分组;皮下注射后的局部反应可按＋＋＋＋、＋＋＋、＋＋、＋、±、－的等级分组,这类资料可用非参数法处理。

例如表6.8资料就是按等级分组的资料,它实际上是一侧有序的 R×C 列联表,因而可用两样本秩和检验进行统计推断。

例6.6 某药对不同类型支气管炎的疗效如表6.5中1～3栏所示,分析该药对两种类型的支气管炎的治疗效果是否有差异?

表6.5 某药对两种类型支气管炎的治疗效果

疗效 (1)	人数				秩次范围 (6)	平均秩次 (7)	秩和	
	单纯型 (2)	喘息型 (3)	合计 (4)	累计 (5)			单纯型 (8)=(2)×(7)	喘息型 (9)=(3)×(7)
无效	4	13	17	17	1～17	9	36	117
有效	15	26	41	58	18～58	38	570	988
显效	32	21	53	111	59～111	85	2 720	1 785
控制	13	8	21	132	112～132	122	1 586	976
合计	64	68	132				4 912	3 866

解析:(1) 建立检验假设,确定检验水准。

H_0:某药对两种支气管炎的疗效的总体分布相同

H_1:某药对两种支气管炎的疗效的总体分布不相同

$\alpha = 0.05$

(2) 编秩。

本例为等级资料,在编秩时,先计算各等级的合计人数,见表6.5第(4)栏,由此确定各组段秩次范围,见第(6)栏,然后计算出各等级的平均秩次,见第(7)栏。

(3) 求秩和。

以各等级的平均秩次分别与两组各等级例数相乘,再求和。见第(8)、第(9)栏。因 $n_1 = 64$, $n_2 = 68$,故 $T_1 = 4 912$, $T_2 = 3 866$。

(4) 计算统计量。

本例 $n_1 = 64$,已超出附表8范围,需用近似正态检验。本例是等级资料,相同秩次较多,必须用校正公式。相同秩次的个数即为每个等级的人数。可按(6.5)式和(6.6)式计算 U_c 值。

$$U = \{|4\,912 - [64(64+68+1)]/2| - 0.5\} / \sqrt{[64 \times 68 \times (64+68+1)]/12} = 2.984\,6$$

$$c = 1 - \sum (t_j^3 - t_j)/(n^3 - n)$$
$$= 1 - \frac{(17^3 - 17) + (41^3 - 41) + (53^3 - 53) + (21^3 - 21)}{132^3 - 132} = 0.899\,2$$

$$U_C = \frac{U}{\sqrt{C}} = \frac{2.984\,6}{\sqrt{0.899\,2}} = 3.147\,5$$

(5) 确定 P 值,做出推断结论。

因为 $U_C > 2.58$,所以 $P < 0.01$。按 $\alpha = 0.05$ 检验水准拒绝 H_0,认为该药对两种类型的支气管炎疗效的差别有统计学意义。

第三节　完全随机设计多个独立样本秩和检验

当有多个样本按完全随机化设计进行比较时,若不满足方差分析的条件,可用 Kruskal Wallis 检验(Kruskal Wallis test),又称 K - W 检验或 H 检验。

一、计量资料多个独立样本比较的秩和检验

例 6.7　研究轻度和重度再障贫血患者血清中可溶性 CD_8 抗原水平(U/ml)与正常人之间的差别有无显著性意义,以反映患者免疫状态紊乱而导致造血功能障碍的程度。从三种人群中分别随机抽取了若干人,测得 CD_8 抗原水平如表 6.6。

表 6.6　三种人群 CD_8 抗原水平的比较

正常人		轻度再障贫血患者		重度再障贫血患者	
CD_8 抗原水平	秩次	CD_8 抗原水平	秩次	CD_8 抗原水平	秩次
293	13.0	441	23.0	807	27.0
409	20.5	538	24.0	833	28.0
392	18.0	390	17.0	409	20.5
244	8.0	589	25.0	914	30.0
213	6.0	244	8.0	380	16.0
409	20.5	409	20.5	883	29.0
57	1.0	72	2.0	254	11.0
97	3.0	168	4.5	993	31.0
244	8.0	254	11.0	667	26.0
254	11.0	374	15.0		
352	14.0				
168	4.5				

（续表）

正常人		轻度再障贫血患者		重度再障贫血患者	
CD$_8$ 抗原水平	秩次	CD$_8$ 抗原水平	秩次	CD$_8$ 抗原水平	秩次
T_i	127.5		150		218.5
n_i	12		10		9
$\bar{T}_i$	10.625		15		24.278

解析：本资料经 Levene 检验认为各组 CD$_8$ 抗原水平的方差不齐，故该资料宜用 Kruskal Wallis 检验。

（1）建立检验假设，确定检验水准。

H$_0$：各组 CD$_8$ 抗原水平无差别

H$_1$：各组 CD$_8$ 抗原水平有差别

（2）编秩。将各组数据混合由小到大排列并编秩，有相等值时给以平均秩次，见表 6.6 第 2、4、6 列。

（3）求秩和。分别将各组秩次相加，得：

$$T_1 = 127.5,\ T_2 = 150,\ T_3 = 218.5,\ n = 12 + 10 + 9 = 31。$$

（4）计算统计量：

$$H = 12 / [n(n+1)] \sum_{i=1}^{k} T_i^2 / n_i - 3(n+1) \tag{6.7}$$

其中 T_i 为各组的秩和，n_i 为各组的样本含量，n 为总例数，有 $n = \sum n_i$。

本例中，$H = 12 / [31(31+1)](127.5^2/12 + 150^2/10 + 218.5^2/9) - 3(31+1) = 11.774\,8$。

（5）确定 P 值并做出推断结论。

① 当样本数 $k = 3$，各个样本含量均 $\leqslant 5$ 时，可由附表 9 查得 H 临界值、$H_{0.01}$、$H_{0.05}$。

当 $H < H_{0.05}$ 时，$P > 0.05$，不拒绝 H$_0$；

$H_{0.05} \leqslant H < H_{0.01}$ 时，$0.01 < P \leqslant 0.05$，在 $\alpha = 0.05$ 水平上拒绝 H$_0$；

$H \geqslant H_{0.01}$ 时，$P \leqslant 0.01$，在 $\alpha = 0.01$ 水平上拒绝 H$_0$。

② 当样本数 $k > 3$ 或各样本含量超过附表 9 范围时，由于 H 分布近似于 X^2 分布，自由度为 $k - 1$，可查 X^2 值表（附表 2），做出统计推断。

当具有相同观察值的例数较多时，按（6.7）式算得的 H 值偏小，需按（6.8）式校正，校正系数 C 由（6.9）式求得。

$$H_C = H/C \tag{6.8}$$

$$C = 1 - \left[\sum (t_j'^3 - t_j') \right] / (n^3 - n) \tag{6.9}$$

其中 t_j' 为第 j 个相等值的个数，$n = \sum n_i$。

本例中，各样本含量超出附表 9 范围，故用 X^2 检验。因有相等值，故需求校正 H_C 值，由表 6.7 计算 C 值。

表 6.7　相等值校正 C 计算表

j	相等值	相等值的个数 t'_j	$t'^3_j - t'_j$
1	168	2	6
2	244	3	24
3	254	3	24
4	409	4	60
合计			114

代入(6.9)式,得：$C = 1 - 114/(31^3 - 31) = 0.996\,2$

由(6.8)式求 H_C：$H_C = 11.774\,8/0.996\,2 = 11.82$

查 X^2 值表(附表 2)，$df = k - 1 = 2$ 时，$X^2_{0.01, 2} = 9.21$，现 $H_C > X^2_{0.01, 2}$，所以 $P < 0.01$，按 $\alpha = 0.05$ 检验水准拒绝 H_0，认为各组 CD_8 抗原水平的差异有统计学意义。

例 6.8　设有三组资料要比较，已知 $n_1 = 5$，$n_2 = 4$，$n_3 = 2$，并算得 $H = 5.273$，问三组间的差别是否显著？

解析：本例 $k = 3$，$n = 11$，查附表 9，得 $H_{0.05} = 5.27$，$H_{0.01} = 7.12$。现 $H > H_{0.05}$，所以 $P < 0.05$，拒绝 H_0，认为三组之间的差异有统计学意义。

二、等级资料多个独立样本比较的秩和检验

例 6.9　4 种疾病患者痰液内嗜酸性粒细胞的检查结果见表 6.8 中 1～6 栏所示，问 4 种疾病患者痰液内嗜酸性粒细胞的等级分布有无差别？

表 6.8　4 种疾病患者痰液内嗜酸性粒细胞等级比较

嗜酸粒细胞等级	例数				合计	累计	秩次范围	平均秩次	秩和			
	支气管扩张	肺水肿	肺癌	病毒性呼吸道感染					支气管扩张	肺水肿	肺癌	病毒性呼吸道感染
−	1	4	7	4	16	16	1～16	8.5	8.5	34	59.5	34
+	3	6	9	7	25	41	17～41	29	87	174	261	203
++	10	6	5	5	26	67	42～67	54.5	545	327	272.5	272.5
+++	7	2	4	1	14	81	68～81	74.5	521.5	149	298	74.5
合计	21	18	25	17	81			T_i	1 162	684	891	584
								T_i	55.33	38	35.64	34.35

解析：(1)建立检验假设，确定检验水准。

H_0：4 种疾病患者痰液内嗜酸性粒细胞的等级的总体分布相同

H_1：4 种疾病患者痰液内嗜酸性粒细胞的等级的总体分布不全相同

(2)编秩。先计算各等级的合计人数，由此确定各组段秩次范围，然后计算出各等级的平均秩次。

（3）求秩和。以各等级的平均秩次分别与各组各等级例数相乘，再求和。

本例中：$n_1 = 21$，$n_2 = 18$，$n_3 = 25$，$n_4 = 17$，$n = 81$，$T_1 = 1162$，$T_2 = 684$，$T_3 = 891$，$T_4 = 584$

（4）计算统计量。按(6.7)式得：

$$H = 12/[n(n+1)] \sum_{i=1}^{k} T_i^2/n_i - 3(n+1)$$

$$= \frac{12}{81 \times (81+1)} \left[\frac{1162^2}{21} + \frac{684^2}{18} + \frac{891^2}{25} + \frac{584^2}{17} \right] - 3(81+1)$$

$$= 10.742$$

本例是等级资料，相同秩次较多，必须用校正公式。相同秩次的个数即为每个等级的人数。

$$c = 1 - \sum (t_j^3 - t_j)/(n^3 - n)$$

$$= 1 - \frac{(16^3 - 16) + (25^3 - 25) + (26^3 - 26) + (14^3 - 14)}{81^3 - 81}$$

$$= 0.9248$$

$$H_c = \frac{H}{c} = \frac{10.742}{0.9248} = 11.6155$$

（5）确定 P 值并做出推断结论。

由于各样本含量超出附表 9 的范围，查 X^2 值表（附表 2），$df = k - 1 = 3$ 时，$X^2_{0.05, 3} = 7.81$，现 $H_C > X^2_{0.05, 3}$，所以 $P < 0.01$，按 $\alpha = 0.05$ 检验水准拒绝 H_0，认为 4 种疾病患者痰液内嗜酸性粒细胞的等级的差异有统计学意义。

第四节　随机单位组设计秩和检验

当有多个样本按随机单位组设计进行比较时，若不满足方差分析的条件，可用 Friedman 秩和检验（Friedman test）。

例 6.10　将 12 只大白鼠背部烫伤同样大小的面积 3 块，用三种药物 A、B、C 治疗，8 天后其创面治愈百分比见表 6.9 的 2、4、6 栏，试比较这三种药物的疗效。

表 6.9　12 只大白鼠使用三种药物的创面治愈百分比

大白鼠号	A 药		B 药		C 药	
	伤口治愈百分比(%)	秩次	伤口治愈百分比(%)	秩次	伤口治愈百分比(%)	秩次
1	48.02	1	71.90	3	66.27	2
2	52.70	1	56.35	2	60.59	3

大白鼠号	A药		B药		C药	
	伤口治愈百分比（%）	秩次	伤口治愈百分比（%）	秩次	伤口治愈百分比（%）	秩次
3	60.22	1	70.08	3	66.12	2
4	44.49	1	86.60	3	55.36	2
5	49.31	1	68.25	3	53.39	2
6	46.23	1	63.36	3	52.34	2
7	55.16	1.5	66.12	3	55.16	1.5
8	42.48	1	70.02	3	58.64	2
9	50.84	2	66.97	3	44.01	1
10	39.38	1	67.05	3	52.49	2
11	45.16	1	69.89	3	59.99	2
12	53.47	1	61.08	2.5	61.08	2.5
T_i		13.5		34.5		24

解析：（1）建立检验假设，确定检验水准。

H_0：三种药物的创面治愈百分比的总体分布相同

H_1：三种药物的创面治愈百分比的总体分布不全相同

（2）编秩。在各个单位组对 3 个处理的观察值由小到大排列给予秩次。

（3）求各处理组的秩和，得：

$$T_1 = 13.5, \ T_2 = 34.5, \ T_3 = 24$$

（4）计算统计量 H：

$$H = 12/[bk(k+1)] \sum T_i^2 - 3b(k+1) \tag{6.10}$$

其中 b 为单位组数，k 为处理数。

本例中，$b = 12$，$k = 3$，由（6.10）式得：

$$H = 12/[12 \times 3 \times (3+1)](13.5^2 + 34.5^2 + 24^2) - 3 \times 12 \times (3+1) = 18.375$$

（5）确定 P 值，做出推断结论。

① 当 $k = 3$、$b \leqslant 15$ 或 $k = 4$、$b \leqslant 8$ 时，可由附表 10 查得其界值。

当 $H < H_{0.05}$ 时，$P > 0.05$，不拒绝 H_0；

当 $H_{0.05} \leqslant H < H_{0.01}$ 时，$0.01 < P \leqslant 0.05$，在 $\alpha = 0.05$ 水平上拒绝 H_0；

当 $H_{0.01} \leqslant H$ 时，$P \leqslant 0.01$，在 $\alpha = 0.01$ 水平上拒绝 H_0。

② 当 k、b 超过附表 10 范围时，H 近似于 χ^2 分布，可按 $df = k - 1$ 查 χ^2 值表（附表 2）作统计判断。

当具有相同观察值的例数较多时，H 值需按（6.11）式校正，校正系数 C 由（6.12）式求得。

$$H_C = H/C \tag{6.11}$$

$$C = 1 - \frac{\displaystyle\sum_{i-1}^{b} \sum_{j=1}^{m_i} (t_{ij}^3 - t_{ij})}{bk(k^2 - 1)} \tag{6.12}$$

其中 t_{ij} 为第 i 个单位组内第 j 个相等值的个数，m_i 为第 i 个单位组内相等数据群的数目。

本例 $b = 12$，$k = 3$，查附表 10 得 $H_{0.05} = 6.17$，$H_{0.01} = 9.50$，$P < 0.01$。按 $\alpha = 0.05$ 的检验水准拒绝 H_0，认为对三种药物的创面治愈合百分比的差异有统计学意义。

第五节　多个样本间的多重比较

无论是对完全随机设计多个样本比较用的 Kruskal-Wallis 秩和检验，还是对随机单位组设计用的 Friedman 秩和检验，当推断结论为拒绝 H_0、接受 H_1 时，与方差分析类似，只能得出各总体分布不全相同的结论，若需进一步判断每两个总体分布有无不同，须作组间的多重比较。

一、完全随机设计多个样本间的两两比较

例 6.11　对例 6.7 资料用 Nemenyi 法检验做三个独立样本间的两两比较。

解析：建立检验假设，确定检验水准

H_0：第 i 组与第 j 组的 CD_8 抗原水平无差别

H_1：第 i 组与第 j 组的 CD_8 抗原水平有差别

$\alpha = 0.05$

计算第 i 个样本与第 j 个样本比较的 X^2 值。

$$\text{统计量} \ X_{i,j}^2 = \frac{(\bar{T}_i - \bar{T}_j)^2}{\dfrac{n(n+1)}{12}\left(\dfrac{1}{n_i} + \dfrac{1}{n_j}\right)C} \tag{6.13}$$

其中，自由度 $\nu = k - 1$，k 为样本个数，n 为总样本量，$\bar{T}_i$ 与 $\bar{T}_j$ 分别为第 i 组与第 j 组的平均秩和，C 为校正系数，见 (6.9) 式。

本例在例 6.7 中已算得 $C = 0.9962$，各组的平均秩和见表 6.6 的最后一行。

$$X_{1,2}^2 = \frac{(10.625 - 15)^2}{\dfrac{31 \times (31+1)}{12}\left(\dfrac{1}{12} + \dfrac{1}{10}\right) \times 0.9962} = 1.2678$$

$$X_{1,3}^2 = \frac{(10.625 - 24.278)^2}{\dfrac{31 \times (31+1)}{12}\left(\dfrac{1}{12} + \dfrac{1}{9}\right) \times 0.9962} = 11.64$$

$$X^2_{2,3} = \frac{(15-24.278)^2}{\frac{31\times(31+1)}{12}\left(\frac{1}{10}+\frac{1}{9}\right)\times 0.9962} = 4.9512$$

$$\nu = 3-1 = 2$$

查附表 $2(\chi^2$ 界值表$)$ $X^2_{0.05,2} = 5.99$, $X^2_{0.01,2} = 9.21$

当 $X^2 < X^2_{0.05}$ 时, $P > 0.05$, 不拒绝 H_0;

$X^2_{0.05} \leqslant X^2 < X^2_{0.01}$ 时, $0.01 < P \leqslant 0.05$, 在 $\alpha = 0.05$ 水平上拒绝 H_0;

$X^2 \geqslant X^2_{0.01}$ 时, $P \leqslant 0.01$, 在 $\alpha = 0.01$ 水平上拒绝 H_0。

故按 $\alpha = 0.05$ 的检验水准,第 1 组(正常人)与第 3 组(重度再障贫血患者)的 CD_8 抗原水平的差异有统计学意义,而第 1 组(正常人)与第 2 组(轻度再障贫血患者)、第 2 组(轻度再障贫血患者)与第 3 组(重度再障贫血患者)的 CD_8 抗原水平的差异无统计学意义。

例 6.12 对例 6.9 资料用 Nemenyi 法检验做三个样本间的两两比较。

解析:建立检验假设,确定检验水准。

H_0:第 i 组与第 j 组的疾病患者痰液内嗜酸性粒细胞的等级无差别

H_1:第 i 组与第 j 组的疾病患者痰液内嗜酸性粒细胞的等级有差别

本例在例 6.9 中已算得 $C = 0.9248$,各组的平均秩和见表 6.8 的最后一行。

查附表 $2(X^2$ 界值表$)$ $X^2_{0.05,3} = 7.81$, $X^2_{0.01,3} = 11.34$。

得两两比较结果如表 6.10。

表 6.10　四种疾病患者痰液内嗜酸性粒细胞的等级的两两比较

对比组	样本含量		$\chi^2_{i,j}$	P 值
1 与 2	21	18	5.69	>0.05
1 与 3	21	25	8.65	<0.05
1 与 4	21	17	8.08	<0.05
2 与 3	18	25	0.1139	>0.05
2 与 4	18	17	0.227	>0.05
3 与 4	25	17	0.033	>0.05

故按 $\alpha = 0.05$ 的检验水准,只有第 1 组(支气管扩张)与第 3 组(肺癌)、第 1 组(支气管扩张)与第 4 组(病毒性呼吸道感染)患者痰液内嗜酸性粒细胞的等级差异有统计学意义,其余各组两两比较都无差异。

二、随机单位组设计多个样本间的两两比较

例 6.13 对例 6.10 资料用 q 检验做三个相关样本间的两两比较。

解析:建立检验假设,确定检验水准。

H_0:第 i 组与第 j 组药物的创面治愈百分比无差别

H_1:第 i 组与第 j 组药物的创面治愈百分比有差别

将 k 个样本的秩和从小到大排列后,相邻两组其组数 $a=2$,中间间隔 1 个组的 $a=3$,间隔 2 个组的 $a=4$,……

计算第 i 个样本与第 j 个样本比较的 q 值:

$$q=\frac{|T_i-T_j|}{\sqrt{b\cdot MS_{误差}}}\quad 自由度\ \nu=(b-1)(k-1) \tag{6.14}$$

其中,

$$MS_{误差}=\frac{\dfrac{bk(k+1)(2k+1)}{6}-\dfrac{1}{b}\sum T_i^2-\dfrac{1}{12}\sum(t_j^3-t_j)}{(b-1)(k-1)} \tag{6.15}$$

本例由表 6.9 可得:$b=12$,$k=3$,$\nu=(12-1)(3-1)=22$,

$$\sum T_i^2=13.5^2+34.5^2+24^2=1\,948.5,\ \sum(t_j^3-t_j)=(2^3-2)+(2^3-2)=12$$

$$MS_{误差}=\frac{\dfrac{12\times3(3+1)(2\times3+1)}{6}-\dfrac{1}{12}\times1\,948.5-\dfrac{1}{12}\times12}{(12-1)(3-1)}=0.210\,2$$

故:

$$q_{1,2}=\frac{|13.5-34.5|}{\sqrt{12\times0.210\,2}}=13,\ a=3$$

$$q_{1,3}=\frac{|13.5-24|}{\sqrt{12\times0.210\,2}}=6.61,\ a=2$$

$$q_{2,3}=\frac{|34.5-24|}{\sqrt{12\times0.210\,2}}=6.61,\ a=2$$

查附表 11(q 界值表),$\nu=22$,当组数 $a=2$ 时,查得 $q_{0.05}=2.93$,$q_{0.01}=4.01$;当 $a=3$ 时,查得 $q_{0.05}=3.56$,$q_{0.01}=4.60$。故按 $\alpha=0.05$ 的检验水准,任意两种药的创面治愈百分比的差异都有统计学意义。

第六节　秩　相　关

秩相关(rank correlation)又称等级相关,它是一种分析 x、y 两个变量的等级间是否相关的方法。适用于某些不能准确地测量指标值而只能以严重程度、名次先后、反应大小等定出等级的资料,也适用于某些不呈正态分布或难于判断分布类型的资料。

本章只介绍最常用的 Spearman 等级相关分析,其相关程度大小用等级相关系数 r_s 来表示。

其计算步骤为:

(1) 将 x、y 分别由小到大排列,并给以秩次 r_x、r_y。

(2) 求成对数据(x,y)的秩次差值 $d=r_x-r_y$。

(3) 计算 r_s,再据附表 12 做出统计推断。

$$r_s = \frac{\sum(r_{xi} - \bar{r}_x)(r_{yi} - \bar{r}_y)}{\sqrt{\sum(r_{xi} - \bar{r}_x)^2 \sum(r_{yi} - \bar{r}_y)}} \quad (6.16)$$

当 $x_1, x_2, \cdots x_n$ 和 $y_1, y_2, \cdots y_n$ 中都不存在相同秩次时,可用简化公式(6.17)计算。

$$r_s = 1 - 6\sum d^2/[n(n^2 - 1)] \quad (6.17)$$

n 为观察值的对子数。

例 6.14 对某省不同地区水质的碘含量及其甲状腺肿的患病率作了调查后得到见表 6.11 第 1~3 列,问不同地区的甲状腺肿的患病率与本地区水质的碘含量有无关系。

表 6.11 某省不同地区水质碘含量与甲状腺肿患病率

地区	碘含量(μg/L) x	患病率(%) y	秩次 x	秩次 y	d	d^2
1	1.1	41.2	1	15	-14	196
2	2.3	37.6	2	13	-11	121
3	2.5	38.8	3	14	-11	121
4	3.7	24.3	4	11	-7	49
5	3.8	23.0	5	10	-5	25
6	4.0	32.4	6	12	-6	36
7	4.6	16.1	7	8	-1	1
8	4.9	18.4	8	9	-1	1
9	7.6	7.1	9	5	4	16
10	8.1	8.0	10	6	4	16
11	8.2	9.1	11	7	4	16
12	8.4	4.2	12	3	9	81
13	8.8	5.3	13	4	9	81
14	18.7	0.2	14	2	12	144
15	23.5	0.0	15	1	14	196
合计						1 100

解析:本例碘含量 x 为计量资料,患病率 y 是属二项分布的分类资料,要研究 x、y 之间的关系,只能用秩相关分析法。

(1) H_0:x、y 间无相关性

H_1:x、y 间有相关性

(2) 将 x、y 分别由小到大排队,并给以秩次(也可将 x、y 都由大到小排列),相等时取平均秩次。

将 x、y 的秩次记于表中第 4，5 列。

（3）求各对 x、y 秩次的差，记为 d，置于第 6 列。

（4）求各 d 的平方，置于第 7 列，并求得其和为：

$$\sum d^2 = 1\,100$$

（5）由简化公式（6.17）式，得

$$r_s = 1 - 6 \times 1\,100/[15(15^2 - 1)] = -0.964\,3$$

查附表 12，$n = 15$ 时，$r_{s0.01,\,15} = 0.654$，现 $|r_s| > r_{s0.05}$，所以 $P < 0.01$，拒绝 H_0，认为不同地区的甲状腺肿的患病率与本地区水质的碘含量呈负相关。

第七节　SAS 程序

一、配对设计资料符号检验的 SAS 程序

例 6.15　用例 6.1 的资料，试分析两种药物的镇痛效果有无差别？
程序 ch6_1. sas

```
data dat1;
   input a b;
   d=a−b;
cards;
1 0
1 0
1 0
0 1
1 0
1 0
1 0
1 0
1 0
;
proc univariate data=dat1;
 var d;
run;
```

程序 ch6_1. sas 说明：

首先对于定性资料进行数量化。本例，评价好取为 1，评价差取为 0。数据的输入和配对 t 检验相同，即数据一对一对地输入，然后求出差值。过程步也和配对 t 检验相同，不过必须用 UNIVARIATE 过程，不能用 MEANS 过程。

二、配对设计资料符号秩和检验的 SAS 程序

例 6.16 用例 6.2 的资料,试分析溶脲脲原体是否影响家兔的精子密度。

程序 ch6_2. sas

```
data dat2;
 input before after;
 d=before-after;
cards;
336  258
371  291
386  300
364  285
377  298
292  303
288  312
304  260
333  339
302  290
;
proc univariate data=dat2 normal;
 var d;
run;
```

程序 ch6_2. sas 说明:

数据的输入和配对 t 检验相同,即数据一对一对地输入,然后求出差值。过程步也和配对 t 检验相同,不过必须用 UNIVARIATE 过程,不能用 MEANS 过程。本例用了"normal"选择项对于差值 d 作正态性检验;如正态分布,可用配对 t 检验。

三、单样本资料符号秩和检验的 SAS 程序

例 6.17 用例 6.3 的资料,分析慢性气管炎患者的平均乙酰胆碱酯酶是否高于正常人。

程序 ch6_3. sas

```
data dat3;
 input x @@;
 d=x-1.44;
cards;
1.40  2.34  2.36  2.34  1.42  1.87  2.42  2.33  2.56  2.54
;
run;
```

```
proc univariate data=dat3 normal;
 var d;
run;
```

四、计量资料两样本比较的秩和检验的 SAS 程序

例 6.18 用例 6.4 的资料,分析两组工人的血铅值有无差异。

程序 ch6_4. sas

```
data dat4;
  do group=1 to 2;
    input n;
    do i=1 to n;
     input x @@;
     output;
    end;
  end;
  cards;
  8
  0.32 0.47 0.57 2.21 0.64 3.08 0.67 2.13
  10
  0.26 0.24 0.59 0.37 0.58 0.21 0.33 0.42 0.67 0.45
  ;
  run;
  proc univariate data=dat4 normal;
  class group;
  var x;
  run;
  proc npar1way data=dat4 wilcoxon;
    class group;
    var x;
run;
```

程序 ch6_4. sas 说明:

数据步和团体 t 检验相同。

过程步先调用 UNIVARIATE 过程分组进行正态性检验,后面用选择项"normal"。

再调用 NPAR1WAY 过程,后面用选择项"Wilcoxon",CLASS 语句后给出分组变量名,VAR 语句后给出要分析的变量名。

五、等级资料两样本比较的秩和检验的 SAS 程序

例 6.19 用例 6.6 的资料,分析该药对两种类型的支气管炎的治疗效果是否有差异。

程序 ch6_5. sas

```
    data dat5；
     do group=1 to 2；
       do rank=1 to 4；
         input freq @@；
           do i=1 to freq；
             output；
         end；
         end；
        end；
        cards；
        4   15   32   13
        13   26   21   8
        ；
        proc npar1way data=dat5 wilcoxon；
         class group；
          var rank；
     run；
```

程序 ch6_5. sas 说明：

（1）本例的分组变量是支气管炎类型 GROUP，分别用 1 和 2 表示单纯型支气管炎和喘息型支气管炎。需要统计的指标是疗效 RANK，分别用 1、2、3 和 4 表示无效、有效、显效和控制。数据以循环语句输入，实际上共有 132 例；但数据步中只读入 8 个数据，代表了频数，用 FREQ 表示。数据步中用了第三重循环"do i=1 to freq；output；end；"使读入的每个观测能重复输出，输出的次数等于其频数变量 FREQ 的值。

（2）过程步和前面几例相同。注意 VAR 语句后面的变量是 RANK，不是 FREQ。

六、计量资料多个独立样本比较的秩和检验的 SAS 程序

例 6.20 用例 6.7 的资料，研究轻度和重度再障贫血患者血清中可溶性 CD_8 抗原水平（U/ml）与正常人之间的差别有无显著性意义。

程序 ch6_6. sas

```
    data dat6；
     do group=1 to 3；
     input n；
      do i=1 to n；
       input x @@；
       output；
      end；
     end；
```

```
cards;
12
293 409 392 244 213 409 57 97 244 254 352 168
10
441 538 390 589 244 409 72 168 254 374
9
807 833 409 914 380 883 254 993 667
;
proc glm data=dat6;
class group;
model x=group;
means group/hovtest=levene;
run;
proc npar1way data=dat6 wilcoxon;
    class group;
    var x;
run;


%macro nemenyi(file，x，group);
proc rank data=&file out=rr; var &x; ranks r; run;
proc sort data=rr; by r; run;
data c(keep=r tj);
    set rr; by r;
    if first.r then tj=0;
    tj+1;
    if last.r then output c;
run;
data c; set c; tj2=tj**3-tj; run;
proc means data=c sum noprint; var tj2; output out=cc sum=sumtj; run;
data cc; set cc; keep sumtj; run;
proc means data=rr n mean noprint; var r; class group; output out=m n=n mean=mean;
run;
data m; set m; if group=. then delete; run;
proc transpose data=m out=mm prefix=x; run;
data num r; set mm; keep x1-x&group;
if _name_='n' then output num; if _name_='mean' then output r; run;
data num; set num;%do i=1 %to &group; n&i=x&i;%end; keep n1-n&group; run;
data r; set r;%do i=1 %to &group; r&i=x&i;%end; keep r1-r&group; run;
data uu; merge num r cc; array nn{*} n1-n&group; array r{*} r1-r&group;
num=sum(of nn{*});c=1-sumtj/(num**3-num);
chi005=cinv(0.95,&group-1);chi001=cinv(0.99,&group-1);
```

```
%do i=1 %to &group-1;
%do j= &i+1 %to &group;
%do; chi&i&j=12*(r{&i}-r{&j})**2/(c*num*(num+1)*(1/nn{&i}+1/
nn{&j}));
if chi&i&j>=chi001 then p&i&j='<=0.01';
else if chi&i&j>=chi005 then p&i&j='<=0.05';else p&i&j='>0.05';%end;
%end;
%end;
run;
proc print data=uu; run;
%mend nemenyi;
%nemenyi(dat6, x, 3);
```

程序 ch6_6.sas 说明：

数据的输入用循环语句,和完全随机化设计方差分析的数据输入完全相同。

先用 GLM 过程对各组进行方差齐性检验,选择项 HOVTEST=LEVENE 表示选用 Levene 检验。

过程步用 NPAR1WAY 过程,同时用 WILCOXON 选择项要求进行多样本比较的 Kruskal-Wallis 检验。CLASS 语句定义分组变量,本例为 GROUP; VAR 语句指定所要统计的指标,本例为 X。

多重比较的 Nemenyi 检验,先编写宏程序 NEMENYI,其有三个自由参数 FILE,X 与 GROUP,分别代表欲分析的数据集,欲比较的变量和欲比较的样本个数。%MARCO 与 %MEND 分别代表宏程序的开始与结束。

%NEMENYI(dat6，x，3)表示调用宏程序 NEMENYI,指明欲对数据集 DAT6 的 3 个样本间用 Nemenyi 检验对 X 变量进行多重比较。

七、等级资料多个独立样本比较的秩和检验的 SAS 程序

例 6.21 用例 6.9 的资料,分析 4 种疾病患者痰液内嗜酸性粒细胞的等级分布有无差别。

程序 ch6_7.sas

```
data dat7;
  do group=1 to 4;
   do rank=1 to 4;
    input freq @@;
     do i=1 to freq;
      output;
      end;
     end;
   end;
  cards;
```

```
1   3   10   7
4   6   6    2
7   9   5    4
4   7   5    1
;
proc npar1way data=dat7 wilcoxon;
 class group;
 var rank;
run;
%nemenyi(dat7, rank, 4);
```

八、随机单位组设计秩和检验的 SAS 程序

例6.22　用例 6.10 的资料,试比较这三种药物的疗效。

程序 ch6_8. sas

```
data dat8;
 do block=1 to 12;
  do treat=1 to 3;
   input x @@;
   output;
  end;
 end;
cards;
48.02   71.90   66.27
52.70   56.35   60.59
60.22   70.08   66.12
44.49   86.60   55.36
49.31   68.25   53.39
46.23   63.36   52.34
55.16   66.12   55.16
42.48   70.02   58.64
50.84   66.97   44.01
39.38   67.05   52.49
45.16   69.89   59.99
53.47   61.08   61.08
;
proc freq data=dat8;
tables block * treat * x/noprint scores=rank cmh2;
run;
```

```
proc sort data＝dat8；by block；run；
proc rank data＝dat8 out＝a；
var x；
by block；
ranks r；
run；
proc glm data＝a；
class treat block；
model r＝treat block；
means treat/snk；
run；
```

程序 ch6_8.sas 说明：

调用 FREQ 过程进行 Friedman 秩和检验。产生三维列联表，TREAT 为行，X 为列，BLOCK 的每个水平为列联表的一个层次。SCORES＝RANK 选项指定用秩次进行计算，CMH2 选项要求计算 CMH 统计量的前两个。

用 SORT 过程步对原变量 X 在各单位组进行排序，然后用 RANK 过程步对原变量 X 在各单位组进行秩变换，再用秩次 R 代替原变量值 X 进行多组样本的两两比较，选项 SNK 表示用 SNK 法进行两两比较。

九、秩相关的 SAS 程序

例 6.23 用例 6.14 的资料，问不同地区的甲状腺肿的患病率与本地区水质的碘含量有无关系。

程序 ch6_9.sas

```
data dat9；
 input x y @@；
cards；
1.1 41.2
2.3 37.6
2.5 38.8
3.7 24.3
3.8 23.0
4.0 32.4
4.6 16.1
4.9 18.4
7.6 7.1
8.1 8.0
8.2 9.1
8.4 4.2
```

```
8.8 5.3
18.7 0.2
23.5 0.0
;
proc corr data=dat9 spearman;
  var x;
  with y;
run;
```

程序 ch6_9. sas 说明：

等级相关仍用相关过程 CORR 分析，只需在选择项中指定为何种等级相关，如 SPEARMAN 等。如不用任何选择项，则计算 PEARSON 相关系数。

（张莉娜）

第七章　计数资料的统计分析

第一节　计数资料的统计描述

将观察单位按某种属性和类别分组后,计数得到各组观察单位数的资料称为计数资料(enumeration data)。表7.1是计数资料的一个实例。

表 7.1　某地某年居民钩虫感染人数

年龄组(岁)	检查人数	感染人数
0～14	453	48
15～49	824	78
50 及以上	206	18
合计	1 483	144

表中的数值都是绝对数字,计数资料的统计分析,通常先计算相对数。

相对数(relative number)是两个有联系的指标之比,按用途与性质可分为相对比、构成比、率等。

一、相对比(relative ratio)

相对比有时简称为比(ratio),它可以是两个有关的同类指标之比,也可以是不同性质的指标之比,常以倍数或百分数表示。

$$相对比 = \frac{甲指标}{乙指标}$$

这里甲、乙指标值可以是绝对数、相对数或平均数等。表 7.1 中 0～14 岁组与 15～49 岁组钩虫感染人数相对比为 $48/78×100\% = 61.54\%$,0～14 岁组与 15～49 岁组钩虫感染率的相对比为 $10.60\%/9.47\% = 1.12$(倍)。上面两个比都是同类的指标之比。而每万人的床位数则是床位数/人口数,是两个不同性质的指标的比。

二、构成比(constituent ratio)

构成比表示事物或现象内部各构成部分的比重,通常以 100 作为比例基数,故常称为百分比。构成比属于结构相对数。

$$构成比 = \frac{事物内部某一构成部分的观察单位数}{事物各组成部分的观察单位总数}$$

表 7.1 资料可计算钩虫感染者的年龄构成比:0~14 岁组 48/144＝33.33％,15~49 岁组 78/144＝54.17％,50 及以上岁组为 18/144＝12.50％,合计值为 100％。

三、率(rate)

率是一个具有时期概念的比,用于说明在某一时期内某个现象发生的频率或强度。率属于强度相对数。某事件在某时期的发生率为:

$$率 = \frac{某时期内发生某事件的观察单位数}{该时期开始时暴露的观察单位数}$$

率常以百分率(％)、千分率(‰)、万分率(1/万)、十万分率(1/10 万)等表示。在用率的指标时,应说明观察时期的时间单位。常用的率有生存率、发病率等。

例 7.1 　2000 年初,在某地区调查了 1 000 名 60 岁以上老人,经检查有 80 人有糖尿病,在 2001 年初随访这 1 000 名 60 岁以上老人,并进行体检。发现其中有 95 名老人患有糖尿病,则糖尿病的发病率为

$$糖尿病的年发病率 = \frac{95 - 80}{1\,000 - 80} = \frac{15}{920} = 1.63％$$

即该地区 60 岁以上的老人在 2000 年的糖尿病发病率为 1.63％。

"率"不同于"构成比",它的分子是某事件在规定的观察时期(通常是一年)内的累计数。它是一个反映强度的指标。医学中有许多率的指标,但其中有许多并不符合上述率的定义。下面我们对医学中称为率的一些指标进行说明,并进行分类以明确其性质。

1. 真正意义上的率

这些指标是完全符合上述率的定义的。例如,对肝癌患者进行手术治疗,随访观察一年,生存人数与手术人数之比为 1 年生存率。真正意义上的率有一个时期的概念,这些指标均需观察一段时间后才能得出。在这类指标中,常引进"人时"的概念,也就是观察单位数×观察时间。这一类的率的比较常用到生存分析的统计方法。

2. 名为率,实质为构成比的指标

如患病率,是在某一时点对人群中某病患者所占比例的描述。研究者只关心在调查时研究对象是否患病,而对于其调查前、调查后的状态并不关心。其他类似的还有糖尿病并发症知晓率、低体重儿发生率。这些指标的特点也是分子是分母的一部分,数值也在 0 到 1 之间变动。它们也是相应概率的估计值。平时遇到最多的就是这一类的率的计算和比较,只需要用卡方检验进行假设检验。

3. 名称为率,实质为比的指标

常见有下面两种情况:①分子与分母不是同一范畴的"率",如婴儿死亡率,为当年死亡婴儿数与当年活产婴儿数之比。当年死亡的婴儿不一定是当年出生的,而当年出生的活产婴儿如果在一岁以内死亡也不一定在当年死亡。②分子可重复计数的"率",如计算某地区某年内流感的发病率(新发病例数与年平均人口数的比值),每个人在一年时间内可以是多

个新病例,其年发病率可能大于1,因而也不符合率的定义。这两种情况的"率",不能直接用后面介绍的有关率的统计推断方法做差别的假设检验,也不能简单地进行置信区间的计算。

使用相对数时必须注意:

(1) 计算率时,分母不能太小。一般地说样本量越多,算得的率越稳定,其意义也较大。例数较少时,最好以绝对数字表示,例如"2个人中治愈1人",不宜写成治愈率为50%。

(2) 构成比和率是两个不同的相对数,用途不一样,不能混淆。

(3) 当各组例数不相等时,计算几个率的平均率时,不能将几个率相加再求平均数,而应以总的发生例数除以总的可能发生例数。如表7.1中,平均率应为(144/1 483)×100%=9.71%。注意,该数值不是(10.60%+9.47%+8.74%)/3=9.60%。

(4) 用率作比较时,应注意其可比性。应审慎思考影响的因素,不能凭表面数值贸然下结论。对于内部构成不同的两个率,应先作标准化处理,才能进行比较,这称为率的标准化,经标准化后的率称为标准化率。

四、标准化率(standardized rate)

标准化率又称调整率,简称为标化率。对于内部构成不同的率进行比较时,按选定的标准进行调整,使得内部构成统一后再计算标化率。计算方法可分为直接法与间接法。在一般情况下,二者计算结果接近,由于直接法计算简便,易于理解,更为常用。标准化率多用于人口死亡率、某病病死率、发病率、患病率的比较。标准化率的计算过程为:①选定标准组,标准组一般为有代表性的,较稳定的,数量较大的人群,如全国的、全省的、全地区的人口数据;②按选定的计算方法(直接法或间接法)计算标准化率。

例7.2 甲乙两县的食管癌病死率见表7.2。

表7.2 甲、乙两县人口数与食管癌死亡人数及病死率(1/10万)

年龄组(岁)	甲县			乙县		
	人口数	死亡数	病死率	人口数	死亡数	病死率
0~	378 977	2	0.5	282 762	1	0.4
30~	63 436	11	17.3	39 443	4	10.1
40~	54 910	55	100.2	40 488	29	71.6
50~	41 970	151	359.8	33 309	99	297.2
60~	25 060	163	650.4	23 167	122	526.6
70~	10 780	70	649.4	14 548	98	673.6
合计	575 133	452	78.6	433 717	353	81.4

上表中(除70~年龄组外)在各个年龄组内甲县的病死率都比乙县高,但总的病死率却是乙县高,似乎很矛盾。这是由于两县年龄构成不一致,而且年龄越大,食管癌病死率越高,而乙县中70~岁组构成比较高,导致总的病死率反而高于甲县。因此需将两县内部年龄构成调整成一致后,计算标准化死亡率。

(一) 直接法

首先选择甲、乙两县所属地区的数据作为标准组(表7.3)。

表 7.3　标准组的人口数和食管癌死亡人数及病死率(1/10 万)

年龄组(岁)	人口数	食管癌死亡数	食管癌病死率(1/10 万)
0～	3 970 027	20	0.5
30～	570 014	55	9.6
40～	548 990	413	75.2
50～	496 011	1 043	210.3
60～	354 421	1 648	465.0
70～	213 529	1 239	580.2
合计	6 152 992	4 418	71.8

选择标准组的各年龄人口数作为标准内部构成,用直接法计算标化率见表 7.4。

表 7.4　按标准组人口构成用直接法计算标准化率

年龄组(岁)	标准组人口数	甲县		乙县	
		病死率(1/10 万)	期望死亡人数	病死率(1/10 万)	期望死亡人数
0～	3 970 027	0.5	19.85	0.4	15.88
30～	570 014	17.3	98.61	10.1	57.57
40～	548 990	100.2	550.09	71.6	391.98
50～	496 011	359.8	1 784.65	297.2	1 474.14
60～	354 421	650.4	2 305.15	526.6	1 866.38
70～	213 529	649.4	1 386.66	673.6	1 438.33
合计	6 152 992		6 145.01		5 244.28

上表中,甲、乙两县病死率,抄自表 7.2 中,期望死亡人数系由标准组人口数乘以两具相应的病死率而得。

甲县食管癌标准化病死率＝6 145.01/6 152 992＝99.9(1/10 万),乙县食管癌标准化病死率＝5 244.28/6 152 992＝85.2(1/10 万)

(二) 间接法

用标准组的食管癌病死率作为标准,计算如表 7.5。

表 7.5　按标准组食管癌的病死率,用间接法计算标准化率

年龄组(岁)	标准组食管癌病死率(1/10 万)	甲县		乙县	
		人口数	期望死亡人数	人口数	期望死亡人数
0～	0.5	378 977	1.89	282 762	1.41
30～	9.6	63 436	6.09	39 443	3.79

年龄组（岁）	标准组食管癌病死率(1/10万)	甲县		乙县	
		人口数	期望死亡人数	人口数	期望死亡人数
40～	75.2	54 910	41.29	40 488	30.45
50～	210.3	41 970	88.26	33 309	70.05
60～	465.0	25 060	116.53	23 167	170.73
70～	580.2	10 780	62.55	14 548	84.41
合计	71.8		316.61		297.84

上表中甲、乙两县人口数抄自表 7.2，期望死亡人数系由两县各自人口数×标准组食管癌病死率而得。

实际死亡人数与期望死亡人数之比称为标准化死亡比（standard mortality ratio，SMR）。若 SMR>1，表示该县的病死率高于标准组；若 SMR<1，表示该县的病死率低于标准组。SMR 乘以标准组的病死率就是标准化率。

本资料中有：

甲县 SMR=452/316.61=1.428

乙县 SMR=353/297.84=1.185

甲县标准化率=71.8×1.428=102.5(1/10 万)

乙县标准化率=71.8×1.185=85.1(1/10 万)

使用标准化率时必须注意：

（1）标准化的目的是使对比组之间更有可比性，它适用于由于内部构成不同而影响总率比较时的情况。

（2）计算相互比较的几组资料的标准化率要用同一标准。标准化率仅反映对比资料的相对水平，并不反映实际水平。标准化率仅仅是一个虚拟的率。

（3）样本标准化率也存在抽样误差。

五、相对危险度

（一）相对危险度（risk ratio，RR）

相对危险度是指研究人群中暴露于某因素者的发病率 P_1 与非暴露于某因素者的发病率 P_0 的比值。它表示暴露组的发病风险是非暴露组的多少倍，可按以下公式计算：

$$RR=\frac{P_1}{P_0} \tag{7.1}$$

RR 值越偏离 1，表明暴露因素与疾病发生的关联强度越大。当 RR>1 时，表示该暴露因素为危险因素，可使疾病发生的危险度增大；当 RR<1 时，表示该暴露因素为保护因素，可使疾病发生的危险度减少。当 RR=1 时，表示该因素对疾病的发生无影响。

（二）特异危险度（或归因危险度）

特异危险度（attributable risk，AR）是指暴露组与非暴露组发病率的差值，表示由暴露因素引起疾病发生率变化的绝对数量。也可以说该暴露因素消失或出现,暴露组疾病的发生率预期将减少或增加的绝对数值。其计算公式为:

$$AR = P_1 - P_0 \tag{7.2}$$

由公式(7.1)可知,$P_1 = RR \times P_0$,将 P_1 代入公式(7.2),RR 和 AR 两指标可通过以下公式相互换算:

$$AR = RR \times P_0 - P_0 = P_0(RR - 1) \tag{7.3}$$

(三) 人群特异危险度(或人群归因危险度)

人群特异危险度(population attributable risk,PAR),是指全人群与非暴露组发病率的差值,表示在全人群中,由于暴露因素引起发病率变化的绝对数量。如果将全人群发病率记为 $\bar{p}$,计算公式为

$$PAR = \bar{p} - p_0 \tag{7.4}$$

以上三个指标适用于前瞻性随访研究。相对危险度主要具有流行病学和病因学方面的意义,可说明暴露因素与疾病间的关联。而特异危险度具有更多疾病控制和公共卫生方面的意义,可说明当对某暴露因素采取一定的措施后,暴露人群中发病率下降的情况。人群特异危险度的意义与特异危险度相似,但它针对全人群而言。

特异危险度和人群特异危险度也可以表示为相对数的形式,称特异危险度百分比(或比率)(attributable risk percent,ARP,AR%)和人群特异危险度百分比(或比率)(population attributable risk percent,PARP,PAR%)。计算公式如下,详细内容可参阅流行病学书籍的相关内容。

$$ARP = \frac{p_1 - p_0}{p_1} \tag{7.5}$$

$$PARP = \frac{\bar{p} - p_0}{\bar{p}} \tag{7.6}$$

六、比数比(odds ratio)

设 P 是某事件发生率或发生概率,则比数(odds)是指一个事件发生的概率与其对立事件发生的概率之比。即 $odds = P/(1-P)$。在病例组和对照组中,暴露的比数为暴露的概率与非暴露的概率之比。将病例组暴露的比数 $odds_1$ 与对照组的暴露比数 $odds_0$ 之比定义为比数比(odds ratio,OR),其计算公式为:

$$OR = \frac{P_1/(1-P_1)}{P_0/(1-P_0)} \tag{7.7}$$

通常,在不同患病率或发病率的情况下,OR 与 RR 是有差别的。当所研究疾病的发生率很低时,$OR \approx RR$。此时,比数比的含义与相对危险度相同,这一特点是病例对照研究可用于病因学研究的重要前提。

第二节 计数资料的参数估计

一、总体率

总体率 π 是一个总体的参数,当用样本率 P 对其估计时,可有点估计(point estimation)和区间估计(interval estimation)两种。点估计是用样本率 P 直接估计 π。

与样本平均数一样,样本率 P 也是一种统计量,它也有抽样误差,用率的标准误 S_p 反映抽样误差的大小。

$$S_p = \sqrt{P(1-P)/n} \tag{7.8}$$

其中 P 为样本率,n 为样本含量。

例 7.3 抽样检查某地区农民 80 人,查出感染钩虫者 20 人,试计算样本钩虫感染率及其标准误。

样本感染率 $P = (20/80) \times 100\% = 25\%$

标准误 $S_p = \sqrt{0.25(1-0.25)/80} = 4.84\%$

(一) 正态理论法估计率的置信区间

样本含量 n 较大时,且样本率 P 和 $(1-P)$ 均不太小,如 $nP(1-P) \geqslant 5$ 时,P 的抽样分布接近正态,可用正态分布计算置信区间的上下限,如 95% 置信区间的上下限计算为:

$$下限 = P - 1.96\,S_p$$
$$上限 = P + 1.96\,S_p$$

欲求 99% 置信区间时,只需将 S_p 前面的系数换成 2.58 即可;n 较小时可用查表法求出上下限,该表是根据二项分布的原理算得的。

由例 7.3 资料可得,总体钩虫感染率 π 的点估计值就是样本感染率 0.25,欲求 95% 置信区间时,可用正态近似法得

$$下限 = 0.25 - 1.96 \times 0.0484 = 0.1551$$
$$上限 = 0.25 + 1.96 \times 0.0484 = 0.3449$$

故总体率 π 的 95% 置信区间为 15.51% ~ 34.49%,同样可得 99% 置信区间为 12.51% ~ 37.49%。

(二) 精确法估计率的置信区间

当不满足正态理论法的前提条件,如 $nP(1-P) < 5$ 时,如何估计总体率的置信区间?下面提供一种小样本情形下总体率置信区间的估计方法:建立在精确二项分布基础上的精确法。目标是求得区间 (p_1, p_2),其中 p_1 及 p_2 满足下面的等式 7.9 及 7.10:

$$P_r(X \geqslant x \mid p = p_1) = \frac{\alpha}{2} = \sum_{k=x}^{n} \binom{n}{k} p_1^k (1-p_1)^{n-k} \tag{7.9}$$

$$P_r(X \leqslant x \mid p = p_2) = \frac{\alpha}{2} = \sum_{k=0}^{n} \binom{n}{k} p_2^k (1-p_2)^{n-k} \tag{7.10}$$

等式 7.9 及 7.10 求解的困难之处是计算式 7.11：

$$\sum_{k=0}^{n} \binom{n}{k} p^k (1-p)^{n-k} \tag{7.11}$$

采用精确法估计率的置信区间时可以利用相关软件或查表直接获得。

例 7.4 某医院对出生 11～12 个月的幼儿 20 人进行结核菌素试验,得阳性者 2 人,试计算总体率的 95% 置信区间。

解:本例 $n = 20$,属于小样本资料,$nP(1-P) < 5$,不满足正态理论法的应用条件,因而可查附表 13 二项分布中 95% 置信区间表,由样本含量 $n = 20$,实际数 $x = 2$,二者交叉处查得 1～32,因此阳性率的 95% 置信区间为 1%～32%。

二、相对危险度

队列研究(cohort study)又称前瞻性研究(prospective study)或追踪观察研究(follow-up study),其特点是从因到果。在该类研究中观察人群按是否暴露于某可疑危险因素或暴露程度分组,然后进行追踪观察,并随时记录这两组人群中的发病或死亡情况,经过一定时间后,比较两组人群的发病率或死亡率,从而对该危险因素有无致病作用或致病强度高低进行分析和推断。其数据可整理成表 7.6。

表 7.6 队列研究用 2×2 频数表

组别	疾病		小计
	发病	未发病	
暴露组	a	b	$a+b$
非暴露组	c	d	$c+d$
小计	$a+c$	$b+d$	$a+b+c+d$

由上图表所示,通过队列研究可方便地计算出暴露组与非暴露组疾病的累计发生率,以下简称 P_1 和 P_0:

$$暴露组发病率: P_1 = a/(a+b) \tag{7.12}$$

$$非暴露组发病率: P_0 = c/(c+d) \tag{7.13}$$

$$相对危险度 \ RR = \frac{p_1}{p_0} = a(c+d)/[c(a+b)] \tag{7.14}$$

相对危险度 RR 的 $(1-\alpha)$ 可信区间,Miettinen 法的计算公式为:

$$\widehat{RR}^{(1 \pm u_{\alpha/2}/\sqrt{\chi^2_{MH}})} \tag{7.15}$$

其中 $\quad \chi^2_{MH} = [(ad-bc)^2(n-1)]/[(a+b)(c+d)(a+c)(b+d)] \tag{7.16}$

例 7.5 为研究血液中儿茶酚胺水平与冠心病发病之间的关系,对 609 名男子按血液中儿茶酚胺水平分为高低两组,经过十年追踪观察所得结果如下表所示,试估计血中儿茶酚胺高者的相对危险度,并推断总体相对危险度的 95% 可信区间。

表 7.7 血中儿茶酚胺水平与冠心病发病关系

血中儿茶酚胺水平	冠心病		合计
	发病	未发病	
高	27(a)	95(b)	122($a+b$)
低	44(c)	443(d)	487($c+d$)
合计	71($a+c$)	538($b+d$)	609($a+b+c+d$)

(1) 相对危险度的点估计值。

$\widehat{RR} = \hat{p}_1/\hat{p}_0 = 27 \times (44+443)/[44 \times (27+95)] = 2.45$,表明血中儿茶酚胺水平高者发生冠心病的可能性是水平低者的 2.45 倍,即血中儿茶酚胺水平与冠心病间存在一定的关联。

$$\chi^2_{MH} = [(27 \times 443 - 44 \times 95)^2(609-1)]/(122 \times 487 \times 71 \times 538) = 16.22。$$

RR 的 95% 可信区间 $= 2.45^{(1\pm1.96/\sqrt{16.22})}$ 或 $(1.58, 3.79)$;

RR 的 99% 可信区间 $= 2.45^{(1\pm2.58/\sqrt{16.22})}$ 或 $(1.38, 4.35)$。

(2) 特异危险度的点估计值。

$\widehat{AR} = [27/(27+95)] \times 100\% - [44/(44+443)] \times 100\% = 22.13\% - 9.03\% = 13.10\%$,表明血中儿茶酚胺水平高者冠心病发病率比水平低者高出了 13.10%。

(3) 人群特异危险度点估计值。

假定全人群发病率为 $\bar{p} = 71/609 = 11.7\%$(系样本点估计值),$\widehat{PAR} = 11.7\% - 9.00\% = 2.7\%$。表明若全人群血中儿茶酚胺保持在低水平,冠心病发病率将降低 2.7%。

(4) 人群特异危险度比例的点估计值。

$\widehat{PARP} = (11.7\% - 9.00\%)/11.7\% = 23.1\%$,表明若全人群血中儿茶酚胺保持在低水平,减少的冠心病患者为原来患者总数的 23.1%,也可以理解为 23.1% 的冠心病是由于血中高水平的儿茶酚胺引起的。

三、比数比

病例对照研究(case-control study)是一种最常见的回顾性研究(retrospective study),其特点是从"果"到"因",即在已经发病之后研究发病的原因,这种研究需要两类对象,第一类是患有某种疾病的人,称为病例,第二类是不患有该病的人,称为对照。分别调查这两类对象过去是否接触过危险因素,以及接触的比例与强度如何,然后由这两类对象接触该危险因素的不同程度,估计发病与危险因素之间的关系,在此基础上对所提出的病因学假设做出推断。

病例对照研究大体可划分为成组病例对照研究(grouped case-control study)和配对病

例对照研究(matched case-control study),后者又可细分为 1∶1、1∶2 和 1∶M 配对三种类型。

在病例对照研究中,由于一般不能直接计算暴露人群和非暴露人群的发病率,因而不能直接估计相对危险度,通常要通过计算比数比来近似估计相对危险度。

其数据可整理成如下表格:

表 7.8 病例对照研究用 2×2 频数表

组别	暴露史		合计
	暴露	非暴露	
病例组	a	b	$a+b$
对照组	c	d	$c+d$
合计	$a+c$	$b+d$	$a+b+c+d$

$$病例组暴露的比数 odds_1 = \frac{a/(a+b)}{b/(a+b)} = \frac{a}{b} \tag{7.17}$$

$$对照组暴露的比数 odds_0 = \frac{c/(c+d)}{d/(c+d)} = \frac{c}{d} \tag{7.18}$$

$$比数比 \; OR = \frac{odds_1}{odds_0} = \frac{a/b}{c/d} = \frac{ad}{cb} \tag{7.19}$$

比数比 OR 的 $(1-\alpha)$ 可信区间,仍可用 Miettinen 基于 M-H χ^2 检验结果提出的公式计算。

$$\widehat{OR}^{(1\pm u_{\alpha/2}/\sqrt{\chi^2_{MH}})} \tag{7.20}$$

例 7.6 为研究子宫内膜癌与绝经期使用雌激素的关系,采用成组病例对照研究,对 183 名子宫内膜癌患者(病例组)及 183 名非子宫内膜癌患者(对照组)进行调查,得口服雌激素情况如下,试估计使用雌激素者的相对危险度并推断总体相对危险度的 95% 可信区间。

表 7.9 子宫内膜癌与口服雌激素的关系

组别	暴露史		合计
	使用过雌激素	未用过雌激素	
病例组(子宫内膜癌患者)	$55(a)$	$128(b)$	$183(a+b)$
对照组(非子宫内膜癌患者)	$19(c)$	$164(d)$	$183(c+d)$
合计	$74(a+c)$	$292(b+d)$	$366(a+b+c+d)$

由于人群子宫内膜癌的发病率很低,因此,可以用使用过雌激素的比数比来近似估计使用过雌激素者的相对危险度。

$$比数比 \; \widehat{OR} = (55 \times 164)/(19 \times 128) = 3.71$$

$$\chi^2_{MH} = [(55 \times 164 - 128 \times 19)^2 (366 - 1)]/(74 \times 292 \times 183 \times 183) = 21.89$$

比数比的 95% 可信区间 $\widehat{OR}^{(1 \pm u_{a/2}/\sqrt{\chi^2_{MH}})} = (2.10, 6.56)$。

第三节　单样本率的比较

设样本含量为 n，阳性数为 x，则样本率 $P = x/n$，欲检验该样本来自的总体率 π 是否与 π_0 相等，称为样本率和总体率的比较。其检验假设为：

$$H_0 : \pi = \pi_0$$
$$H_1 : \pi \neq \pi_0$$

当 n 较小时，如 π_0 很小或近于 1 时，宜用泊松分布（Poisson distribution）作检验；π_0 不近于 0 或 1 时，宜用二项分布作检验；当 n 较大，且 $n\pi_0 \geqslant 5$ 时，可用本节所介绍的 χ^2 检验，或 U 检验。

$$U = |P - \pi_0| / \sqrt{\pi_0(1 - \pi_0)/n} \tag{7.21}$$

由于 U 服从标准正态分布，可据 $U_{0.05} = 1.960$，$U_{0.01} = 2.576$ 做出统计推断，如果 $U < U_{0.05}$，则 $P > 0.05$，不拒绝 H_0；$U_{0.05} \leqslant U < U_{0.01}$，则 $0.01 \leqslant P < 0.05$，在 $\alpha = 0.05$ 水平上，拒绝 H_0；$U_{0.01} \leqslant U$，则 $P \leqslant 0.01$，在 $\alpha = 0.01$ 水平上，拒绝 H_0。也可用 χ^2 检验，先据 π_0 求出理论阳性数 $n\pi_0$，理论非阳性数 $n(1 - \pi_0)$，即表 7.10。

表 7.10　阳性与非阳性的观察频数和理论频数

组别	观察频数 O	理论频数 T
阳性数	x	$n\pi_0$
非阳性数	$n - x$	$n(1 - \pi_0)$

则有：

$$\chi^2 = \sum (O - T)^2/T = (x - n\pi_0)^2/n\pi_0 + [(n - x) - n(1 - \pi_0)]^2/[n(1 - \pi_0)]$$
$$= (x - n\pi_0)^2/[n\pi_0(1 - \pi_0)] \tag{7.22}$$

$$df = 1$$

最后据自由度，查 χ^2 界值表（附表 2），得 $\chi^2_{0.05}$、$\chi^2_{0.01}$，如果 $\chi^2 < \chi^2_{0.05}$，则 $P > 0.05$，不拒绝 H_0；$\chi^2_{0.05} \leqslant \chi^2 < \chi^2_{0.01}$，则 $0.01 \leqslant P < 0.05$，在 $\alpha = 0.05$ 水平上，拒绝 H_0；$\chi^2_{0.01} \leqslant \chi^2$，则 $P \leqslant 0.01$，在 $\alpha = 0.01$ 水平上，拒绝 H_0。

$df = 1$ 时 χ^2 界值表中有 $\chi^2_{0.05} = 3.841$，$\chi^2_{0.01} = 6.635$。比较上面所列的 χ^2 与 U 的公式，(7.21)式与(7.22)式，读者会发现有 $\chi^2 = U^2$，临界值也有 $\chi^2_{0.05} = (U_{0.05})^2$，$\chi^2_{0.01} = (U_{0.01})^2$，故两种检验完全等价。

例 7.7　根据以往经验，某药物治疗某病的治愈率为 80%，现有一医师采用新药治疗

100 个患者,治愈 87 人,问新药的治愈率与 80% 的差别有无统计学意义?

解:这里 $n = 100$, $P = 0.87$, $\pi_0 = 0.80$

$H_0 : \pi = 0.80$

$H_1 : \pi \neq 0.80$

$$U = |0.87 - 0.80| / \sqrt{0.80(1 - 0.80)/100} = 1.75$$

或 $\qquad \chi^2 = (87 - 100 \times 0.80)^2 / [100 \times 0.80 \times (1 - 0.80)] = 3.0625$

(注意:$\chi^2 = 3.0625$; $U^2 = 1.75^2$)

由于 $U < U_{0.05} = 1.960$,或 $\chi^2 < \chi_{0.05}^2 = 3.841$。故 $P > 0.05$,不能拒绝 H_0,认为新药治疗的治愈率与 0.80 的差异无统计学意义。

第四节 两样本率的比较

设两个样本的含量、阳性数、样本率分别记为 n_1、x_1、p_1 与 n_2、x_2、p_2,两个样本率比较的检验假设是它们各自所代表的总体是同一总体,即

$$H_0 : \pi_1 = \pi_2$$
$$H_1 : \pi_1 \neq \pi_2$$

可用 U 检验或 χ^2 检验。

$$U = |p_1 - p_2| / \sqrt{p_0(1 - p_0)(1/n_1 + 1/n_2)} \qquad (7.23)$$

其中 $p_0 = (x_1 + x_2)/(n_1 + n_2)$

用 χ^2 检验时,一般可列成 2×2 表(2×2 Table)或四格表(fourfold table)形式

组别	阳性数	非阳性数	合计
甲样本	x_1	$n_1 - x_1$	n_1
乙样本	x_2	$n_2 - x_2$	n_2
合计	$x_1 + x_2$	$n_1 + n_2 - x_1 - x_2$	$n_1 + n_2$

四个格子中的频数为观察频数,各格子理论频数应为相应的行合计与列合计之积除以总例数。如相应于 x_1 的一格。理论频数为 $n_1(x_1 + x_2)/(n_1 + n_2)$。同样 x_2 一格的理论频数为 $n_2(x_1 + x_2)/(n_1 + n_2)$,四个格子的理论频数算得后,再用公式:$\chi^2 = \sum (O - T)^2 / T$ 求得 χ^2 值

如果四格表中各频数用:

a	b
c	d

表达时,计算 χ^2 时有简算公式为:

$$\chi^2 = [(ad - bc)^2(a+b+c+d)]/[(a+b)(c+d)(a+c)(b+d)] \quad (7.24)$$
$$df = 1$$

比较(7.23)与(7.24)式同样地有 $\chi^2 = U^2$。

例 7.8　某医院治疗慢性肾炎患者,其中用西药治疗 79 例,有效者 63 人,有效率 79.75%,用中药治疗 54 例,有效者 47 人,有效率 87.04%,问两种药物治疗慢性肾炎有效率是否相同?

解析: $H_0: \pi_1 = \pi_2$

$\quad\quad H_1: \pi_1 \neq \pi_2$

如用 U 检验,有:

$$p_0 = (63 + 47)/(79 + 54) = 0.8271$$

$$U = |0.7975 - 0.8704| / \sqrt{0.8271 \times (1 - 0.8271) \times (1/79 + 1/54)} = 1.092$$

如用 χ^2 检验,可列出四格表为:

	有效	无效	合计	有效率(%)
西药组	63	16	79	79.75
中药组	47	7	54	87.04
合计	110	23	133	

四个格子的理论频数,可算得为:

65.34	13.66
44.66	9.34

例如 63 一格的理论频数 $= 79 \times 110/133 = 65.34$

$$\chi^2 = (63 - 65.34)^2/65.34 + (16 - 13.66)^2/13.66$$
$$+ (47 - 44.66)^2/44.66$$
$$+ (7 - 9.34)^2/9.34 = 1.192$$

或用简算公式

$$\chi^2 = [(63 \times 7 - 16 \times 47)^2 \times 133]/(79 \times 54 \times 110 \times 23) = 1.192$$

由于 $U < U_{0.05} = 1.960$,或 $\chi^2 < \chi^2_{0.05} = 3.841$,$P > 0.05$,在显著性水平 $\alpha = 0.05$ 时不能拒绝 H_0,认为两种药物治疗慢性肾炎的有效率的差别无统计学意义。

由于 χ^2 分布是一个连续型的分布(正态分布也是连续型的分布),而计数资料中的频数是间断性的,使用的 χ^2 检验与真正的 χ^2 分布有一定的误差,统计学家已经证明,当自由度比较大时,误差较小;自由度等于 1 时,特别是当 n 较小,或理论频数小于 5 时,误差较大,使得所得概率值偏小。为此英国统计学家于 1934 年提出了一个校正方法,称为 Yates 校正法

或连续性校正(Yates' correction for continuity)。有

$$\chi_c^2 = \sum (|O - T| - 0.5)^2 / T \tag{7.25}$$

在实际工作中,对于四格表资料的卡方检验,通常有以下应用条件:

(1) 当 $n \geqslant 40$,且所有格子的理论频数 $\geqslant 5$ 时,无需使用 χ^2 检验的校正公式;

(2) 当 $n \geqslant 40$,且有任意格子的理论频数 $1 \leqslant T < 5$ 时,需使用 χ^2 检验的校正公式或者以下四格表专用校正公式

$$\chi_c^2 = [(|ad - bc| - n/2)n^2] / [(a+b)(c+d)(a+c)(b+d)] \tag{7.26}$$

(3) 当 $n < 40$,或有任意格子的理论频数 $T < 1$,或当 χ^2 检验的 P 值 $\approx \alpha$ 时,需采用 Fisher 确切概率法。

第五节　多个样本率的比较

当有 K 个样本,其中第 i 个样本的含量、阳性数、阳性率分别为 n_i、x_i、p_i。欲检验各个样本所代表的总体率是否相同,称为多个样本率的比较。$K = 2$ 时就是两个样本率的比较。

此时有:

$H_0: \pi_1 = \pi_2 = \cdots = \pi_k$

$H_1:$ 至少存在一对 i、j,使得 $\pi_i \neq \pi_j$

一般使用 χ^2 检验。先列出 $K \times 2$ 表如下:

样本	阳性数	非阳性数	合计	样本率
1	x_1	$n_1 - x_1$	n_1	p_1
2	x_2	$n_2 - x_2$	n_2	p_2
$\vdots$	$\vdots$	$\vdots$	$\vdots$	$\vdots$
k	x_k	$n_k - x_k$	n_k	p_k

对于 $K \times 2$ 表中的各个观察频数使用与 2×2 表中每个格子计算理论频数相同的规则,算得各个相应格子的理论频数,再用 $\chi^2 = \sum (O - T)^2 / T$ 算得 χ^2 值,自由度为 $K - 1$。最后据 χ^2 界值表(附表 2)中的 $\chi_{0.05}^2$,$\chi_{0.01}^2$ 值做出统计推断,$K \times 2$ 表 χ^2 值的简算公式与 $R \times C$ 列联表 χ^2 公式相同(详见下一节)。

例 7.9　例 7.8 资料中如增加中西医结合组,治疗 68 例慢性肾炎患者,有效者 65 人,有效率为 95.59%,问三种疗法的有效率是否有差别?

解析:这时有 3×2 表如下:

组别	有效	无效	合计	有效率(%)
西药组	63	16	79	79.75
中药组	47	7	54	87.04
中西医结合组	65	3	68	95.59
合计	175	26	201	

H_0:三种疗法的有效率相同

H_1:至少有二种疗法的有效率不相同

先计算各个格子的理论频数,得:

68.78	10.22
47.01	6.99
59.20	8.80

其中相应于 63 格的理论频数 $=79 \times 175/201 = 68.78$

$$\chi^2 = (63-68.78)^2/68.78 + (16-10.22)^2/10.22 + (47-47.01)^2/47.01 +$$
$$(7-6.99)^2/6.99 + (65-59.20)^2/59.20 + (3-8.80)^2/8.80$$
$$= 8.143$$

$$df = 2$$

由 χ^2 界值表(附表 2),$df = 2$ 时,查得 $\chi^2_{0.05} = 5.99$,$\chi^2_{0.01} = 9.21$。

现 $\chi^2_{0.05} = 5.99 < \chi^2 < \chi^2_{0.01}$,故 $0.01 < P < 0.05$,拒绝 H_0,认为三种疗法治疗慢性肾炎有效率不相同,其中以中西结合组有效率最高,西药组最低。

多个样本率比较时,如果拒绝 H_0,多个总体率之间的差异有统计学意义,表明至少有某两个总体率之间有差异。此时,需要进行多个率之间的两两比较,可采用 Bonferroni 法进行多个样本率的两两比较。步骤如下:

(1) 对需要比较的行×列表资料进行分割,可编成多个四格表。

(2) 对每个四格表进行 χ^2 检验。

(3) 采用 $\alpha' = \dfrac{\alpha}{比较次数}$ 计算调整的水准。

(4) 用调整 α' 作为检验水准做检验。

第六节　构成比的比较

计数资料的统计分析中,常将资料表达成列联表的形式,可理解为来自一个总体的样本,按两个或多个属性分类计数,表达成表格形式。按两个属性变量分类计数称为二维列联表,按三个属性变量分类计数称为三维列联表,三维及以上时称为高维列联表,其统计分析方法常采用的模型是对数线性模型(loglinear model)。

多(R)个样本率的比较,构成 $R \times 2$ 表;如果有 R 个都分为 C 类的构成比($R \geqslant 2$,$C \geqslant 3$),则其基本数据有 R 行 C 列,组成 $R \times C$ 表,又称行×列表,$R \times 2$ 表是行×列表的特殊情形。

对多(R)个构成比检验的目的是推断各样本分别代表的总体构成比是否相同,用 χ^2 检验:

$$\chi^2 = n\left(\sum \frac{A^2}{n_R n_C} - 1\right) \tag{7.27}$$

式中,A 为第 R 行第 C 列对应的实际频数,n_R 为第 R 行的行合计,n_C 为第 C 列的列合计,n 为总样本含量。再据 χ^2 界值表(附表2),查得 $\chi^2_{0.05}$、$\chi^2_{0.01}$,做出合适的统计推断。

例 7.10 三个民族的血型分布如下表 7.11,问它们的构成比有无不同,或者血型与民族有无关系。

表 7.11 三个民族的血型分布

民族	血型				合计
	A	B	O	AB	
傣族	112	150	205	40	507
佤族	200	112	135	73	520
土家族	362	219	310	69	960
合计	674	481	650	182	1 987

这是一个行与列皆无序的 3×4 列联表

H_0:血型与民族无关,或者三个民族的血型分布构成比相同。

H_1:血型与民族有关,或者三个民族的血型分布构成比不相同。

代入上述 χ^2 简算公式,(7.27)式,有

$$\chi^2 = [112^2/(507 \times 674) + 150^2/(507 \times 481) + \cdots + 69^2/(960 \times 182) - 1] \times 1\,987$$
$$= 71.518\,6$$

$$df = (3-1)(4-1) = 6$$

由 $df = 6$ 查 χ^2 界值表(附表2),得 $\chi^2_{0.05} = 12.59$,$\chi^2_{0.01} = 16.81$,现 $\chi^2 > \chi^2_{0.01}$,故 $P < 0.01$,拒绝 H_0,认为血型分布与民族有关。

在实际工作中,对于行×列无序列联表资料,一般认为所有格子的理论频数不宜小于1,且理论频数 $1 \leqslant T < 5$ 的格子数不宜超过总格子数的 $1/5$。若出现上述情况,有以下解决方案。

(1) 通过增大样本含量,增大理论频数。

(2) 根据专业知识,删除理论频数太小的行或列,或将性质相近的行或列的频数合并。

（3）改用 Fisher 确切概率法。

其中,增大样本含量是最佳方案,但可行性往往受限制;删除或合并行或列的做法可行性虽好,但易导致有用信息的损失,故采用此方案时需慎重。

第七节　Cochran-Artimage 趋势检验

$R \times 2$ 表中,当组别变量（R）为有序变量,如药物剂量（低、中、高）或工龄（1、2、3、4）等,列变量多为"有"和"无",或"发生"与"不发生"二分类变量,对这种 $R \times 2$ 有序列联表的统计检验被称为百分比（率）的趋势检验,又称 Cochran-Artimage 趋势检验（Cochran-Artimage test for trend）。示例如下:

例 7.11　某毒理试验观察不同剂量情况下,小白鼠的反应,得到如下表 7.12 的数据。

表 7.12　不同毒物剂量小白鼠的毒性反应

毒物剂量	中毒反应		合计
	有	无	
低	59	25	84
中	169	29	198
高	196	9	205
合计	424	63	487

在本研究中,行变量毒物的剂量是有序变量,研究者想探讨小白鼠的中毒反应是否存在某种趋势:是否随着毒物剂量的升高,中毒反应发生率越高。

为了进行 Cochran-Artimage 趋势检验,资料进一步整理如表 7.13,在这里给毒物的低中高三个剂量分别赋值 $Z(1, 2, 3)$,而中毒反应有无分别为（1, 0）。

表 7.13　百分率趋势检验

毒物剂量	中毒反应		合计（n）	分数（Z）	tZ	nZ	nZ^2
	有（t）	无					
低	59	25	84	1	59	84	84
中	169	29	198	2	338	396	792
高	196	9	205	3	588	615	1 845
合计	424 $(T = \sum t)$	63	487 $(N = \sum n)$		985 $(\sum tZ)$	1 095 $(\sum nZ)$	2 721 $(\sum nZ^2)$

t 为各剂量组发生阳性事件的人数,n 为各剂量组患者人数,Z 是各剂量组赋值得分（默认情况下,第一行为 1,第二行为 2,第三行为 3,以此类推）,$T = \sum t$, $N = \sum n$。根据以下

Cochran-Artimage 趋势检验公式

$$\chi^2 = \frac{N\left(N\sum tZ - T\sum nZ\right)^2}{T(N-T)\left[N\sum nZ^2 - \left(\sum nZ\right)^2\right]} \qquad (7.28)$$

把有关数据代入式(7.28)可得：

$$\chi^2 = \frac{487(487 \times 985 - 424 \times 1\,095)^2}{424(487 - 424)\left[487 \times 2\,721 - (1\,095)^2\right]} = 34.354\,8$$

在本例 Cochran-Artimage 趋势检验的 $\chi^2 = 34.354\,8$，大于自由度为 1 的 χ^2 分布的界值 3.84。所以拒绝 H_0，认为中毒反应与毒物剂量间存在线性趋势，从具体数值看，随着毒物剂量由低到高地增加，中毒反应发生率随之增加。

第八节　配对设计计数资料的统计分析

两个评估者对 n 个观察对象逐一评估它们属于 C 个类别中的那一类别时，就是两评估者处理 C 类别的配对计数资料(paired enumeration data)，常可归纳成 $C \times C$ 列联表形式，称为方表(square table)。

类别		评估者乙				
		1	2	⋯	C	合计
评估者甲	1	x_{11}	x_{12}	⋯	x_{1C}	m_1
	2	x_{21}	x_{22}	⋯	x_{2C}	m_2
	⋮	⋮	⋮	⋮	⋮	⋮
	C	x_{C1}	x_{C2}	⋯	x_{CC}	m_C
合计		n_1	n_2	⋯	n_C	n

上表中 x_{ij} 表示评估者甲判断为第 i 类，而评估者乙判断为第 j 类别的观察对象数，x_{ii} 为两个评估者评估结果一致的计数值，$x_{ij}(i \neq j)$ 为两个评估者评估结果不一致的计数值。

对于方表资料可有两种统计检验方法，即 McNemar 检验与 Kappa 检验。

一、McNemar 检验

McNemar 检验(McNemar test)主要用来检验上述 $C \times C$ 列联表中关于主对角线两侧的计数值是否对称，如果不对称，则表示两个评估结果不一致的部分在一个方向的改变较另一个方向为大。其工作假设为：

$H_0 : X_{ij} = X_{ji}$，对于所有的 $i < j$

H_1：至少存在一对 $i < j$，使得 $X_{ij} \neq X_{ji}$

McNemar 检验的统计量为：

$$\chi^2 = \sum_{i<j} \sum (x_{ji} - x_{ij})^2/(x_{ji} + x_{ij}) \tag{7.29}$$

$$df = C(C-1)/2$$

再据 χ^2 界值表,查得临界值 $X_{0.05}^2$、$X_{0.01}^2$,做出统计推断。当仅有 2 个类别时,上述假设中 $H_0: X_{12} = X_{21}$,即 $X_{12}: X_{21} = 1:1$。上式也成为:

$$X^2 = (x_{12} - x_{21})^2/(x_{12} + x_{21}), \quad df = 1 \tag{7.30}$$

由于自由度为 1 时,χ^2 需作 Yates 校正,此时有

$$\chi_C^2 = (|x_{12} - x_{21}| - 1)^2/(x_{12} + x_{21}) \tag{7.31}$$

二、Kappa 检验

Kappa 检验(Kappa test)主要检验上述 $C \times C$ 列联表中,主对角线上的计数值(即两个评估者评估结果一致的计数值)F_o,与由于机遇而得的期望计数值 F_e 的差异是否具有统计学意义。

两评估者评估一致的观察计数值 $F_o = \sum x_{ii}$,其频率 $P_o = F_o/n$。两评估者评估一致的期望计数值 $F_e = \sum M_i N_i/n$,其频率 $P_e = F_e/n$。

Kappa 统计量

$$K = (F_o - F_e)/(n - F_e) \tag{7.32}$$

或者

$$K = (P_o - P_e)/(1 - P_e)$$

K 的方差为:

$$V(K) = 1/[n(1 - P_e)^2][P_e + P_e^2 - \sum m_i n_i (m_i + n_i)/n^3] \tag{7.33}$$

Kappa 检验的工作假设为:

$H_0: \text{Kappa} = 0$

$H_1: \text{Kappa} > 0$

大样本时用:

$$U = K/\sqrt{V(K)} \tag{7.34}$$

U 服从标准正态分布,由于系单侧检验,故可据 $U_{0.05} = 1.645$、$U_{0.01} = 2.326$ 做出统计推断;小样本时可用确切概率计算法。当不拒绝 H_0 时,就认为两个评估者评估一致的观察计数值与由于机遇所得的期望一致计数值的差异无统计学意义,也就是说不能认为两个评估者评估结果一致;当拒绝 H_0 时,就认为两个评估者评估结果一致,Kappa 值愈大,说明一致性愈好。

例 7.12 用常规培养法与荧光抗体法检验同一批鸭样沙门菌的结果,结果如表 7.14,欲检验两种方法的一致性。

表 7.14 用两法检验同一批鸭样沙门菌的结果

荧光抗体法	常规培养法		合计
	+	—	
+	160	26	186
—	5	48	53
合计	165	74	239

这是配对计数资料 2×2 方表,可作下列检验。

(1) McNemar 检验:

设总体中常规培养法阴性,荧光抗体法阳性的计数值为 B,常规培养法阳性,荧光抗体法阴性的计数值为 C。

H_0:主对角线两侧对称,即 B:C=1:1

H_1:两侧不对称,或 B:C$\neq$1:1

$$\chi_C^2 = (|26-5|-1)^2/(26+5) = 12.90$$

$$df = 1$$

由 X^2 界值表(附表 2),查得 $X_{0.01}^2 = 6.635$。现 $X^2 > X_{0.01}^2$,故 $P < 0.01$,拒绝 H_0,认为两侧计数值不对称,也即 B:C$\neq$1:1。

(2) Kappa 检验:

H_0:Kappa=0

H_1:Kappa>0

据表 7.14 有

$$F_o = 160 + 48 = 208$$

$$P_o = 208/239 = 0.8703$$

$$F_e = 165 \times 186/239 + 74 \times 53/239 = 144.82$$

$$p_e = 144.82/239 = 0.6059$$

$$K = (208 - 144.82)/(239 - 144.82) = 0.6708$$

$$V(K) = 1/[239(1-0.6059)^2]\{0.6059 + 0.6059^2 - [186 \times 165(186+165)$$
$$+ 53 \times 74 \times (53+74)]/239^3\}$$
$$= 3.9761 \times 10-3$$

$$U = 0.6708/\sqrt{3.9761 \times 10^{-3}} = 10.64$$

由于 $U > U_{0.01} = 2.326$,故 $P < 0.01$,拒绝 H_0,由于 Kappa=0.6708,认为常规培养法与荧光抗体法对鸭样沙门菌的检查结果较为一致。

第九节　R×C 列联表的确切概率计算法

一、小样本资料的确切概率计算

医学生物学研究中,不论是实验室研究,还是临床医学研究,都有大量的小样本资料统计分析问题。当一个统计方法所依据的是有关统计量的精确分布,就是小样本方法;如果所依据的是有关统计量当样本含量趋于无穷大时的极限分布,就是大样本方法。

医学统计中,有些方法实质上是大样本方法,如无序 R×C 列联表的 χ^2 检验、方表的 Kappa 检验、率比较时的 U 检验等,据这些方法所得的统计量都是根据样本含量趋于无穷大的极限分布。不论样本有多大,使用极限分布总有偏差存在,只不过随着样本的增大,偏差减少。为减少这些偏差,当样本不大时,统计学家也提出了不少校正的方法,如 Yates 校正数、相等秩次的修正因子等。但是,这些校正方法,有时矫枉过正,有时却不足,因此最好的方法就是进行确切检验,计算确切概率值。本节将讨论 R×C 列联表的确切概率计算法(calculation of exact probability)。

二、四格表的 Fisher 确切概率计算法

英国统计学家 R. A Fisher 于 1934 年提出 2×2 表(四格表)的确切概率计算法。它基于四格表的边际和固定,后人称此法为 Fisher 确切概率计算法。

对于四格表资料

$$
\begin{array}{ccc}
n_{11} & n_{12} & n_{1.} \\
n_{21} & n_{22} & n_{2.} \\
n_{.1} & n_{.2} & n_{..}
\end{array}
$$

从边际和固定的全部可能四格表中抽得上述表

$$
\begin{array}{cc}
n_{11} & n_{12} \\
n_{21} & n_{22}
\end{array}
$$

的概率 p,可以证明有:

$$p = \prod_i n_{i.}! \ \prod_j n_{.j}! \ / n_{..}! \ / \prod_i \prod_j n_{ij}! \tag{7.35}$$

四格表的 Fisher 确切概率计算步骤为:

(1) 确定一个统计量,例如 χ^2 值,计算原表的 χ^2 值记为 χ_0^2。

(2) 列出边际和固定的全部四格表,对于每一个可能的四格表计算 χ^2 及 P。

(3) 符合 $\chi^2 \geqslant \chi_0^2$ 的那些四格表的 P 值之和,就是确切概率 P 值。

三、R×C 列联表的确切概率计算

设 R×C 列联表为：

$$
\begin{array}{ccccc}
n_{11} & n_{12} & \cdots & n_{1C} & n_{1.} \\
n_{21} & n_{22} & \cdots & n_{2C} & n_{2.} \\
\vdots & \vdots & \vdots & \vdots & \vdots \\
n_{R1} & n_{R2} & \cdots & n_{RC} & n_{R.} \\
n_{.1} & n_{.2} & \cdots & n_{.C} & n_{..}
\end{array}
$$

从边际和固定的 R×C 列联表中抽得上述表的概率 P。

$$ p = \prod n_{i.}! \prod n_{.j}! / n_{..}! / \prod \prod n_{ij}! \tag{7.36} $$

确切概率计算步骤：

（1）确定一个统计量（比如 χ^2 值），计算原始观察表的 χ^2 值记为 χ_0^2。

（2）列出边际和固定的全部可能的 R×C 列联表，对于每一个表计算该统计量（比如 χ^2 值）及其 P 值。

（3）凡统计量（比如 χ^2 值）大于等于原始表的统计量值（即 $\chi^2 \geqslant \chi_0^2$）的那些 R×C 表的 P 值之和，即为确切概率 P 值。

综上所述，我们可以归纳出确切概率计算法的一般过程：

对于一个样本资料，先定义一个统计量 T，原观察资料的统计量值记为 T_0，再导出从该资料全部可能排列中，抽得一个特定排列的概率 P 值计算公式。然后列出全部可能的排列，对于每一种排列计算统计量 T 值和 P 值，凡统计量 $T \geqslant T_0$（有时用 $T \leqslant T_0$，或 $|T| \leqslant T_0$，或 $|T| \geqslant T_0$，需视具体情况而定）的那些排列，就是符合条件的排列，其 P 值之和即为该样本资料在统计量 T 定义下的确切概率值。

对于行或列一侧有序的 R×C 列联表，行与列皆有序的 R×C 列联表，其确切概率计算原理同上，只需将上述统计量 χ^2 改为 KW 值，或 JT 值即可。

2×2 表的 Fisher 确切概率计算法，需将全部边际和固定，实际上还可以根据实际情况仅固定一部分边际和，然后用二项分布的原理导出一种新的确切概率计算法，它比 Fisher 法效率更高，称为 William 确切概率计算法，详见有关文献。

第十节 相对危险度与比数比的检验

一、相对危险度的假设检验

1. 建立检验假设和确定检验水准（$\alpha = 0.05$）

H_0：总体相对危险度为 1，即 RR=1

H_1：总体相对危险度不为 1，即 RR≠1

2. 计算假设检验统计量

根据发病率的统计学性质不同，选择不同的统计量。Mantel-Haenszel 根据超几何分布

的方差导出统计量 χ^2_{MH}，其计算公式为：

$$\chi^2_{MH} = [(ad - bc)^2 (n-1)]/[(a+b)(c+d)(a+c)(b+d)] \tag{7.37}$$

显然，此处的 χ^2_{MH} 与四格表 χ^2 检验的统计量间存在如下关系

$$\chi^2_{MH} = [(n-1)/n]\chi^2 \tag{7.38}$$

当 n 较大时，两者差别甚微，故有些统计学家建议上述检验仍采用未校正或校正的四格表 χ^2 值。

3. 做出统计学结论

当 n 较大时，在 H_0 成立的条件下，χ^2_{MH} 服从自由度为 1 的 χ^2 分布，故根据该统计量的大小可做出是否拒绝 H_0 的决定。

例 7.5 中：

$$\chi^2_{MH} = \lfloor(27 \times 443 - 44 \times 95)^2 (609-1)\rfloor/(122 \times 487 \times 71 \times 538) = 16.22$$

$\chi^2_{MH} > \chi^2_{0.01}$，故 $P < 0.01$，拒绝 H_0，认为总体相对危险度不为 1，即血液中儿茶酚胺水平高低与冠心病发病之间存在的关联具有统计学意义。由 $\widehat{RR} = 2.45$ 可知，血中儿茶酚胺水平高者冠心病发病的可能性是低者的 2.45 倍。

二、比数比的假设检验

1. 建立检验假设和确定检验水准（$\alpha = 0.05$）

H_0:总体比数比为 1，即 OR＝1

H_1:总体比数比不为 1，即 OR≠1

2. 计算检验假设统计量

仍可用 χ^2_{MH} 做出统计推断，参见(7.37)式。

3. 做出统计学结论

当 n 较大时，在 H_0 成立的条件下，χ^2_{MH} 服从自由度为 1 的 χ^2 分布，故根据该统计量的大小可做出是否拒绝 H_0 的决定。

例 7.6 中：$\chi^2_{MH} = [(55 \times 164 - 128 \times 19)^2 (366-1)]/(74 \times 292 \times 183 \times 183) = 21.89$

$\chi^2_{MH} > \chi^2_{0.01} = 6.635$，故 $P < 0.01$，拒绝 H_0，认为总体比数比不为 1，并由 $\widehat{OR} = 3.17$ 估计绝经期使用过雌激素的妇女患子宫内膜癌的可能性是不用者的 3.17 倍。

第十一节　分层分析 Mantel-Haenszel 检验

暴露与疾病间的关联常受到混杂因素（counfounder）的影响。混杂因素是指与暴露和疾病均存在关联的非研究因素，且不是暴露于疾病关系链上的中间环节，通常是性别、年龄、病型、病程等有关因素。它们的存在常常夸大或掩盖了暴露与疾病间的真实联系。当要考察的混杂因素较少，且为分类变量时，可用分层分析（stratified analysis）之 Mantel-Haenszel 检验控制混杂因素的影响，以下举例说明。

例 7.13　为研究卫生状况与某传染病发病之间的关系,采用病例对照研究方法,调查 356 名患者与 1 644 名对照者的卫生状况好坏。考虑到居住密度与疾病的传播和卫生条件可能均有关系,可能是潜在的混杂因素。根据居住密度高低,分为 2 个水平(Ⅰ、Ⅱ),试分析混杂因素对研究结论的影响。资料整理如表 7.15。

表 7.15　混杂因素干扰的假设示例

组别	未分层		分层				合计
			居住密度高(Ⅰ)		居住密度低(Ⅱ)		
	卫生差	卫生好	卫生差	卫生好	卫生差	卫生好	
病例组	300	56	294	21	6	35	356
对照组	700	944	606	79	94	865	1 644
合计	1 000	1 000	900	100	100	900	2 000

未按混杂因素分层时　$\widehat{OR} = (300 \times 944)/(56 \times 700) = 7.22$
按混杂因素分层时　Ⅰ层 $\widehat{OR} = (294 \times 79)/(606 \times 21) = 1.83$
　　　　　　　　　　Ⅱ层 $\widehat{OR} = (6 \times 865)/(94 \times 35) = 1.58$

未分层时 $\widehat{OR} = 7.22$,表明该危险因素作用很大;但按混杂因素分为Ⅰ、Ⅱ两层后,$\widehat{OR}$ 分别仅为 1.83、1.58。由此可见,两种结果差别很大,若要得到正确的结论,需要控制混杂因素的影响。

分层分析是把病例与对照或者暴露与未暴露人群,放在匀质或较为匀质的范围予以比较,从而控制混杂因素的一种方法。例如,在某项研究中,我们认为年龄是混杂因素,可以将资料按不同年龄段分层,然后分别计算各年龄段中暴露与疾病的联系,从而排除年龄的混杂作用。统计分析时除需计算各层次的比数比外,还需计算合并比数比。假定混杂因素可分为 K 个水平,分层分析时可将原始资料整理成 K 层的 2×2 表资料。第 i 层的 2×2 表见表 7.16。

表 7.16　分层分析的第 i 层 2×2 表

组别	暴露情况		合计
	暴露	非暴露	
病例组	a_i	b_i	$a_i + b_i$
对照组	c_i	d_i	$c_i + d_i$
合计	$a_i + c_i$	$b_i + d_i$	$n_i = a_i + b_i + c_i + d_i$

下面介绍 Mantel-Haenszel 检验,其具体步骤为:

(1) $\widehat{OR}$ 齐性检验或一致性检验(homogeneity test)。

$\widehat{OR}$ 齐性检验是指检验各层是否同质。即是否存在一个公共的合并比数比 $\widehat{OR}$。

H_0:各层 OR_i 全相等,$OR_1 = OR_2 = \cdots = OR_k = OR$

H_1：各层 OR_i 不全相等

$$\chi^2 = \sum W_i (\ln \widehat{OR}_i)^2 - \left[\sum (W_i \ln \widehat{OR}_i) \right]^2 \Big/ \sum W_i \quad df = K - 1 \tag{7.39}$$

其中各层比数比：

$$\widehat{OR}_i = (a_i d_i)/(b_i c_i) \tag{7.40}$$

$$W_i = (1/a_i + 1/b_i + 1/c_i + 1/d_i)^{-1} \tag{7.41}$$

据 χ^2 界值表(附表 2)做出统计推断。当拒绝 H_0 时,表明不存在一个公共的合并比数比,应分层次做出统计推断,不必再作以下第二、三步的计算;当不拒绝 H_0 时,表明存在一个公共的合并比数比,需进入第二步计算,进一步检验它是否等于 1。

(2) 检验公共的合并比数比是否为 1。

H_0：合并比数比为 1,即 OR=1

H_1：合并比数比不为 1,即 OR≠1

使用 M-H 检验:

$$\chi^2_{MH} = \left[\sum (a_i d_i - b_i c_i)/n_i \right]^2 \Big/ \sum \left\{ \left[(a_i + b_i)(c_i + d_i)(a_i + c_i)(b_i + d_i) \right] / \left[(n_i - 1) n_i \right] \right\} \tag{7.42}$$

故可据 $\chi^2_{0.05} = 3.841$、$\chi^2_{0.01} = 6.635$ 做出统计推断。

当不拒绝 H_0 时,表明合并比数比为 1,就不必进入第三步计算其估计值了;当拒绝 H_0 时,表明合并比数比不为 1,应进入第三步计算其估计值。

(3) 计算合并比数比的估计值。

M-H 合并比数比估计法:

$$\widehat{OR}_c = \sum (a_i d_i/n_i) \Big/ \sum (b_i c_i/n_i) \tag{7.43}$$

精度法(又称加权法):

$$\widehat{OR}_w = \exp \left[\left(\sum w_i \ln \widehat{OR}_i \right) \Big/ \sum (W_i) \right] \tag{7.44}$$

例 7.14 为研究心肌梗死与近期使用口服避孕药之间的关系,采用病例对照研究方法,调查 234 名心肌梗死患者与 1742 名对照者使用口服避孕药状况。为避免年龄可能对分析结果造成影响,将病例组与对照组都按年龄分成 5 层,得如下资料(表 7.17)。

表 7.17　按年龄分层的心肌梗死与口服避孕药的关系

年龄分层	组别	服过避孕药	未服用	$\widehat{OR}_i$	$\ln \widehat{OR}_i$	W_i
25~	病例组	4	2	7.226	1.978	1.297 7
	对照组	62	224			
30~	病例组	9	12	8.864	2.182	4.399 2
	对照组	33	390			

（续表）

年龄分层	组别	服过避孕药	未服用	$\widehat{OR}_i$	$\ln\widehat{OR}_i$	W_i
35～	病例组	4	33	1.538	0.431	3.1076
	对照组	26	330			
40～	病例组	6	65	3.713	1.312	3.3792
	对照组	9	362			
45～	病例组	6	93	3.884	1.357	2.6265
	对照组	5	301			

试按年龄进行分层分析。

由原始观察值代入(7.40,7.41)式可求得 $\widehat{OR}_i$、$\ln\widehat{OR}_i$ 及 W_i,已列于上表中右边三列。

(1) $\widehat{OR}$ 齐性检验。

H_0:各层 OR_i 全相等,$OR_1=OR_2=\cdots=OR_5=OR$

H_1:各层 OR_i 不全相等

本例数据代入(7.39)式可得 $\chi^2=6.03$,$df=4$,由附表2可知 $P>0.10$,故不拒绝 H_0,认为存在一个公共的比数比 OR。故需进入第二步计算,进一步检验它是否为1。

(2) 检验合并比数比是否为1。

H_0:合并比数比为1,即 $OR=1$

H_1:合并比数比不为1,即 $OR\neq1$

本例数据代入(7.42)式,得 $\chi^2_{MH}=32.79$,$df=1$,由附表2 χ^2 界值表,知 $P<0.01$,故拒绝 H_0,认为合并比数比不等于1。故需继续第三步,计算该合并比数比的估计值。

(3) 计算合并比数比的估计值。

本例数据代入(7.43,7.44)式分别得 $\widehat{OR}_c=3.97$,$\widehat{OR}_w=4.27$。

上述结果表明,在多个年龄层中存在一个公共的且不等于1的合并比数比,该值用 M-H 法估计为3.97,用精度法估计为4.27。因此服用过避孕药的妇女发生心肌梗死的相对危险是未服用者的4倍。

上述研究若不考虑年龄这一混杂因素,将资料合并整理为表7.18。

表 7.18　未按年龄分层心肌梗死与口服避孕药的关系

组别	暴露		合计
	服用过避孕药	未服用过避孕药	
病例组	29	205	234
对照组	135	1607	1742
合计	164	1812	1976

则得粗比数比 $\widehat{OR}=1.68$,与按照年龄分层后计算的合并比数比的估计值 $\widehat{OR}_c=3.97$ 或 $\widehat{OR}_w=4.27$ 相去甚远。这充分表明分层分析可以控制混杂因素(年龄)的影响,对口服避孕

药与心肌梗死之间的定量关系的描述更为可靠。

需要说明的是,当各层比较组间的趋势方向一致时,Mantel-Haenszel 检验比较有效。当各层比较组间的趋势方向不一致时,此方法则不容易检查出差别。此时应各层单独考虑或者采用其他方法。

第十二节　SAS 程 序

一、两样本率的比较

例 7.15　用例 7.8 的资料,问两种药物治疗慢性肾炎的有效率是否相同?

程序 ch7_1.sas

```
data dat1;
  do r=1 to 2;
    do c=1 to 2;
      input freq @@;
      output;
    end;
  end;
cards;
63  16
47  7
;
run;
proc freq data=dat1;
  tables r * c/chisq;
  weight freq;
run;
```

程序 ch7_1.sas 说明:

(1) 本例用循环语句输入数据;治疗组为行变量,用 R 表示;疗效为列变量,用 C 表示;输入每小格的频数,用 FREQ 表示。总共 133 例,但数据集 DAT1 中只读入 4 个观测;每个观测包含了许多例。每个观测所包含的例数用变量 freq 指明,称为频数变量。例如第一个观测,西药组(R=1)有效(C=1)共 63 例(FREQ=63)。

(2) 过程步用 FREQ 过程。

(3) TABLES 语句定义列表的格式:行变量 * 列变量,本例为 R * C。斜杠后面是选择项,选择项"CHISQ"表示要进行卡方检验。

(4) WEIGHT 语句指定频数变量。本例为 FREQ。由于输入的是频数,数据集中每个观测包含了许多例,所以要用 WEIGHT 语句指定频数变量。频数变量中包含了每个观测代表多少例的信息。当输入的是原始数据时，每个观测仅代表一例，这时不需要使用 WEIGHT 语句。

二、多个样本率的比较

例 7.16 用例 7.9 的资料，问三种疗法的有效率是否有差别。

程序 ch7_2. sas

```
data dat2;
  do r=1 to 3;
    do c=1 to 2;
      input freq @@;
      output;
    end;
  end;
cards;
63 16
47  7
65  3
;
proc freq data=dat2;
 tables r * c/chisq nopercent nocol;
 weight freq;
run;
```

程序 ch7_2. sas 说明：K×2 表的程序和四格表分析用的 7.1 程序基本相同，仅行数改变。

三、构成比的比较

例 7.17 用例 7.10 的资料，问 3 个民族的血型的构成比有无不同，或者血型与民族有无关系。

程序 ch7_3. sas

```
data dat3;
  do r=1 to 3;
    do c=1 to 4;
      input freq @@;
      output;
    end;
  end;
cards;
112 150 205 40
```

```
200 112 135 73
362 219 310 69
;
run;


proc freq data=dat3;
 tables r * c/chisq nopercent nocol;
 weight freq;
run;
```

程序 ch7_3. sas 说明：
此程序与程序 7.1 相似，仅行数和列数不同。

四、Cochran-Artimage 趋势检验

例 7.18 用例 7.11 的资料，试分析中毒反应与毒物剂量间是否存在线性趋势。
程序 ch7_4. sas

```
data dat4;
  do r=1 to 3;
    do c=1 to 2;
      input freq @@;output;
    end;
end;
cards;
59 25
169 29
196 9
;
run;


proc freq data=dat4;
 tables r * c/nopct nocol trend;
 weight freq;
run;
```

程序 ch7_4. sas 说明：这时行变量有序，而列变量二分类无序。TREND 选项，意在输出 Cochran-Armitage 趋势卡方检验的相关结果。

五、配对设计计数资料的一致性检验

例 7.19 用例 7.12 的资料，分析用常规培养法与荧光抗体法检验同一批鸭样沙门菌

的结果是否一致？

程序 ch7_5. sas

```
    data dat5；
      do r=1 to 2；
        do c=1 to 2；
          input freq @@；
          output；
        end；
      end；
    cards；
    160 26
    5   48
    ；

    proc freq data=dat5；
      tables r * c/nopct nocol norow agree；
      weight freq；
  run；
```

程序 ch7_5. sas 说明：AGREE 选项，意在输出一致性检验的相关结果。

六、相对危险度的估计及假设检验

例 7.20　用例 7.5 的资料，做危险度分析。

程序 ch7_6. sas

```
    data dat6；
      do r=1 to 2；
        do c=1 to 2；
          input freq @@；
          output；
        end；
      end；
    cards；
    27  95  44  443
    ；
    run；
    proc freq data=dat6；
    tables r * c/nopercent  nocol  chisq  cmh；
    weight freq；
  run；
```

程序 ch7_6. sas 的说明

计算相对危险度的程序和四格表 χ^2 检验的程序基本相似,不同之处为在 TABLES 语句后面加上选择项"CMH"。

七、比数比的估计及假设检验

例 7. 21 用例 7.6 的资料,做危险度分析。

程序 ch7_7. sas

```
data dat7;
  do group=1 to 2;
    do exposure=1 to 2;
      input freq @@;
      output;
    end;
  end;
cards;
55  128  19  164
;
run;
proc freq data=dat7;
  tables group * exposure/nopercent nocol chisq cmh;
  weight freq;
run;
```

程序 ch7_7. sas 说明:本程序和程序 7.6 基本相同,仅数据不同。

八、分层分析 Mantel-Haenszel 检验

例 7. 22 用例 7.14 的资料,研究心肌梗死与近期使用口服避孕药之间的关系,同时考虑年龄这个混杂因素的影响。

程序 ch7_8. sas

```
data dat8;
  do age=1 to 5;
    do r=1 to 2;
    do c=1 to 2;
        input freq @@;
        output;
      end;
    end;
  end;
cards;
```

```
4 2 62 224
9 12 33 390
4 33 26 330
6 65 9 362
6 93 5 301
;
run;
proc freq data＝dat8;                                    ①
by age;
tables r * c/nopercent   nocol   chisq   cmh;
weight freq;
run;

proc freq data＝dat8;                                    ②
tables age * r * c/nopercent   nocol   chisq   cmh;
weight freq;
run;
```

程序 ch7_8. sas 说明：

①年龄 AGE 是分层因素，BY AGE 指按年龄分层，分别输出各年龄组的比数比。
②R * C 前加入分层因素 AGE 项，输出合并比数比及检验结果。

（张莉娜　王炳顺）

第八章 Logistic 回归

医学研究的目标是控制误差、客观求真。在观察性研究中暴露因素对某疾病的作用与其他潜在病因对同一疾病的作用交织在一起，导致该暴露在效应估计上产生误差，即混杂偏倚。在数据分析阶段初步认识和控制混杂的最常用的方法是直接标化法与分层分析方法。例如，当因变量为分类变量时，可以用 Mantel-Haenszel 分层分析法控制混杂因素。但是 Mantel-Haenszel 这一经典分层方法也存在局限性。首先，它假设各个分层中的混杂因素对结果的影响是相同的，不能对混杂因素作用大小作定量估计。其次，该方法对样本含量要求较高，当需要控制的混杂因素个数以及各因素的水平数较多时，划分到各层的频数会很少，某些层次中的观测数据非常稀疏，导致结论不可靠。再次，Mantel-Haenszel 检验适用于二分类变量的情况，不能控制连续性变量的影响。上述缺陷无疑使其应用范围受到了极大限制。

本章介绍的 Logistic 回归可以很好地解决上述问题，通过建立相应回归模型提升控制混杂的能力，改善研究结果的可信性。根据研究的设计类型，Logistic 回归分析可分为两大类：①非条件 Logistic 回归（unconditional logistic regression），用于成组设计的资料分析；②条件 Logistic 回归（conditional logistic regression），用于配对或配伍设计的资料分析。多数情况下 Logistic 回归默认为最为常见的第一类，即非条件 Logistic 回归。

第一节 非条件 Logistic 回归

一、Logistic 回归模型及参数意义

与一般线性多元回归不同，Logistic 回归属于概率模型非线性多元回归，是研究分类变量与一些影响因素之间关系的多变量分析方法。准确地说，Logistic 回归不是分析因变量 y 与自变量 x 的关系，而是建立一个概率函数 $P = P(y)$，分析 y 取某个数值时的概率 P 与 x 的关系。这样的函数关系可以确保 x 取任意值时，总有函数值 y 在 $[0, 1]$ 范围内与之对应，且使 Logistic 回归模型的参数具有实际意义，便于理解。

1. Logistic 回归模型及 Logit 转换

设因变量 Y 是二分类变量，令 $Y=1$ 表示出现阳性结果（如发病、有效、死亡等），$Y=0$ 表示出现阴性结果（如未发病、无效、存活等）；另有多个影响 Y 取值的自变量，记 P 为自变量，取值分别为 $X_1, X_2, \cdots, X_m$ 时出现阳性结果的概率，即 $P = P(Y=1 \mid X_1, X_2, \cdots, X_m)$。Logistic 回归模型可以表示为：

$$P = \frac{1}{1 + exp[-(\beta_0 + \beta_1 X_1 + \beta_2 X_2 + \cdots + \beta_m X_m)]} \tag{8.1}$$

其中 β_0 为常数项，β_1，β_2，$\cdots$，β_m 为回归系数。若用 Z 表示 m 个自变量的线性组合，则有

$$Z = \beta_0 + \beta_1 X_1 + \beta_2 X_2 + \cdots + \beta_m X_m \tag{8.2}$$

则 Z 与 P 之间的曲线关系如图 8.1 所示。从图中可以看出，当 Z 趋于 $+\infty$ 时，P 值渐近 1；当 Z 趋于 $-\infty$ 时，P 值渐近 0；P 值的变化在 0~1 范围内，并随 Z 值的增加或减少以点 $(0, 0.5)$ 为中心，呈对称的 S 形变化。该曲线特征使 Logistic 回归模型能较准确地描述分类因变量与一系列自变量间的关系。

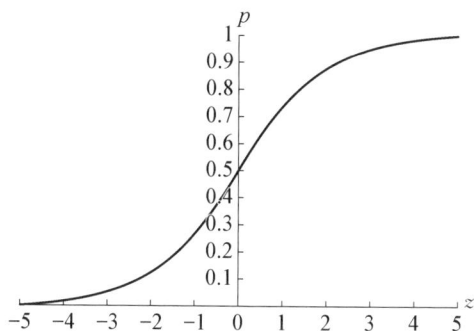

图 8.1　Logistic 回归模型中 Z 与 P 值关系示意图

对 (8.1) 式作对数变换，Logistic 回归模型可以表示为以下线性形式

$$\ln\left(\frac{P}{1-P}\right) = \beta_0 + \beta_1 X_1 + \beta_2 X_2 + \cdots + \beta_m X_m \tag{8.3}$$

(8.3) 式左侧为阳性结果发生概率与阴性结果发生概率之比的自然对数。$\ln\left(\frac{P}{1-P}\right)$ 也可简记为 $\mathrm{Logit}P$，用 $\ln\left(\frac{P}{1-P}\right)$ 代替 P 进行模型拟合称为 P 的 Logit 变换，对应的模型称为 Logit 模型。可以验证，P 取值在 0~1 时，$\mathrm{logit}P$ 取值范围在 $(-\infty, +\infty)$。

2. Logistic 回归模型的回归系数的意义

与一般线性模型不同，Logistic 回归概率模型的参数具有鲜明的实际意义。参数 β_0 被称为截距项（intercept），它表示当所有自变量（特征）的值都为零时，个体发病与不发病概率之比的自然对数（$\mathrm{Logit}P$）。当 β_0 为正数时，意味着即使所有自变量都为零，事件发生的对数概率也是正的，因此事件发生的概率较高。当 β_0 为负数时，意味着即使所有自变量都为零，事件发生的对数概率是负的，因此事件发生的概率较低。参数 β_j 表示自变量 X_j 对因变量的影响，参数 β_j 的正负号表示 X_j 的影响方向。如果 β_j 为正数，增加 X_j 的值将增加事件发生的对数概率，而如果 β_j 为负数，增加 X_j 的值将减少事件发生的对数概率。参数 β_j 的绝对值表示 X_j 的影响强度。总之，Logistic 回归模型的回归系数用于解释自变量对因变量的影响，截距项（β_0）表示基础概率，而其他系数（β_j）表示各自自变量的影响方向和强度。由

(8.1)式可知，$\beta_j(j=1, 2, \cdots, m)$ 表示其他自变量不变的情况下，某一自变量 X_j 改变一个单位时 $\text{Logit}P$ 的改变量。由(8.4)式可知，β_j 与比数比呈一一对应关系。例如，在假定其他影响因素水平固定不变的前提下，某一影响因素取两个不同的暴露水平 $X_j=C_1$ 与 $X_j=C_2$ 时，其比数比的自然对数为：

$$\ln \text{OR} = \ln\left[\frac{P_1/(1-P_1)}{P_0/(1-P_0)}\right] = \text{Logit}P_1 - \text{Logit}P_0$$

$$= (\beta_0 + \beta_j C_1 + \sum_{t \neq j}^{m} \beta_t X_t) - (\beta_0 + \beta_j C_0 + \sum_{t \neq j}^{m} \beta_t X_t) = \beta_j(C_1 - C_0) \quad (8.4)$$

即
$$OR_j = exp[\beta_j(C_1 - C_0)] \quad (8.5)$$

式中 P_1 和 P_0 分别表示当 X_j 分别取值为 C_1 和 C_2 时的阳性结果发生概率，OR_j 称为多个影响因素调整后的比数比（adjusted odds ratios），表示扣除了其他影响因素影响后，该因素的作用。在某些特殊情况下，当 X_j 仅取两个水平，如 1、0 分别表示暴露和非暴露时，则比数比可表示为：

$$OR_j = \exp(\beta_j) \quad (8.6)$$

由(8.5, 8.6)两式可知，当 $\beta_j=0$、$OR_j=1$ 时，说明因素 X_j 不是疾病发生的影响因素；当 $\beta_j<0$、$OR_j<1$ 时，说明因素 X_j 是影响疾病发生的保护因素；当 $\beta_j>0$、$OR_j>1$ 时，说明因素 X_j 是影响疾病发生的危险因素。常数项 β_0 所代表的意义为，当所有自变量取值为 0，即所有影响因素的暴露水平均为 0 时，某个体疾病发生概率与不发生概率之比的自然对数。由于 OR_j 与常数项无关，β_0 被视为无效参数。

二、Logistic 回归的参数估计

1. Logistic 回归系数的估计

Logistic 回归的参数估计常用最大似然估计法（maximum likelihood estimate，MLE）。其基本原理为，对 n 例样本建立似然函数和对数似然函数

$$L(\beta) = \prod_{i=1}^{n} P_i^{Y_i} (1-P_i)^{1-Y_i} \quad i = 1, 2, \cdots, n \quad (8.7)$$

(8.7)式中，$P_i = P(Y=1 \mid X_1, X_2, \cdots, X_m)$ 表示第 i 例对象在自变量的作用下阳性结果发生的概率，如果实际出现的是阳性结果，取 $Y_i=1$，否则取 $Y_i=0$。最大似然估计就是求解(8.7)式中的参数，使得在一次抽样中获得现有样本的概率最大，即似然函数 $L(\beta)$ 达到最大值。由于似然函数 $L(\beta)$ 与对数似然函数 $\ln L(\beta)$ 有相同的极值，为简化计算过程，通常使用对数似然函数进行估计。

$$\ln L(\beta) = \sum_{i=1}^{n} [Y_i \ln P_i + (1-Y_i)\ln(1-P_i)] \quad (8.8)$$

然后可采用 Newton-Raphson 迭代法使对数似然函数达到极大值，对数似然函数达到极大时的参数取值 $b_0, b_1, b_2, \cdots, b_m$，即为参数 $\beta_0, \beta_1, \beta_2, \cdots, \beta_m$ 的最大似然估计值。同时还可得到参数估计值的方差-协方差矩阵（对角线元素开平方为标准误 $S_{b0}, S_{b1}, S_{b2}, \cdots, S_{bm}$）。样本量较大时，Logistic 回归模型参数的最大似然估计具有渐近正态性。因此，可用正态近似法计算 Logistic 总体回归系数的 $1-\alpha$ 置信区间，计算公式为

$$(b_j \pm \mu_{a/2} S_{b_j})\tag{8.9}$$

2. 比数比 *OR* 的区间估计

在样本含量较大的情况下，比数比 OR_j 也近似服从正态分布，其区间估计可以利用回归系数 b_j 的抽样分布来估计。特殊情况下，当自变量取值两水平相差 1 时，则比数比 OR_j 的 $1-\alpha$ 置信区间估计的公式为：

$$\exp(b_j \pm \mu_{a/2} S_{b_j})\tag{8.10}$$

三、Logistic 回归模型的假设检验

得到 Logistic 回归方程的参数估计以后，还需对回归系数进行假设检验，以说明所研究的处理因素或影响因素 X_j 对因变量 Y 的影响是否具有统计学意义。这些检验主要包括 Logistic 回归模型的拟合优度检验和针对某个回归系数的假设检验。前者实质上是对模型回归系数整体的检验，即 $H_0: \beta_1 = \beta_2 = \cdots = \beta_m = 0$，$H_1: \beta_j (j = 1, 2, \cdots, m)$ 不全为 0。而单个回归系数的检验假设为 $H_0: \beta_j = 0$，$H_1: \beta_j \neq 0$。常用的假设检验方法有以下 3 种。

1. 似然比检验（likelihood ratio test）

似然比检验的基本思想是，比较两个含有不同自变量个数的模型的对数似然函数值大小的差别。当一个模型通过令若干自变量的系数为 0 得到另外一个模型，称这两个模型间具有嵌套关系，自变量个数较多的模型中有 n 个回归系数，称为"原"模型；相应的另一个模型称为"简化"模型，有 m 个回归系数 $(n > m)$。$\ln L_n$、$\ln L_m$ 分别为"原"模型与"简化"模型对应的最大似然函数对数值。似然比统计量的计算公式为：

$$G = 2\ln \frac{L_n}{L_m} = 2(\ln L_n - \ln L_m)\tag{8.11}$$

当样本含量较大时，在 H_0 成立的条件下，似然比统计量近似地服从自由度为 $df = (n - m)$ 的 χ^2 分布。

2. Wald 检验

Wald 检验相对简单，只需将各参数的估计值与 0 比较，以标准误作为参照，其检验假设为 $H_0: \beta_j = 0$，$H_1: \beta_j \neq 0$。统计量计算如下

$$u = \frac{b_j}{S_{b_j}} \quad \text{或} \quad \chi^2 = \left(\frac{b_j}{S_{b_j}}\right)^2\tag{8.12}$$

当样本含量较大时，在 H_0 成立的条件下，Wald 统计量近似服从标准正态分布，或自由度为 1 的 χ^2 分布。

3. 计分检验（Score test）

由于该方法需要进行矩阵运算，其具体计算公式略。

三种方法中，似然比检验更为常用，结果相对可靠。由于似然比检验的基本思想是两个具有嵌套关系的模型间的比较，既适合于某一个回归系数的假设检验，又适合于对多个回归系数同时进行假设检验；Wald 检验统计量的计算相对容易，比较适合单个自变量的检验，但结果略偏保守；计分检验有两个特点：一是在有些情况下，它与传统的 Mantel-Haenszel 分层检验方法所得结果完全相同；二是在小样本情况下，计分检验统计量的分布较似然比检验统

计量更接近 χ^2 分布,犯 I 型错误的概率小些。实际工作中应注意统计软件采用的是何种统计量,采用不同方法所得结果可能有所不同。但通常样本较大情况下,三种方法的结果基本一致。

四、Logistic 回归模型的拟合优度和预测准确度

Logistic 回归模型的拟合优度评价和预测准度评价是关键的,它们帮助确定模型的质量和可用性。以下是有关这两个方面的评估指标。

1. 拟合优度评价

(1) 对数似然函数值:对数似然函数值通常用来度量 Logistic 回归模型与观测数据的拟合程度。较高的对数似然值表示模型更好地拟合了数据。

(2) 伪 R^2 指标:伪 R^2 指标(拟合指数)是用于衡量 Logistic 回归模型拟合优度的常见指标。常见的伪 R^2 包括 Cox 和 Snell 伪 R^2、Nagelkerke 伪 R^2 等。伪 R^2 值越接近 1,表示模型越好地拟合数据。

(3) AIC 和 BIC:赤池信息准则(AIC)和贝叶斯信息准则(BIC)是用于比较不同模型拟合优度的标准。较小的 AIC 或 BIC 值表示更好的拟合。模型选择通常考虑 AIC 和 BIC 值。

2. 预测准度评价

(1) 混淆矩阵:混淆矩阵是用于评估分类模型性能的工具。在二元 Logistic 回归中,混淆矩阵包括真正例(true positives,TP)、真负例(true negatives,TN)、假正例(false positives,FP)和假负例(false negatives,FN)。

(2) ROC 曲线和 AUC:ROC 曲线和 AUC 是用于评估分类模型性能的方法。ROC 曲线显示了不同阈值下的真正例率和假正例率之间的权衡关系,而 AUC 表示 ROC 曲线下的面积,用于量化模型的分类性能。

(3) 交叉验证:交叉验证是用于评估模型性能的方法,特别是在样本量有限的情况下。通过交叉验证,可以获得关于模型在不同数据子集上的性能表现,从而更准确地评估模型的泛化性能。

例 8.1 某医生希望研究患者的年龄、性别、心电图检验是否有异常与是否患有冠心病有关,数据已存放在数据文件"table8_1a.xls",试进行 Logistic 回归分析(此例参见张文彤所著的《SPSS 统计分析高级教程》,第 167 页,冠心病的影响因素很多,本例仅提到其中三个用于示例)。

各数据的意义如下:

id　　编号

age　　年龄(岁)

sex　　性别(女性＝0,男性＝1)

ECG　　心电图检验是否有异常(正常＝0、轻度异常＝1、重度异常＝2)

Y　　冠心病患病情况(患病＝1,不患病＝0)

本例在 SAS 中分析过程及结果如下。

程序 8.1a

(1) 将原始数据转换成 SAS 数据集。

```
proc import out=dat1a
        datafile="C:\Program Files\SAS Institute\SAS\SASCLASS\table8_1a.xls"
        dbms=excel2000 replace;
        getnames=yes;
run;
```

（2）进行 Logistic 回归分析，找出影响冠心病的影响因素。

```
proc logistic data=dat1a descending;
    model y=age sex ecg;
run;
```

程序 8.1a 说明

（1）用 IMPORT 命令实现 Excel 数据 table8_1a. xls 向 SAS 数据集 dat1a. sas7bdat 的转换。

（2）用 LOGISTIC 过程进行 Logistic 回归分析，LOGISTIC 过程中各语句及选项和 REG 过程基本相同（参见第五章 相关与回归）。LOGISTIC 语句中"DESCENDING"选项表示按照患冠心病的概率 $P(y=1|x)$ 拟合模型，否则 SAS 默认方式为以概率 $P(y=0|x)$ 拟合模型。"DESCENDING"还可简写为"DESC"。欲进行逐步回归筛选变量并输出筛选过程的详细结果，可在 MODEL 语句的斜线后加上"selection=stepwise"和"details"选项。

程序 8.1a 结果输出

The LOGISTIC Procedure

Model Information ①

Data Set	DAT4
Response Variable	y y
Number of Response Levels	2
Model	binary logit
Optimization Technique	Fisher's scoring

Number of Observations Read   78
Number of Observations Used   78

Response Profile

Ordered Value	y	Total Frequency
1	1	41
2	0	37

Probability modeled is y=1.

Model Convergence Status

Convergence criterion (GCONV=1E−8) satisfied.

②

Model Fit Statistics

Criterion	Intercept Only	Intercept and Covariates
AIC	109.926	94.811
SC	112.282	104.238
−2 Log L	107.926	86.811

Testing Global Null Hypothesis:BETA=0

Test	Chi-Square	DF	Pr>ChiSq
Likelihood Ratio	21.1145	3	<.0001
Score	18.5624	3	0.0003
Wald	14.4410	3	0.0024

The LOGISTIC Procedure

Analysis of Maximum Likelihood Estimates

③

Parameter	DF	Estimate	Standard Error	Wald Chi-Square	Pr>ChiSq
Intercept	1	−5.6418	1.8061	9.7572	0.0018
age	1	0.0929	0.0351	7.0003	0.0081
sex	1	1.3564	0.5464	6.1616	0.0131
ECG	1	0.8732	0.3843	5.1619	0.0231

Odds Ratio Estimates

Effect	Point Estimate	95% Wald Confidence Limits	
age	1.097	1.024	1.175
sex	3.882	1.330	11.330
ECG	2.395	1.127	5.086

Association of Predicted Probabilities and Observed Responses

④

Percent Concordant	78.2	Somers' D	0.568
Percent Discordant	21.5	Gamma	0.569
Percent Tied	0.3	Tau-a	0.287
Pairs	1517	c	0.784

结果输出①为所用模型的信息。其中 Ordered Value 是 SAS 系统自动给出的对于因变量 Y 各等级的编码，总是从小到大给予 1 和 2。本例因变量 Y 各等级的编码是 1 和 0。如果选项"DESCENDING"缺失，则因变量 Y 各等级编码的默认顺序是 0 和 1。最后一列 Count 是各等级的频数。最后一行提示 SAS 按概率 $P(y=1|x)$ 来拟合模型的。

结果输出②为整个模型是否成立的假设检验，其无效假设为总体 $\beta = 0$。

结果输出③是 Logistic 回归分析的主要结果。各列依次为模型中变量名、自由度、回归系数的估计值、其标准误、假设检验的 Wald 卡方值、P 值和标准化回归系数估计和比数比。由此可得 Logistic 回归方程为：

$$\text{Logit}(P) = -5.6418 + 0.0929\text{age} + 1.3564\text{sex} + 0.8732\text{ecg}$$

结果输出④关于预测概率与观察到结果的关联性，它包括对不同结果的个数对和四种秩相关指数的分析。

本例 Logistic 回归方程中三个回归系数均为正值，且假设检验结果的 P 值均小于 0.05，故认为三个因素均为患有冠心病的危险因素，即某个变量取较大值时，患冠心病的危险增加。如回归中性别 sex 的估计为 $\beta_2 = 1.3564$，表示在冠心病患病率较低的情况下，心电图结果和年龄的取值固定时，男性患冠心病的危险相对女性增加了 $OR_2 = \exp(1.3564) = 3.882$ 倍。对连续性变量年龄 age 对应的 $\beta_1 = 0.0929$ 的解释为，年龄每增加 1 岁，患冠心病的危险增加 $OR_1 = \exp(0.0929) = 1.097$ 倍；每增加 10 岁，患冠心病的危险增加 $OR_{1(10)} = \exp(10 * 0.0929) = 2.53198$ 倍。

若本例题的另一数据中年龄 agegroup 取值为 $1 \sim 3$ 个水平，分别表示 $\leqslant 40$，$(40 \sim 50)$ 和 $\geqslant 50$ 三个年龄段。由于事先不能明确三个年龄水平与冠心病间关联强度是否依次增强，暂且认为 agegroup 为无序变量。其他变量的名称与数值同例 8.1。在探讨冠心病危险因素时，想深入讨论男性和女性在不同年龄段患冠心病的风险是否存在差异，即性别和年龄之间是否存在交互作用。试进行 Logistic 回归分析。

SAS 中分析过程及结果如下。

程序 8.1b：

(1) 将原始数据转换成 SAS 数据集。

```
proc import out=dat1b
            datafile="C:\Program Files\SAS Institute\SAS\SASCLASS\table8_1b.xls"
            dbms=excel2000 replace；
      getnames=yes；
run；
```

(2) Logistic 分析前的 SAS 数据整理。

```
data dat1b；
set dat1b；
     agegroup1=(agegroup=2)；
     agegroup2=(agegroup=3)；
```

```
        sexage1=sex * agegroup1;
        sexage2=sex * agegroup2;
    run;
```

（3）进行 Logistic 回归分析，找出影响冠心病的影响因素，并深入分析年龄与性别间是否存在交互作用。

```
proc logistic data=da1b desc;
    model y=agegroup1 agegroup2 sex sexage1 sexage2 ecg;
run;
```

程序 8.1b 说明：

（1）同程序 8.1a。

（2）前两行将分类变量 agegroup 转换为哑变量（dummy variable）。"agegroup1＝(agegroup＝2)"表示变量 agegroup 取值 2 时，赋值于新变量 agegroup1＝1；否则，赋值 agegroup1＝0。同样道理得另一变量 agegroup2。这样就巧妙地将原来 agegroup 三分类变量转化成了两个新的二分类变量，即哑变量。当两个哑变量均取值为 0 时，表示 agegroup＝1，此水平为其他两个哑变量的参照水平。生成哑变量的 SAS 编程非常灵活，例如：

第一种：

agegroup1＝(agegroup＝2);

agegroup2＝(agegroup＝3);

第二种：

if agegroup＝2 then agegroup1＝1; else agegroup1＝0;

if agegroup＝3 then agegroup2＝1; else agegroup2＝0;

上面两种赋值方法是完全等价的，SAS 初学者可能更容易理解第二种赋值方法，其他方式可参考相关书籍。此外，根据分析目的的不同，分类变量中可任选某一水平作为参照。

data 步最后两行"sexage1"与"sexage2"为生成哑变量与性别的交互项。

（3）用 LOGISTIC 过程进行 Logistic 回归分析。MODEL 语句中放入的是数据步中新生成的哑变量和交互项。

程序 8.1b 结果输出

Analysis of Maximum Likelihood Estimates ①

Parameter	DF	Standard Estimate	Error	Wald Chi-Square	Pr>ChiSq
Intercept	1	−2.6373	1.1214	5.5309	0.0187
agegroup1	1	1.2190	1.2603	0.9357	0.3334
agegroup2	1	2.1461	1.2304	3.0423	0.0811
sex	1	1.7339	1.2570	1.9027	0.1678

sexage1	1	−0.6878	1.4952	0.2116	0.6455
sexage2	1	−0.0307	1.5944	0.0004	0.9847
ECG	1	0.9786	0.3899	6.3002	0.0121

Odds Ratio Estimates

Effect	Point Estimate	95% Wald Confidence Limits	
agegroup1	3.384	0.286	40.009
agegroup2	8.551	0.767	95.359
sex	5.663	0.482	66.533
sexage1	0.503	0.027	9.418
sexage2	0.970	0.043	22.074
ECG	2.661	1.239	5.713

结果输出①是 Logistic 回归分析的主要结果,与程序 8.1b 相似。由于年龄哑变量 agegroup1,agegroup2 的 OR 点估计值依次增高,分别是 3.384 和 8.551,提示年龄 agegroup 应作为等级变量进入模型;性别与年龄的交互项的系数无统计学意义。提示需重新拟合模型,去掉交互项;其他结果略。故程序 8.1b 作相应调整得程序 8.1c。

程序 8.1c:

```
proc logistic data=dat1b desc;
 model y=agegroup sex ecg;
run;
```

程序 8.1c 说明

用 LOGISTIC 过程进行 Logistic 回归分析。MODEL 语句中放入的是年龄的原始数据 agegroup,去掉性别与年龄的交互项。

程序 8.1c 结果输出

Analysis of Maximum Likelihood Estimates

①

Parameter	DF	Standard Estimate	Error	Wald Chi-Square	Pr>ChiSq
Intercept	1	−3.5322	1.0219	11.9477	0.0005
agegroup	1	1.0253	0.3697	7.6929	0.0055
sex	1	1.3796	0.5488	6.3188	0.0119
ECG	1	0.9628	0.3872	6.1810	0.0129

	Odds Ratio Estimates		
Effect	Point Estimate	95% Wald Confidence Limits	
agegroup	2.788	1.351	5.753
sex	3.973	1.355	11.650
ECG	2.619	1.226	5.594

结果输出①与程序 8.1b 类似。本例 Logistic 回归方程中三个回归系数均为正值,且假设检验结果的 P 值均小于 0.05,故认为三个因素均为患冠心病的危险因素。其中年龄 agegroup 对应的 OR 为 2.788,表示年龄每增加一个等级(10 岁),患病危险度增加 2.788 倍。该结果与程序 8.1a 结果中每 10 岁患冠心病的危险增加 $OR_{1(10)}=2.53198$ 大体一致。故认为年龄 agegroup 被视为等级变量是较为合理的。

对于频数表资料,在编写 LOGISTIC 过程步程序时略有不同,以下举例说明。

例 8.2 为分析新生儿出生时体重(birthw)与支气管肺发育不良(BPD)的关系,调查了 234 名新生儿。调查数据列表见表 8.1。

表 8.1 新生儿出生体重与支气管肺发育不良关系频数表

出生体重组别	出生体重值(g)	患 BPD 人数	为患 BPD 人数	观察人数(n)
551~950	750	49	19	68
951~1 350	1 150	18	62	80
1 351~1 750	1 550	9	66	75

注:此例引自董时富所著的《生物统计学》第一版,第 247 页。

本例在 SAS 中分析过程如下:

程序 8.2

(1) 使用循环语句建立 SAS 数据集。

```
data dat2a;
  do birthwt=750, 1150, 1550;
    do bpd=1,0;
      input freq @@;
      output;
    end;
  end;
cards;
49 19 18 62 9 66
;
run;
```

（2）估计相对危险度及其 95% 可信区间，并作假设检验。

```
proc logistic data=dat2a descending;
  model bpd=birthwt;
  weight freq;
run;
```

程序 8.2 说明：

本程序和程序 8.1 基本相同。由于分析的数据集整理为频数表的形式，MODEL 语句后加入了"WEIGHT"语句。值得注意的是，当因变量为二分类变量时，除了上述编程格式外，LOGISTIC 过程步中的 MODEL 语句还可写为另一种格式，即"MODEL EVENT 变量/TRIAL 变量＝变量/语句选择项"。这里 EVENT 变量指的是事件发生的次数，TRIAL 变量指的是全部事件的次数。该例题的 SAS 程序也可写为：

```
data dat2b;
  input birthwt n n_bpd;
cards;
750   68   49
1150   80   18
1550   75   9
;
run;
proc logistic data=dat2b;
  model n_bpd/n=birthwt;
run;
```

两种编程格式相比，除了数据步和 MODEL 语句方面的差异，还要特别注意"DESCENDING"选项和"WEIGHT"语句的不同。

第二节　条件 Logistic 回归模型

条件 Logistic 回归模型适用于配对设计的资料，无论是病例对照研究还是队列研究。配对设计中，如果将每一个"对子"看成一"层"，理论上可按非条件 Logistic 回归的原理进行分层分析。但匹配对子数越多，要分的层数也就越多，此时需要估计很多的参数，要求很大的样本含量。考虑到配对设计的目的在于控制混杂因素，而不必分析它们的效应，Breslow 和 Day 于 1978 提出了条件 Logistic 回归（conditional Logistic regression）模型，消除了不必要的参数估计。

实际工作中，配对病例对照研究更为常见。所谓配对病例对照研究，是指对一个或 N 个病例匹配 1 个或 M 个变量，比如性别、年龄或其他条件相似的对照。各种配对设计的条件 Logistic 回归分析的原理相似，本节以最简单的，也是最常用的 1：1 配对病例对照研究为例介绍条件 Logistic 回归分析。

条件 Logistic 回归分析与非条件 Logistic 分析的区别在于参数估计中是否用到了条件概率,具体内容参见有关参考书籍。除此以外,两者在模型参数估计、模型及参数检验方面均采用相同方法。在表现形式上,条件 Logistic 回归不含常数项,它的一般形式是

$$\text{Logit}(P) = \ln\left(\frac{P}{1-P}\right) = \beta_1 X_1 + \beta_2 X_2 + \cdots + \beta_m X_m \tag{8.13}$$

例 8.3 为研究生活方式和胃癌的关系,按照 1:1 配比的设计收集了一批病例和对照的有关资料。为便于简明扼要地说明问题,本例仅用了 10 对样本和 3 个危险因子进行分析。

各变量的意义如下:

id   配对编号

x_1 蛋白质摄入量(0,1,2,3)

x_2 不良饮食习惯(0,1,2,3)

x_3 精神状态(0,1,2)

y 胃病患病情况(患病=1,不患病=0)

表 8.2 生活方式和胃病关系的 1:1 配对病例对照研究资料

配对编号	病例($y=1$)			配对编号	对照($y=0$)		
	x_1	x_2	x_3		x_1	x_2	x_3
1	1	3	0	1	1	0	1
2	0	3	1	2	1	3	0
3	0	1	2	3	0	2	0
4	1	2	0	4	1	0	0
5	1	1	1	5	1	2	1
6	0	2	2	6	2	0	0
7	1	1	1	7	0	0	0
8	1	1	2	8	0	0	0
9	3	3	2	9	2	2	0
10	2	2	2	10	0	0	0

注:此例引自董时富所著的《生物统计学》第一版,第 254 页。

本例统计分析可通过调用 SAS 9.4 中的 LOGISTIC 来实现。具体过程及结果如下。

程序 8.3:

```
data dat3;
 input id y x1 x2 x3 @@;
cards;
```

```
1   1   1   3   0        1   0   1   0   1
2   1   0   3   1        2   0   1   3   0
3   1   0   1   2        3   0   0   2   0
4   1   1   2   0        4   0   1   0   0
5   1   1   1   1        5   0   1   2   1
6   1   0   2   2        6   0   2   0   0
7   1   1   1   1        7   0   0   0   0
8   1   1   1   2        8   0   0   0   0
9   1   3   3   2        9   0   2   2   0
10  1   2   2   2       10   0   0   0   0
;
run;
```

```
proc logistic data=dat3;
  strata id;
  model y(event='1')=x1-x3;
run;
```

程序 **8.3** 结果输出：

The LOGISTIC Procedure
Model Information

①

Data Set	WORK.DAT3
Response Variable	y
Number of Response Levels	2
Model	binary logit
Optimization Technique	Newton-Raphson ridge

Number of Strata	10
Number of Observations Read	20
Number of Observations Used	20
Number of Observations Informative	20

Response Profile

Ordered Value	y	Total Frequency
1	0	10
2	1	10

Probability modeled is y=1.

Strata Summary

Response Pattern	y		Number of Strata	Frequency
	0	1		
1	1	1	10	20

Model Convergence Status

Convergence criterion（GCONV＝1E－8）satisfied.

②

Model Fit Statistics

Criterion	Without Without Covariates	With With Covariates
AIC	13.863	9.886
SC	13.863	12.873
－2 Log L	13.863	3.886

Testing Global Null Hypothesis：BETA＝0

Test	Chi-Square	DF	Pr＞ChiSq
Likelihood Ratio	9.9768	3	0.0188
Score	6.9130	3	0.0747
Wald	2.5900	3	0.4592

The LOGISTIC Procedure

Analysis of Maximum Likelihood Estimates

③

Parameter	DF	Standard Estimate	Error	Wald Chi-Square	Pr＞ChiSq
x1	1	－0.4791	2.9548	0.0263	0.8712
x2	1	1.2318	0.8347	2.1775	0.1400
x3	1	2.2898	1.7680	1.6773	0.1953

Odds Ratio Estimates

Point   95% Wald

Effect	Estimate	Confidence Limits	
x1	0.619	0.002	202.790
x2	3.427	0.667	17.599
x3	9.873	0.309	315.794

结果输出①为所用模型的基本信息。

结果输出②为整个模型是否成立的假设检验,其无效假设为总体 $\beta=0$。

结果输出③是关于参数估计、假设检验和比数比估计值。各列依次为模型中的变量名、自由度、回归系数的估计值、标准误、假设检验的卡方值、P 值和条件 Logistic 的比数比估计值。由此可得 Logistic 回归方程为

$$\text{Logit}(P) = -0.479\,1x_1 + 1.231\,8x_2 + 2.289\,8x_3$$

本例 Logistic 回归方程中三个回归系数的假设检验结果 P 值均大于 0.05。由于本例仅使用了部分数据,结果并不代表实际研究的情况。

需要补充说明的是:按 1:1 配对设计且不考虑其他影响因素时,单因素分析的数据可整理成以下四格表形式(表 8.3)。

表 8.3 1:1 配对设计资料频数表

对照	病例		合计(对子数)
	暴露	非暴露	
暴露	a	b	$a+b$
非暴露	c	d	$c+d$
合计(对子数)	$a+c$	$b+d$	$n=a+b+c+d$

对于该类资料,可用配对设计的卡方检验 McNemar 公式,即 $\chi^2 = \dfrac{(b-c)^2}{(b+c)}$ 手工计算关于总体比数比 OR 是否为 1 的假设检验的卡方统计量;用公式 $OR = c/b(b \neq 0)$ 计算比数比的点估计值;采用前面所述的 Miettinen 公式 $\widehat{OR}^{(1\pm\mu_{a/2}\sqrt{\chi^2})}$ 计算比数比的可信区间。其统计结论与模型中只含研究因素的单因素 LOGISTIC 回归分析的结论一致。

第三节 无序多分类因变量 Logistic 回归

根据因变量的类型,Logistic 回归又可细分为因变量二项分类(Binomial classification)、无序多项分类(无序多分类,Unordered multinomial classification)和有序多项分类(有序多分类,Ordered multinomial classification)Logistic 回归。前面介绍的都是因变量为二分类的 Logistic 回归。当因变量为多分类并且没有顺序,比如在冠心病的研究中,患者可以出现

不同的严重心脑血管事件,比如:心力衰竭、脑卒中、心梗、死亡。当研究心脑血管事件的危险因素时,虽然可以将以上每种事件和正常对照进行二分类 Logistic 回归分析,但是这样处理不但未充分利用数据的信息,还会造成 Ⅰ 类错误增大的问题。

类似的多分类无序因变量的危险因素分析,可以采用 Anderson 于 1972 年提出的多分类因变量的 Logistic 回归(polytomous logistic regression)。为叙述方便,下面用三类因变量的情况来介绍多分类因变量的 Logistic 回归模型。

假定三类结果分别是正常对照、事件 1、事件 2,分别用 0、1、2 表示。则多分类因变量的 Logistic 回归模型可表示为:

$$\begin{cases} \text{Logit}(P_{1/0}) = \ln\left[\dfrac{P(y=1 \mid X)}{P(y=0 \mid X)}\right] = \alpha_1 + \beta_{11}X_1 + \beta_{12}X_2 + \cdots + \beta_{1m}X_m = g_1(x) \\ \text{Logit}(P_{2/0}) = \ln\left[\dfrac{P(y=2 \mid X)}{P(y=0 \mid X)}\right] = \alpha_2 + \beta_{21}X_1 + \beta_{22}X_2 + \cdots + \beta_{2m}X_m = g_2(x) \end{cases}$$

$$(8.14)$$

可见,三分类无序因变量的 Logistic 回归由两个 Logit 函数构成。第一个函数 $g_1(x)$ 代表事件 1 和对照的 Logit 函数,相应的回归系数 β_{1m} 的指数 $\exp(\beta_{1m})$ 就是 X_m 的事件 1 相对于正常对照的 OR 值。类似的,第二个函数 $g_2(x)$ 代表事件 2 和对照的 Logit 函数,相应的回归系数 β_{2m} 的指数 $\exp(\beta_{2m})$ 就是 X_m 的事件 2 相对于正常对照的 OR 值。一般来说,对于不同的事件,比如死亡和心梗,特定自变量的 OR 值是不同的,从模型 8.14 可知,三分类因变量的 Logistic 回归模型有 $2*(m+1)$ 个系数需要估计。在某些特殊情况下,如果认为特定自变量对于不同事件的 OR 值相同,可以将不同 Logit 函数中相应的回归系数设定为相同,减少待估计的系数的个数。

如果需要得到事件 1 相对于事件 2 的 OR 值,可以通过 $g_1(x)$ 和 $g_2(x)$ 计算得到。

$$\begin{aligned} \text{Logit}(P_{1/2}) &= \ln\left[\frac{P(y=1 \mid X)}{P(y=2 \mid X)}\right] = \ln\left[\frac{P(y=1 \mid X)/P(y=0 \mid X)}{P(y=2 \mid X)/P(y=0 \mid X)}\right] \\ &= \alpha_1 - \alpha_2 + (\beta_{11} - \beta_{21})X_1 + (\beta_{12} - \beta_{22})X_2 + \cdots + (\beta_{1m} - \beta_{2m})X_m \\ &= g_1(x) - g_2(x) \end{aligned}$$

$$(8.15)$$

这样,如果多分类因变量的 Logistic 回归模型的有 k 个分类,可以用 $k-1$ 个 Logit 函数来描述。

例8.4 (此例参见陈峰所著的《医用多元统计方法》)产后大出血分为两大类:子宫因素及胎盘因素。要研究产后大出血与妊高症是否有关,调查了 933 人,其中子宫因素 144 人,胎盘因素出血 33 人,对照 745 人,结果如表 8.4。

表 8.4　产后大出血和妊高症的相关关系研究

分组	无妊高症 $x=0$	有妊高症 $x=1$	合计
对照 $y=0$	718	27	745
子宫因素 $y=1$	142	13	155
胎盘因素 $y=2$	27	6	33
合计	887	46	933

无序多分类因变量 Logisitc 回归的分析在 SAS 中可以通过 Logistic 过程来实现。Logistic 具体过程及结果如下：

程序 8.4a

（1）建立 SAS 数据集。

```
data dat4a;
do x=0 to 1;
    do y=0 to 2;
        input f @@;
        output;
    end;
end;
cards;
718 142 27 27 13 6
;
run;
```

（2）进行多分类无序因变量 Logistic 回归分析，分析妊高症和产后大出血的相关关系。

```
proc logistic data=dat4a descending;
    weight f;
    class x(ref=first);
    model y=x/link=glogit;
run;
```

程序 8.4a 说明：

上面的 Logistic 过程通过一个 link 函数 glogit 实现多分类无序因变量的 Logistic 回归分析。glogit 即 generalized logit function，广义 logit 函数。它将二分类 logit 扩展到多分类因变量。如果有 $k+1$ 种结局，以第 $k+1$ 为对照，则广义 logit 函数为：

$$g(p_i) = \log(p_i/p_{k+1}), \quad i = 1, 2, \cdots, k \tag{8.16}$$

另外，和之前的一样，需要通过 descending 选项设定 $y=0$ 作为对照组，否则 SAS 默认最大的为对照，即 $y=2$。另外，对于自变量 x，需要设置 ref=first，保证 $x=0$ 作为参照。Weight 是因为本例以频数表的形式输入数据。

程序 8.4a 结果输出：

The LOGISTIC Procedure

①

Model Information

Data Set	WORK.DAT4A
Response Variable	y

Number of Response Levels   3
Weight Variable   f
Model   generalized logit
Optimization Technique   Newton-Raphson

Number of Observations Read   6
Number of Observations Used   6
Sum of Weights Read   933
Sum of Weights Used   933

②

Response Profile

Ordered Value	y	Total Frequency	Total Weight
1	2	2	33.00000
2	1	2	155.00000
3	0	2	745.00000

Logits modeled use y=0 as the reference category.

③

Class Level Information

Class	Value	Design Variables
x	0	−1
	1	1

④

Model Fit Statistics

Criterion	Intercept Only	Intercept and Covariates
AIC	1116.290	1106.467
SC	1115.874	1105.634
−2 Log L	1112.290	1098.467

Testing Global Null Hypothesis：BETA=0

Test	Chi-Square	DF	Pr>ChiSq
Likelihood Ratio	13.8237	2	0.0010
Score	19.0261	2	<.0001
Wald	16.2177	2	0.0003

Type 3 Analysis of Effects

Effect	DF	Wald Chi-Square	Pr>ChiSq
x	2	16.2177	0.0003

⑤

Analysis of Maximum Likelihood Estimates

Parameter	y	DF	Estimate	Standard Error	Wald Chi-Square	Pr>ChiSq
Intercept	2	1	−2.3922	0.2460	94.5545	<.0001
Intercept	1	1	−1.1758	0.1749	45.1772	<.0001
x 1	2	1	0.8885	0.2460	13.0428	0.0003
x 1	1	1	0.4449	0.1749	6.4677	0.0110

The LOGISTIC Procedure

Odds Ratio Estimates

Effect	y	Point Estimate	95% Wald Confidence Limits	
x 1 vs 0	2	5.912	2.254	15.506
x 1 vs 0	1	2.435	1.226	4.833

结果①显示数据基本情况,因变量 3 个水平,一共 933 个样本。Generalized logit 模型,用 Newton-Raphson 法计算。

结果②显示因变量各水平的例数,特别重要的是指出 Logistic 回归模型以 $y=0$ 作为参照。

结果③显示自变量 x 有两个水平,分别为 0 和 1,特别重要的是关于设计矩阵的信息。x 的 0、1 分别对应−1 和 1。这里的设计矩阵指 SAS 统计软件在进行数据处理时给予回归系数相对应的值。这一点和二分类变量的 Logistic 回归不同。

表 8.5　glogit 模型情况下产后大出血和妊高症的相关关系研究

妊高症	子宫因素	胎盘因素
是 Odds	$e^{\alpha_1+\beta_{11}}$	$e^{\alpha_2+\beta_{21}}$
否 Odds	$e^{\alpha_1-\beta_{11}}$	$e^{\alpha_2-\beta_{21}}$
Odds ratio	$e^{2\beta_{11}}$	$e^{2\beta_{21}}$

从上表可以看出,在 glogit 模型情况下,OR 值=exp(2×回归系数)。

结果④对模型检验,可见−2 Log L 为 1 098.467,模型似然比检验统计量为 13.823 7,$p=0.001$,模型有统计学意义。

结果⑤显示,子宫因素的 Logistic 回归模型为 $\mathrm{logit}(p)=-1.1758+0.4449X$,胎盘因素的 Logistic 回归模型为 $\mathrm{Logit}(p)=-2.3922+0.8885X$。 如结果③提到的,妊高症对于子宫因素产后大出血的 $OR=\exp(2\times0.4449)=2.435$,妊高症对于胎盘因素产后大出血的

$OR = \exp(2 \times 0.8885) = 5.912$。

第四节 有序多分类因变量 Logistic 回归

因变量为多分类,并且有序。比如医学研究中的疗效"无效、好转、显效、痊愈",尿白细胞计数"一、十、十十、十十十"。类似的变量在数据处理时经常被编码成"0、1、2、3"或者"1、2、3、4"。虽然编码之后以数值形式显示,但是它们不是严格意义上的数值关系,只显示等级或者顺序。当因变量是有序多分类时,需要用有序结果的 Logistic 回归(ordinal Logistic regression)。本节介绍有序因变量的累积比数 Logistic 回归。

如果因变量 y 为 K 个等级的有序变量,K 个等级分别用 $1, 2, \cdots K$ 表示,X 为自变量。记等级 $j(j = 1, 2, \cdots, K)$ 的概率为 $P(y = j \mid X)$,则等级小于等于 $j(j = 1, 2, \cdots, K)$ 的概率为:

$$P(y \leqslant j \mid X) = P(y = 1 \mid X) + \cdots + P(y = j \mid X) \tag{8.17}$$

相应的,等级大于 j 的概率为:

$$P(y > j \mid X) = P(y = j + 1 \mid X) + \cdots + P(y = K \mid X) = 1 - P(y \leqslant j \mid X) \tag{8.18}$$

这样,K 个等级可以被人为地划分为两个部分,大于 j 和小于等于 j。如果把 P_j 定义为 $P(y > j \mid X)$,则

$$\text{logit}(P_j) = \text{logit}(y > j \mid X) = \ln \frac{P(y > j \mid X)}{1 - P(y > j \mid X)}, \quad j = 1, 2, \cdots, K-1 \tag{8.19}$$

多分类有序因变量的 Logistic 回归定义为:

$$\text{logit}(P_j) = \text{logit}(y > j \mid X) = -\alpha_j + \sum_{i=1}^{m} \beta_i x_i, \quad j = 1, 2, \cdots, K-1 \tag{8.20}$$

m 为自变量的个数。

可见,有序多分类结果的 Logistic 回归模型就是人为划分两类后定义 logit 函数,表示属于后 $K-j$ 个等级的累积概率与前 j 个等级的累积概率的比数比的自然对数,故该模型又称为累积优势模型(cumulative odds model)。该模型有 $K-1$ 个 logit 函数,每个 logit 函数中自变量 x 对应的回归系数 β 相同,但是每个 logit 函数的截距 α 不同。所以一共要估计 $K-1+m$ 个参数。

以临床疗效"无效、好转、显效、痊愈"为例,$K = 4$。按有序分类将其分为两类,有三种分法:

第一种:{无效}{好转、显效、痊愈}
第二种:{无效、好转}{显效、痊愈}
第三种:{无效、好转、显效}{痊愈}

可以定义 3 个 logit 函数。按照累积优势模型的假定,这三种分法,治疗方案的效应 β 是相同的。

例 8.5 (此例参见陈峰所著的《医用多元统计方法》)在探讨影响智力的危险因素研究中,某单位调查了 857 名小学一年级学生的智商(IQ)和母亲的文化程度,结果如表 8.6。

试分析母亲的文化程度和智力的关系。

表 8.6 母亲的文化程度统计表

智商等级 y	母亲文化程度				合计
	小学 $x=0$	初中 $x=1$	高中或中专 $x=2$	大专及以上 $x=3$	
1＝中下	22	57	11	1	91
2＝中等	81	236	112	4	433
3＝中上	30	135	105	10	280
4＝上等	3	26	17	7	53
合计	136	454	245	22	857

例 8.5 中,因变量智商是有序多分类变量,适合建立累积优势 Logistic 回归,母亲的文化程度也是等级变量,应该设置哑变量进入模型,这里为了叙述方便就直接纳入模型。

Logistic 具体过程及结果如下:

程序 8.5a:

(1) 建立 SAS 数据集。

```
data dat5a;
do x＝0 to 3;
    do y＝1 to 4;
        input f @@;
        output;
    end;
end;
cards;
22 81 30 3 57 236 135 26 11 112 105 17 1 4 10 7
;
run;
```

(2) 进行多分类有序因变量 Logistic 回归分析,分析母亲的文化程度和智商的相关关系。

```
proc logistic DESCENDING;
    weight f;
    model y＝x/scale＝none aggregate;
run;
```

程序 8.5 说明:

Logistic 回归 SAS 程序和二分类的 Logistic 回归程序没有区别,因为 y 是多分类的,SAS 自动识别,进行多分类有序因变量的 Logistic 回归分析。如果要将 x 作为亚元处理,只要增加一句:class x。

程序 **8.5** 结果输出：

①

The LOGISTIC Procedure

Model Information

Data Set	WORK.DAT5A
Response Variable	y
Number of Response Levels	4
Weight Variable	f
Model	cumulative logit
Optimization Technique	Fisher's scoring

Number of Observations Read	16
Number of Observations Used	16
Sum of Weights Read	857
Sum of Weights Used	857

②

Response Profile

Ordered Value	y	Total Frequency	Total Weight
1	4	4	53.00000
2	3	4	280.00000
3	2	4	433.00000
4	1	4	91.00000

Probabilities modeled are cumulated over the lower Ordered Values.

③

Score Test for the Proportional Odds Assumption

Chi-Square	DF	Pr>ChiSq
0.1571	2	0.9245

Deviance and Pearson Goodness-of-Fit Statistics

Criterion	Value	DF	Value/DF	Pr>ChiSq
Deviance	9.9368	8	1.2421	0.2695
Pearson	10.3320	8	1.2915	0.2425

Number of unique profiles:4

④

Model Fit Statistics

Criterion	Intercept Only	Intercept and Covariates
AIC	1926.824	1881.039
SC	1929.142	1884.129
−2 Log L	1920.824	1873.039

Testing Global Null Hypothesis:BETA=0

Test	Chi-Square	DF	Pr>ChiSq
Likelihood Ratio	47.7856	1	<.0001
Score	46.3975	1	<.0001
Wald	46.4573	1	<.0001

⑤

The LOGISTIC Procedure

Analysis of Maximum Likelihood Estimates

Parameter	DF	Estimate	Standard Error	Wald Chi-Square	Pr>ChiSq
Intercept 4	1	−3.5630	0.1932	340.0839	<.0001
Intercept 3	1	−1.2254	0.1358	81.4054	<.0001
Intercept 2	1	1.4578	0.1451	100.9274	<.0001
x	1	0.6373	0.0935	46.4573	<.0001

Odds Ratio Estimates

Effect	Point Estimate	95% Wald Confidence Limits	
x	1.891	1.575	2.272

结果①显示数据基本情况,因变量 4 个水平,一共 857 个样本。Cumulative logit 模型,用 Fisher's scoring 法计算。

结果②显示因变量各水平的例数,特别重要的是指出 Logistic 回归模型以低等级 y 作为参照。

结果③显示拟合优度检验,即和全模型比较是否有差异,本例显示 Deviance 的 $P = 0.2695$,即和全模型相比,差异无统计意义。

结果④对模型检验,可见−2 Log L 为 1873.039,模型似然比检验统计量为 47.7856,$P < 0.001$,模型有统计学意义。

结果⑤显示,以学历最低的水平小学 $x=0$ 为参照。三个模型分别为 $\text{Logit}(P)=-\alpha_j+0.6373x$,α_j 分别为 1.4578、-1.2254 和 -3.5630。$OR=\exp(0.6373)=1.891$ 。

第五节　Logistic 回归注意事项及其他应用

1. Logistic 回归应用的注意事项

(1) 对样本含量的要求:

在自变量较多的情况下,进行 Logistic 回归分析要注意有足够的样本含量以保证参数估计的稳定性。随着自变量个数的增加,自变量水平的交叉分类数随之迅速增加。因此,确保每一变量各分类下均有一定数量的观察例数,获得的模型参数结果较为可靠。具体样本含量的确定因研究设计、影响因素个数和因素的类型而异,样本含量的具体计算公式需参考相关书籍。

(2) 变量个数的限制及其筛选:

多变量 Logistic 回归可用于筛选有统计意义的自变量,采用的方法有前进法、后退法和逐步法等。但分析者不应完全依赖计算机和检验水准所获得的结果。重要的是所建立的 Logistic 回归模型应符合生物学机制,使其参数的临床和流行病学的解释合理。分析者既可将计算过程中虽没有统计学意义,但根据专业知识和实际经验判定有重要意义的自变量保留在模型中;也可以去掉一些虽具有统计学意义,但解释不合理的变量。此外,在决定入选变量个数时应考虑样本含量的实际情况。有统计学家建议,对于多因素设计,自变量的个数最好不要超过样本例数的 $1/5-1/10$ 。总之,变量筛选不是在一次建模过程中就能完成的,有时需要对模型进行多次调整。

(3) 不同类型变量的预处理及系数意义的解释:

Logistic 回归模型中自变量可以是无序分类变量、有序分类变量和连续性数值变量。对同一资料的同一变量,若采用不同的变量类型,其参数估计值、符号及含义都有可能发生变化。对无序 K 分类变量,常用 $K-1$ 个哑变量代替。SAS 编程实现哑变量的方式灵活多样,并不限于本书提到的一种形式。对二分类变量,则可不必转化为哑变量,因为参数估计不会因此发生变化。对有序分类变量,若等级间程度相同或相近,可赋值为 $1, 2, \cdots, g$;若等级间程度相差很大,则需按无序多分类变量处理。由于对回归方程中连续性数值变量的参数的解释较困难,可结合专业知识将数值变量转化为等级变量,以使参数的意义更加明确。如例 8.1,连续性变量年龄对应的 OR 表示的是年龄增加 1 岁时疾病发生的比数比。但是从临床专业的角度,这一解释的实际意义不大。若以 10 岁为一个年龄段,把年龄由连续性变量转化为等级变量,使年龄对应的 OR 值表示为年龄每增加 10 岁时疾病发生的比数比。这样参数的实际意义就更为明确了。但需要注意的是,有时将连续性变量改为等级变量会丢掉许多有用的信息。此外,回归方程中参数的符号与因变量和自变量水平的赋值有关,对此,在解释回归参数的意义时要特别注意。

(4) 不同研究设计间的比较:

Logistic 回归适用于队列研究、病例对照研究和横断面研究三种研究设计的危险度分析。在三类研究设计中 Logistic 回归模型的参数 β 的意义一致,仅常数项不同(证明略)。

若为病例对照研究,其常数项无直接的流行病学意义。OR 对 RR 的近似估计,是以发病率或患病率较低为前提条件的。

2. Logistic 回归在医学上的其他应用

从以上介绍可以看出,Logistic 回归可以用于筛选疾病的危险因素及控制混杂因素。在医学上还有许多其他应用,例如:

(1)分析药物或毒物的剂量反应关系:

用于分析药物或毒物剂量反应关系的传统方法往往对实验设计有严格要求,如剂量需按照等级数排列,各剂量组的例数必须相对等,而 Logistic 回归则无须这些限制条件。

(2)用于临床医学的预测与判别:

由于 Logistic 回归属于概率模型,非条件 Logistic 模型可以用于预测某事件发生的概率。根据概率大小做出分类判断,为进一步治疗提供依据,这是一般线性模型无法做到的。例如临床上常常根据患者的一些检查指标,判断患者患有某种疾病概率的大小。

(罗剑锋　王筱金　王炳顺)

第九章 生存分析和 Cox 回归

分析疾病的预后情况时,不仅要考虑结局好坏,还要考虑出现这种结局所经历的时间长短。例如对于肿瘤、结核病等慢性疾病的疗效及预后的考核,生存时间也是重要指标。生存时间也即生存期,是指从某个标准时刻(例如发病、确诊、开始治疗或进行手术的时间)算起,至终点事件出现(例如死亡)的时间。生存分析(survival analysis)就是将事件的终点和出现这一终点所经历的时间结合起来分析的一类统计分析方法。生存分析的主要内容可分为三部分:①描述生存过程:包括研究生存时间的分布特点,估计生存率与生存率曲线等。②比较生存过程:在获得生存率及其标准误的估计值后,进行两组或多组生存率比较。③生存过程的影响因素分析,通常用 Cox 回归进行分析。本章主要包括生存分析的基本概念、生存率的估计和组间比较以及 Cox 回归,合理地描述、分析和评价生存资料。

第一节 生存分析的基本概念

一、生存时间与生存数据

1. 生存时间(survival time)

生存时间通常指患者从发病到死亡所经历的时间长度,广义上可定义为从规定的观察起点到某终点事件出现所经历的时间长度,观察起点可以是发病时间、第一次确诊时间或接受处理(治疗)的时间等,终点事件可以是某种疾病的发生、复发或死亡、某种处理的反应等。在计算生存时间时,为便于分析和比较,需要有明确规定的时间起点和终点以及时间的测量单位。

2. 生存数据(survival data)

生存数据可分为两大类:

(1) 完全数据(complete data):当观察到某患者的明确结局时,该患者所提供的关于生存时间的信息是完整的,称这类数据为完全数据。

(2) 删失数据(censored data):由于某种原因未能观察到患者的明确结局,所以不知道该患者的确切生存时间,删失数据也称截尾数据。

删失数据的种类有:①左删失(left censored)。假设研究对象在某一时刻开始进入研究,但是在该时刻之前,研究所感兴趣的起始事件已经发生,但无法明确具体时间,这种类型称为左删失。例如,在研究脑卒中复发风险中,患者在基线调查时回答患过脑卒中,但无法清楚记住具体时间。②右删失(right censored):在随访研究中,研究对象的起始观察时间已知,但终点事件发生的时间未知,无法获取具体的生存时间,只知道生存时间大于观察时间,这种类型称为右删失,右删失是实际研究中最常见的数据删失类型。③区间删失(interval censored):当只知道感兴趣事件发生在某一给定的时间区间内,而不知道其确切时间点时,将这类数据称为区间删失数据。不同种类的删失数据相应采用不同的统计分析策略。本章主要涉及最常见的右删失数据统计分析方法。

删失数据的产生原因主要有两个,示意如图 9.1:①患者失访。由于种种原因与患者失去联系(图 9.1 中 5),或患者因其他原因而死亡,使不能观察到规定的终点(图 9.1 中 6);②当规定了观察的终止期时,患者还未达到明确结局,也即患者的生存期超出了研究的终止期(图 9.1 中 7)。

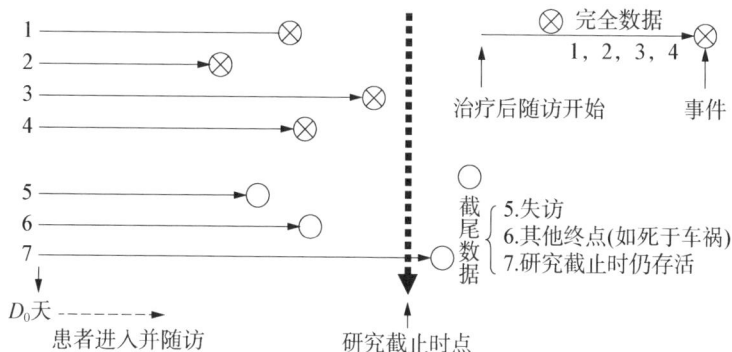

图 9.1　某疾病患者预后删失数据示意图

虽然删失数据所提供的关于生存时间的信息是不完全的,不知道其真正能生存多长时间,但这类数据提供了部分信息,它告诉我们该患者至少在已经经历的时间长度内没有发生终点事件,其真实的生存时间只能长于所观察到的时间 t,符号上可表示为 t^{+}。

以下简介用于描述生存时间分布规律的几个常用函数。

二、概率密度函数

概率密度函数(probability density function)简称为密度函数,记为 $f(t)$,其定义为:

$$f(t) = \lim_{\Delta t \to 0} \frac{P(t \leqslant T < t + \Delta t)}{\Delta t} \tag{9.1}$$

表示个体死于 $(t, t + \Delta t)$ 小区间内的概率的极限,即死亡速率的大小。如以 t 为横坐标,$f(t)$ 为纵坐标做出的曲线称为密度曲线,由曲线上可看出不同时间的死亡速率及死亡高峰时间。纵坐标越大,其死亡速率越高,如曲线呈现单调下降,则死亡速率越来越小,如呈现峰值,则为死亡高峰。

三、生存函数及中位生存期

生存函数(survival function)又称为生存率(survival rate),它表示一个患者的生存时间长于 t 的概率,用 $S(t)$ 表示:

$$S(t) = \int_{t}^{\infty} f(x)dx \tag{9.2}$$

其中 $f(x)$ 为概率密度函数。

如果无删失数据,则

$$S(t) = \frac{t \text{ 时刻仍存活例数}}{\text{观察总例数}}$$

如果有删失数据,分母必须分时段校正。假定患者在各个时段的生存事件独立,则

$$S(t) = P(T > t_k) = p_1 p_2 \cdots p_k = S(t_{k-1}) p_k$$

式中 $p_i (i = 1, 2, \cdots, k)$ 为各分时段的生存概率,故生存率又称累积生存概率(cumulative probability of survival)以时间 t 为横坐标,$S(t)$ 为纵坐标所作的曲线称为生存率曲线。

生存曲线纵轴生存率为 50% 时所对应的横轴生存时间即中位生存期(median survival time),即 50% 的个体尚存活的时间称,又称作半数生存期。中位生存期越长,表示疾病的预后越好;反之,中位生存期越短,预后越差。

四、风险函数

生存时间已达到 t 的观察对象,在时刻 t 的瞬时死亡率称为风险函数(hazard function),又称危险率函数,常用 $h(t)$ 表示,其定义为:

$$h(t) = \lim_{\Delta t \to 0} \frac{P(t \leqslant T < t + \Delta t \mid T \geqslant t)}{\Delta t} \tag{9.3}$$

当 $\Delta t = 1$ 时,$h(t) \approx P(t \leqslant T < t + \Delta t \mid T \geqslant t)$,即 $h(t)$ 近似等于 t 时刻存活的个体在此后一个单位时段内的死亡概率。当用 t 作横坐标,$h(t)$ 为纵坐标所绘的曲线,如递增,则表示条件死亡速率随时间而增加,如平行于横轴,则表示没有随时间而加速(或减少)死亡的情况。

第二节　生存率的估计方法

生存率 $S(t)$ 表示患者生存时间长于 t 的概率,如果以年作单位,则 $S(t)$ 就是 t 年的生存率,生存率的估计方法主要有二个,即乘积极限法与寿命表法;前者主要用于观察例数较少而未分组的生存资料,后者适用于观察例数较多而分组的资料。不同的分组寿命表法的计算结果亦会不同,当分组资料中每一个分组区间中最多只有 1 个观察值时,寿命表法的计算结果与乘积极限法完全相同。

一、乘积极限法

乘积极限法(product-limit method)简称为积限法或 PL 法,它是由统计学家 Kaplan 和 Meier 于 1958 年首先提出,因此又称为 Kaplan-Meier 法。它是一种估计生存率的非参数方法,采用条件概率及概率的乘法原理计算生存率及其标准误。

设 $S(t)$ 表示 t 年的生存率,$S(t_i \mid t_{i-1})$ 表示活过 t_{i-1} 年又活过 t_i 年的条件概率,例如 $S(1)$、$S(2)$ 分别表示一年、二年的生存率,而 $S(2/1)$ 表示活过一年者,再活一年的条件概

率,据概率的乘法定律有：$S(2) = S(1)S(2 \mid 1)$,一般地有

$$S(t_i) = S(t_{i-1})S(t_i \mid t_{i-1}) \tag{9.4}$$

上式是积限法的基本公式,下面通过实例说明该方法的计算过程,以及有关的公式。

例 9.1　用某中药加化疗(中药组)和化疗(对照组)两种疗法治疗白血病后,随访记录各患者的生存时间,不带"＋"号者表示已死亡,即完全数据,带"＋"号者表示尚存活,即删失数据,试作生存分析,时间单位为月。

中药组　10,2＋,12＋,13,18,6＋,19＋,26,9＋,8＋,6＋,43＋,9,4,31,24

对照组　2＋,13,7＋,11＋,6,1,11,3,17,7

本例生存分析的内容可包括生存率估计、两组生存率的比较等。本节先以中药组为例说明积限法的计算法,以后各节将对本例资料做出生存率的比较等。

积限法的计算步骤为：

(1) 将 n 个生存数据 t_i,按从小到大排列,当删失数据与完全数据(非删失值)相同时,删失数据排列在后,并写出每个生存数据的状态 δ_i(即死或活),见表 9.1 的 1、2 列。

(2) 写出各个完全数据(即死亡状态)的期初人数 n_i 和死亡人数 d_i,见表 9.1 的 3、4 列。

(3) 计算条件生存率的估计值,见表 9.1 第 5 列。

$$\hat{S}(t_i \mid t_{i-1}) = \frac{n_i - d_i}{n_i} \tag{9.5}$$

(4) 计算累积生存率,即时间 t_i 的生存率估计值(见表 9.1 第 6 列)。

$$\hat{S}(t_i) = \hat{S}(t_{i-1})\hat{S}(t_i \mid t_{i-1}) \tag{9.6}$$

(5) 计算 $\hat{S}(t_i)$ 的标准误(见表中第 9 列)。

$$SE(\hat{S}(t_i)) = \hat{S}(t_i)\sqrt{\sum_{t_j < t_i} \frac{d_j}{n_j(n_j - d_j)}},\ j = 1,\ 2,\ \cdots,\ i \tag{9.7}$$

表 9.1　例 9.1 中药组积限法计算生存率

时间 t_i ①	状态 δ_i ②	期初人数 n_i ③	死亡人数 d_i ④	条件生存率 $(n_i - d_i)/n_i$ ⑤	累积生存率 $\hat{S}(t_i)$ ⑥	$\dfrac{d_i}{n_i(n_i - d_i)}$ ⑦	$\sum \dfrac{d_i}{n_i(n_i - d_i)}$ ⑧	累积生存率标准误 ⑨=⑥√⑧
2	活							
4	死	15	1	0.933 3	0.933 3	0.004 762	0.004 762	0.064 4
6	活							
6	活							
8	活							
9	死	11	1	0.909 0	0.848 5	0.009 091	0.013 853	0.099 9
9	活							
10	死	9	1	0.888 9	0.754 2	0.013 889	0.027 742	0.125 6

(续表)

时间 t_i ①	状态 δ_i ②	期初人数 n_i ③	死亡人数 d_i ④	条件生存率 $(n_i-d_i)/n_i$ ⑤	累积生存率 $\hat{S}(t_i)$ ⑥	$\dfrac{d_i}{n_i(n_i-d_i)}$ ⑦	$\sum \dfrac{d_i}{n_i(n_i-d_i)}$ ⑧	累积生存率标准误 ⑨=⑥√⑧
12	活							
13	死	7	1	0.857 1	0.646 5	0.023 810	0.051 551	0.146 8
18	死	6	1	0.833 3	0.538 7	0.033 333	0.084 885	0.157 0
19	活							
24	死	4	1	0.750 0	0.404 0	0.083 333	0.168 218	0.165 7
26	死	3	1	0.666 7	0.269 4	0.166 667	0.334 885	0.155 9
31	死	2	1	0.500 0	0.134 7	0.500 000	0.834 885	0.123 1
43	活							

表 9.1 中已列出了积限法的全部结果，各个时间点的生存率和标准误分别在 6、9 两列，例如 2 年生存率（即 24 个月）为 0.404 0±0.165 7。

以随访时间为横轴，生存率为纵轴，将各个时间点所对应的生存率连接起来的一条曲线即为生存曲线。Kaplan-Meier 法对所有死亡时点估计生存率，其生存率曲线呈阶梯式的变化。曲线高、下降平缓表示高生存率或较长生存期；曲线低、下降陡峭表示低生存率或较短生存期。

二、寿命表法

寿命表法（life table method）亦称生命表法，它是根据某一人群的年龄别死亡率计算出来的一种统计表。由于寿命表法能利用截尾数据，综合反映各个不同年份的治疗效果，而且生存率估计值不会出现忽高忽低的不稳定情况，因此应用很广；特别适用于随访的病例数较多，将资料按生存期进行分组，在分组的基础上计算生存率的情况；本法也能用于不分组的资料，亦即当分组资料中每一个分组区间中最多只有 1 个观察值时计算结果与积限法相同。寿命表法与积限法的累积生存率及其标准误的计算公式相同，关于寿命表法的具体示例及计算过程请参阅相关教材。

第三节　生存率的比较

上面介绍了生存率的估计方法，当有两个或两个以上的生存分布时，我们常需比较它们是否来自同一生存分布，此时的假设检验为：

H_0：样本所来自的总体生存分布相同。

H_1：样本所来自的总体生存分布不相同。

当拒绝 H_0 时，认为相应总体的生存分布不相同。

可选用的常见非参数检验方法有：log-rank 时序检验法、广义 Wilcoxon 法和 Cox-

Mantel 法等。不同方法得到组间差别有统计学意义的难易度随生存函数的不同而不同,其中广义 Wilcoxon 检验相对容易发现随访早期生存率的差异。

以下以两个生存分布的比较为例说明其计算过程,使用的统计量为标准正态分布 Z,当扩充至两个以上生存分布比较时,需用到统计量 χ^2。具体通过例 9.1 资料中的中药组与对照组生存分布的比较为例,说明不同检验方法的计算步骤,此时原假设与备择假设为——H_0:两种疗法生存分布相同;H_1:两种疗法生存分布不同。

一、log-rank 检验

log-rank 法是最常用的生存分布的组间比较方法。log-rank 检验的计算步骤如下:

(1) 将两样本的生存数据混合,由小到大排列,并给以秩次 i_1,当删失数据与完全数据数值相同时,删失数据排列在后。并设两样本含量分别为 m_1,m_2,总例数 $n = m_1 + m_2$。

例 9.2　中药组与对照组生存数据排列结果见表 9.2 中第 1、2 列。

(2) 列出所比较的两组中任一个组的序号 i_2(本处选用中药组),记入表 9.2 中第 3 列。

(3) 列出死亡例的序号 i_3(见表 9.2 中第 4 列)。

(4) 计算非删失数据(完全数据)各时间点处于危险状态的例数 r,它表示该时刻时还剩下多少例数。r 系由与 i_3 相应的 i_1 值计算而得。

$$r = n - i_1 + 1 \tag{9.8}$$

例如与生存期 7(月)相应的 r 值系由 $r = 26 - 9 + 1 = 18$ 算得,见表中第 5 列。

(5) 对秩次 i_1 作 logrank 变换,即计算 logrank 变换值 W,其算法为秩次为 i_1 的序号为 i_3,非删失数据的 W 值为

$$W = \sum_{j=1}^{i_3} \frac{1}{r_j} - 1 \tag{9.9}$$

秩次为 i_1 的删失数据,首先判断它在哪二个非删失数据之间,如果它在序号 i_3 与 $i_3 + 1$ 之间,则 W 为

$$W = \sum_{j=1}^{i_3} \frac{1}{r_j} \tag{9.10}$$

特别地,当截尾数据在第一个非截尾数据之前时,取 $W = 0$,几个删失数据落在同样序号的非删失数据之间时,它们具有相同的 W 值。

例如表 9.2 中第 1 个数据为非截尾(已死亡)则由(9.9)式得

$$W = 1/26 - 1 = -0.96$$

第 2、3 个数据都是删失数据(存活),它处于序号 $i_3 = 1$ 与 2 之间,据(9.10)式,有

$$W = 1/26 = 0.04$$

第 4 个数据为非删失,则由(9.9)式

$$W = 1/26 + 1/23 - 1 = -0.92$$

其余类推(见表 9.2 第 6 列)

(6) 计算所指定的组别(本例为中药组,序号为 i_2) 的 log-rank 变换值之和 T

$$T = \sum_{i_2} W \tag{9.11}$$

上式的连加系在指定的 i_2 范围内相加。其均数与方差分别为

$$E(T) = \frac{m_1}{n} \sum W$$

$$V(T) = \frac{m_1 m_2}{n(n-1)} \sum \left(W - \frac{E(T)}{m_1} \right)^2 \tag{9.12}$$

(9.12)式中连加系在全部观察值上完成,m_1 为指定的组别的例数(本例为中药组 $m_1 = 16$),n 为总例数。

$$Z = \frac{T - E(T)}{\sqrt{V(T)}} \tag{9.13}$$

表 9.2 例 9.1 资料两疗法生存比较的 log-rank 检验

时间 t_i (年) ①	秩次 i_1 ②	中药组序号 i_2 ③	死亡例序号 (非截尾数据) i_3 ④	处于危险 状态例数 r ⑤	log-rank 变换值 W ⑥
1	1		1	26	-0.96
2+	2	1			0.04
2+	3				0.04
3	4		2	23	-0.92
4	5	2	3	22	-0.87
6	6		4	21	-0.82
6+	7	3			0.18
6+	8	4			0.18
7	9		5	18	-0.77
7+	10				0.23
8+	11	5			0.23
9	12	6	6	15	-0.70
9+	13	7			0.30
10	14	8	7	13	-0.63
11	15		8	12	-0.54
11+	16				0.46

（续表）

时间 t_i（年）①	秩次 $i_1$②	中药组序号 $i_2$③	死亡例序号（非截尾数据）$i_3$④	处于危险状态例数 r⑤	log-rank 变换值 W⑥
12+	17	9			0.46
13	18	10	9	9	−0.37
13	19		10	8	−0.37
17	20		11	7	−0.16
18	21	11	12	6	0
19+	22	12			1.00
24	23	13	13	4	0.25
26	24	14	14	3	0.59
31	25	15	15	2	1.09
43+	26	16			2.09

Z 服从标准正态分布，故可由 $Z_{0.05}=1.96$，$Z_{0.01}=2.58$ 做出统计推断。

本例资料有 $T=3.822$，$E(T)=0.4402\times10^{-6}$，$V(T)=3.1755$，$Z=2.145$，故 $P<0.05$，拒绝 H_0，认为两种疗法生存分布不相同。

二、Cox-Mantel 检验

Cox-Mantel 检验（Cox-Mantel Test）又称广义 Savage 检验（Generalized Savage Test），可用于两个或多个生存分布的比较。仍用例 9.1 的资料说明本检验的计算过程，为叙述方便，现将中药组称为 A 组，对照组称为 B 组。本检验的 H_0、H_1 同前，其计算步骤为：

（1）将两组生存数据混合由小到大排列，当删失数据与非删失数据数值相同时，删失数据排列在后。并指明各生存数据的状态（死或活）及所属组别（见表 9.3 中 1～3 列）。

（2）列出 A、B 两组各生存时间上的期初人数及死亡人数，分别以 n_{1i}、d_{1i}、n_{2i}、d_{2i} 表示（见表 9.3 中第 4～7 列）。

（3）在完全数据的相应行中计算合并死亡率 P_i。

$$P_i=\frac{d_{1i}+d_{2i}}{n_{1i}+n_{2i}} \tag{9.14}$$

（4）在两组中任选一组（本处用 B 组）计算各生存时间点上的期望死亡人数，它由该组期初人数乘以合并死亡率而得

$$E(d_{2i})=n_{2i}P_i \tag{9.15}$$

参见表 9.3 中 8、9 两列。

表 9.3 例 9.1 资料两疗法生存分布比较的 Cox-Mantel 检验

时间	状态	组别	A组		B组		合并死亡率	期望死亡数（B组）
			期初人数	死亡数	期初人数	死亡数		
t_i	δ_i		n_{1i}	d_{1i}	n_{2i}	d_{2i}	P_i	
①	②	③	④	⑤	⑥	⑦	⑧ = (⑤+⑦)/(④+⑥)	⑨ = ⑥×⑧
1	死	B	16		10	1	0.038 462	0.384 62
2	活	B	16		9			
2	活	A	16		9			
3	死	B	15		8	1	0.043 478	0.347 826
4	死	A	15	1	7		0.045 455	0.318 181
6	死	B	14		7	1	0.047 619	0.333 333
6	活	A	14		6			
6	活	A	14		6			
7	死	B	12		6	1	0.055 556	0.333 333
7	活	B	12		6			
8	活	A	12		4			
9	死	A	11	1	4		0.066 667	0.266 667
9	活	A	11		4			
10	死	A	9	1	4		0.076 923	0.307 692
11	死	B	8		4	1	0.083 333	0.333 333
11	活	B	8		4			
12	活	A	8		2			
13	死	A, B	7	1	2	1	0.222 222	0.444 444
17	死	B	6		1	1	0.142 857	0.142 857
18	死	A	6	1	0		0.166 667	0
19	活	A	5		0			
24	死	A	4	1	0		0.250 000	0
26	死	A	3	1	0		0.333 333	0
31	死	A	2	1	0		0.500 000	0
43	活	A	1		0			
合计								3.212 284

（5）所指定的组别（本处 B 组）死亡人数的期望值与方差为

$$E\left(\sum d_{2i}\right) = \sum n_{2i} P_i \tag{9.16}$$

$$V\left(\sum d_{2i}\right) = \sum \frac{n_{1i} n_{2i}}{n_{1i} + n_{2i} - 1} P_i (1 - P_i) \tag{9.17}$$

计算服从标准正态分布的统计量 Z

$$Z = \frac{\sum d_{2i} - E\left(\sum d_{2i}\right)}{\sqrt{V\left(\sum d_{2i}\right)}} \tag{9.18}$$

可据 $Z_{0.05} = 1.96$，$Z_{0.01} = 2.58$，做出统计推断。

代入本例资料有

$$\sum d_{2i} = 7,\ E\left(\sum d_{2i}\right) = 3.212284,\ V\left(\sum d_{2i}\right) = 1.916190,\ Z = 2.7363$$

故 $P < 0.01$，拒绝 H_0，认为两种疗法的生存期不相同。

三、广义 Wilcoxon 检验

广义 Wilcoxon 检验（Generalized Wilcoxon Test）又称为 Breslow 检验法（Breslow Test）或 Gehan 比分检验，可用于两个或两个以上生存分布的比较，其 H_0、H_1 同前。本处仍用例 9.1 资料说明其计算过程。

（1）将两组生存数据混合由小到大排列，当删失数据与完全数据数值相同时，删失数据排列在后。并写出每个生存数据的状态（死或活）及所属组别（见表 9.4 中第 1～3 列）。

表 9.4 例 9.1 资料两疗法生存分布比较的广义 Wilcoxon 检验

时间 t_i ①	状态 δ_i ②	组别 ③	累积生存率 $\hat{S}(t_i)$ ④	计分值 U_i ⑤	A 组计分值 $U_i(A)$ ⑥
1	死	B	0.9615	0.9615	
2	活	B		−0.0385	
2	活	A		−0.0385	−0.0385
3	死	B	0.9197	0.8812	
4	死	A	0.8779	0.7976	0.7976
6	死	B	0.8361	0.714	
6	活	A		−0.1639	−0.1639
6	活	A	−0.1639	−0.1639	
7	死	B	0.7897	0.6258	
7	活	B		−0.2103	
8	活	A		−0.2103	−0.2103
9	死	A	0.7370	0.5267	0.5267

时间 t_i ①	状态 δ_i ②	组别 ③	累积生存率 $\hat{S}(t_i)$ ④	计分值 U_i ⑤	A 组计分值 $U_i(A)$ ⑥
9	活	A		-0.2630	-0.2630
10	死	A	0.6803	0.4173	0.4173
11	死	B	0.6236	0.3039	
11	活	B		-0.3764	
12	活	A		-0.3764	-0.3764
13	死	A	0.4851	0.1087	0.1087
13	死	B	0.4851	0.1087	
17	死	B	0.4158	-0.0991	
18	死	A	0.3465	-0.2377	-0.2377
19	活	A		-0.6535	-0.6535
24	死	A	0.2598	-0.3937	-0.3937
26	死	A	0.1732	-0.5670	-0.5670
31	死	A	0.0866	-0.7402	-0.7402
43	活	A		-0.9134	-0.9134

（2）用积限估计法对两组合并资料估计生存率（即累积生存率）$\hat{S}(t_i)$，列于表中第 4 列（具体计算过程参见生存率的积限估计法一节，本处略去）。

（3）计算各生存时间点的计分值 U_i。

$$U_i = \hat{S}(t_{i-1}) + \hat{S}(t_i) - 1 \quad \text{观察值为完全数据}$$

$$\hat{S}(t_{i-1}) \quad \text{观察值为截尾数据} \tag{9.19}$$

其中 $\hat{S}(0) = 1$。例如第一个时间点 $T_i = 1$ 是完全数据（死亡），故 $U_1 = 1 + 0.9615 - 1 = 0.9615$，第 2、3 个时间点为删失数据 $U_2 = U_3 = 0.9615 - 1 = -0.038$，第 4 个时间点为完全数据 $U_4 = 0.9615 + 0.9197 - 1 = 0.8812$，其余类推。

（4）计算任一组的计分值之和的绝对值，本处选择 A 组，其计分值已记λ第 6 列中，

$$T = \left| \sum U_i(A) \right| \tag{9.20}$$

T 的期望值为 0，方差为

$$V(T) = m_1 m_2 \sum \frac{U_2}{(m_1 + m_2)(m_1 + m_2 - 1)} \tag{9.21}$$

式（9.23）中 $\sum U_2$ 系指全部生存时间点的 U 值平方和，

$$Z = \frac{T}{\sqrt{V(T)}} \tag{9.22}$$

Z 服从标准正态分布，故可据 $Z_{0.05} = 1.96$，$Z_{0.01} = 2.58$ 做出统计推断。

本例资料有 $T=2.8712$，$\sum U_2 = 6.6559$，$V(T)=1.6384$，$Z=2.243$，$P<0.05$，拒绝 H_0，认为两种治疗方法的生存期不相同。

第四节 估计和比较生存函数的 SAS 程序

一、用乘积极限法估计生存函数

以例 9.1 为例，求中药组和对照组两组的生存函数并作比较。SAS 参考程序如下：
程序 9.1. sas

```
    data dat1;
     do group=1 to 2;
     input n;
     do i=1 to n;
       input x censor @@;
       output;
     end;
    end;
    cards;
    16
    10 0 2 1 12 1 13 0 18 0 6 1 19 1 26 0 9 1 8 1
    6 1 43 1 9 0 4 0 31 0 24 0
    10
    2 1 13 0 7 1 11 1 16 0 10 1 11 0 3 0 17 0 7 0
    ;
    run;

    proc lifetest data=dat1 method=pl;
     time x * censor(1);
     strata group;
   run,
```

程序 9.1. sas 的说明：

（1）数据输入时用二个变量表示生存期，X 表示所观测到的时间，CENSOR 表示终点状态，用"0"表示死亡（完全数据）；"1"表示存活（截尾数据）。

（2）用 LIFETEST 过程求生存函数。选择项"METHOD＝PL"表示要求用乘积极限法（Product-Limit）求生存函数。

（3）如要求画出生存曲线图，可在后面加上选择项"PLOT＝(S)"。

（4）TIME 语句指出生存期变量。其格式为：

生存期变量名 * 表示终点状态的变量名(代表截尾的值)

（5）STRATA 语句要求对所指定的分组变量各组分别计算生存函数并作各组生存函数的统计学检验。如不用 STRATA 语句,则不再分组,对全部数据计算生存函数。

程序 9.1. sas 运行后主要结果输出：

The LIFETEST Procedure　　　　　　　　①

Stratum 1：group = 1

Product-Limit Survival Estimates

x	Survival	Failure	Survival Standard Error	Number Failed	Number Left
0.0000	1.0000	0	0	0	16
2.0000*	.	.	.	0	15
4.0000	0.9333	0.0667	0.0644	1	14
6.0000*	.	.	.	1	13
6.0000*	.	.	.	1	12
8.0000*	.	.	.	1	11
9.0000	0.8485	0.1515	0.0999	2	10
9.0000*	.	.	.	2	9
10.0000	0.7542	0.2458	0.1256	3	8
12.0000*	.	.	.	3	7
13.0000	0.6465	0.3535	0.1468	4	6
18.0000	0.5387	0.4613	0.1570	5	5
19.0000*	.	.	.	5	4
24.0000	0.4040	0.5960	0.1657	6	3
26.0000	0.2694	0.7306	0.1559	7	2
31.0000	0.1347	0.8653	0.1231	8	1
43.0000*	.	.	.	8	0

NOTE：The marked survival times are censored observations.

Summary Statistics for Time Variable x　　　　　②

Quartile Estimates

Percent	Point Estimate	95% Confidence Interval [Lower	Upper)
75	31.0000	18.0000	.
50	24.0000	13.0000	31.0000
25	13.0000	9.0000	24.0000

	Mean	Standard Error
	20.3973	2.9475

NOTE：The mean survival time and its standard error were underestimated because the largest observation was censored and the estimation was restricted to the largest event time.

Stratum 2：group=2

（略…）

Test of Equality over Strata　　　　　③

Test	Chi-Square	DF	Pr>Chi-Square
Log-Rank	6.5792	1	0.0103
Wilcoxon	5.3348	1	0.0209
−2Log(LR)	3.4497	1	0.0633

　　结果输出①为第一组（中药组）的生存函数计算结果。主要看时间（第一列，X）、生存率（第二列，Survival）和生存率的标准误（第四列，Survival Standard Error）。

　　结果输出②为中药组生存函数的百分位数、均数及其标准误。

　　结果输出③是最重要的表，即两组生存函数统计学检验的结果。常用 Log-Rank 检验。其卡方为 6.5792，$P=0.0103$，两组生存函数的差异有统计学意义。

二、用寿命表法估计生存函数

例 9.3　某院 1003 例食管癌患者手术后的随访资料各指标如下：

X1：性别　男性为 0，女性为 1

X2：年龄　＜40 为 0，40～59 为 1，＞59 为 2

X3：肿瘤部位　上段为 0，中段为 1，下段为 2

X4：侵及深度　分 0～3 级

X5：TNM 分期　分 0～6 级

X6：病期　分 0～4 级

X7：肿瘤长径　分 0～2 级

X8：细胞类型　鳞癌为 0，腺癌为 1，未分化癌为 2

X9：淋巴结转移数　分 0～5 级

X10：淋巴结转移率　0% 为 0，≤50% 为 1，＞50% 为 2

Y：手术后时间（月）

CENSOR：终点状态　死亡为 0，截尾为 1

　　数据已存放在数据文件 life.xls 中。试计算淋巴结转移率（X10）不同的三组的寿命表并作三组寿命表差别的统计学检验。

程序 9. 2. sas

```
proc import datafile="C:\Program Files\SAS Institute\SAS\SASCLASS\life. xls" out=
dat3 replace;
    run;

proc lifetest data=dat3 method=lt width=12;
    time y * censor(1);
    strata x10;
run;
```

程序 9. 2. sas 说明：

本例生存期的单位是"月"，所以取"WIDTH=12"使寿命表中的组距为 12 个月，即 1 年。由于本例输入的是原始数据，不是频数，所以不需要用 FREQ 语句。其余语句和选择项的作用见程序 12.1 和程序 12.2。

程序 9. 2. sas 主要结果输出：

Life Table Survival Estimates

X10=0　　　　　　　　　　　　　　　　　　　　①

Interval		Survival	Failure	Survival Standard Error	Median Residual Lifetime	Median Standard Error
[Lower,	Upper)					
0	12	1.0000	0	0	.	.
12	24	0.9120	0.0880	0.0109	.	.
24	36	0.7650	0.2350	0.0166	.	.
36	48	0.6650	0.3350	0.0187	.	.
48	60	0.5987	0.4013	0.0196	.	.
60	72	0.5802	0.4198	0.0198	.	.
72	84	0.5440	0.4560	0.0204	.	.
84	96	0.5251	0.4749	0.0209	.	.
96	108	0.5173	0.4827	0.0214	.	.
108	120	0.5036	0.4964	0.0229	.	.
120	132	0.5036	0.4964	0.0229	.	.

Life Table Survival Estimates

X10=1　　　　　　　　②

(略…)

Testing Homogeneity of Survival Curves over Strata

Test of Equality over Strata	③		
Test	Chi-Square	DF	Pr >Chi-Square
Log-Rank	173.6337	2	0.0001
Wilcoxon	154.4081	2	0.0001
—2Log(LR)	181.9470	2	0.0001

结果输出①为 X10＝0 这组寿命表计算结果的主要部分。

结果输出②为 X10＝1 这组寿命表计算结果的主要部分。

结果输出③为三组生存函数统计学检验的结果。$P＝0.0001$，三组生存函数的差异有统计学意义。

第五节　Cox 回 归

前述介绍了按自变量分成若干层次，分层次计算各个生存分布，再作组间生存分布的比较，以反映该自变量的作用，属于单变量生存分析方法。这种分析方法适用于自变量较少及层次不太多的情况。有时医学研究目的不仅在于描述患者在不同时间的生存率或风险函数，而且还希望通过一个模型建立生存时间与更多协变量（自变量、伴随变量或影响变量）间的联系。如果自变量很多，造成层次太多、太繁复，分层分析不再适用。在多变量分析情况下，由于生存分析中的应变量需要同时考虑生存结局和生存时间，而生存时间不服从正态分布，同时可能含有截尾数据，因此多元线性回归和 logistic 回归都不适合对生存数据进行多因素分析。对此可以使用 Cox 比例风险回归模型（Cox's proportional hazard regression model，PHREG），简称 Cox 模型。

一、Cox 模型结构

1972 年 D. R. Cox 提出了比例风险模型（Proportional Hazards Model），简称 Cox 回归（Cox Regression），可用于分析带有协变量 X_1，X_2，…，X_m 的生存数据资料，其原始资料形式见表 9.5。

表 9.5　分析带有协变量生存数据的原始资料形式

病例	协变量				生存时间	状态
	X_1	X_2	…	X_m		
┆	┆	┆	┆	┆	┆	┆
┆	┆	┆	┆	┆	┆	┆

其中协变量 X_1，X_2，…，X_m 可以是二值变量，也可以是计量值。当为多分类的类别变量时，如果类别是有序的，如不典型增生，$X＝1$ 为轻度，$X＝2$ 为中度，$X＝3$ 为重度，作为等

级资料可以和计量值一样进入模型,当类别无序时,参照前述章节中提到的哑变量化,即将其分解成若干个二值变量进行分析。

各 X_i 是待分析的影响生存时间的因素;生存时间变量反映生存时间的长短,可以预先计算好生存时间列入该列内,也可以直接用起始年月日与终止年月日,由统计软件根据此直接计算出生存时间。状态变量(反应变量)是二值变量,一般用 1 代表反应值(例如死亡),用 0 代表非反应值(如存活)。

一般地,在时间 t 的风险函数(Hazard Function)或风险率(Hazard Rate)$h(t)$ 可表达为:

$$h(t) = h_0(t)\exp(\beta_1 X_1 + \beta_2 X_2 + \cdots + \beta_m X_m), \tag{9.23}$$

其中 $h(t, X)$ 为观察对象生存到 t 时刻的风险函数;$X = (X_1, X_2, \cdots, X_m)$ 是可能与生存时间有关的 m 个自变量;$h_0(t)$ 为 $X_1 = X_2 = \cdots = X_m = 0$ 时在 t 时刻的风险函数,称为基础风险函数,也可以理解为各个 X_i 都对生存时间无影响时(这时各个 β_i 皆为 0)时间 t 的风险函数。$h_0(t)$ 一般是未知的;$\beta = (\beta_1, \beta_2, \cdots, \beta_m)$ 为 Cox 模型的回归系数,是一组待估计的参数。此模型称为比例风险模型,相应的回归模型称为 Cox 回归。

二、Cox 模型参数意义及参数估计

Cox 回归模型中的 β_i 称为回归系数,它由样本估计而得,$\beta_i > 0$ 表示该协变量是危险因子,会增加风险函数值,也就是对生存时间出现负的作用,其值越大,生存时间越短,$\beta_i < 0$ 表示该协变量是保护因子,会减少风险函数值,即延长生存时间。

表达式(9.23)可转化成(9.24):

$$\ln \frac{h(t)}{h_0(t)} = \beta_1 X_1 + \beta_2 X_2 + \cdots + \beta_m X_m \tag{9.24}$$

等式左边的含义为相对风险度的自然对数值。当固定其他变量时,仅将 X_k 改变至 X_k^* 时有

$$\ln \frac{h^*(t)}{h_0(t)} = \beta_1 X_1 + \beta_2 X_2 + \cdots \beta_k X_k^* + \beta_m X_m \tag{9.25}$$

(9.24)与(9.25)二式相减可得

$$\ln \frac{h^*(t)}{h_0(t)} = \beta_k (X_k^* - X_k) \tag{9.26}$$

故 e^{β_k} 表示 X_k 改变至 X_k^* 时的相对风险度 HR_k,它可以作为相对危险度的估计值。特别地,当 X_k 为二值变量(如吸烟为 1,不吸烟为 0),e^{β_k} 就是 X_k 由不吸烟改变为吸烟的状态变量的相对危险度。

Cox 模型中,仅估计了参数 β_i,对基础风险函数 $h_0(t)$ 未做任何假定,且未求得决定 $h_0(t)$ 的参数估计值,因此 Cox 模型是一个半参数模型。Cox 回归模型中的参数估计与假设检验类似此前介绍的多元 logistic 回归模型相应内容,参数估计采用极大似然法,参数的假设检验采用似然比检验、Score 计分检验及 Wald 检验,该三种检验方法均为 χ^2 检验,自由度为模型中待检验的参数个数。后续在 Cox 回归实例和 SAS 程序运行结果中进行简要解读。

三、Cox 模型变量筛选

像前面章节中介绍的逐步回归一样,Cox 回归也可用于自变量的筛选。其基本思想为在供选择的协变量 X_i 中按其对生存时间影响的作用大小,即计算 χ^2 及其 P 值,选取作用最大的协变量(即最大的 χ^2 值或最小的 P 值)进行统计学检验,如为有统计学意义则选入回归方程,同时对已选入的协变量计算其 χ^2 及 P 值,选取作用最小的协变量(即最小的 χ^2 或最大的 P 值)进行统计学检验,如果没有统计学意义则剔除该协变量,如有统计学意义,则再从未选入的协变量中挑选,每一步选进或剔除一个协变量,直至既没有新的协变量能进入回归,也没有协变量可予剔除为止,得到 Cox 回归方程,做出统计推断。

四、Cox 回归实例和 SAS 程序

例 9.4　对于例 9.3 的资料进行逐步 COX 回归。

程序 9.3. sas

```
proc import datafile="C:\Program Files\SAS Institute\SAS\SASCLASS\life. xls"
        out=dat3 replace;
run;

data dat4;
        set dat3;
        x3b=(x3=1);
        x3c=(x3=2);
        x8b=(x8=1);
        x8c=(x8=2);
run;

proc phreg data=dat4;
        model y * censor(1)=x1 x2 x3b x3c x4−x7 x8b x8c x9 x10
          /selection=stepwise sle=0.05 sls=0.05 details risklimits;
run;
```

程序 9.3. sas 说明:

(1) X3(肿瘤部位)和 X8(细胞类型)这两个指标是无序三项分类变量,须进行哑变量转换。例如 X3 原始取值为 0,1,2,若以 X3=0 为参照水平,可以 X3b、X3c 两个哑变量取代 X3 变量所含信息,通过"X3b=(X3=1);X3c=(X3=2);"两个语句实现哑变量化;X8 变量依此类推。

(2) 用 PHREG 过程进行 COX 回归。

(3) MODEL 语句定义 COX 回归的应变量和协变量。等号左边为应变量,即生存期,格式为:生存期变量名 * 表示终点状态的变量名(代表截尾的值)。等号右边为各协变量名。斜杠后面为各种选择项。

(4) 选择项"SELECTION=STEPWISE"表示进行逐步 COX 回归。如不用该选择项,

则不剔选变量。

（5）选择项"SLE＝"和"SLS＝"指定选入和剔除变量的统计学检验水平。

（6）选择项"details"要求输出剔除变量的详细过程，"risklimits"要求输出风险比 HR 的 95％置信区间。

程序 9.3. sas 结果输出：

The PHREG Procedure ①

Model Information

Data Set	WORK. DAT4	
Dependent Variable	y	y
Censoring Variable	censor	censor
Censoring Value(s)	1	
Ties Handling	BRESLOW	

Summary of the Number of Event and
Censored Values

Total	Event	Censored	Percent Censored
1003	538	465	46.36

Analysis of Variables Not in the Model ②

Variable	Score Chi-Square	Pr>ChiSq	Label
x1	1.5478	0.2135	x1
x2	1.8347	0.1756	x2
x3b	3.9838	0.0459	
x3c	4.7980	0.0285	
x4	43.4100	<.0001	x4
x5	182.2997	<.0001	x5
x6	180.8932	<.0001	x6
x7	26.3617	<.0001	x7
x8b	0.1926	0.6608	
x8c	9.0762	0.0026	
x9	219.7421	<.0001	x9
x10	166.4457	<.0001	x10

Residual Chi-Square Test

Chi-Square	DF	Pr>ChiSq
267.6416	12	<.0001

Step 1. Variable x9 is entered. The model contains the following explanatory variables:

x9

Convergence Status
Convergence criterion (GCONV=1E−8) satisfied.

Model Fit Statistics

Criterion	Without Covariates	With Covariates
−2 LOG L	6941.795	6793.050
AIC	6941.795	6795.050
SBC	6941.795	6799.338

Testing Global Null Hypothesis: BETA=0

Test	Chi-Square	DF	Pr>ChiSq
Likelihood Ratio	148.7452	1	<.0001
Score	219.7421	1	<.0001
Wald	196.3816	1	<.0001

Analysis of Maximum Likelihood Estimates

Variable	DF	Parameter Estimate	Standard Error	Chi-Square	Pr>ChiSq	Hazard Ratio	95% Hazard Ratio Confidence Limits	
x9	1	0.41084	0.02932	196.3816	<.0001	1.508	1.424	1.597

Analysis of Variables Not in the Model　③

Variable	Score Chi-Square	Pr>ChiSq	Label
x1	0.5836	0.4449	x1
x2	1.6658	0.1968	x2
x3b	4.7051	0.0301	
x3c	6.2512	0.0124	
x4	30.9571	<.0001	x4
x5	40.8642	<.0001	x5
x6	37.9340	<.0001	x6
x7	11.9268	0.0006	x7
x8b	0.6062	0.4362	
x8c	4.4647	0.0346	
x10	11.0028	0.0009	x10

Residual Chi-Square Test

Chi-Square	DF	Pr>ChiSq
67.7419	11	<.0001

Step 2. Variable x5 is entered. The model contains the following explanatory variables：

x5 x9

（略…）

Step 6. Variable x3b is entered. The model contains the following explanatory variables：

④

x3b x3c x4 x5 x8c x9

Convergence Status

Convergence criterion（GCONV＝1E−8）satisfied.

Model Fit Statistics

Criterion	Without Covariates	With Covariates
−2 LOG L	6941.795	6729.179
AIC	6941.795	6741.179
SBC	6941.795	6766.906

Testing Global Null Hypothesis：BETA＝0

Test	Chi-Square	DF	Pr>ChiSq
Likelihood Ratio	212.6159	6	<.0001
Score	259.5842	6	<.0001
Wald	227.1617	6	<.0001

Analysis of Maximum Likelihood Estimates

Variable	DF	Parameter Estimate	Standard Error	Chi-Square	Pr>ChiSq	Hazard Ratio	95% Hazard Ratio Confidence Limits	
x3b	1	−0.71693	0.36073	3.9501	0.0469	0.488	0.241	0.990
x3c	1	−1.00766	0.37235	7.3237	0.0068	0.365	0.176	0.757
x4	1	0.35851	0.10569	11.5065	0.0007	1.431	1.163	1.761
x5	1	0.16027	0.04396	13.2936	0.0003	1.174	1.077	1.279
x8c	1	0.70197	0.33921	4.2826	0.0385	2.018	1.038	3.923
x9	1	0.27029	0.04661	33.6249	<.0001	1.310	1.196	1.436

Analysis of Variables Not in the Model ⑤

Score

Variable	Chi-Square	Pr>ChiSq	Label
x1	0.2920	0.5890	x1
x2	1.9953	0.1578	x2
x6	1.1487	0.2838	x6
x7	3.5776	0.0586	x7
x8b	0.0314	0.8594	
x10	0.8356	0.3606	x10

Residual Chi-Square Test

Chi-Square	DF	Pr>ChiSq
8.5530	6	0.2003

NOTE：No (additional) variables met the 0.05 level for entry into the model.

Summary of Stepwise Selection ⑥

Variable

Step	Entered	Removed	Number In	Score Chi-Square	Wald Chi-Square	Pr>ChiSq	Variable Label
1	x9		1	219.7421	.	<.0001	x9
2	x5		2	40.8642	.	<.0001	x5
3	x4		3	9.2282		0.0024	x4
4	x3c		4	7.4154		0.0065	
5	x8c		5	4.3554		0.0369	
6	x3b		6	4.1217		0.0423	

　　结果输出①为模型的一般情况。包括所用的数据集、因变量名、终点状态变量名、代表截尾的值、对相等数据的处理方法、总例数、死亡数、截尾数以及截尾百分比。

　　结果输出②为第一步剔选变量结果，选入 X9。同时给出当时模型的总的统计学检验结果。用三种方法检验。均为 $P=0.0001$。最后给出这时的 LOGISTIC 回归方程参数估计值及其统计学检验结果。

　　结果输出③后分别为第二步、第三步、第四步、第五步和第六步剔选变量结果，共选入六个变量。

　　结果输出④最后给出方程内六个变量的 COX 回归方程参数估计值及统计学检验结果

等。各列依次为：选入方程的协变量名、自由度、回归系数估计值、其标准误、统计学检验的 WALD 卡方值、P 值和相对危险度。

结果输出⑤为第七步剔选变量结果。由于方程外变量的 P 值均大于 0.05，无变量可选入方程，剔选过程结束。

结果输出⑥为剔选过程的总结。

从剔选变量最后一步即输出 ④ Step6 末尾中的"Analysis of Maximum Likelihood Estimates"得到 COX 回归方程为：

$$h(t, x) = h_0(t)\exp(-0.7169x3b - 1.00766x3c + 0.3585x4$$
$$+ 0.1603x5 + 0.7019x8c + 0.2703x9)$$

Cox 回归结果提示：与肿瘤部位为上段者相比较，肿瘤部位为中段、下段者生存期较长；细胞类型为未分化癌则生存期相对较短；侵及深度越深、TNM 分期越大、淋巴结转移等级越高则生存期越短。

第六节　Cox 模型的比例风险假定

一、Cox 回归模型的比例风险假定

前面章节提到，Cox 回归模型将风险函数表达为基准风险函数与相应协变量函数的乘积，通过描述不同人群在不同时刻的风险，来探索各危险因素对生存的影响。通过 Cox 模型的形式可以看出，模型的参数不依赖于基准风险函数的分布类型，其风险比与基准风险函数无关，且不随时间 t 发生变化。这就是 Cox 回归模型最基本的比例风险假定。此外，Cox 回归模型还要求满足对数线性假定，即协变量与对数风险函数间呈线性。Cox 模型虽然使生存数据中的多因素分析成为可能，但也依赖比例风险假定。因此，在统计分析前，需要对比例风险的假定进行检验。

目前，检验 Cox 回归模型比例风险假定的方法主要有图示法和假设检验法两种。图示法包括：Cox & K‑M 比较法、累积风险函数法、Schoenfeld 残差图法等；假设检验法包括：时间-协变量交互作用法、线性相关检验法、加权残差 Score 法、Omnibus 检验法等。此处主要介绍 Cox & K‑M 比较法和时间-协变量交互作用法。

二、Cox & K‑M 比较法

Cox & K‑M 比较法即比较 Cox 回归模型与其他非参数方法（如 K‑M 曲线）估计的生存曲线的形态差异，若二者趋势基本一致，且无交叉，则认为数据满足 PH 假定。该方法最早由 Cox 本人提出，后经 Harrel 和 Lee 等人拓展，可用于计数资料、等级资料和计量资料的分析，其中计量资料需先将变量离散化，再比较各组的 Cox 和 K‑M 曲线结果。

该方法巧妙利用了风险函数 $h(t)$、累积风险函数 $H(t)$ 和生存函数 $S(t)$ 之间的关联，将观察到的"非模型"的生存曲线与预测出的"基于模型"的生存曲线进行对比，简单直观，易于解读。

三、时间-协变量交互作用法

Cox 在建立回归模型时,曾提出一个构造时协变量的方法来检验比例风险假定,即在模型中加入一个交互作用项 $X \cdot g(t)$,其中 $g(t)$ 为时间函数,使模型扩展为

$$h(t \mid X) = h_0(t)\exp(X\beta + Xg(t)\gamma) \tag{9.27}$$

此时,

$$\ln \mathrm{HR} = (X_1 - X_2)(\beta + g(t)\gamma) \tag{9.28}$$

对比例风险假定的检验即可转化为对 $\gamma = 0$ 的检验。通过计算似然比统计量,比较两种模型拟合优度,进行假设检验。或者绘制 $\ln \mathrm{HR}$ 对时间 t 的趋势图,观察其水平性及稳定性,也可以判断数据是否满足比例风险假定。

此外,该方法对时间函数的选择亦是十分关键的。线性函数 $[g(t) = a + bt]$、对数函数 $[g(t) = a + b\ln t]$、指数函数 $[g(t) = a + b\exp(t)]$ 等单调函数都是常见的时间函数,因为固定的参数 a、b 便于计算,且随时间单调增/减得交互项也更易于解读。对于非单调时间函数,二次函数 $[g(t) = at + bt^2]$、分段线性函数也曾经被使用。20 世纪 90 年代初期,非参数模型逐渐被提出并使用,比如用样条函数、核方程的方法估计非参数协变量的影响,无须确定时间函数的具体形式,可以避免模型的选择错误导致的结果偏差,提高检验效率。

四、非比例风险的 Cox 模型

如果协变量的比例风险假设不成立,则不能构建经典的 Cox 模型。但是仍然可以利用 Cox 模型的经典理论,构建非比例风险的 Cox 模型,从而估计模型的参数。非比例风险 Cox 模型的基本构建思想主要包括两种:分层 Cox 模型和时变系数 Cox 模型。

分层 Cox 模型的基本思路是:如果不满足比例风险假设的变量可有 m 种取值,则可将人群分为 m 层,每一层内群体基准相同,但不同层间群体基线风险不同。比如,如果性别为违背比例风险,可以假定 h_{01} 和 h_{02} 分别代表男性和女性的第 j 个个体在时刻 t 的风险函数:

$$h_{j1}(t) = h_{01}(t)\exp(\beta X_1)h_{j2}(t) = h_{02}(t)\exp(\beta X_2) \tag{9.29}$$

然后即可以根据相应的性别选取相应的风险函数。上述分层 Cox 模型中只是假定分层变量违背比例风险假设,而其他变量仍不违背比例风险假设。上述分层 Cox 模型并未考虑交互项,但是分层变量与其他违背比例风险假设的变量实际是有可能存在交互项的,因此可将分层 Cox 模型分为无交互项的分层 Cox 模型和有交互项的分层 Cox 模型。

该模型假定协变量对生存结局的影响,即模型系数,是随时间而变化的。时变系数 Cox 模型的形式为

$$h(t) = h_0(t)\exp(\beta(t)X) \tag{9.30}$$

模型中时变系数 $\beta(t)$ 主要的估计方法包括 B 样条、局部线性估计等。

(张岳 王柏松 王炳顺)

第十章 贝叶斯统计

第一节 基本概念

一、引言

贝叶斯方法的基本观点是由"贝叶斯公式"(见后续)引申而来的,此公式由英国学者托马斯·贝叶斯(Thomas Bayes, 1701—1761 年)提出,出现在他去世两年后发表的一篇题为"An essay towards solving a problem in the doctrine of chances"的文章。从形式上看,这一公式是条件概率定义的一个简单推论,但它却包含了归纳推理的一种思想。后来学者把它发展成一种关于统计推断的系统理论和方法,成为贝叶斯统计。时至今日,贝叶斯统计的影响日益扩大,几乎已经覆盖了数理统计的所有领域,形成数理统计学中的贝叶斯学派。与经典的频率学派相比,两学派的区别在于对于概率的理解。频率学派认为一个事件的概率可以用大量重复试验下的频率来解释,这种解释不应该因人而异。而贝叶斯学派把概率理解为人们对事件发生机会的相信程度,不同的人对同一事件的发生概率可以给出不同的判断。相关争论至今也尚无定论。不过两学派都不否认,各自在许多具体问题上都给出了一些有益的结果。在贝叶斯学派的有些人看来,频率学派中的一些重要方法之所以能站得住脚,是因为其背后暗含某个合理的贝叶斯解释。例如,我们知道 $N(\theta, 1)$ 中 θ 的无偏估计为样本均值,恰好是当 θ 的先验分布 $\pi(\theta)=1$ 时的贝叶斯估计。频率学派承认贝叶斯方法在一些情况下可用,但限于先验分布可给予某种频率解释的时候。

在临床试验中,相比于频率方法,贝叶斯方法有着其独特的优势,这也使得贝叶斯方法在临床试验中占据着重要的地位。与传统的频率学派的方法不同,除了使用当前试验所累积的信息,贝叶斯方法将历史信息或专家经验等作为先验信息,将其自然地作为数据流的一部分,这使得贝叶斯方法可以做出更准确的决策。从另一个角度来说,使用贝叶斯方法可以节省较多的样本量,一方面因为其使用了先验信息,这自然可以看作一部分样本;另一方面,贝叶斯方法在适应性设计中有着更多的灵活性,贝叶斯适应性设计可以因试验药物无效或非常有效而提前结束试验;另外贝叶斯方法通过贝叶斯层次模型等,可以方便地从其他类似试验中借用信息。除此之外,由于贝叶斯方法基于后验分布进行统计推断,在精确分析、缺失数据处理以及多重性控制等方面都有着其独特的优势。表 10.1 列出了贝叶斯方法和频率方法在临床试验应用中的几点比较。

表 10.1 临床试验中贝叶斯方法和频率方法的简要比较

问题	频率方法	贝叶斯方法
先验信息的使用	在指定模型时非正式的使用先验信息	通过指定先验分布来使用先验信息
未知参数的解释	某固定的未知数	随机变量
基本统计问题	给定参数,数据的可能性有多大	给定数据,参数取某个值的可能性多大
结果呈现	P 值、估计值及置信区间	基于参数后验分布做决策分析,例如后验均值、可信区间等

二、贝叶斯公式

设 $\{B_1, B_2, \cdots, B_n\}$ 是样本空间 Ω 中的一个完备事件群,设 A 为样本空间 Ω 中的一个事件,且 $P(B_i) > 0$, $i = 1, 2, \cdots, n$, $P(A) > 0$,则按条件概率计算方法有

$$P(B_i \mid A) = \frac{P(A \mid B_i)P(B_i)}{P(A)} = \frac{P(A \mid B_i)P(B_i)}{\sum_{j=1}^{n} P(A \mid B_j)P(B_j)} \tag{10.1}$$

这个公式称为贝叶斯公式(Bayes formula)。这个公式是条件概率定义与全概率公式的推论。$P(B_i)$ 是在没有进一步信息(不知道 A 发生)时,人们对事件 B_i 发生可能性大小的认识。在有了新信息(知道 A 发生)后,人们对事件 B_i 发生可能性大小的新认识体现在 $P(B_i \mid A)$。

如果我们把事件 A 看成结果,把诸事件 $B_1, B_2, \cdots, B_n$ 看成导致这一结果的原因,贝叶斯公式的作用在于可以由结果推原因。现在有了结果 A,贝叶斯公式可以在导致 A 发生的众多原因中,计算到底是哪个原因导致了 A 发生的可能性最大。这是日常生活和科学技术研究中常见到的问题。请看下例。

例 10.1 一种诊断某癌症的试剂,经前期研究有如下结果:癌症患者试验结果是阳性的概率为 95%,非癌症患者试验结果是阴性的概率为 95%。现用这种试剂在某社区进行癌症普查,设该社区癌症发病率为 0.5%,问某人反应为阳性时,该如何判断他是否患有癌症。

解:设 A 表示"反应为阳性"的事件,B 表示"被诊断者患癌症"的事件,则 $B_1 = B$ 和 $B_2 = \bar{B}$ 构成一个完备事件群。由题意,

$$P(A \mid B_1) = 0.95, \quad P(A \mid B_2) = 1 - P(\bar{A} \mid B_2) = 1 - 0.95 = 0.05,$$

$$P(B_1) = 0.005, \quad P(B_2) = 0.995$$

由贝叶斯公式易得

$$P(B_1 \mid A) = \frac{P(A \mid B_1)P(B_1)}{P(A \mid B_1)P(B_1) + P(A \mid B_2)P(B_2)}$$

$$= \frac{0.95 \times 0.005}{0.95 \times 0.005 + 0.05 \times 0.995}$$

$$\approx 0.087$$

类似地可算得 $P(B_2 \mid A) = 0.913$。导致某人试验结果为阳性,可能原因有两个,一个是他

患有癌症使试验结果呈阳性;另一个原因是他根本就没患有癌症,但也可以使试验结果呈阳性。从这两种原因发生的概率来看,由于 $P(B_2|A)$ 比 $P(B_1|A)$ 大很多,某人真正患癌症的可能性很小,只有 8.7%,因此可以告诉他目前测试结果呈阳性不必太紧张,可以到医院去做进一步的检查,以便明确诊断。

三、先验信息

数理统计学的任务是要通过样本推断总体。样本具有两重性,当把样本视为随机变量时,它有概率分布,称为总体分布。如果我们已经知道总体的分布形式,这就给了我们一种信息,称为总体信息。另外一种信息是样本信息,就是从总体中抽取的样本提供的信息,称为总体信息。总体信息和样本信息放在一起,也称为抽样信息。基于总体信息和样本信息进行统计推断的理论和方法称为经典(古典)统计学。另外一种信息称为先验信息(prior information),就是在抽样之前,有关统计推断问题中未知参数的一些信息,这些信息一般来自经验和历史资料。基于上述三种信息进行统计推断的方法和理论称为贝叶斯统计学。

英国统计学家 L. J. Savage(1961)提出一个令人信服的例子说明先验信息有时是很重要的,且看下面两个统计试验:

(1) 一位常饮牛奶和茶的女士说她能辨别出先倒进杯子里的是茶还是牛奶,对此做了 10 次试验,她都说对了。

(2) 一位音乐家说他能够从一页乐谱辨别出是海顿(Haydn)还是莫扎特(Mozart)的作品,在 10 次试验中,他都说对了。

在上面两次试验中,如果认为试验者是猜对的,每次成功概率为 0.5,则 10 次都猜中的概率为 $(0.5)^{10} \approx 0.0009766$,这是一个很小的概率,几乎不可能发生,故每次猜对的概率为 0.5 的假设被否定。他们每次说对的概率比 0.5 要大得多,这不能认为是猜测,而是经验帮了忙。可见经验(先验信息)在推断中不可忽视。

某工厂生产一种药品,每日抽查一部分产品以检查废品率 θ,经过一段时间后获得大量数据,对 θ 做出估计,就当日被抽查的那批产品的废品率 θ,它只是一个固定的数,并无随机性可言;但逐日的废品率 θ 受随机因素的影响多少会有些波动。从长期看,将"一日废品率 θ"视为随机变量,而要估计的某日的废品率是这个随机变量的一个观测值。根据历史资料可构造一个分布:

$$P\left(\theta = \frac{i}{n}\right) = \pi_i, \; i = 0, 1, 2, \cdots, n; \; \sum_{i=1}^{n} \pi_i = 1$$

这个对先验信息进行整理加工而得到的分布称为先验分布。该分布总结了药厂过去产品质量情况。若这个分布的概率大多集中在 $\theta = 0$ 附近,该产品可被认为是"信得过产品"。假如以后多次抽样与历史资料提供的先验分布一致,使用单位就可以做出"免检产品"的决定,或者每月抽一两次就足够了,省去大量人力和物力。

四、贝叶斯统计推断

定义 10.1 先验分布:在贝叶斯框架下,任意一个未知参数 θ 都可看作随机变量,应该用一个概率分布去描述对 θ 的未知情况,这个概率分布是在未获得样本数据之前就有的关于 θ

的信念,这个概率分布就称为先验分布(prior distribution),简称先验(prior)。

本书中用 $\pi(\theta)$ 表示随机变量 θ 的概率函数,θ 的分布函数用 $F^{\pi}(\theta)$ 表示。

定义 10.2 后验分布:在获得样本 X 后,θ 的后验分布(posterior distribution)就是给定 $X = x$ 条件下,θ 的条件分布,记为 $\pi(\theta \mid x)$。在有密度的情形下,它的密度函数为

$$\pi(\theta \mid x) = \frac{h(x, \theta)}{m(x)} = \frac{f(x \mid \theta)\pi(\theta)}{\int_{\Theta} f(x \mid \theta)\pi(\theta)d\theta} \tag{10.2}$$

其中,$h(x, \theta) = f(x \mid \theta)\pi(\theta)$ 为 X 和 θ 的联合密度,而 $m(x) = \int_{\Theta} h(x, \theta)d\theta = \int_{\Theta} f(x \mid \theta)\pi(\theta)d\theta$ 为 X 的边缘分布。

当 θ 是离散型随机变量时,先验分布可用先验分布列 $\{\pi(\theta_i), i = 1, 2, \cdots\}$ 表示,这时先验分布是如下离散形式:

$$\pi(\theta_i \mid x) = \frac{f(x \mid \theta_i)\pi(\theta_i)}{\sum_i f(x \mid \theta_i)\pi(\theta_i)}, \ i = 1, 2, \cdots \tag{10.3}$$

(一) 点估计

在获得参数 θ 的后验分布后,θ 的估计可以用后验均值

$$\hat{\theta}_B = E(\theta \mid x) = \int_{\Theta} \theta\pi(\theta \mid x)d\theta = \frac{\int_{\Theta} \theta f(x \mid \theta)\pi(\theta)d\theta}{m(x)} \tag{10.4}$$

也可以用后验分布的中位数或后验众数作为 θ 的估计量。

(二) 区间估计

在求得 Θ 的后验密度 $\pi(\theta \mid x)$ 后,求统计量 $A(x)$ 和 $B(x)$,使得

$$P(A(x) \leqslant \theta \leqslant B(x) \mid x) = \int_{A(x)}^{B(x)} \pi(\theta \mid x)dx = 1 - \alpha$$

其中 $0 < \alpha < 1$ 为常数,则称 $[A(x), B(x)]$ 为 θ 的可信水平为 $1 - \alpha$ 的可信区间(Credible Interval)。

衡量一个可信区间的好坏,有两个标准,一个是看它的可信度 $1 - \alpha$,另一个是它的长度,即区间的长度。可信度 $1 - \alpha$ 越大,区间长度越短越好。寻找最优可信区间的方法是,在控制可信度为 $1 - \alpha$ 的前提下,找长度最短的区间。当后验分布为单峰且对称时,等尾可信区间这时为最优的。要使可信区间长度最短,只有把具有最大后验密度的点包含在区间内,而在区间外的点后验密度的值都不会超过区间内的点的后验密度值,这样的区间称为最大后验密度可信区间。

(三) 假设检验

设假设检验的问题的一般形式是:

$$H_0 : \theta \in \Theta_0 \ vs \ H_1 : \theta \in \Theta_1$$

此处 $\Theta_0 \bigcup \Theta_1 = \Theta$,其中 Θ 是参数空间,Θ_0 是 Θ 的非空真子集。

获得参数 Θ 的后验分布后,计算 Θ_0 和 Θ_1 的后验概率

$$p_0(x) = P(\theta \in \Theta_0 \mid x), \quad p_1(x) = P(\theta \in \Theta_1 \mid x)$$

若 $p_0(x)/p_1(x) < 1$,则拒绝 H_0,否则接受 H_0。

例 10.2 设随机变量 X 服从二项分布 $B(n, \theta)$,θ 的先验分布为 $(0, 1)$ 上的均匀分布 $U(0, 1)$,求 θ 的贝叶斯点估计。

解:X 的概率函数和 θ 的先验密度分别为

$$f(x \mid \theta) = \binom{n}{x} \theta^x (1-\theta)^{n-x}, \quad x = 0, 1, 2, \cdots, n,$$

$$\pi(\theta) = 1$$

X 和 θ 的联合分布是

$$h(x, \theta) = \binom{n}{x} \theta^x (1-\theta)^{n-x}, \quad x = 0, 1, 2, \cdots, n$$

的边缘分布是

$$m(x) = \int_0^1 h(x, \theta) d\theta = \int_0^1 \binom{n}{x} \theta^x (1-\theta)^{n-x} d\theta = \frac{1}{n+1}$$

θ 的后验分布是

$$\pi(\theta \mid x) = \frac{h(x, \theta)}{m(x)} = \frac{\binom{n}{x} \theta^x (1-\theta)^{n-x}}{\dfrac{1}{n+1}}$$

$$= \frac{\Gamma(n+2)}{\Gamma(x+1)\Gamma(n-x+1)} \theta^{(x+1)-1} (1-\theta)^{(n-x+1)-1}$$

即 θ 的后验分布是贝塔分布 $Be(x+1, n-x+1)$。

若取 θ 的贝叶斯估计为后验期望估计,则有

$$\hat{\theta}_B = E(\theta \mid x) = \frac{x+1}{n+2}$$

而经典统计方法下 θ 的最大似然估计是(MLE)是

$$\hat{\theta}_B = \frac{x}{n}$$

将 $\hat{\theta}_B$ 与 $\hat{\theta}$ 相比,易见贝叶斯估计 $\hat{\theta}_B$ 更合理。因为当 $x=0$ 或 $x=n$ 时,$\hat{\theta}=0$ 或 1,其值太极端了;而当 $x=0$ 或 $x=n$ 时,$\hat{\theta}_B=1/(n+2)$ 或 $(n+1)/(n+2)$,既不为 0,也不为 1,但分别接近于 0 或 1,这样会让估计值更加合理。

例 10.3 当例 10.2 中 X 表示在 10 个接受某癌症药物治疗的患者中,出现剂量限制性毒性的人数,则 X 服从 $B(10, \theta)$。现观测到其中 3 人出现剂量限制性毒性,求 θ 的 95% 可信区间。

解:由例 10.2 知,当 θ 的先验分布取为 $U(0,1)$,其相应的后验分布为贝塔分布 $Be(4,8)$。 显然 $Be(4,8)$ 为非对称分布,如图 10.1 所示。这时可以采用格子点法进行数值搜索,以获得最短的可信区间约为 $[0.0934,0.5879]$。

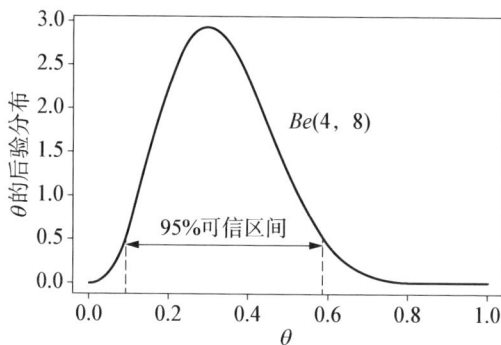

图 10.1 $Be(4,8)$ 的 95%可信区间

可以通过下面 R 代码得到该结果。

```
# 可信区间下界的候选点
ql_set<-seq(0.0001, qbeta(0.05, 4, 8), by=0.0001)
# 候选点个数
len_ql<-length(ql_set)
# 可信区间下界
qu_set<-numeric(len_ql)
# 初始化可信区间上界集
Len_Interval<-numeric(len_ql)
for(id in 1: len_ql){
    qu_set [id]<-qbeta(min(pbeta(ql_set [id],4, 8)+0.95, 1), 4, 8)
    Len_Interval [id]<-qu_set [id]-ql_set [id]
}
id_select<-which.min(Len_Interval)
data.frame(lower=ql_set [id_select], upper=qu_set [id_select])
```

第二节 先 验 分 布

一、引言

在经典的统计学中,概率的确定有两种方法:一是古典方法(包括几何方法),另一种是频率方法。实际中大量使用的是频率方法,例如掷均匀硬币正面出现的概率是 1/2,是通过大量重复抛掷硬币试验,发现出现正面次数的频率在 1/2 附近。故经典统计研究的对象是能大量重复的随机现象,不是这类随机现象就不能用频率方法去确定有关事件的概率。在诸多社会现象、经济领域和决策问题中,"事件"常常是不能大量重复的。例如,气象预报"明天是晴天的概率为 0.8",就不能用频率去解释,因为天气随时间变化而变化,不可重复。又如国家统计局预测"2013 年失业率 θ"是 $3\% \sim 5\%$(θ 可以认为是随机变量),这一事件也是不可重复的,因为不同年份的经济形势是不一样的。因此主观概率的创立,使我们在频率解释不能适用的情形也能讨论概率。因此主观概率的创立,使我们在频率解释不能适用的情形也能讨论概率。从这个意义上说,主观概率至少是确定概率的频率方法和古典方法的补充。主观概率是人们根据经验对事件发生机会的个人信念。例如,对一场足球赛胜负的打赌,对明天是否下雨的估计,对股票市场行情明天是升还是降进行预测等都是采用主观概率方法。主观概率自提出以来,在社会经济领域和决策分析中得到越来越广泛的使用。因为这些领域遇到的随机现象大多是不可重复的,无法用频率方法去确定概率。确定主观概率通常有以下方法:对事件进行对比确定相对似然性,利用专家意见,利用历史资料。

二、先验分布类型

本节以临床试验为例给出四种不同类型的先验分布。先验分布是研究人员或临床医生根据以往的研究结果和经验对试验药物或治疗手段的相关参数的不确定性或分布的一种估计。在试验开始之前,临床研究人员或多或少掌握了对试验药物或治疗手段的一些信息。一般而言,先验分布包括以下四种类型:

(1)**无信息先验**:是指在试验进行之前,研究人员对感兴趣参数的信息知之甚少,其只包含了感兴趣参数的模糊的或者一般信息,在概率密度函数上表现为扁平且发散。由该先验分布导出的后验分布,由数据主导,基本与似然函数相当。换句话说,当前观测到的数据或者似然函数完全主导了后验分布及其相应的统计推断。

例如在例 10.2 中关于 θ 的先验,我们采用(0,1)上的均匀分布,该先验的选取对 θ 的取值没有任何倾向。贝叶斯分析的一个重要特点就是在统计推断时利用先验信息,但常常会出现这样的情况,虽然没有先验信息或者只有极少的先验信息可以利用,但仍想采用贝叶斯方法,此时就可以采用无信息先验。

(2)**乐观先验**:是指研究人员对药物或治疗手段持有积极乐观的态度,该先验倾向于对疗效较好的区间赋予较大的权重。为了消除先验偏差的影响,一般应避免采用此类先验。

(3)**保守先验**:此类先验代表对新药物或疗法持有与对比药物或疗法相似的态度,一般可视为监管机构所采取的相对保守的立场。

(4)**临床先验**:该先验综合了不同临床专家对新药或疗法的认识,通过平均的方法来消除潜在的主观因素的影响,以获得相对客观的先验分布。

常用的先验分布有很多,其中包括共轭先验分布(conjugate prior)、Jefferys 先验分布、参照先验分布(reference prior)、幂先验分布(power prior)、相称先验分布(commensurate power prior)等。

三、无信息先验分布

贝叶斯分析的一个重要特点就是在统计推断时要利用先验信息,但常常会出现这样的情况:没有先验信息或者只有极少的先验信息可利用。此时使用的先验是无信息先验

(noninformative prior)，即对参数空间 Θ 中的任何一点 θ 没有偏爱的先验信息。所谓参数 θ 的无信息先验分布是指除参数 θ 的取值范围 Θ 和 θ 在总体分布中的地位之外，再也不包含 θ 的任何信息的先验分布，因此很自然地把 θ 的取值范围上的"均匀分布"看作 θ 的先验分布。这是由 Laplace(1812)首先提出和使用的，故称为 Laplace 先验(Laplace prior)。下面分几种情形来说明。

（1）离散均匀分布。若 Θ 为有限集，即 θ 只可能取有限个值，如 $\theta=\theta_i$，$i=1,2,\cdots,n$，无信息先验给 Θ 中的每个元素以概率 $1/n$，即 $P(\theta=\theta_i)$，$i=1,2,\cdots,n$。

（2）有限区间上的均匀分布。若 Θ 为实数域上的有限区间 $[a,b]$，则取无信息先验为区间 $[a,b]$ 上的均匀分布 $U(a,b)$。

（3）广义先验分布。若参数空间 Θ 无界，无信息先验如何选取？例如，样本分布为 $N(\theta,\sigma^2)$，σ^2 已知，此时 θ 的参数空间是 $\Theta=(-\infty,\infty)$。若无信息先验取为 $\pi(\theta)=1$，则 $\pi(\theta)$ 不是通常的密度，因为 $\int_{-\infty}^{\infty}\pi(\theta)d\theta=\infty$。当后验密度 $\pi(\theta\mid x)$ 是正常的密度函数时，则称 $\pi(\theta)$ 为 θ 的广义先验密度(improper prior density)。

例 10.4 设 $X=(X_1,\cdots,X_n)$ 为从 $N(\theta,1)$ 总体中抽取的随机样本，设 θ 的先验密度 $\pi(\theta)=1$，$\theta\in\mathbf{R}$，求 θ 的后验密度。

解：由公式(10.2)可知

$$\pi(\theta\mid x)=\frac{f(x\mid\theta)\pi(\theta)}{\int_{-\infty}^{\infty}f(x\mid\theta)\pi(\theta)d\theta}=\frac{\exp\left\{-\frac{1}{2}\sum_{i=1}^{n}(x_i-\theta)^2\right\}}{\int_{-\infty}^{\infty}\exp\left\{-\frac{1}{2}\sum_{i=1}^{n}(x_i-\theta)^2\right\}d\theta}$$

$$=\sqrt{\frac{n}{2\pi}}\exp\left\{-\frac{n}{2}(\theta-\bar{x})^2\right\}$$

这是正态分布 $N(\bar{x},1/n)$ 的密度函数，后验分布 $\pi(\theta\mid x)$ 仍为正常的密度函数，故按定义 $\pi(\theta)=1$ 为广义先验分布，也是一种无信息先验。一般情况下，被广泛采用的无信息先验称为 Jeffreys 无信息先验。设 $X=(X_1,\cdots,X_n)$ 为从 $N(\mu,\sigma^2)$ 总体中抽取的随机样本，(μ,σ) 的联合 Jeffreys 无信息先验为 $1/\sigma^2$。它的几个特例为：当 σ 已知时，Jeffreys 无信息先验为 $\pi(\theta)=1$。当 μ 已知或 μ 和 σ 独立时，Jeffreys 无信息先验为 $1/\sigma$。

四、共轭先验分布

另外一种选择先验的方法是从理论角度出发的，在已知样本分布的情形下为了理论上的需要常常选参数的先验分布为共轭先验分布。在贝叶斯统计中，如果后验分布与先验分布属于同类，则先验分布与后验分布被称为共轭分布。

例 10.5 设 X 为从二项分布 $B(n,\theta)$ 中抽取的随机样本。①设 θ 服从均匀分布 $U(0,1)$，证明 θ 的后验分布是贝塔分布；②若取 θ 的先验分布为贝塔分布 $Be(a,b)$，a,b 已知，证明 θ 的后验分布仍为贝塔分布，即 θ 的共轭先验分布为贝塔分布。

解（1）已知均匀分布 $U(0,1)$ 是贝塔分布 $Be(1,1)$。X 为从二项分布 $B(n,\theta)$ 中抽取的随机样本，其概率分布为

$$f(x \mid \theta) = \binom{n}{x} \theta^x (1-\theta)^{n-x}, \quad x = 0, 1, \cdots, n$$

θ 的先验分布为 $\pi(\theta) = 1$，$\theta \in (0, 1)$，故有

$$\pi(\theta \mid x) = \frac{\theta^x (1-\theta)^{n-x}}{\displaystyle\int_0^1 \theta^x (1-\theta)^{n-x} d\theta}$$

计算积分得到

$$\int_0^1 \theta^x (1-\theta)^{n-x} d\theta = \frac{\Gamma(x+1)\Gamma(n-x+1)}{\Gamma(n+2)}$$

然后可得到后验密度

$$\pi(\theta \mid x) = \frac{\Gamma(n+2)}{\Gamma(x+1)\Gamma(n-x+1)} \theta^{(x+1)-1} (1-\theta)^{(n-x+1)-1}, \quad 0 < \theta < 1$$

即 θ 的后验分布是贝塔分布 $Be(x+1, n-x+1)$。

(2) 若 $\theta \sim Be(a, b)$，则

$$\pi(\theta \mid x) = \frac{\theta^{x+a-1} (1-\theta)^{n-x+b-1}}{\displaystyle\int_0^1 \theta^{x+a-1} (1-\theta)^{n-x+b-1} d\theta}$$

计算积分得到

$$\int_0^1 \theta^{x+a-1} (1-\theta)^{n-x+b-1} d\theta = \frac{\Gamma(x+a)\Gamma(n-x+b)}{\Gamma(n+a+b)}$$

然后可得到后验密度

$$\pi(\theta \mid x) = \frac{\Gamma(n+a+b)}{\Gamma(x+a)\Gamma(n-x+b)} \theta^{(x+a)-1} (1-\theta)^{(n-x+b)-1}, \quad 0 < \theta < 1$$

即 θ 的后验分布是贝塔分布 $Be(x+a, n-x+b)$。因此，样本分布若为二项分布，其参数 θ 的共轭分布族为贝塔分布族。

共轭先验分布具有下列优点：

(1) 计算方便。

(2) 后验分布的某些参数常可以得到很好的解释。例如，设 X 为从 $N(\theta, \sigma^2)$ 中抽取的随机样本，σ^2 已知而 θ 未知。令 θ 的先验分布 $\pi(\theta)$ 是 $N(\mu, \tau^2)$，且 μ 和 τ^2 已知，θ 的后验分布为 $N(\mu_n(\bar{x}), \eta_n^2)$，其中

$$\mu_n(\bar{x}) = \left(\frac{\frac{\sigma^2}{n}}{\frac{\sigma^2}{n} + \tau^2} \right) \mu + \left(\frac{\tau^2}{\frac{\sigma^2}{n} + \tau^2} \right) \bar{x}$$

是样本均值 $\bar{x}$ 和先验均值 μ 的加权平均。若 σ^2/n 很小，即样本信息量很大，相对的先验信息很少，则后验均值主要由 $\bar{x}$ 决定；反之，若 σ^2/n 很大即样本信息很少，则后验均值主要由

先验分布的均值 μ 来决定。由此可见后验均值综合了样本和先验的信息。

第三节　常见统计模型的后验分布

一、引言

从贝叶斯学派的观点看,一切统计推断都必须从后验分布出发,因此后验分布的计算十分重要。本节我们将首先回顾已在第一节作了初步介绍的后验分布的概念和计算公式,然后对几种常见的统计模型,分别介绍它们在无信息先验和共轭先验下的后验分布。

二、后验分布的计算公式

设随机变量 $X \sim f(x \mid \theta)$, $\theta \in \Theta$, θ 的先验密度为 $\pi(\theta)$,则 (X, θ) 的联合密度为

$$h(x, \theta) = f(x \mid \theta)\pi(\theta)$$

X 的边缘密度为

$$m(x) = m(x \mid \pi) = \int_{\Theta} f(x \mid \theta)\pi(\theta)d\theta$$

按公式 10.2 可知 θ 的后验密度 $\pi(\theta \mid x)$ 定义为

$$\pi(\theta \mid x) = \frac{h(x, \theta)}{m(x)} = \frac{f(x \mid \theta)\pi(\theta)}{\displaystyle\int_{\Theta} f(x \mid \theta)\pi(\theta)d\theta} \tag{10.5}$$

当先验分布为离散分布时,后验分布的计算公式就是贝叶斯公式。下面通过具体例子说明当先验分布为离散分布时如何计算后验分布。

例 10.6　通过血液检查可以帮助说明一个人是否患有某种疾病,化验结果为阳性(以 $X=1$ 表示)或阴性(以 $X=0$ 表示)。令 θ_1 表示状态患病, θ_2 表示状态不患病,记 $P(X=x \mid \theta)=p(x \mid \theta)$,则有 $p(1 \mid \theta_1)=0.8$, $p(0 \mid \theta_1)=0.2$, $p(1 \mid \theta_2)=0.1$, $p(0 \mid \theta_2)=0.9$,设先验信息 $\pi(\theta_1)=0.05$, $\pi(\theta_2)=0.95$,此即该地区患病和不患病的比例。求 X 的边缘分布和 θ 的后验分布。

解:按公式 $m(x)=\sum_{i=1}^{2} p(x \mid \theta_i)\pi(\theta_i)$ 算得 X 的边缘分布如下:

$$\begin{aligned}
m(1) &= p(1 \mid \theta_1)\pi(\theta_1) + p(1 \mid \theta_2)\pi(\theta_2) \\
&= 0.8 \times 0.05 + 0.1 \times 0.95 = 0.135, \\
m(0) &= p(0 \mid \theta_1)\pi(\theta_1) + p(0 \mid \theta_2)\pi(\theta_2) \\
&= 0.2 \times 0.05 + 0.9 \times 0.95 = 0.865
\end{aligned}$$

按公式 $\pi(\theta \mid x)=\dfrac{p(x, \theta)\pi(\theta)}{m(x)}$,算得 θ 的后验分布如下:

$$\pi(\theta_1 \mid x=1) = \frac{p(1 \mid \theta_1)\pi(\theta_1)}{m(1)} = \frac{0.8 \times 0.05}{0.135} \approx 0.296$$

$$\pi(\theta_2 \mid x=1) = \frac{p(1 \mid \theta_2)\pi(\theta_2)}{m(1)} = \frac{0.1 \times 0.95}{0.135} \approx 0.704$$

$$\pi(\theta_1 \mid x=0) = \frac{p(0 \mid \theta_1)\pi(\theta_1)}{m(0)} = \frac{0.2 \times 0.05}{0.865} \approx 0.012$$

$$\pi(\theta_2 \mid x=0) = \frac{p(0 \mid \theta_1)\pi(\theta_2)}{m(0)} = \frac{0.9 \times 0.95}{0.865} \approx 0.988$$

其中 $m(1)$ 和 $m(0)$ 是根据化验结果预测为阳性和阴性的比例。即使验血结果为阳性($X=1$),也只有 29.6%(不到 1/3)的可能性患病,上述计算结果提示我们初始验血者有 13.5% 为阳性者要做更精细复杂的检查,以便确诊是否患有癌症。

三、正态总体参数的后验分布

设 $X = (X_1, \cdots, X_n)$ 为从 $N(\theta, \sigma^2)$ 总体中抽取的随机样本,则给定 $\varphi = (\theta, \sigma^2)$ 时样本 X 的联合概率密度为

$$f(x \mid \varphi) = (2\pi\sigma^2)^{-\frac{n}{2}} \exp\left\{ -\frac{1}{2\sigma^2} \sum_{i=1}^{n} (x_i - \theta)^2 \right\}$$

$$= (2\pi\sigma^2)^{-\frac{n}{2}} \exp\left\{ -\frac{\sum_{i=1}^{n}(x_i - \bar{x})^2 + n(\bar{x} - \theta)^2}{2\sigma^2} \right\}$$

其中 $\bar{X} = \frac{1}{n} \sum_{i=1}^{n} X_i$。

本小节讨论下列两个问题:

(1) 无信息先验下,θ 和 σ^2 的后验分布。

(2) 共轭先验下,θ 和 σ^2 的后验分布。

(一) 无信息先验下,θ 和 σ^2 的后验分布

(1) 当 σ^2 已知时,参数 θ 的后验分布:

在 $N(\theta, \sigma^2)$ 总体中,当 σ^2 已知时,记 $\bar{X} = \frac{1}{n} \sum_{i=1}^{n} X_i$,易得 $\bar{X} \sim N(\theta, \sigma^2/n)$,故 θ 的似然函数为

$$l(\theta \mid \bar{x}) = \sqrt{\frac{n}{2\pi\sigma^2}} \exp\left\{ -\frac{n}{2\sigma^2} (\bar{x} - \theta)^2 \right\}$$

$$\propto \exp\left\{ -\frac{n}{2\sigma^2} (\bar{x} - \theta)^2 \right\}$$

由 $\pi(\theta) = 1$,可知 θ 的后验密度为

$$\pi(\theta \mid \bar{x}) \propto l(\theta \mid \bar{x})\pi(\theta) \propto \exp\left\{ -\frac{n}{2\sigma^2} (\theta - \bar{x})^2 \right\}$$

这是正态密度 $N(\bar{x}, \sigma^2/n)$ 的除去正则化常数的核,即 θ 的后验分布为 $N(\bar{x}, \sigma^2/n)$。

(2) 当 θ 已知时,参数 σ^2 的后验分布:

当 θ 已知时,σ^2 的似然函数为

$$l(\theta \mid X) \propto (\sigma^2)^{-\frac{n}{2}} \exp\left\{-\frac{\sum_{i=1}^{n}(X_i-\theta)^2}{2\sigma^2}\right\}$$

σ^2 的无信息先验为

$$\pi(\sigma^2) \propto \frac{1}{\sigma^2}$$

因此，σ^2 的后验分布为

$$\pi(\sigma^2 \mid X) \propto l(\sigma^2 \mid X)\pi(\sigma^2)$$

$$\propto (\sigma^2)^{-\left(\frac{n}{2}+1\right)} \exp\left\{-\frac{\sum_{i=1}^{n}(X_i-\theta)^2}{2\sigma^2}\right\}$$

这是逆伽马分布 $\Gamma^{-1}\left(\dfrac{n}{2}, \sum_{i=1}^{n}(X_i-\theta)^2/2\right)$ 去掉正则化常数因子的核，即 σ^2 的后验分布

为 $\Gamma^{-1}\left(\dfrac{n}{2}, \sum_{i=1}^{n}(X_i-\theta)^2/2\right)$。

（3）当 θ 和 σ^2 皆未知时的后验分布：

给定 X 时，θ 和 σ^2 的似然函数

$$l(\theta, \sigma^2 \mid X) \propto (\sigma^2)^{-\frac{n}{2}} \exp\left\{-\frac{1}{2\sigma^2}\left[\nu s^2 + n(\theta-\bar{x})^2\right]\right\}$$

此处 $\nu = n-1$，$s^2 = \dfrac{1}{\nu}\sum_{i=1}^{n}(X_i-\bar{x})^2$。

假定 θ 和 σ^2 独立，则 (θ, σ^2) 的联合先验密度为 $\pi(\theta, \sigma^2) = \dfrac{1}{\sigma^2}$，因此 θ 和 σ^2 的联合后验

密度为

$$\pi(\theta, \sigma^2) = K(\sigma^2)^{-\left(\frac{\nu+1}{2}+1\right)} \exp\left\{-\frac{1}{2\sigma^2}\left[\nu s^2 + n(\theta-\bar{x})^2\right]\right\}$$

$$= \sqrt{\frac{n}{2\pi\sigma^2}} \exp\left\{-\frac{n}{2\sigma^2}(\theta-\bar{x})^2\right\} K'(\sigma^2)^{-\left(\frac{\nu}{2}+1\right)} \exp\left\{-\frac{\nu s^2}{2\sigma^2}\right\}$$

$$= \pi_1(\theta \mid X, \sigma^2)\pi_2(\sigma^2 \mid X)$$

其中

$$K = \sqrt{\frac{n}{2\pi}}\left[\Gamma\left(\frac{\nu}{2}\right)\right]^{-1}\left(\frac{\nu s^2}{2}\right)^{\frac{\nu}{2}}, \quad K' = \left[\Gamma\left(\frac{\nu}{2}\right)\right]^{-1}\left(\frac{\nu s^2}{2}\right)^{\frac{\nu}{2}}$$

由上面等式可见，θ 和 σ^2 的联合后验密度是两部分的乘积。对上面等式关于 θ 积分，可以得

到 σ^2 的边缘后验分布为逆伽马分布 $\Gamma^{-1}(\nu/2, \nu s^2/2)$，$\theta$ 的边缘后验分布为广义一元 t 分布

$T(\nu, \bar{x}, s^2/n)$，其中 $\nu = n-1$，$s^2 = \sum_{i=1}^{n}(X_i-\bar{x})^2/n$。

（二）共轭先验下，θ 和 σ^2 的后验分布

在 $N(\theta, \sigma^2)$ 总体中，借鉴无信息先验下的推导过程，可以得到以下结论：

(1) 若 σ^2 已知,当均值参数 θ 的共轭先验为 $N(\mu, \tau^2)$,则 θ 的后验密度为正态分布 $N(\mu_n(\bar{x}), \eta_n^2)$,其中

$$\mu_n(\bar{x}) = \frac{\sigma_n^2 \mu + \tau^2 \bar{x}}{\sigma_n^2 + \tau^2}, \ \eta_n^2 = \frac{\sigma_n^2 \tau^2}{\sigma_n^2 + \tau^2}$$

(2) 若 θ 已知,当参数 σ^2 的共轭先验分布为逆伽马 $\Gamma^{-1}(r/2, \lambda/2)$,$\sigma^2$ 后验密度为逆伽马分布 $\Gamma^{-1}\left(\dfrac{n+r}{2}, \dfrac{t+\lambda}{2}\right)$,其中 $t = \sum_{i=1}^{n}(X_i - \theta)^2$。

(3) 若 θ 和 σ^2 得联合先验分布为正态-逆伽马先验,即 $\theta \mid \sigma^2 \sim N(\mu, \sigma^2/k)$,$\sigma^2 \sim \Gamma^{-1}(r/2, \lambda/2)$,则 θ 的边缘后验分布为广义一元 t 分布 $T(\nu_n, \mu(\bar{x}), \tau_n^2)$;$\sigma^2$ 的边缘后验分布为逆伽马分布 $\Gamma^{-1}(\nu_n/2, \beta_n/2)$;其中 ν_n、$\mu(\bar{x})$、τ_n^2、β_n 分别为

$$\nu_n = n + r, \ k_n = n + k$$

$$\mu(\bar{x}) = \frac{n\bar{x} + k\mu}{n+k}, \ \tau_n^2 = \frac{\beta_n}{\nu_n k_n}$$

$$\beta_n = \sum_{i=1}^{n}(X_i - \bar{x})^2 + \lambda + \frac{nk}{n+k}(\bar{x} - \mu)^2$$

四、常见共轭先验分布

表 10.2 列出了一些常见的共轭先验分布。

表 10.2　常见的共轭先验分布

总体分布	参数	共轭先验分布
二项分布	成功概率 p	贝塔分布 $Be(a, b)$
泊松分布	均值 λ	伽马分布 $\Gamma(a, b)$
指数分布	均值的倒数 λ	伽马分布 $\Gamma(a, b)$
正态分布(方差已知)	均值 μ	正态分布 $N(\theta, \sigma^2)$
正态分布(均值已知)	方差 σ^2	逆伽马分布 $\Gamma^{-1}(a, b)$

第四节　贝叶斯统计计算方法

一、引言

在贝叶斯统计方法中常常需要计算后验分布的期望、方差、分位数或众数等数字特征,比如常用的后验均值、后验众数、后验中位数等常常被用来作为贝叶斯估计或建立贝叶斯可信区间等。如果先验分布不是共轭先验分布,那么后验分布往往不再是标准的分布。因此,需要计算的后验分布数字特征往往没有显式表达,这就需要一些特殊的计算方法。

假如随机变量 $X \sim N(\theta, \sigma^2)$，其中 σ^2 已知。若出于稳健性考虑选取 θ 的先验分布为柯西分布 $C(\mu, \tau)$，其中 μ, τ 已知，则 θ 的后验分布为

$$\pi(\theta \mid x) \propto \exp\{-(\theta-x)^2(2\sigma^2)^{-1}\}(\tau^2+(\theta-\mu)^2)^{-1}$$

因此后验期望为

$$E^\pi(\theta \mid x) = \frac{\int_{-\infty}^{\infty} \theta \exp\{-(\theta-x)^2(2\sigma^2)^{-1}\}(\tau^2+(\theta-\mu)^2)^{-1}}{\int_{-\infty}^{\infty} \exp\{-(\theta-x)^2(2\sigma^2)^{-1}\}(\tau^2+(\theta-\mu)^2)^{-1}}$$

显然上面这个积分没有显式解。虽然这个问题可以用比如高斯积分方法进行逼近计算，但是在贝叶斯统计计算问题中，与后验分布有关的一些积分是很难用数值方法去计算的，尤其是在高维的情形。马尔科夫链蒙特卡罗（Markov Chain Monte Carlo，MCMC）方法提供了一个有效的途径去处理这类问题。本节的主要目的是介绍 MCMC 方法的概念和算法。

二、蒙特卡罗抽样方法

设 $p(x \mid \theta)$ 表示样本的概率函数，$\pi(\theta)$ 为 θ 的先验分布，则 θ 的后验分布为

$$\pi(\theta \mid x) = \frac{p(x \mid \theta)\pi(\theta)}{\int p(x \mid \theta)\pi(\theta)d\theta}$$

我们感兴趣的积分是函数 $h(\theta)$ 的后验期望

$$E[h(\theta) \mid x] = \int h(\theta)\pi(\theta \mid x)d\theta = \frac{\int h(\theta)p(x \mid \theta)\pi(\theta)d\theta}{\int p(x \mid \theta)\pi(\theta)d\theta}$$

当 $h(\theta)=\theta$ 时，上式表示 θ 的后验期望；当 $h(\theta)=[\theta-E(\theta \mid x)]^2$ 时，上式表示 θ 的后验方差；当 $h(\theta)$ 是某个损失函数时，上式表示 θ 的后验风险，等等。

如果所求的期望没有显式表达，那么除了可以使用分析逼近方法或数值积分方法之外，蒙特卡罗抽样方法是一个可选用的有效计算方法。这种概率化的技巧在统计推断中是常用的工具。为了估计总体均值、总体方差和总体分位数等数字特征，可从总体中抽取足够多的样本，然后使用样本均值、样本方差和样本分位数等来估计相应的总体数字特征。大数定律保证了所得估计量是相合估计。若从后验分布 $\pi(\theta \mid x)$ 中产生观测值 $\theta_1, \theta_2, \cdots, \theta_m$，则由大数定律可知

$$\bar{h}_m = \frac{1}{m}\sum_{i=1}^{m} h(\theta_i)$$

在样本量 m 足够大时可以使用 $\bar{h}_m$ 作为 $E(h(\theta) \mid x)$ 的估计。估计量 $\bar{h}_m$ 被称为蒙特卡罗逼近。这种用估计量去逼近蒙特卡罗积分的方法被称为蒙特卡罗抽样方法。

若从后验分布直接抽样很困难，而从与后验分布非常接近的分布 g 中抽样比较容易，从而在蒙特卡罗方法中引入"重要性函数"的概念，叙述如下：

设 $g(\theta)$ 是概率密度函数,它的支撑集包含 $h(\theta)p(x \mid \theta)\pi(\theta)$ 的支撑集。$\int h(\theta)p(x \mid \theta)\pi(\theta)d\theta$ 可以表示为

$$\int h(\theta)p(x \mid \theta)\pi(\theta)d\theta = \int \left\{\frac{h(\theta)p(x \mid \theta)\pi(\theta)}{g(\theta)}\right\} g(\theta)d\theta$$

$$= E_g\left\{\frac{h(\theta)p(x \mid \theta)\pi(\theta)}{g(\theta)}\right\} \text{ 和}$$

$$\int p(x \mid \theta)\pi(\theta)d\theta = \int \left\{\frac{p(x \mid \theta)\pi(\theta)}{g(\theta)}\right\} g(\theta)d\theta = E_g\left\{\frac{p(x \mid \theta)\pi(\theta)}{g(\theta)}\right\}$$

因此 $E[h(\theta) \mid x]$ 可以表示为

$$E[h(\theta) \mid x] = \frac{E_g\left\{\dfrac{h(\theta)p(x \mid \theta)\pi(\theta)}{g(\theta)}\right\}}{E_g\left\{\dfrac{p(x \mid \theta)\pi(\theta)}{g(\theta)}\right\}}$$

设 θ_1,θ_2,$\cdots$,θ_m 为从分布 $g(\cdot)$ 中生成的观测值,则由大数定律可知,$E[h(\theta) \mid x]$ 的另一个估计为

$$\bar{h}_m = \frac{\sum_{i=1}^{m} \dfrac{h(\theta_i)p(x \mid \theta_i)\pi(\theta_i)}{g(\theta_i)}}{\sum_{i=1}^{m} \dfrac{p(x \mid \theta_i)\pi(\theta_i)}{g(\theta_i)}}$$

此处 $g(\theta)$ 称为重要性函数(importance function)。这种引入重要性函数 $g(\theta)$ 去进行积分逼近的方法叫作蒙特卡罗重要性抽样(Monte Carlo importance sampling)方法。重要性函数 $g(\theta)$ 应该如何选取? 一般来说,它的选择应该满足下列条件:首先从分布 $g(\theta)$ 抽样要容易、方便,使模拟容易实现;其次,选择 $g(\theta)$ 尽可能接近后验分布,以便提高蒙特卡罗逼近的效果。

例 10.7 使用蒙特卡罗法估计常数 π。 根据以前学过的数学知识可以得到如下等式

$$\int_0^1 \sqrt{1-x^2} dx = \frac{\pi}{4}$$

如果我们可以算出等式左边的积分,乘以 4 便可估算出 π。 假定 X 是 $[0,1]$ 上的均匀分布随机变量,那么 $Y=\sqrt{1-x^2}$ 也是 $[0,1]$ 上的随机变量,下面的 SAS 程序在 $[0,1]$ 中生成 $N=10\,000$ 个均匀变量,并使用这些值来估计 $\sqrt{1-x^2}$。 将该估计值乘以 4 得到 π 的估计值。

程序 10.1.sas

```
proc iml;
    call randseed(3141592);
    N=10000;
    u=randfun(N,"Uniform");
```

```
    Y=sqrt(1−u**2);
    piEst=4*mean(Y);
print piEst;
```

例 10.8 Fisher 精确检验由于其自身优势,在小样本的统计分析中发挥着重要作用,但在样本较大时由于运算费时而在应用中受到限制。蒙特卡罗法可以非常显著地减少运算量。

程序 10.2. sas

```
proc iml;
    load module=(RandContingency);
    T={10 1 6,
        3 5 0,
        5 0 1};
    c=T[+,];   r=T[,+];

/* 1. Compute the chi-square statistic on the observed table. */
    E=r*c/c[+];   /* expected under null model of independence */
    q0=sum((T−E)##2/E);/* observed chi-square statistic */
print q0;

/* 2. Simulate tables from null distribution; evaluate test statistic on each. */
start MCChiSq(tbl, NRep);
        c=tbl[+,];
        r=tbl[,+];
        E=r*c/c[+];   /* expected under null model of independence */
        q=j(NRep, 1);
        do i=1 to nRep;
            A=RandContingency(c, r);/* sample from null distribution */
            q[i]=sum((A−E)##2/E);   /* evaluate test statistic */
        end;
        return(q);
    finish;

    call randseed(54321);
q=MCChiSq(T, 10000);   /* simulate 10,000 tables */

/* 3 & 4. Compute the p-value and confidence interval */
/* Let x be binary 0/1 vector. Compute estimate for proportion. Use asymptotic
standard error to construct two-sided Wald confidence interval. For a Monte Carlo
estimate, the standard error has N−1 in the denominator. */
```

```
start BinomialCI(x, alpha=0.05);
    p=mean(x);                                /* estimate proportion of 1s */
    se=sqrt(p*(1−p)/(nrow(x)−1));    /* standard error for MC estimate */
    z=quantile("Normal",1−alpha/2);/* two-sided */
    LowerCL=p−z*se;
    UpperCL=p+z*se;
    return(p || max(LowerCL, 0) || min(UpperCL, 1));    /* CL for proportion is
in [0, 1] */
    finish;

    x=(q>=q0);                                /* binary vector */
    est=BinomialCI(x, 0.01);              /* compute 99% CL to match PROC FREQ */
print est [L="Binomial 99% CI" c={"Est" "LowerCL" "UpperCL"}];
```

在样本量计算中,很多实验设计和检验统计量过于复杂,导致样本量计算公式难以推导,蒙特卡罗法也被大量地应用在这个问题。

三、MCMC 方法简介

上一节介绍的蒙特卡罗抽样方法主要适用于后验分布是一维的情况,它存在如下缺点:①如果后验分布不是标准分布,使用蒙特卡罗方法中的"重要性函数",需要选择一个合适的建议密度("重要性函数"),如果"重要性函数"选择不合适,则蒙特卡罗逼近的效果会很差,特别在后验分布是高维(维数大于 2)的情形,很难找到合适的"重要性函数"。②标准的蒙特卡罗方法或者蒙特卡罗重要抽样方法的一个严重缺点是在实验中后验分布的完全形式必须已知。对那些后验分布不完全指定或者不直接指定的场合就不能处理了。

在上述这些情形下如何从后验分布中获取样本?此时 MCMC 方法中的第一个 MC,即马尔可夫链(Markov Chain,简记 MC)将被用来帮助解决这问题。以目标后验分布作为其平稳分布的马尔可夫链生成随机数,代替从后验分布中直接抽取的样本,利用前面所述的蒙特卡罗方法,获得相应蒙特卡罗积分的模拟结果,这就是 MCMC 方法的基本思想。

MCMC 输出结果给我们提供了一类随机样本 θ_1, θ_2, $\cdots$, θ_t, $\cdots$, θ_T。这组样本可以等价地看成从目标后验分布 $\pi(\theta \mid x)$ 中生成的样本。设 $g(\theta)$ 是参数 θ 的函数,从这组样本我们可以进行下列工作:

(1) 获得 $g(\theta)$ 的后验数字特征:后验均值、后验标准差、后验中位数、后验分位数等。例如,利用传统的估计方法和上述样本可分别获得 $g(\theta)$ 的后验均值估计

$$\hat{E}(g(\theta \mid x)) = \overline{g(\theta)} = \frac{1}{T} \sum_{t=1}^{T} g(\theta_t)$$

和后验标准差的估计

$$\overline{SD}(g(\theta \mid x)) = \left\{ \frac{1}{T-1} \sum_{t=1}^{T} \left[g(\theta_t) - \hat{E}(g(\theta \mid x)) \right]^2 \right\}^{\frac{1}{2}}$$

最后,还可以获得后验众数的估计,即在后验密度图中使后验密度达到最大的点。

(2) 利用后验分位数,例如 2.5% 和 97.5% 分位数,构造 95% 的可信区间。

(3) 计算和监测参数间的相关性。

(4) 产生边缘后验分布图(直方图、密度函数图等)。

(一) Metropolis-Hastings 算法

从一般的后验分布中进行模拟抽样通常采用 MCMC 方法。其中,Metropolis-Hastings (M - H)算法是一类最常用的 MCMC 抽样方法,它首先由 Metropolis(1953)提出,后来由 Hastings(1970)加以推广。为简化记号,以下用 $f(\cdot)$ 表示目标分布,以 $g(\cdot)$ 表示建议分布。设我们希望从目标分布 $f(\cdot)$ 中抽样,M - H 算法从初始值 x_0 出发,指定一个从当前值 x_t 转移到下一个值 x_{t+1} 的规则。具体来说,在给定当前值 x_t,从一个建议分布 $g(\cdot \mid x_t)$ 产生一个候选点 x',若候选点 x' 被接受,则马尔可夫链从状态 x' 转移到链的下一时刻 $t+1$,令 $x_{t+1} = x'$;否则链停留在状态 x_t,令 $x_{t+1} = x_t$。候选点 x' 是否被接受为链的下一个值,根据接受概率(acceptance probability) $\alpha(x_t, x') = \min\{1, A\}$ 来确定,其中

$$A = \frac{f(x')g(x_t \mid x')}{f(x_t)g(x' \mid x_t)}$$

需要注意的一点是,上式分子和分母中的密度函数可分别用"密度函数的核"代替,故密度函数中的正则化常数因子可省略掉,以便简化计算。M - H 算法概括如下:

(1) 选择一个建议分布 $g(\cdot \mid \theta_t)$。

(2) 从建议分布中生成初始值 θ_0。

(3) 对 $t = 1, 2, \cdots$ 重复下列步骤。

① 从建议分布 $g(\cdot \mid \theta_t)$ 中产生一个候选值 θ';

② 从均匀分布 $U(0, 1)$ 中生成随机数 u;

③ 计算接受概率,若

$$u \leqslant \frac{\pi(\theta' \mid x)g(\theta_t \mid \theta')}{\pi(\theta_t \mid x)g(\theta' \mid \theta_t)},$$

则接受 θ' 且令 $\theta_{t+1} = \theta'$,否则令 $\theta_{t+1} = \theta_t$;

④ 增加 t,返回到①。

(二) Gibbs 抽样方法

令 $\boldsymbol{X} = (X_1, \cdots, X_k)$ 为 $\boldsymbol{R}^k$ 中的随机变量,其联合分布 $f(x) = f(x_1, \cdots, x_k)$ 为目标抽样分布。定义 $k-1$ 维的随机变量

$$\boldsymbol{X}_{-j} = (X_1, \cdots, X_{j-1}, X_{j+1}, \cdots, X_k)$$

并记 $X_j \mid \boldsymbol{X}_{-j}$ 的满条件分布(full conditional distribution)的密度函数为 $f(x_j \mid \boldsymbol{x}_{-j})$,则 Gibbs 抽样方法是从这 k 个条件分布中产生候选点,以解决直接从 f 中进行抽样的困难。算法如下:

(1) 在 $t = 1$ 时,初始化 $\boldsymbol{X}(0)$;

(2) 对 $t = 1, 2, \cdots$ 重复下列步骤:

① 令 $(x_1, \cdots, x_k) = \boldsymbol{X}(t-1)$

② 对每个分量 $j = 1, 2, \cdots, k$：

(a) 从 $f(X_j \mid \boldsymbol{x}_{-j})$ 中产生候选点 $X_j^*(t)$；

(b) 更新 $x_j = X_j^*(t)$；

③ 令 $\boldsymbol{X}(t) = [X_1^*(t), \cdots, X_k^*(t)]$（每个候选点都被接受）；

④ 增加 t 返回到①。

从一元分布中抽样是比较容易的，因为 $f(x_j \mid \boldsymbol{x}_{-j})$ 中除了变量 x_j 外，其他变量都是常数。Gibbs 抽样方法也是 Metropolis-Hastings 抽样方法的一种特殊情况。

第五节　贝叶斯回归的 SAS 示例

SAS 中的 PROC MCMC 程序是一套灵活的马尔可夫链蒙特卡罗计算程序，适用于拟合广泛的贝叶斯模型。要使用 PROC MCMC，需要为数据指定似然函数，并为参数指定先验分布。如果要拟合层次模型，可以为"随机效果"参数指定一个或多个超先验分布。然后，PROC MCMC 从相应的后验分布中获取样本，生成汇总和诊断统计数据，并将后验样本保存在可用于进一步分析的输出数据集中。尽管 PROC MCMC 支持一套标准分布，但可以分析具有任何可能性、先验或超先验的数据，只要这些函数可以使用 SAS 数据步长函数进行编程。对于参数如何以线性或任何非线性函数形式进入模型，没有任何约束。

PROC MCMC 为每个参数或参数块选择采样方法。例如，当共轭可用时，使用标准随机数生成器直接从完整的条件分布中提取样本。在其他情况下，PROC MCMC 使用自适应分块随机行走 Metropolis 算法，使用正态分布作为建议分布。还可以选择其他采样算法，例如切片取样器等。

一、线性回归

本章节以简单线性模型 $Y_i = \beta_0 + \beta_1 X_i + \epsilon_i$ 为例，分析 sashelp 库中的 class 数据，旨在研究孩子体重和身高之间的关系，即

$$\text{Weight}_i = \beta_0 + \beta_1 \text{Height}_i + \epsilon_i$$

假设观测误差 ϵ_i 是独立的，同分布于均值为零、方差为 σ^2 的正态分布。对体重的似然方程可以写成

$$p(\text{Weight} \mid \beta_0, \beta_1, \text{Height}_i, \sigma^2) = \phi(\beta_0 + \beta_1 \text{Height}_i, \sigma^2)$$

其中 $p(\cdot \mid \cdot)$ 表示条件概率密度，ϕ 是正态分布的密度函数。假设对 $\beta_0, \beta_1, \sigma^2$ 使用以下先验分布

$$\pi(\beta_0) = \phi(0, \text{var} = 1e6)$$

$$\pi(\beta_1) = \phi(0, \text{var} = 1e6)$$

$$\pi(\sigma^2) = IG(\text{shape} = 3/10, \text{scale} = 10/3)$$

其中 $\pi(\cdot)$ 表示先验分布，IG 表示逆伽马(inverse gamma)分布的密度函数。β_0 和 β_1 的正态先验有很大的方差(10 的 6 次方：$1e6$)，表示缺乏对回归系数的先验信息，这种类型的先验通常称为模糊先验。通常，模糊先验分布对后验分布的影响很小，在没有关于参数的更强先验信息时是合适的。

程序 10.3. sas

```
proc mcmc data＝sashelp. class outpost＝classout nmc＝10000 thin＝2 seed＝246810；
    parms beta0 0 beta1 0；
    parms sigma2 1；
    prior beta0 beta1 ~ normal(mean＝0, var＝1e6)；
    prior sigma2 ~ igamma(shape＝3/10, scale＝10/3)；
    mu＝beta0＋beta1 * height；
    model weight ~ n(mu, var＝sigma2)；
run；
```

程序 10.3. sas 说明：

(1) proc mcmc 语句调用该过程并指定输入数据集类。输出数据集 classout 包含所有模型参数的后验样本。

(2) nmc 选项指定后验分布抽样迭代次数。Thin 选项控制马尔可夫链的细化，并指定每 2 个样本中保留一个。细化通常用于减少后验样本抽取之间的相关性。seed 选项为随机数生成器指定种子，以保证随机流的再现性。

(3) parms 语句确定了模型中的三个参数。两个 parms 说明 beta0 和 beta1 是一个模块，sigma2 是另一个抽样模块。prior 语句申明了三个参数的先验，mu 和 model 构成了模型和似然方程的形式。

程序 10.3. sas 主要结果输出：

The MCMC Procedure

Posterior Summaries and Intervals

Parameter	N	Mean	Standard Deviation	95% HPD	Interval
beta0	5000	-142.8	33.4322	-210.8	-81.6721
beta1	5000	3.8924	0.5333	2.9056	4.9544
sigma2	5000	137.3	51.1029	59.2361	236.3

二、Logistic 回归

在 Logistic 回归中，我们知道数据 y_i 服从一个二项分布，即

$$Y_i \mid p_i \sim \text{binomial}(n_i, p_i)$$

其中 p_i 是成功概率，并通过 logit 变换与回归协变量 X_i 关联

$$\text{logit}(p_i) = \log\left(\frac{p_i}{1-p_i}\right) = \alpha + \beta X_i$$

这里我们同样为模型中的参数选择模糊先验,即

$$\alpha \sim \text{normal}(0, \text{var} = 10\,000)$$

$$\beta \sim \text{normal}(0, \text{var} = 10\,000)$$

首先我们用 SAS 程序生成一个数据,然后再用 proc mcmc 进行贝叶斯估计。

程序 ch10. 4. sas

```
data dat1;
    input n y x @@;
datalines;
  6  0  25.7  8  2  35.9  5  2  32.9  7  7  50.4  6  0  28.3
  7  2  32.3  5  1  33.2  8  3  40.9  6  0  36.5  6  1  36.5
  6  6  49.6  6  3  39.8  6  4  43.6  6  1  34.1  7  1  37.4
  8  2  35.2  6  6  51.3  5  3  42.5  7  0  31.3  3  2  40.6
;
proc mcmc data=dat1 ntu=1000 nmc=20000 propcov=quanew
        diag=(mcse ess) outpost=beetleout seed=246810;
    parms (alpha  beta) 0;
    prior alpha beta ~ normal(0, var=10000);
    p=logistic(alpha+beta * x);
    model y ~ binomial(n, p);
run;
```

程序 10. 4. sas 主要结果:

The MCMC Procedure

Posterior Summaries and Intervals

Parameter	N	Mean	Standard Deviation	95% HPD	Interval
alpha	20000	−11.7689	2.0942	−15.9411	−7.7491
beta	20000	0.2919	0.0541	0.1901	0.4029

(张岳　牟荣吉)

参 考 文 献

［1］ Feinstein AR. Principle of Medical Statistics［M］. Chapman & Hall/CRC, 2002

［2］ Bayes T. An essay towards solving a problem in the doctrine of chances［J］. Philosophical Transactions of the Royal Society of London, 1763,53:370 - 418.

［3］ Rosner B. Fundamentals of Biostatistics［M］. 6th ed. Brooks Cole, 2005.

［4］ Rao CR. 统计与真理——怎样运用偶然性［M］. 北京:科学出版社,2004.

［5］ Der G, Everitt BS. Applied Medical Statistics Using SAS［M］. Taylor & Francis Group, LLC, 2013

［6］ Neter J, Kutner MH, Nachtsheim CJ, et al. Applied Linear Statistical Models［M］. McGraw-Hill, 1996.

［7］ Good PI, Hardin JW. Common Errors in Statistics (and How to Avoid Them)［M］. Hoboken, New Jersey:John Wiley & Sons Inc, 2003.

［8］ Greenberg RS. Medical Epidemiology［M］. 3rd ed. The Mc Graw-Hill Companies Inc, 2001.

［9］ S. 伯恩斯坦. 统计学原理(上册)——描述性统计学与概率［M］. 史道济,译. 北京:科学出版社,2002.

［10］ SAS Institute Inc. SAS/GRAPH®9.1 Reference［M］. Cary, NC:SAS Institute Inc. 2004.

［11］ SAS Institute Inc. SAS/STAT®9.1 User's Guide［M］. Cary, NC:SAS Institute Inc. 2004.

［12］ SAS Institute Inc. SAS9.1.3 Language Reference:Dictionary［M］. 3rd ed. Cary, NC:SAS Institute Inc. 2005

［13］ Spiegelhalter DJ, Myles JP, Jones DR, et al.. An introduction to Bayesian methods in health technology assessment［J］. British Medical Journal, 1999,319(7208):508 - 512.

［14］ Piantadosi S. Clinical Trials:A Methodologic Perspective［M］. 2nd ed. Hoboken, New Jersey:John Wiley & Sons Inc, 2005.

［15］ Wang JD. Basic Principles and Practical Applications in Epidemiological Research［M］. Singapore:World Scientific, 2002.

［16］ 曹素华. 实用医学多因素统计方法［M］. 上海:上海医科大学出版社,1998.

［17］ 曹素华. 卫生统计学方法［M］. 上海:复旦大学出版社,2003.

［18］ 陈峰. 现代医学统计方法与 Stata 应用［M］. 2 版. 北京:中国统计出版社,2003.

［19］陈峰. 医用多元统计分析方法［M］. 3 版. 北京：中国统计出版社，2018.

［20］陈启光. 医学统计学［M］. 南京：东南大学出版社，2002.

［21］董大钧. SAS 统计分析软件应用指南［M］. 北京：电子工业出版社，1993.

［22］董时富. 生物统计学［M］. 北京：科学出版社，2002.

［23］方积乾，陆盈. 现代医学统计学［M］. 2 版. 北京：人民卫生出版社，2015.

［24］方积乾. 生物医学研究的统计方法［M］. 2 版. 北京：高等教育出版社，2020.

［25］方积乾. 卫生统计学［M］. 5 版. 北京：人民卫生出版社，2005.

［26］方积乾. 卫生统计学［M］. 供预防医学卫生管理类专业用. 5 版. 北京：人民卫生出版社，2003.

［27］方积乾. 医学统计学与电脑实验［M］. 2 版. 上海：上海科学技术出版社，2001.

［28］郭祖超. 医用数理统计方法［M］. 3 版. 北京：人民卫生出版社，1964.

［29］何清波. 医学统计学及其软件包［M］. 上海：上海科学技术文献出版社，2002.

［30］贺佳，陆健. 医学统计学中的 SAS 统计分析［M］. 上海：第二军医大学出版社，2002.

［31］胡良平. SAS 统计分析教程［M］. 电子工业出版社，2010.

［32］胡良平. 现代统计学与 SAS 应用［M］. 北京：军事医学科学出版社，2000.

［33］胡良平. 医学统计实用手册［M］. 北京：人民卫生出版社，2004.

［34］胡良平. 医学统计应用错误的诊断与释疑［M］. 北京：军事医学科学出版社，1999.

［35］黄正南. 医用多因素分析［M］. 3 版. 长沙：湖南科学技术出版社，1995.

［36］贾俊平. 统计学［M］. 北京：清华大学出版社，2004.

［37］姜庆五. 流行病学［M］. 北京：科学出版社医学出版分社，2002.

［38］金丕焕，陈峰. 医用统计方法［M］. 3 版. 上海：复旦大学出版社，2009.

［39］金丕焕. 医用统计方法［M］. 上海：上海医科大学出版社，1993.

［40］李康，贺佳. 医学统计学［M］. 7 版. 北京：人民卫生出版社，2018.

［41］李竹，郑俊池. 新编实用医学统计方法与技能［M］. 北京：中国医药科技出版社，1997.

［42］刘丹红. 医学统计学［M］. 北京：科学技术文献出版社，2005.

［43］刘桂芬. 卫生统计学［M］. 北京：中国协和医科大学出版社，2003.

［44］刘勤. 分类数据的统计分析及 SAS 编程［M］. 上海：复旦大学出版社，2002.

［45］刘筱娴. 医学统计学［M］. 北京：科学出版社，2000.

［46］刘续宝，王素萍. 临床流行病学与循证医学［M］. 4 版. 北京：人民卫生出版社，2013.

［47］陆守曾，陈峰. 医学统计学［M］. 4 版. 北京：中国统计出版社，2022.

［48］马斌荣. 医学统计学［M］. 4 版. 北京：人民卫生出版社，2006.

［49］茆诗松，汤银才. 贝叶斯统计［M］. 2 版. 中国统计出版社，2012.

［50］倪宗瓒. 医学统计学［M］. 北京：高等教育出版社，2003.

［51］倪宗瓒. 医学统计学［M］. 2 版. 北京：人民卫生出版社，1998.

［52］孙振球，徐勇勇. 医学统计学［M］. 4 版. 北京：人民卫生出版社，2014.

［53］谭红专. 现代流行病学［M］. 北京：人民卫生出版社，2001.

［54］王炳顺. 医学统计学及 SAS 应用［M］. 修订版. 上海：上海交通大学出版社，2009.

［55］王家良. 临床流行病学——临床科研设计衡量与评价［M］. 2 版. 上海：科学出版社，2001.

［56］徐勇勇.医学统计学［M］.北京:高等教育出版社,2004.

［57］颜虹,徐勇勇.医学统计学［M］.3 版.北京:人民卫生出版社,2015.

［58］杨树勤.卫生统计学［M］.3 版.北京:人民卫生出版社,1994.

［59］尹国圣,石昊伦.临床试验设计的统计方法［M］.北京:高等教育出版社,2018.

［60］余松林.医学统计学［M］.北京:人民卫生出版社,2002.

［61］张文彤.SPSS 统计分析高级教程［M］.北京:高等教育出版社,2004.

［62］赵耐青.临床医学研究设计和数据分析［M］.上海:复旦大学出版社,2005.

［63］赵耐青.医学统计学［M］.北京:高等教育出版社,2004.

临床研究篇

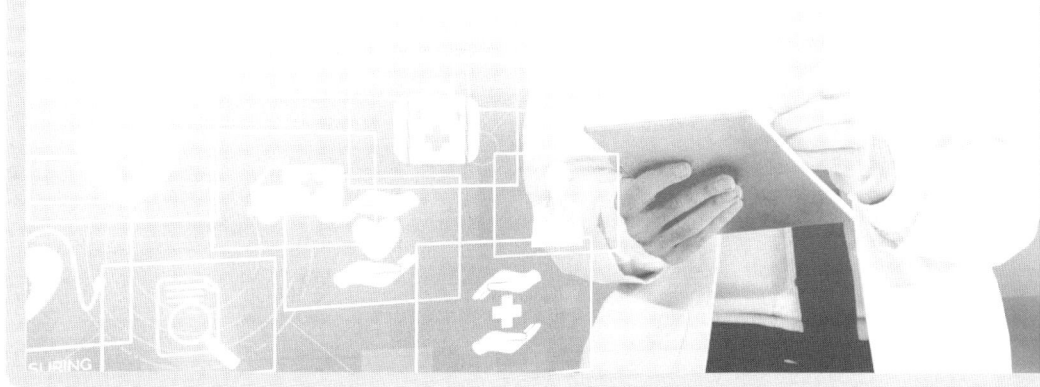

第十一章　临床研究概述

临床研究是围绕特定个体和人群开展的医学研究,紧密围绕临床实际需求与价值导向,通过科学严谨的方法及合理合规的流程,深入探索并验证临床实践中的各类医学难题。其研究范畴广泛,涵盖疾病的病因探源、预防策略、精准诊断、有效治疗、康复路径及健康促进等多个层面,构成了医学知识持续累积与不断深化的坚实基础。高质量且规范化的临床研究,不仅是循证医学证据体系的核心支柱,更是医学进步不可或缺的驱动引擎。本章阐述临床研究的多元分类体系、核心构成元素、基本指导原则及研究实施路径,概要梳理临床研究的结构功能与求真要义。倡导每位研究者在追求科研创新、勇攀学术高峰的同时,始终自觉坚守科学、伦理与监管等各种规范要求,促进科研成果转化为临床实践,从而改善患者福祉、促进全民健康。

第一节　临床研究的分类

在临床诊疗的日常工作中,临床医生聚焦于减轻患者痛苦并加速其康复进程。面对诊疗技术的选用、干预策略的制定以及药物与器械在内的各种干预措施的抉择,医生需秉持严谨态度,精细评估每项决策的预期益处与潜在风险,确保患者福祉的最大化。这一过程不仅依赖于医生深厚的临床积淀与学术传承,还需积极参考专业指南,加强同行间的交流探讨,同时紧跟科技进展步伐,掌握最新的临床研究成果作为决策的重要支撑。因此,一方面,作为一线临床诊治医生,在审阅研究文献支持循证诊疗决策时,了解临床研究的多样化分类及知晓不同研究证据等级的划分显得尤为必要。另一方面,作为临床研究者,应当以终为始,在充分理解临床研究证据质量核心要求后,需要正确认识探索性临床研究并谨慎推导科学结论;在条件成熟、资源配给充分的条件下,尽量按高标准要求去开展高级别证据质量的确证性临床研究,夯实循证医学基础,推动医学进步。

一、临床研究的意义

在日常繁忙的临床诊治实践之外,众多医生和研究者投身于临床研究的浪潮,这背后既有源自解决特定临床问题的主动探索,也有因职业发展需求或外部认可驱动下的被动参与,还有医生凭借所在团队卓越的临床声誉与资源,吸引了外部机构的资助,顺其自然地投身于临床科研活动。积极开展与推进临床研究,其意义深远而广泛。

首先,临床研究直击日常临床实践中的核心挑战与未满足需求,这些关键痛点正是医学创新持续涌动的不竭源泉。位于疾病诊治前沿的临床医生,不仅是守护生命的卫士,更是直接参与并整合珍贵一手资料的核心成员。研究团队通过严谨科学的临床研究,不断推动医学理论体系的深化与技术层面的革新,为那些以往被视为医学难题的诊治领域,开辟崭新的希望之路。

其次,临床研究活动是提升研究团队专业能力的有效途径。从研究设计、资料收集、数据处理到分析总结,每一个研究环节的深入参与,都是对研究者能力的全面锻炼。这一过程不仅培养了适应医学发展需要的专业人才,通过团队合作临床研究项目还会促进临床研究体系的日臻完善,平战结合将为攻克临床疑难问题及应对公共卫生突发事件的挑战提供坚实的支撑。

再者,临床研究活动强化了医疗卫生行业的伦理安全意识。随着医学科技的快速进步和学术共识的逐渐达成,开展涉及人体的临床研究必须通过伦理委员会的严格审查。相关伦理和监管要求确保了研究过程始终遵循患者至上的原则,在追求医疗进步的同时,最大限度地保障研究参与者的安全与权益。

二、临床研究的分类

临床研究的分类方法有很多。不同分类方法可以辅助临床研究者从不同角度审视临床研究问题,依据具体研究目标与现实条件,精准定位和规划实施。这些分类不仅映射了临床研究的广度与深度,更体现了科学探索的严谨性与灵活性。

临床研究的初衷根植于亟待解决的临床问题,其核心聚焦于疾病成因的探究、诊断技术的精进、治疗方案的优化以及预后预测的深化。基于此,临床研究自然而然地划分为几大类别:①病因学探索:深入剖析疾病与潜在风险因素之间的微妙关联,为疾病的预防策略与诊疗路径开辟新视野。②诊断/筛查技术革新:致力于提升疾病识别的精准度与健康状态的区分能力。③干预措施效果评估:全面考量药物、医疗器械等治疗手段的有效性与安全性,为患者治疗带来更佳的获益风险比。④预后研究:深入探索影响疾病进展与患者康复的各类因素,为个性化治疗方案的制定提供科学依据。

若从医学研究进程的角度审视,可分为临床前研究和临床研究两大类。前者即临床前研究往往在分子生物学、细胞模型或动物模型中进行研究,为后者即临床研究奠定基础。在人体进行的临床研究中,从临床研究方法学角度,即根据研究者是否主动分配干预措施可将临床研究分为两大基本类型:观察性研究(observational study)和干预性研究(interventional study)。有时会更细致分类,增加自然实验和准实验研究类型,具体细节请参见相关文献。临床研究从方法学角度的两大基本分类如图 11.1 所示。

观察性研究中,研究者只是客观地记录研究参与者研究因素的暴露情况和结局(如发病、死亡及康复等),不对参与者人为施加干预措施,观察性研究常常能获取疾病危险因素、诊断、预后等方面的初步研究证据。观察性研究又有两大分支:描述性研究(横断面研究和其他描述性研究)和分析性研究(包括病例对照研究和队列研究)。基于传统的观察性研究还衍生出其他新的设计类型,详见后续章节内容。

干预性研究中,研究参与者被合理分配到不同处理分组而接受不同干预措施,常用于评价诊疗手段的有效性和安全性。根据受试对象是否被随机分配至各处理组,干预性研究又被分为随机对照临床试验和非随机对照临床试验。

临床研究的设计类型是影响证据质量的重要因素之一,了解研究设计类型能够帮助临

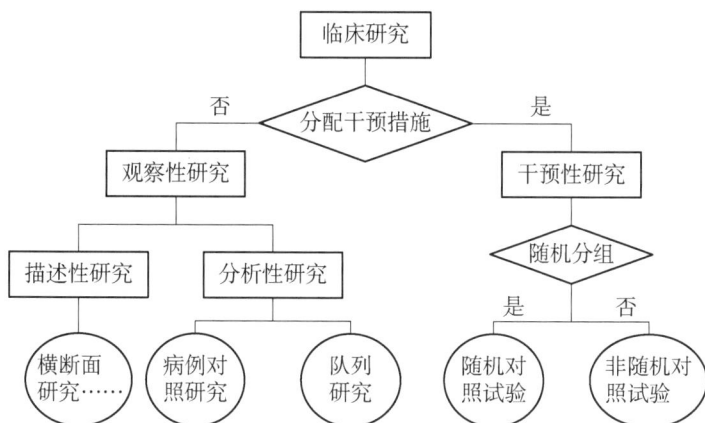

图 11.1 临床研究的设计分类

床医生初步判断证据质量的高低。有学者结合资料获取方式和证据质量，又将临床研究分为原始研究和系统综述（systematic review）。原始研究是指研究者针对特定的临床问题设定研究目标，通过干预性试验或观察性研究等方法，收集和分析数据，得出研究结论。系统综述是在原始研究的基础上进行二次分析的研究方法。通过收集针对相同临床问题的多个独立的原始研究，进行整合分析提供更全面可靠的研究结果，支持循证决策。图 11.1 中所列研究类型属于原始研究范畴。一项临床研究的质量需要综合多种因素进行判断，以下内容将简要介绍综合判断临床研究证据的质量高低和推荐等级的相关内容。

三、证据质量与推荐强度的分级

临床实践中诊疗决策的过程比较复杂，需要考虑采取某项诊疗措施会出现哪些预期后果，制定患者诊治方案时要审慎利用现有最佳研究证据、医生临床经验和患者价值取向。其中，面对各种来源的研究证据，涉及如何评估相应研究证据的质量。证据质量分级系统是帮助决策者获取最佳证据过程中必不可少的工具及流程，可以助力做出更一致的判断，这种判断和信息的沟通可以支持在医疗保健方面做出更明智的决策。以下内容将介绍证据的质量及其分级。

（一）证据质量概述

1. 基本概念

证据（evidence）是指通过开展临床研究得到的可用于支持医疗决策的数据信息和结果结论。证据质量（quality of evidence）是指临床研究结果的准确性和可靠性，高质量意味着研究结果与真实情况的一致程度高。不同临床研究设计类型和规范实施情况所产生的证据质量和可靠程度大相径庭。证据质量通常通过评价工具（例如后续将要介绍的 GRADE 分级系统）来评估。推荐强度（strength of recommendation）是指基于患者接受相应诊疗的预期利益和风险的权衡后，支持医务人员在特定情况下采用某种医疗干预措施的倡导程度。

在临床实践中，理解临床研究证据、证据质量与推荐强度的关系，有助于医生和患者基于最佳可用证据做出更加明智的医疗决策。高质量的证据往往支持强推荐，而低质量的证据可能导致弱推荐，反映了在医疗决策过程中对不确定性和风险效益的妥善管理。

2. 证据分级与推荐强度

证据分级与推荐是指根据证据的内部及外部真实性等对证据进行评价分级，并根据评价结果形成不同推荐意见以指导决策者进行实践。证据质量越高,说明临床研究结论越可靠,能极大地增强医疗卫生领域决策者的信心。但实际临床诊疗决策过程中,临床医生或是其他卫生人员时常对证据质量欠缺考虑,不加权衡接受不恰当的诊疗意见,延误患者诊治。因此,对证据质量进行分级,形成规范的分级体系,能够促使医疗卫生人员树立证据质量的正确认知,避免造成医疗和临床研究资源的浪费,尽可能科学决策,避免伤害患者。

3. 证据质量与推荐强度分级的发展阶段

自证据分级一词提出至今,各国专家及机构不断探索并发布了 50 余种证据质量分级系统。根据证据质量与推荐强度分级的发展进程可以划分成三个阶段。

第一阶段:在此阶段,证据质量与推荐强度的分级系统还未得到广泛应用。推荐强度主要基于专家的意见和经验。这个阶段的评价体系缺乏统一的标准和方法。优点是通俗易懂,但分级过于片面,可信度不高,导致应用范围小。典型代表为加拿大定期健康检查工作组(Canadian Task Force on the Periodic Health Examination,CTFPHE)的证据分级标准。

第二阶段:随着循证医学的发展,证据质量与推荐强度的分级系统开始得到更多的关注和应用。基于前一阶段的研究,纳入更多因素,使分级更为精确,评价体系已经有了一定的规范性。随机对照试验的系统综述是该阶段的最高质量级别的证据。这阶段的代表体系为由 Bob Phillips 和 Chris Ball 领导的英国循证医学和临床流行病学专家组与 Cochrane 中心联合在英国牛津循证医学中心(Oxford Centre for Evidence-based Medicine,OCEBM)网站上发布的证据分级标准。

第三阶段:2000 年 19 个国家和国际组织针对证据分级体系多样且分级标准不统一等问题,共同建立了 GRADE 工作组。2004 年正式推出 GRADE 证据分级体系。证据质量与推荐强度的分级系统得到广泛应用,被认可为指导临床实践的重要依据。各阶段证据分级体系的特点和典型代表体系如表 11.1。

表 11.1　各阶段常见医学证据分级及推荐体系

阶段	制定者	发布年份	分级情况	特点
第一阶段	CTFPHE	1979	四级(Ⅰ、Ⅱ-1、Ⅱ-2、Ⅲ)	根据研究设计类型进行证据分级,将证据质量纳入分级考量
第二阶段	Sackett	1986	五级(Ⅰ、Ⅱ、Ⅲ、Ⅳ、Ⅴ)	RCT 的系统评价为最高证据质量;证据质量分级体系将更多因素纳入分级考量(例如,系统评价、样本量、研究设计质量、结果一致性等)
	AHCPR(现更名 AHRQ)	1992	六级(Ⅰa、Ⅰb、Ⅱa、Ⅱb、Ⅲ、Ⅳ)	
	USPSTF	1998	三级(优、中、劣)	
	SUNY Downstate Medical Center	～2001	九级图形表达(金字塔)	
	OCEBM	2001	十级(1a、1b、1c、2a、2b、2c、3a、3b、4、5)	
第三阶段	GRADE	2004	四级(高、中、低、极低)	从使用者角度制定标准;针对证据总体进行质量分级;使用广泛

注:表格内容改编自张薇等,《中国循证医学杂志》,2019,19(11):1373-1378.

自 GRADE 分级系统推出以来,证据分级体系还在持续完善。2011 年 OCEBM 的分级系统完成最新修订,2014 年 AHRQ 也完成了证据分级体系的更新,两者均改变了最早的证据分级数。同年,澳大利亚 Joanna Briggs 循证卫生保健中心(Joanna Briggs Institute,JBI)根据 GRADE 系统及 JBI 循证卫生保健模式制订了适用于护理学及其他卫生保健领域 JBI 证据预分级及证据推荐级别系统。2016 年,GRADE 工作组在旧表基础上研发出了新版结果总结表,可以登录 GRADE 工作组官网(www. gradeworkinggroup. org)了解最新动态。

(二) 证据质量分级结构和影响因素

证据金字塔和 GRADE 证据质量与推荐强度分级是目前应用最为广泛的证据质量分级方法。

1. 证据金字塔

GRADE 证据系统推出之前,美国纽约州立大学州南部医学中心(现名 SUNY Downstate Health Sciences University)在网络教程中将证据质量分级图形化表达,根据证据研究类型进行等级排序提出证据金字塔(the evidence pyramid)(图 11.2)。证据金字塔包含动物研究和体外研究,拓展了证据范畴,且表述简洁直观,得到广泛传播,仍是目前初步判断证据质量的有力工具。

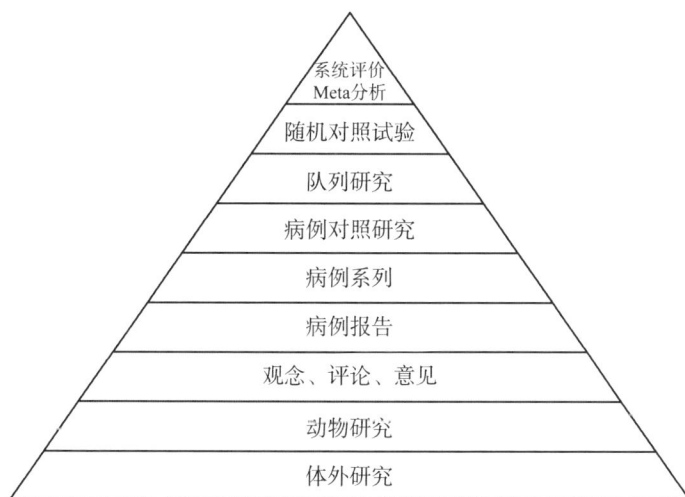

图 11.2　根据证据研究类型进行等级排序的证据金字塔

2. GRADE 证据质量与推荐强度分级

GRADE 的证据质量与推荐强度分级方法首次定义了证据质量与推荐强度,能够同时判断证据的真实性和遵循诊疗建议产生有益治疗效果的把握。该分级系统将证据划分为高、中、低和极低 4 个等级,推荐强度分为强、弱两个等级,详细描述见表 11.2。

3. 决定证据质量的因素

GRADE 证据分级系统基于研究设计,主要考虑降低随机对照试验证据质量的因素和提高观察性研究证据质量的因素两方面,综合多种因素后对证据质量进行判断。GRADE 证据分级系统中,升降级的影响因素和详细标准见表 11.3。

表 11. 2　GRADE 的证据质量与推荐强度分级

证据质量分级	具体描述
高(A)	非常有把握观察值接近真实值
中(B)	对观察值有中等把握:观察值有可能接近真实值,但也有可能差别很大
低(C)	对观察值的把握有限:观察值与真实值可能有很大差别
极低(D)	对观察值几乎没有把握:观察值与真实值可能有极大差别
推荐强度分级	具体描述
强(1)	明确显示干预措施利大于弊或弊大于利
弱(2)	利弊不确定或无论质量高低的证据均显示利弊相当

表 11. 3　GRADE 证据质量升降级影响因素和标准

影响因素		证据质量升/降级标准
降低 RCT 证据质量	(1)偏倚风险 (2)发表偏倚 (3)不一致性 (4)不精确性 (5)间接性	① 根据五个因素任意一个存在问题的严重程度进行降级:例如:将证据质量降 1 级(严重)或 2 级(非常严重) ② 证据质量可被降至最低证据质量(极低) ③ 不可重复降级。例如:某因素的存在导致另一因素的产生,这时不可将产生的因素作为降级的依据进行叠加
提高 OBS 证据质量	(1)效应量大 (2)存在剂量-反应关系 (3)负向偏倚	① 根据三个因素任意一个的大小或强度进行升级:例如:证据质量升 1 级(如 OR 或 RR>2)或 2 级(如 OR 或 RR>5) ② 证据质量可升至最高证据质量(高)

注:RCT,随机对照试验;OBS,观察性研究;该表改编自杨克虎,2013,《循证医学》。

降低随机对照试验证据质量的因素包括以下 5 个:①偏倚风险,是指临床研究本身存在缺陷(设计或实施阶段),导致研究结果或结论偏离实际情况(高/低估)的风险。RCT 常见的偏倚风险包括:未采用盲法和分配隐藏措施、未选择意向性分析、选择性报告研究结果等。②发表偏倚,是指由研究结果的性质和方向导致研究成果的发表与未发表而造成的偏倚。这就导致研究者做系统评价时可能无法纳入所有相关研究,造成证据质量的下降。③不一致性,是指不同研究的结果之间存在较大差异,但没有合理的解释能够说明这一现象。该现象的可能来源有人群选择差异、干预措施不同以及各研究选取的结局指标不同等。④不精确性,又称为随机误差,主要是由研究选择的样本数量不足,导致估计结局指标的效应值不够精确。⑤间接性,是指使用间接证据对研究结果的评价造成的偏差。在医学研究中,由于伦理、技术或其他原因,研究者可能无法直接观察到或干预所关注的指标。这时,研究者可能会采用间接证据来评估研究结果。间接证据的关联性或可靠性可能不如直接观察或干预所得到的证据,间接证据的使用可能会引入偏倚。

提高观察性研究证据质量的因素:①效应量(OR 或 RR 值)足够大,尤其是效应在短时间内出现时,将证据质量升高 1 个甚至 2 个等级是可能的。②存在剂量-反应关系,这是

Hill 准则中一条判断因果关系重要标准。满足这种关系的观察性研究能够增强研究我们对研究结论的可信度，为提高证据质量提供了合理的解释。③负向偏倚，一项设计严谨的观察性研究未在分析中校正其所有合理的混杂或偏倚的效应（如所有的残余混杂因素）可能导致低估显而易见的疗效。存在上述这 3 种情形时，我们有理由为该项证据相应升级其证据质量。

4. GRADE 的应用与注意事项

GRADE 证据质量分级系统主要适用于系统综述、卫生技术评估、指南 3 个研究领域；但在不同领域，其具体应用有所不同。GRADE 证据质量分级系统应用于系统综述和卫生技术评估时，只起到证据质量分级的作用；就指南而言，除证据质量分级外，还必须在此基础上形成推荐意见，并对推荐力度进行分级，指导临床医生的诊疗决策。无论具体在哪个领域使用 GRADE 证据质量分级系统，都应注意以下几点：

（1）GRADE 证据质量分级系统针对的是相同结局指标的证据集，而非单个临床研究或系统综述的分级。

（2）无论何种类型研究设计都可能存在缺陷，因此证据质量可进行升降级。

（3）精确性和不一致性在不同应用中的含义不同，使用时注意区分。

（4）纳入结局指标有限（不超过 7 个），如果纳入过多请按重要程度排序。

（5）当研究的干预措施可同时影响多个结局指标时，该干预措施的总体证据质量取决于最关键结局指标的证据质量或其中证据质量最低的那个。

即使 GRADE 证据质量分级系统能够相对动态地划分证据级别，但对于证据的分级还是依据个人的主观意见，因此不同人对于质量分级的结果可能不同，因此，选择两人以上进行证据分级得到的结果相对客观。关于 GRADE 证据质量分级的实际应用等内容有兴趣的同学可以进一步查阅相关文献。

在临床实践中，临床诊疗实践指南或专家共识往往被视为重要的决策支持资源。然而，在使用这些指南时，医务人员需要保持审慎的态度，认真考虑指南或共识推荐的诊疗措施是否能为当前患者带来良好的预后效果。这需要对相关证据和指南建议进行深入分析和评估，以确保其可靠性和适用性。因此，医务人员需要批判性地审视证据质量和相关建议的力度，从而做出明智的临床决策。

第二节　临床研究的基石

前述介绍的内容表明，不同临床研究因其设计类型和规范实施情况所产生的证据质量和可靠程度大相径庭。而开展高质量原始临床研究之前，需要深入理解临床研究的构成，以便合理设计实际可行的研究。遵循研究设计的基本原则是确保高质量研究结果和可靠研究结论的基础。

一、临床研究构成要素

临床研究的核心旨在解答特定的临床医学问题，因此，基于研究目的事先确立一个清晰且系统的研究设计框架显得尤为重要。它不仅是研究启航的指南针，也指引着后续实施的顺利推进。这一框架的构筑需融合"结构要素"的稳固基础与"功能要素"的灵活考量，二者相辅相成,共同铸就过程的严谨性与结果的可信度。在此过程中,采纳 PICOS 原则作为构建研究设计框架的基石,已被广泛视为一种高效且可靠的方法,它精准地界定了研究的人群、干预措施、合适的对照、结局指标及研究设计类型,为临床研究铺就了一条科学探索的坚实路径。

(一) 结构要素——PICOS

PICOS 原则是一个缩写,代表五个要素:研究人群(population)、干预(intervention)、对照(comparison)、结局(outcome)和研究设计(study design)。这些要素围绕一个临床研究问题,共同构成研究设计框架(如图 11.3)。

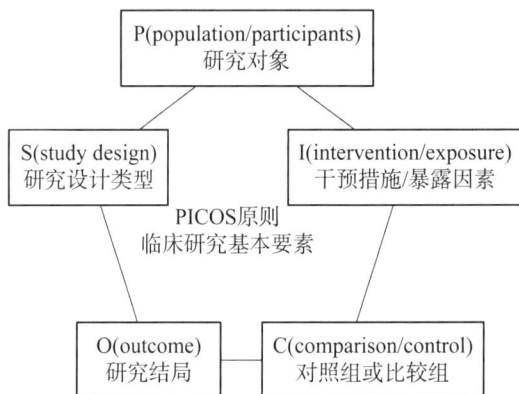

图 11.3 落实 PICOS 五要素的临床研究基本框架

P(population):即研究对象或参与者(participants),根据具体的临床问题确定研究对象人群及其特征,明确开展临床研究所需要样本与研究总体间的关系以及需要多少样本才能达到预期研究目的(样本量计算问题),具体内容见后续章节。

I(intervention):即干预措施或暴露因素。临床试验中指分配给研究对象的干预措施,需要明确干预措施的类型、剂量和时机等;而观察性研究中是指 E(exposure)暴露因素,即本次研究所重点关注的可能对研究对象产生影响的因素。

C(comparison/control):即对照组或比较组,代表对照措施或另一种可用于比较的干预措施或比较因素,要明确对照组的选择和特点。对照的设立是临床研究设计的基本原则之一,以评估干预措施的客观效果。

O(outcome):即研究结局,是临床研究中与研究目的密切相关的最终要评估的指标或变量。例如评价某降血糖药物的疗效,关注使用该药物后血糖是否降低,用药前后血糖的差值就是评价血糖是否降低的结局指标。干预措施/暴露因素和结局指标通常以能够测量的客观指标为首选,暴露和结局的具体相关内容参见后续章节。

S(study design):即研究设计类型,研究设计类型取决于研究目的,前期探究病因常选择观察性研究下的各种研究类型(如病例对照研究和队列研究等),后期评估干预措施的有效性和安全性常常采用随机对照试验。

(二) 功能要素——去伪存真

临床研究的目的是通过审慎研究获得的结果揭示临床问题背后的本质规律。除了

PICOS 原则所涉及的临床研究结构要素外,临床研究设计时还须考虑临床研究功能要素即去伪存真的功能。具体着眼点是尽可能规避临床研究中潜在的偏倚。临床研究中的偏倚(bias)是指从研究设计到实施、数据处理和统计分析的各个环节中产生的系统误差,以及结果解释、推论中的片面性,导致研究结果与真实情况之间出现偏向性的差异,例如会导致错误地描述暴露或干预措施与结局之间的联系。

研究真实性包括内部真实性(internal validity)和外部真实性(external validity)。前者是指研究结论与该研究的真实情况一致的程度,后者是指研究结论可恰当应用或推广至入组研究对象相应的目标总体人群的程度。图 11.4 反映了围绕临床问题开展临床研究、研究结果转化为研究结论的过程,以及临床研究过程中影响真实性和产生偏倚的环节。选择目标总体中具有代表性的样本是确保外部真实性的重要因素。而研究设计内容和实际操作细节可能存在差异,研究实施过程是内部真实性影响因素的来源。实际人群构成、抽样或分配机制及研究指标的测量过程等都是产生偏倚的重要环节,这些环节与研究计划之间存在差异,会不同程度地歪曲研究的真实情况。因此,在整个研究设计和实施过程都必须严格遵循相应规范和执行标准,尽可能避免或减小偏倚,以免产生误导性的结论。偏倚种类很多,根据偏倚来源及产生的阶段常常可划分为选择偏倚、信息偏倚和混杂偏倚三大类,具体内容参见相关章节。

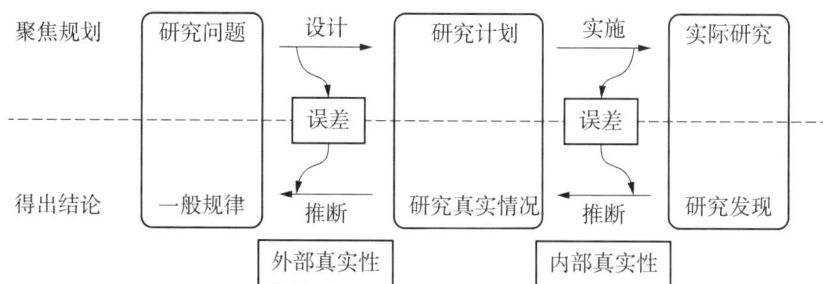

图 11.4　临床研究推断过程中的真实性问题

二、临床研究统计学基本原则

假若把临床研究的结构和功能要素看作研究设计的"躯体",那么实现临床研究求真目的所需遵循的统计学设计原则可视为临床研究设计的"灵魂"。针对具体临床问题开展临床研究设计时,除了从临床专业角度仔细考虑之外,还需从统计学专业角度审慎考虑,主要包括统计学设计三大原则:对照、重复与随机。

(一) 对照

统计学核心思想之一是比较,比较就需要设置参比对象,即对照组或参照组。设置对照(control)的主要目的是提供未接触暴露或接受干预措施之前研究对象的基础水平、控制非暴露因素或非干预措施(如疾病客观自然进展史、患者或研究者主观期望等其他因素)对研究结局造成的影响。对照组除暴露或干预措施外,其余条件和相关因素应与研究组保持一致或没有明显差异,往往体现在除研究因素外,其余因素在组间没有统计学上的差异。

对照的种类和来源取决于研究目的和研究设计类型。观察性研究中,病例对照研究的对照组可来源于医院、一般人群、亲友家属、同一社区或团体人群等；队列研究要求暴露人群来源于目标人群，体现在非暴露对照组与暴露组的基线具有可比性。临床试验的对照组设置复杂多样，除可比性要求外，还需满足同步、专设等条件。其常见的对照类型包括空白对照（blank control）或安慰剂对照（placebo control）、阳性对照（active control）、自身对照（self-control）、量效关系对照（dose-response control）、多重对照（multiple control）等。

（二）重复

可重复性是科学研究的基本准则，可重复和可重现的研究才能得到可信和可靠的结论。基于不同视角，临床研究中常说的重复应包括三层含义。

（1）针对单项研究本身所需要重复的样本量：研究对象的个体变异性是临床研究的重要特点。患者的个别现象不能代表整个患者群体的普遍规律。为了鉴别偶然性和普遍规律，临床研究要重复观察一定数量的相互独立的研究对象，而样本量取决于效应值大小、变异程度、研究把握度及对假阳性错误的控制水平。各研究设计类型的样本量计算涉及的参数略微不同，具体见本书或相关教材相关章节。

（2）同一问题，一项研究能被其他独立研究所重复：这里的重复并非完全复制一项研究，而是指针对同一临床问题，两个以上独立研究之间的结论是否一致。例如，对于企业创新药物注册申请，美国 FDA 通常要求申办者提交相对独立的两个关键临床试验证据，确保上市药物安全及有效。又如，每年有大量学术论文公开发表，当其他独立研究者不能重复研究结果，相应论文被期刊撤稿的事件已屡见不鲜，可见不能对已发表的结果一概信以为真，可重复才是鉴别真伪的试金石。

（3）单项研究自身的分析结果能够被重现：针对同一研究的原始资料，作者本人和第三方均能通过相应数据分析工具生成相同的结果，可达成一致结论。这层重现性含义也越来越受学术界认同。

一般来说，针对同一临床问题，若采用相同的研究类型，则样本量越大的研究，结论越具说服力，证据强度越高；针对同一原始研究资料和统计分析方法，一项研究能被重现，意味着该研究结论的可接受程度越高；一项研究能够被同类研究所重复，意味着该研究生成的结果和达成的结论具备真实性和稳健性。

（三）随机

随机（random）是指在选取样本时，总体中任意一个个体都有预设的概率（通常是同等机会）被抽取进入样本；或在分配干预措施前，纳入的所有受试者中的任意一名受试者都有相应的机会被分入任一处理组中。贯彻随机化原则能减少选择偏倚，保障样本具有极好的代表性，使研究结论更好地外推至研究总体；可使各组受试对象在重要的非试验因素（如混杂因素）方面具有极好的均衡性，提高临床研究组间可比性；随机化使得随机误差的量化成为可能，奠定统计学分析的前提。

观察性研究中的随机化多见于横断面研究中的抽样调查、病例对照研究以及队列研究中研究组与对照组的选取阶段。观察性研究常用的随机抽样方法包括简单随机抽样（simple random sampling）、系统抽样（systematic sampling）、分层抽样（stratified sampling）、整群抽样（cluster random sampling）以及多阶段抽样（multistage sampling）。

随机分组是随机对照试验中随机化原则的体现。临床试验中常见的随机化方法包括常规随机化方法(例如简单随机化、区组随机化、分层随机化以及分层区组随机化)和动态随机化方法。具体随机化分组方法详见相关教材章节。

由上可见,临床研究的设计和实施过程中贯彻统计学原则至关重要。建议临床研究者在临床研究的设计阶段就要咨询统计学专家或联合统计专业人员参与项目。

三、临床研究规范性要求

科学性和伦理性是开展临床研究两个最基本的要求。充分理解前述临床研究构成要素及切实贯彻统计学基本原则,才能最大程度确保研究结论的真实可靠。同时,临床研究必须在相关伦理要求、监管法规和技术指南指导下规范开展,临床研究相关工作人员必须严格遵循相应的规范要求和管理制度,承担相应职责和履行相应义务。临床试验是设计实施严格、规范化程度高的临床研究类型,以下主要以临床试验为例介绍科学性要求之外的相关规范性要求。

(一)伦理要求

确保临床试验设计科学性和数据采集质量外,受试者的生命安全和权益保障是临床研究最基本和首要的原则。在研究设计和实施阶段都要面对医学伦理问题,研究各方严格遵循伦理相关规范和条例,才能妥善处理临床研究过程产生的伦理问题,确保临床研究得以顺利开展。表 11.4 概要列出了国内外针对临床研究的伦理问题的规章和条例,相关详细内容参见文献。

表 11.4　国内外临床试验相关伦理规范概览

国际	
1964 年	纽伦堡法庭制定作为国际上进行人体试验的行为规范,即《纽伦堡法典》 18 届世界医学大会上,关于人体试验的第二个国际文件——《赫尔辛基宣言》颁布,其比《纽伦堡法典》更加全面、具体和完善
1982 年	WHO 和国际医学科学组织委员会联合发表了《人体生物医学研究国际道德指南》
2013 年	第 64 届世界医学大会,于巴西的福塔雷萨颁布了《赫尔辛基宣言》的最新版本
国内	
2007 年	颁布《涉及人的生物医学研究伦理审查办法(试行)》
2010 年	国家药监局颁布《药物临床试验伦理审查工作指导原则》
2016 年	公布新版《涉及人的生物医学研究伦理审查办法》,新增知情同意、监督管理和法律责任内容
2019 年	中国医院协会组织专家制定《涉及人的临床研究伦理审查委员会指导原则》
2020 年	新修订的《药物临床试验质量规范》(GCP),将伦理委员会专列一章,并强调其职责

(二)监管要求

国际现行的临床试验质量管理规范主要包括:人用药品注册技术要求国际协调会(ICH)颁布的 ICH - GCP 和欧盟颁发的《欧盟临床试验法规》。1989 年欧共体、美国、日本三方政府药品注册管理部门和药品生产研发部门协商成立了"人用药品注册技术要求国际协调会(ICH)"。1996 年,为遵循从患者利益出发的原则,尊重科学技术的规律,ICH 颁布了临床试验药品质量、安全性和有效性共同技术文件——ICH - GCP。2001 年,欧盟(EU)为协调成员国之间的药物临床试验监管颁布了临床试验指令(Dir. 2001/20/EC),其代表欧盟临床试验一致性要求的重要里程碑。为了提高药品临床试验的效率和透明度,并确保试验参与者的安全标准,自 2022 年 1 月 31 日起欧盟成员国开始实施新的欧盟临床试验法规(EU CTR),由欧盟药品管理局(EMA)建立和维护临床试验信息系统(CTIS),协调整个欧盟对药品临床试验的评审和监管流程。

我国颁布的主要规范包括:2003 年和 2016 年分别颁布的《药物临床试验质量规范》(GCP)和《医疗器械临床试验质量管理规范》,分别对药物和医疗器械相关的临床试验进行指导,以达到规范临床试验的目的。国内外临床试验质量管理规范和相关条例的最新修订内容见表 11.5。

表 11.5　国内外临床试验管理规范概览

国际	
1996 年	人用药品注册技术要求国际协调会(ICH)颁布 ICH - GCP,要求临床试验必须按照其开展
2001 年	欧盟颁布第一部完整人用药品临床试验指令 Dir2001/20/EC
2014 年	欧洲议会和理事会颁布的《欧盟临床试验法规》(第 536/2014 号)取代了第 2001/20/EC 号欧盟指令,并对在该地区开展临床试验的方式做出了改进
2019 年	最新修订版 ICH - GCP E6(R3),更加适用于多样化的临床试验类型及药品监管和相关医疗数据
国内	
2002 年	颁布《药物注册管理办法(试行)》
2003 年	《药物临床试验质量规范》(GCP)和《药物临床试验机构资格认定办法(试行)》颁布
2016 年	《医疗器械临床试验质量管理规范》,自此我国医疗器械临床试验开始有统一的管理规范可循
2019 年	国家药监局制定《药物临床试验机构管理规定》,申明开展临床试验机构应具备的条件;国务院颁布《中华人民共和国人类遗传资源管理条例》提及相关临床试验的规范要求
2020 年	《药物注册管理办法》新修订,凡在中华人民共和国境内以药品上市为目的的活动均遵循本办法;《药物临床试验质量规范》(GCP)新修订,旨在深化药品审评审批制度改革,鼓励创新,进一步推动我国药物临床试验规范和提升研究质量

(三) 透明化要求

除了上述临床研究过程中必须遵循的伦理和监管要求外,近年来临床研究透明化也愈发得到重视,首先是临床试验透明化要求。从临床研究发展历史可知,既往存在隐瞒上报相关研究资料(如不利结果)、选择性发表(发表阳性结果)、RCT 知识缺陷、错误理解研究方法的资料等问题。这些问题会导致人为拔高证据级别、干扰对干预措施疗效的评价、误导临床决策导致浪费医疗卫生资源,更严重者可能引起加重病情、危害生命等不良后果。因此,临床试验透明化要求临床试验开始前应当在相关临床试验登记与信息公示平台向公众展示相关研究概要信息。

临床试验透明化是临床研究领域里诞生的最重要的革命性理念之一,对全球临床医学研究产生了和正在产生深远影响。临床试验透明化理念形成于 2000 年前后,意指将临床试验相关信息全部公之于众。透明化并非仅针对临床试验,当前医学领域的各大著名期刊同样要求观察性研究文章预先注册登记及提供研究原始数据。临床试验透明化主要包括三层内涵(图 11.5):临床试验注册(trial registration)、结果报告(results reporting)、共享原始数据(individual patient data sharing,IPD)。

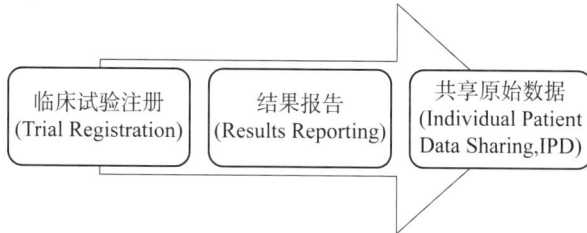

图 11.5　根据临床试验开展顺序划分临床试验透明化涵义

1. 临床试验登记注册

　　临床试验注册是指通过共享平台将研究者感兴趣的临床研究问题进行记录并向公众公布研究方案信息及试验结果。WHO 指出,所有干预性试验的注册均是一种科学、伦理和道德责任。临床试验注册工作的开展,能够及时共享研究信息,研究者能够了解既往同类研究的信息,避免人力与物力的浪费;而且临床试验注册制度增加了研究结果的透明度,保证研究结果的真实性和科学性的同时增加了对研究的监督力度,符合伦理要求,也有利于二次研究的开展。

　　1970 年,美国首次提出了临床试验注册的概念;1977 年,全球首个临床试验注册中心成立;2005 年,中国临床试验注册中心(Chinese Clinical Trial Registry,ChiCTR)建成;国际医学期刊编辑委员会(International Committee of Medical Journal Editors,ICMJE)要求所有的前瞻性临床研究都要在纳入第 1 例研究对象之前在 WHO ICTRP 的一级注册平台和ICMJE 认可的注册机构(包括美国 https://ClinicalTrials.gov)进行注册。同年 7 月 1 日起,其成员期刊只发表在公共临床试验注册机构注册了的临床试验论文。现如今,全球已建立几百个临床研究的注册机构。在我国,相关登记平台包括:医学研究登记备案信息系统,药物临床试验登记与信息公示平台,以及系列临床研究登记注册平台。表 11.6 介绍了目前主要的临床试验注册平台和官网信息。

表 11.6　主要临床试验注册平台或机构及官网信息

ICMJE 认可的注册平台	官方网站
WHO 一级注册平台	
Australian New Zealand Clinical Trials Registry(ANZCTR)	https://www.anzctr.org.au/
EU Clinical Trials Register(EU-CTR)	https://www.clinicaltrialsregister.eu/
ISRCTN Registry(BioMed Central Ltd.)	https://www.isrctn.com/
中国临床试验注册中心(ChiCTR)	https://www.chictr.org.cn/
国际传统医学临床试验注册平台(ITMCTR)	http://itmctr.ccebtcm.org.cn

（续表）

ICMJE 认可的注册平台	官方网站
其他机构	
美国国家医学图书馆(NLM)	https://clinicaltrials.gov/
药物临床试验登记与信息公示平台(药监局)	http://www.chinadrugtrials.org.cn/
医学研究登记备案信息系统(卫健委)	https://www.medicalresearch.org.cn/
UMIN Clinical Trials Registry (UMIN-CTR)	http://www.umin.ac.jp/ctr/index/htm
EudraCT	https://eudract.ema.europa.eu/

注：中国临床试验注册中心（四川大学华西医院）；国际传统医学临床试验注册平台（中国中医科学院和中医药循证中心）：包括中医、针灸、推拿、草药、阿育吠陀、顺势疗法、尤那尼医学、补充和替代药物等（不限制地域及国别）；NLM：National Library of Medicine（美国国家医学图书馆）；药监局：国家药品监督管理局（药品审评中心）；卫健委：国家卫生健康委员会（科技教育司）。

临床试验启动阶段在伦理审核同时，需要及时在上述平台或机构按照相关程序开始和完善临床试验的注册登记。以在中国临床试验注册中心进行注册为例，主要的注册程序包括：①在 ChiCTR 网站上建立申请者账户；②登录进入用户页面，点击"注册新项目"；③填写注册表，完成后提交；④等待审核（审核完成前均可修改）；⑤提交相关材料（伦理审查批件复印件、研究计划书全文、受试者知情同意书等）；⑥审核完成后，获得注册号。在其他平台注册步骤略有差异，有兴趣的读者可以登录相关网页了解。对于已经在医学研究登记备案信息系统中登记的研究，相关信息将在最终审核后同步至中国临床试验注册中心（详见第十七章　临床试验实施与转化医学研究）。

2. 结果报告

2005 年，世界卫生组织国际临床试验注册登记平台的建立后，在平台上保存有关试验的注册信息是将试验结果发表在许多医学期刊上的一个条件。为避免临床试验申办方可能根据试验结果选择性公布试验结果，2015 年 4 月 14 日，由世界卫生组织（WHO）公布《公开披露临床试验结果的新声明》，要求临床试验结果必须在公开的、免费访问的、可搜索的临床试验登记册中披露。2017 年 5 月 18 日，一些世界上最大的医学研究资助国家和国际非政府组织就新标准达成一致，要求其资助或支持的所有临床试验必须进行登记，结果必须公开披露。

临床研究的结果报告自然也有其统一的规范和格式。CONSORT 和 STROBE 分别为临床试验和观察性研究的结果报告标准规范。有兴趣的读者可以登录相关网页（https://www.equator-network.org/）阅读和下载相关研究的报告规范文件。

3. 共享原始数据

临床研究的原始数据（individual patient data，IPD）广义上是指某项临床研究开展过程中涉及的所有未经统计分析处理的数据。就临床试验而言，原始数据主要是指受试者个人信息、测量数据及试验流程管理数据。共享原始数据指除受试者个人隐私信息外，共享试验的结果测量数据及试验流程管理数据。

共享 IPD 的作用包括：①数据的再分析；②检验衍生假设（secondary hypotheses）；③开发和评估新的统计分析方法；④教学；⑤有助于设计将来的试验；⑥Meta 分析；⑦预防可能的错误、欺诈和选择性报告结果。除此之外，IPD 的共享还有利于重建医学研究的公信度、促进医疗技术的推广以及提高社会公众对临床试验的参与度。表 11.7 汇总了共享原始数据的发展概况。

表 11.7 共享原始数据的发展概况

年份	发 展 概 述
1901 年	英国著名学者 Francis Galton 提出共享数据的目的包括核实研究的真实性,验证研究结果的有效性和可重复性
2007 年	美国国立卫生研究院的国家心、肺和血液研究所建立的生物样本和数据储存信息协作中心将该研究所立项资助的 100 多个项目数据向公众开放共享
2014 年	Hopkins 等对 45 个英国公共临床试验单位进行调查发现: ① 仅一半 CTU 回答了关于共享临床试验数据问题,其中部分制定了相应政策; ② 多数支持在管控下共享,但需提前申请; ③ 基本上均不支持完全公开获取
2018 年	Johnson & Johnson 与耶鲁大学公开数据共享计划协议(the Yale University open data access,YODA)的发表允许第三方获取他们的试验数据

共享 IPD 的提出和正在形成的规则或制度,体现了医学研究者和医学从业者最高尚的人文精神和人性中最美好的无私奉献精神,是临床试验变革中具有决定性意义的关键一环。经过了十几年的发展,IPD 也已被国际上各大医学研究组织推行并纳入相应条例(表 11.8)。

表 11.8 共享原始数据(IPD)推行大事年表

年份	具 体 事 件
国际	
2015 年	美国临床试验注册中心率先将 IPD 计划列入临床试验注册内容
2015 年 8 月	WHO ICTRP 发布的关于 IPD 申明:鼓励和支持共享临床试验原始数据
2016 年 1 月	ICMJE 发布关于 IPD 的倡议,要求在临床试验注册时提供关于共享原始数据的计划,包括开放共享时间和途径
2016 年 6 月	WHO 发表临床试验透明化联合声明,要求临床试验结果数据上传至注册机构共享
2023 年 1 月	美国国立卫生研究院(NIH)发布《数据管理与共享政策》,要求所有由 NIH 资助的研究项目都必须制定并公开其原始数据,促进科学数据的共享
国内	
2007 年	成为世界卫生组织一级注册机构至今,中国临床试验注册中心完成临床试验注册、临床试验公共管理平台(ResMan),包括临床试验数据采集和管理系统以及原始数据共享平台(IPD Sharing Platform)的完整体系的建立。成为面向全国和全球的包括注册信息、试验结果数据、试验原始数据的临床试验信息源

第三节　临床研究的实践

临床研究属于科学研究的范畴,其开展过程遵循着一定的原则和规范。为确保研究的准确性和可靠性,研究者需遵循科学的设计、规范的实施和严谨的数据分析,最大限度地控制偏倚和其他潜在误差,从而提高研究的可信度和应用价值。

一、临床研究流程概述

临床研究的开展有章可循,其基本流程包括:确定研究目的或假设、研究方案的设计、实施临床研究、数据管理与统计分析、以及结果报告(图 11.6)。

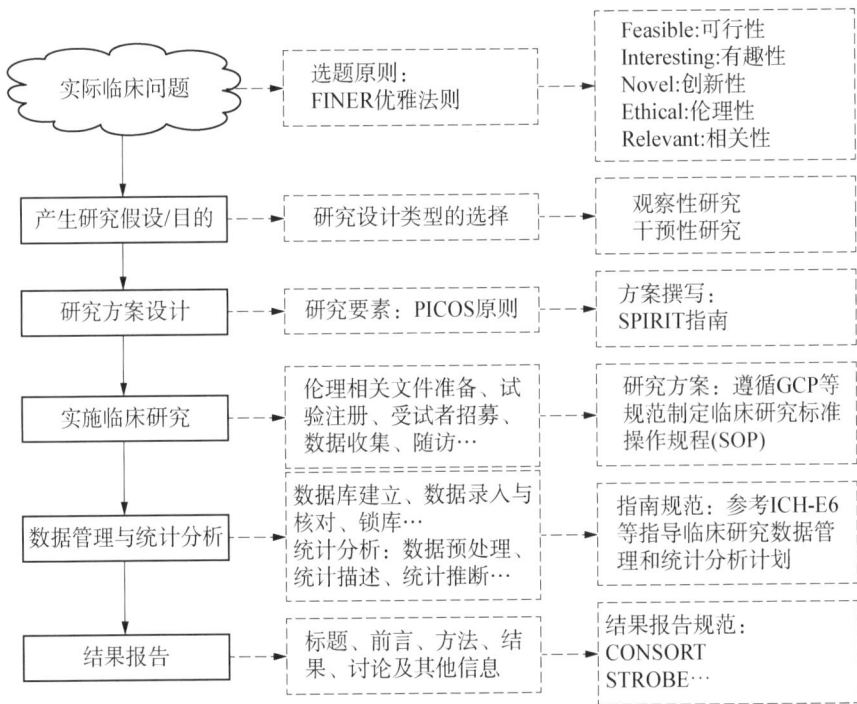

图 11.6　临床研究的基本流程

临床研究的假设和目的往往源于实际临床问题(病因、诊断、治疗、预后以及预防等问题),而且是具体明确、可操作和可验证,建立在科学选题的基础上。一个好的研究选题应该包含五个基本特征(FINER):可行性(feasible)、趣味性(interesting)、创新性(novel)、符合伦理(ethical)、相关性(relevant)。选题敲定后,根据是否主动干预,临床研究设计类型选择干预性或观察性研究。接着,参照 PICOS 原则和 SPIRIT 方案撰写指南,设计详细临床研究方案(clinical research protocol),继而严格按照既定方案开展临床研究。具体各类型临床研究的设计和实施流程参见本书相关章节。结果报告的相关内容,在临床试验透明化要求中已阐述。以下概要性简介临床研究的数据管理和统计分析。

二、数据管理和统计分析

在临床研究中,数据是一系列临床事实的记录。临床研究的数据管理是科学严谨的临床研究过程、真实可靠的资料收集、安全有序的资料存放以及真实可信的研究结论形成的保障。数据管理是指通过计划、实施步骤的制定和质量控制的执行,保证数据的真实和信息的价值。临床研究项目团队需要共同努力、通力协作获取真实完整、准确可靠的临床研究数据。高质量临床研究数据基于规范化的数据管理工作,需要遵守相关条例和规定。现行的法规和规范参见表 11.9。

表 11.9　国际和国内数据管理现行法规和规范

年份	法规、规范名称
国际	
1996 年	人用药品注册技术要求国际协调委员会的药物临床研究质量管理规范(ICH E6 GCP)
2000 年	《良好的临床数据管理规范》(Good Clinical Data Management Practice)
2007 年	美国 FDA 颁布《临床试验中使用的计算机化系统的指导原则》
2021 年	WHO 发布了第 55 届药物制剂规范专家委员会(ECSPP)技术报告 1033(TRS 1033);其适用范围扩大到诸如病媒控制产品。增加有关数据管制、数据传输和计算机系统内容,质量风险管理控制及有关数据审核和批准
国内	
2015 年	临床试验数据管理质量评价指标体系、数据管理的相关文件及记录清单数据管理计划的结构与内容
2016 年	药物临床试验数据管理与统计分析的计划和报告指导原则、药物临床试验的电子数据采集技术指导原则、药物临床试验数据管理工作技术指南
2020 年	《药物临床试验质量管理规范(GCP)》(2020 年修订版)

观察性研究暂无统一的数据管理方面的成文规范,因此本节主要介绍设计更加严格的临床试验的数据管理内容。临床试验数据管理和基本流程主要内容包括以下几部分(图 11.7):病例报告表(CRF)的设计与填写、数据库的设计、数据接收与录入、数据核查、数据质疑的管理、数据更改的记录、医学编码、试验方案修改时的 CRF 变更、实验室及其他外部数据、数据盲态审核、数据库锁定、数据备份与恢复、数据保存以及数据保密及受试者的个人隐私保护等内容,各部分具体内容有兴趣的同学可以下载和阅读《药物临床试验数据管理工作技术指南(2016)》以及 WHO 发布的第 55 届药物制剂规范专家委员会(ECSPP)技术报告 1033(TRS 1033)——《数据可靠性指南》。

数据管理要求按照管理学的原理建立起一个体系,即数据管理系统,旨在全面审视并细致管理那些可能影响数据质量、完整性及准确性的多维度因素与流程环节。通过设定明确的控制机制与标准操作流程,确保每一环节、每一因素均能在既定的框架内运行,实现数据的全程可控与可追溯,使临床研究数据始终保持高度的可靠性与可信。同时,确保研究参与者隐私信息的安全性和机密性。临床研究领域的数据管理工具,可以是台式电脑上运行的专门软件系统,代表性的免费软件如 Epidata。随着移动互联网和云计算技术的不断发

```
                    ┌──────────────────────┐
                    │  临床研究协调中心       │←──────────┐
                    │ (数据录入/质疑处理)     │           │
                    └──────────────────────┘           │
          ┌──────────┬──────────┼──────────┐           │
     ┌────────┐ ┌──────────┐ ┌──────────────┐ ┌────────┐  │
     │ 医学编码 │ │数据一致性核查│ │自动/人工数据核查│ │ SAE核查 │  │
     └────────┘ └──────────┘ └──────────────┘ └────────┘  │
          │          └────────┬──────────┘      │        │
     ┌────────┐               │         ┌──────────────┐  │
     │ 医学核查 │←─────────────┼────────→│ 数据核查(统计师)│  │
     └────────┘               │         └──────────────┘  │
                       ┌─────────────┐                     │
                       │  数据有无     │     有    ┌────────┐ │
                       │  任何疑问     │─────────→│ 数据质疑 │─┘
                       └─────────────┘           └────────┘
                              │无
                    ┌──────────────────────┐
                    │ 数据库锁定，数据核查报告  │
                    └──────────────────────┘
     ┌──────────┐  统计分析  ┌──────────────┐
     │ 统计分析报告│←─────────│ 揭盲，数据递交   │
     └──────────┘           └──────────────┘
```

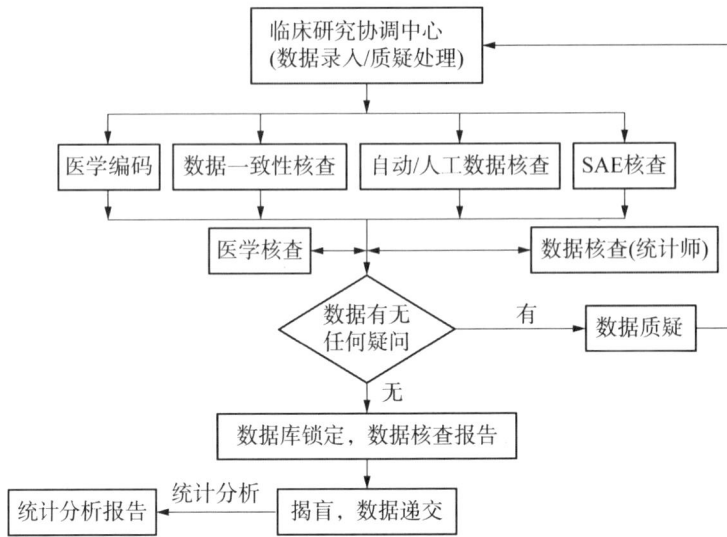

图 11.7　临床试验数据管理基本流程

展,数据管理系统将更加注重移动化和云端化。研究人员可以通过移动设备随时随地访问系统,使数据录入和管理工作更加便捷,更有效地支持多中心临床研究的开展。目前,临床研究常用的免费开源的临床研究电子数据采集(Electronic Data Capture,EDC)系统是基于美国范德堡大学团队开发的 Research Electronic Data Capture(REDCap)。

　　数据的统计分析内容包含数据清洗或预处理、统计描述及统计推断等。真实临床研究环境中获得的数据很多是杂乱无章的,统计分析之前,统计人员需要对数据进行一系列清洗和处理。经过预处理的数据,才可用于后续的统计分析。统计描述的目的是将繁杂的数据进行初步的整理分析,以图形或表格方式呈现数据分布特点,是之后推断性分析的基础。统计推断是研究如何利用样本数据来推断总体特征的统计方法。数据统计分析方法的具体内容可见本书相关章节。

(谢金亮　王炳顺)

第十二章 观察性研究概况

根据研究者是否主动施加干预措施获取研究数据,临床研究可以明确分为观察性研究和干预性研究两大研究类型。观察性研究作为系统性研究的基石,旨在初步探索研究因素与感兴趣结局之间的潜在关联,促进形成明确的科学假设,为后续干预性临床试验奠定实证基础。本章节首要任务是全面阐述观察性研究的基本概念,及其多层次、多维度的分类体系,随后引导读者进入真实世界研究领域,解析其数据来源、设计架构和研究流程,以及真实世界证据评估方法。观察性研究的数据范畴广泛,除了来自临床专病队列、疾病登记注册研究这类前瞻性随访研究,也涵盖了历史资料,如病历档案中的丰富资源,以及医疗相关业务活动中自然累积的海量数据。因此,本章还将剖析医学大数据的特性,展现数据驱动型研究从数据采集、处理至分析的全流程,展望以机器学习为代表的人工智能分析技术在医学大数据分析中的应用前景。

第一节 观察性研究基础

一、观察性研究特点

临床观察性研究又称非干预性研究,是在实际临床诊疗的现实情境下,研究者不对研究对象人为主动施加干预,而是类似旁观者通过直接观察和客观记录相关研究因素的暴露情况(如人口学特征、生物标志物或临床用药等情况)和结局(如发病、死亡及康复等情况),并根据研究目的和具体设计类型,选择适当的统计分析策略,获得疾病危险因素、诊断以及预后等方面的初步研究证据的科研活动。相比主动实施干预的随机对照临床试验,观察性研究具有如下几方面特点。

(1)非干预性:研究者不对研究对象施加任何外部干预或处理措施,而是在自然状态下对研究对象的行为、特征、健康状况等进行客观观察和记录。

(2)数据来源多样性:观察性研究的数据来源广泛而多样。这些数据可能来自专项科研项目或健康调查、医疗机构的病历记录、公共卫生监测系统、医疗保险及人口普查数据等,特别是现代电子病历记录和大数据技术的应用进一步丰富了数据来源。

(3)研究设计与方法学灵活性:观察性研究具有多种亚型设计,可以根据研究目的和现实可行性,选择合适的研究设计进行数据收集,结合描述性统计和推断性统计方法,对数据进行分析和解释。

(4)因果推断局限性:观察性研究最大价值在于提供了初步研究证据,尽管能够揭示暴露因素与健康状况之间的关联性,然而,相对于随机对照临床试验,观察性研究更容易受到选择偏倚、信息偏倚和混杂偏倚的影响,有些观察性研究难以明确暴露因素与结局之间的时间顺序,在确定因果关系方面存在一定的局限性。

(5)较强外推性:观察性研究通常在真实世界的临床环境中开展,反映自然情境下真实的临床实践,结果更容易推广到一般人群。观察性研究的设计和实施相对灵活,可以更好地适应不同的临床情境和人群特征,相对于入排标准严格、干预措施和结果评估标准化等较为理想情况下开展的随机对照临床试验,观察性研究能够纳入更广泛的患者群体,样本更具代表性,结果和结论具有更高的外部有效性。

观察性研究与随机对照试验各有其独特的优势和局限性,适用于不同的研究目的和情境。1982年,Sacks及其团队系统比较了50项随机对照试验(RCTs)与56项观察性研究的成果,最终发现观察性研究倾向于夸大治疗效果的现象,这一发现引发了关于观察性研究证据质量可靠性的广泛争议。然而,随后的学术探讨中,有学者指出该团队所涉及的56项观察性研究对照组选择不当,从而影响了整体结论的可靠性。进入21世纪,Concato J等人在《新英格兰医学杂志》上发表了重要研究,他们通过对比分析发现,与相同主题的RCT相比,那些设计严谨、分析规范的观察性研究并未显示出高估治疗效果的倾向。这一发现挑战了先前普遍存在的偏见,即所有观察性研究的证据质量均不及RCT。鉴于此,有必要厘清观察性研究的具体分类和相应特点,在设计、实施和分析中取长补短加以优化,提升观察性研究的应用价值。

二、观察性研究分类

根据研究设计阶段是否设置对照组,观察性研究可分为描述性研究和分析性研究。描述性研究主要用于描述暴露因素或疾病分布,目的是提供病因线索或形成研究假设,为后续的研究奠定基础。分析性研究通常是在描述性研究基础上探讨和检验病因假说。

(一)描述性研究

描述性研究(descriptive study)是开展系统性临床研究的基础,主要是对疾病(或健康状态)的群体特征进行系统和精确的测量和描述,通过比较不同群体的分布特征差异,获得研究线索,提出病因假设。不同的情境下,描述性研究有相应分类和不同称谓,有的在内容上相互交叉、具有一定重叠或者只是不同情境下的同义语。根据基本研究单位是个体还是群体的不同情形,描述性研究可分为两大类(图12.1):以个体为单位进行研究的个案报告、病例系列报告、横断面研究、疾病监测,以群体为最小研究单位的生态学研究。

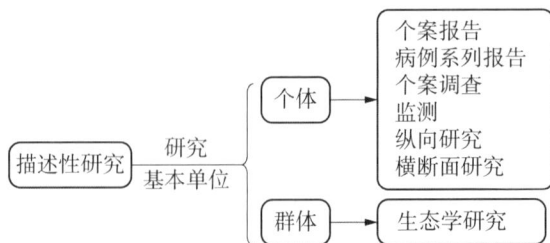

图 12.1　描述性研究类型示意图

1. 病例报告与病例系列报告

（1）病例报告（case report）：是指针对罕见或少见疾病的病例个体，对个体的疾病情况进行详细描述和分析，通常包括病史、症状体征、实验室检查、诊断和治疗过程等方面的内容。目的是向医学界提供新的疾病案例临床表现、诊治过程和预后，促进对疾病认识的交流，生成或扩充新的医学知识，并为进一步的研究提供线索。病例报告具有个体化和独特性，属于定性研究范畴，是医学文献中最小的可发表形式，需要参照相关指南（CARE）严格规范其一致性和完整性。

（2）病例系列报告（case series report）：是在一个报道中集中报告数个病例，即对临床实践中积累的大量工作经验进行总结，描述共同特征或问题，属于回顾性研究的范畴。单个罕见病例的报告可能并不能激发进一步的研究，而多个罕见病例的系列报告能够组成病例-对照研究的病例组，从而推动疾病的病因研究。

2. 横断面研究与纵向研究

（1）横断面研究（cross-sectional study）：是指在特定时点（或时期）和特定范围内，收集某特定人群中的疾病（或健康状况）和有关因素（暴露因素）的相关信息并描述其分布状况，量化这些因素与疾病之间的关联强度，为进一步的病因研究提供初步线索。横断面研究收集的资料一般不包含既往信息，也不涉及追踪随访未来资料，因而也被称为现况研究。由于横断面研究是描述性研究的主要类型，随后将进一步重点阐述。

（2）纵向研究（longitudinal study）：是指对某病患群体追踪描述其分布情况，以了解其分布趋势和观察其自然史为目的的描述性研究。与横断面研究相比，纵向研究能够提供更加详细和全面的数据信息，可以揭示疾病的发展规律和变化趋势。由于纵向研究的实施周期往往较长，需要对研究对象进行多次观察和跟踪，因此需要更多人力、物力、财力的投入。

3. 个案调查和监测研究

为了揭示某些疾病例如重大传染性疾病的暴发规律和分布特征，为疾病的预防和控制提供科学依据，公共卫生工作中描述性研究又常分类为个案调查和监测研究，是流行病学调查研究的重要工具。

（1）个案调查（case investigation）：指对一组或一类病例进行详细的调查和分析，以第一时间了解其共同特点、疾病的发生情况和发病相关的环境因素等流行病学特征。个案调查往往涉及突发公共卫生事件所涉多个病例的收集和数据分析，具有一定群体化和统计性。

（2）监测（surveillance）：是指对疾病形成原因、形成环境、形成过程以及疾病之间相互作用及因果关系的监控过程。疾病监测的意义在于科学掌握疾病从量变到质变的关键时间点和干预点，为实现预防重大流行性疾病发生提供科学依据，包括主动监测和被动监测两种形式。

4. 生态学研究

生态学研究（ecological study）是以群体为研究基本单位，初步评估暴露因素与研究疾病之间关联的研究，为进一步研究提供粗线条式的线索。例如，公共卫生研究中的基本研究单位常常是地区、省市或国家级别。主要研究方法是描述暴露因素在不同人群间分布情况和疾病的频率，分析暴露因素与疾病的关联。生态学研究包括生态比较研究（ecological comparison study）和生态趋势研究（ecological trend study）。前者就是通常意义上的生态学研究，而生态趋势研究通过连续观察，侧重比较暴露因素平均水平和疾病发生率（或死亡率)两者变化趋势的一致性,分析两者间的联系。生态学研究需要注意避免错误推理,即将群体水平的特征直接应用于个体水平的推断时所发生的生态学谬误(ecological fallacy)。换言之,当我们试图根据在群体层面收集的数据得出关于个体的结论时,会发生生态谬误。如果想得出关于个体层面的结论,需要基于个体层面收集的数据。

(二) 分析性研究

在研究设计阶段便精心构建对照组的观察性研究归类为分析性研究。相对于那些通常不预设对照的描述性研究,分析性研究能够更有效地探讨暴露因素与结果之间的关系。分析性研究经典的类型包括病例对照研究和队列研究,后来结合实际需要,陆续出现许多衍生类型,例如嵌入在队列研究中开展的巢式病例对照研究。分析性研究在公共卫生和社会科学等多个领域内发挥着重要作用,后续章节会进一步介绍病例对照研究和队列研究,以下先进行概述。

1. 病例对照研究

病例对照研究是一种回顾性研究设计,研究者从已知的结局(如疾病)出发,回顾性调查可能的暴露状况,通过比较互斥的两种结局人群(例如病例组与对照组)在过去某个或多个暴露因素上的差异,来推断暴露因素与结局之间是否存在关联的研究方法。由于是回溯性地收集数据,通常实施较快且成本较低,适用于研究罕见疾病或疾病潜伏期较长的情况。然而,病例对照研究容易受到选择偏倚和信息偏倚的影响,尤其先果后因的固有时序劣势,难以确定暴露与结果之间的因果关系。

2. 队列研究

队列研究是一种前瞻性研究设计,研究者从一个明确界定的健康人群(即队列)开始,常常根据是否暴露于某个特定因素将其分为暴露组和非暴露组,跟踪观察两组人群在一定时期内的结局(如疾病发生)情况,比较两组间结局发生率的差异,以评估暴露因素对结局的影响。由于是前瞻性设计,能够更好地确定暴露与结果之间的因果关系,适用于研究常见疾病和多种暴露因素的影响。然而,队列研究周期长,成本较高。在队列的选择和维持过程中,要应对人群迁移和失访等问题的挑战。

病例对照研究和队列研究作为分析性研究的两大支柱,各有其独特的优势和局限性。临床研究者应根据研究目的、资源条件及研究对象等因素,灵活选择并优化相应研究设计。

第二节 横断面研究

一、横断面研究特点

前面简要介绍了横断面研究概念,就测量指标而言,横断面研究通常以患病率描述特定时间内调查群体的疾病分布和患病情况,故也称为患病率研究(prevalence study)。经典的横断面研究通常具备以下特点:

(1) 横断面研究在资料处理和统计分析前一般不设病例组和对照组,在资料处理和统计分析阶段才根据暴露(或特征)的状态或是否患病等结局情况进行分组比较。

(2) 横断面研究的资料收集是在特定观察时段内完成的,收集的资料既不属于既往暴露史,也不是追踪未来一段时间疾病和暴露因素的情况。

(3) 由于可能存在幸存者偏倚和无法判断因果时序,横断面研究难以确定因果联系:①在横断面研究中,研究对象一般都是存活期较长的患者,即存在幸存者偏倚。②横断面研究揭示的是某一时点(或时期)断面暴露与疾病的情况,接触暴露与疾病发生的时间先后顺序无法确定。

二、横断面研究设计要点

前期设计严谨的研究方案是横断面研究顺利开展的基础。一项完整的横断面研究方案主要包括但不局限于以下部分:研究目的、研究类型、研究对象、调查内容及方法、质量控制和数据的统计处理。

(一) 确定研究目的

根据研究背景资料,了解研究者期望解决的问题,以确定研究开展的目的和应用。根据横断面研究的特点,其主要应用概括如下:①了解目标群体中研究因素和疾病的分布情况;②提供疾病病因研究的线索;③确定高危人群;④评价防治措施的效果;⑤用于疾病监测。

(二) 确定研究类型

研究目的决定横断面研究的类型,根据涉及研究对象的范围可分为普查(census)和抽样调查(sampling survey)。普查是以某特定时空内所有个体或单位为调查对象而专门组织的一项系统全面的横断面研究。而抽样调查是一种通过从总体中选择一部分样本来推断总体特征的方法。抽样调查的主要特点为:①以目标人群的一个代表性样本为研究对象;②研究目的是以样本研究结果推断未知总体情况;③调查范围小,利于节省资源和细致工作;④不适用于低患病率疾病研究,研究设计和统计分析较复杂。抽样调查是横断面研究常用的研究类型,后续主要介绍抽样调查的设计要点。

(三) 确定研究对象

研究类型确定后,研究者需要明确调查的对象,包括确定目标人群、具体纳入与排除标准、抽样方法和样本含量。

1. 确定目标人群

根据研究目的所确定的同质的研究对象的全体,即目标人群(target population),又称为总体(population)。通常采用时间和地理分布来定义总体的特征。例如,研究 2020 年上海市学龄儿童的身高,则目标人群是 2020 年上海市的所有正常学龄儿童。样本(sample)是总体的一个子集,从总体中抽取一定数量的观察单位构成。实际临床研究中,由于诸多因素限制,无法同时调查某一目标人群总体,通常选择研究总体的某一代表性样本进行研究,因此就有了预期研究样本和

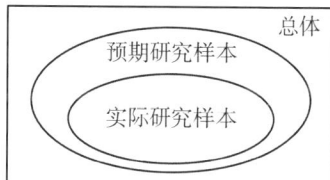

图 12.2　总体与样本间的关系

实际研究样本的概念。预期研究样本(intended study sample)是总体中研究者期望纳入研究的调查对象构成的子集。例如,通过随机抽样方法选取 2020 年居住在上海各区的学龄儿童。实际研究样本(actual study sample)是实际参与研究的一组调查对象。如上述预期研究样本中,最终研究者能够收集到并自愿参与研究的那一部分学龄儿童。

2. 确定入排标准

研究对象的选择标准包括纳入标准和排除标准。选择标准是根据实际研究的临床问题确定的，并且一定程度上影响研究的外推性（即将样本中观察到的结果外推至目标人群的能力）。一般纳入标准包括：地理分布和时间范围（例如某地、某年）、临床特征（例如确诊某病）、人口学特征（例如年龄与性别等）；排除标准包括：依从性低、数据信息质量差以及影响评估目的的相关因素等。

3. 抽样方法

选择适合的抽样方法既能减少抽样误差，又能增加研究结果的外推性，同时为统计学检验和置信区间计算提供依据。抽样方法根据研究对象被选取的概率是否相等可分为非随机抽样（non-random sampling）和随机抽样（random sampling）。非随机抽样是指研究者根据便利性选择抽取样本的方法，样本代表性依赖于研究者的经验，具有主观性，较多用于早期探索性研究。随机抽样是指总体中每个研究对象都有既定概率被抽取的一类抽样方法，包括简单随机抽样（simple random sampling）、系统抽样（systematic sampling）、整群抽样（cluster sampling）、分层抽样（stratified sampling）以及多阶段抽样（表 12.1）。

表 12.1　常见的抽样方法及其优缺点

种类	具体说明	特点
随机抽样		
简单随机抽样	从总体（N 例）中通过完全随机方式抽取 n 例研究对象构成一个样本。每个对象被抽到的概率相等（均为 n/N）	临床研究中最基本的随机抽样方法，简单易行
系统抽样	根据既定顺序，机械地每隔若干个单位抽取一个研究对象的随机抽样方法，又称为机械抽样	总体中各单位的分布存在周期性趋势，且抽取间隔与其周期吻合，则可能产生选择偏倚
整群抽样	将研究总体划分成若干个群组，随机抽取其中部分群组，纳入所选群组内的所有个体组成研究样本	易于组织、实施方便，可以节省人力、物力，但抽样误差较大。自然形成的群组通常更具有同质性
分层抽样	先将总体按某种特征（例如性别、年龄或种族等）分为若干层，然后在每一层内进行独立的简单随机抽样，各层样本汇总组成研究样本	组织管理更方便，获得的结果更精确，能分别估计各层的情况，也可以按权重进行非等比例抽样
多阶段抽样	按照抽样个体的隶属关系或层次关系，分为两个或两个以上的阶段从总体中抽取样本	每个阶段使用的抽样方法往往不同，在大型流行病学调查中常常把各种抽样方法结合使用
非随机抽样		
定义：抽样时不遵循随机原则，而是按照研究人员的主观经验或其他条件来抽取样本的一种抽样方法 种类：偶遇抽样、判断抽样、等额抽样、滚雪球抽样等 优点：成本低、易实施等优势，是某些特殊研究的首选		

4. 样本量估计

样本的大小关系到研究预期达到的效果。适宜的样本量既能节省资源，又能避免出现代表性较差、结果准确度和精度不足的问题。样本量的精确估计需要考虑多种因素（表12.2）。

表 12.2　影响样本量的因素

影响因素	具体说明	与样本量的关系
容许误差（δ）	样本均数（率）与总体均数（率）间的误差，是研究结果预期达到的精确度。容许误差的确定需要根据相关领域的专业知识和实际情况决定	其值越小，样本需求越大，反之，样本需求越小
总体变异程度（s）或总体率的估计值（p）	一般情况下是未知的，可以通过阅读文献和前期小型的预调查估计得到	s 越大或 p 越接近 0.5，需要的样本量就越大；反之，则样本需求减少
显著性检验水平（α）	α 通常决定置信区间（1−α）的大小。通常研究 α 的取值为 α＝0.05 或 α＝0.01	置信区间（1−α）越大，结果越可靠，相应的样本需求越大

临床研究中的统计资料的类型包括计量资料和计数资料。资料类型不同，样本量估计涉及的参数略有不同，因此需要选择不同的样本量计算公式，样本量计算的具体内容详见相关教程。当进行简单随机抽样调查患病率时，具体计算可采用下述样本量估计公式：

$$n = \frac{Z_a^2 \times P \times (1-P)}{\delta^2} \tag{12.1}$$

其中，n 表示估计的样本量；Z_a 表示置信水平 α 下的标准正态分布分位数（为双侧界值，如 α 为 0.05 时，Z 为 1.96）；P 表示预期患病率；δ 为参数估计时容许误差（如患病率置信区间宽度的一半，δ 可设为 0.05～0.1）。

（四）资料收集方法和调查内容

横断面研究的常见资料收集方法包括：①从医院系统导出的病历资料和实验室检查数据；②使用调查问卷、体格检查和（或）实验室检查收集研究相关问题信息；③从其他医疗卫生机构获取原始数据资料，如社区卫生服务中心的体检报告，疾病预防控制中心的疾病监测资料和职业病、地方病防治等资料。

调查的内容主要包括：①基线人口学特征（年龄、性别、种族、职业、文化程度、收入水平、婚姻状况等）；②健康相关行为（吸烟、饮酒等）；③疾病史和家族史；④研究的暴露因素和结局指标。资料收集过程是影响研究结果准确性的关键，需要通过质量控制以保障研究资料的质量。

（五）质量控制

横断面研究实施的整个过程都需要严格遵循质量控制措施。质量控制是指在临床研究质量保证系统中，为确证临床研究所有相关活动是否符合质量要求而实施的技术活动。横断面研究的质量控制措施主要包括：严格遵守受试者纳入标准和排除标准，研究过程不随意更改随机抽样方法，统一培训调查人员，统一调查规范和测量标准等。

（六）数据整理和统计分析

具体参见本书相关章节内容。

三、横断面研究优缺点

横断面研究的优势和局限。

（1）优点：相对于长期追踪研究，横断面研究简单经济，可以在较短时间内获得大量数据，因此可以更快地获得研究结果；研究对象为总体的代表性样本，研究结果的外推性强；有来自同一群体的自然形成的同期对照组，结果具有可比性；可同时观察多种因素和多种疾病的分布情况。

（2）局限：只能提供某个时间点或时间段内的信息，同时得到暴露和疾病资料，难以确定因果时序关系；横断面研究只能获得某个研究时点的患病率资料，不能获得发病率资料；易出现幸存者偏倚，临床前期患者容易被归类为未患该病的健康研究对象。

第三节　病例对照研究与队列研究

本节将深入探讨分析性研究的两大经典类型——病例对照研究和队列研究，阐述这两种研究类型的基本原理、应用优势、研究设计与具体实施中的注意事项。

一、病例对照研究

（一）概述

病例对照研究（case control study）属于回顾性研究范畴，是指在某研究疾病发生后，回顾研究对象既往特定研究因素的暴露情况，用以探索疾病危险因素和探讨病因的流行病学方法。

病例对照研究的基本原理：研究者以确诊某病的患者群体作为病例组，选择具有可比性的人群作为对照组，回顾性地搜寻两组调查对象的既往暴露情况，在控制其他影响因素的干扰的情况下，通过比较两组样本暴露优势比（odds ratio，OR，具体含义和计算过程参见下一章），推断暴露因素和疾病之间的关联情况。其基本原理如图 12.3 所示。

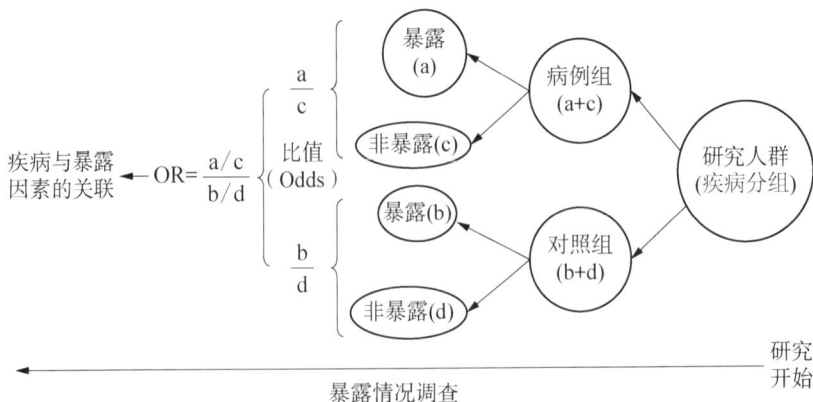

图 12.3　病例对照研究基本原理

根据对照的选择是否受某些条件限制（如混杂因素），病例对照研究可划分为非匹配病例对照研究和匹配病例对照研究两种基本类型（表 12.3）。

表 12.3 病例对照研究的常见类型

类型	对照选择	特点
非匹配病例对照研究	从确诊某病的患者群体和对照源人群中，抽取一定数量的研究对象作为对照组	对照组的选择除具有代表性外，没有任何限制
匹配病例对照研究	选择某些因素（匹配因素）与病例组一致的研究对象作为对照组	匹配因素在两组样本间保持均衡，排除匹配因素对研究结局的干扰。提高了研究效率，但同时增加了选择对照的难度

病例对照研究常见的匹配方式为 1∶1 匹配，即一个病例匹配一个对照。既往研究表明，样本量固定的情况下，病例组和对照组之比为 1∶1 时的统计学效能最高。特殊情况下，为了达到较满意的研究功效，可以增加匹配的对照比例，即采用 1∶r 匹配。但比例超过 1∶4 时，效率逐渐增加但提升幅度逐渐减小，而工作量却显著增大。因此，实际研究中要权衡利弊选择适当匹配的比例。

以下介绍病例对照研究的设计要点，确保按计划实施研究达到预期的研究目的。

（二）研究设计要点

1. 确定研究目的

病例对照研究在临床研究中的常见应用包括：①探索疾病危险因素或研究疾病病因，尤其是潜伏期长的疾病和罕见病；②评价疾病治疗效果和预后情况；③评价防治措施的效果和研究药物的不良反应，尤其适用于发生率低的不良反应。

2. 确定研究对象

（1）病例选择：

病例的选择需要遵循严格的纳入标准，即所有病例的诊断标准必须统一、具体、明确，最好使用研究疾病领域的诊断金标准或目前临床常规公认标准，病例选择来源及特点比较如表 12.4 所示。

表 12.4 病例对照研究的病例来源和相应特点

项目	类型	特点
病例来源	社区（特定地区患者总体）	抽取的样本代表性高、外推性好，但调查工作难度大，消耗资源较多
	医院	节省费用，合作性好，资料易获取且完整，但代表性较社区来源差
病例类型	新发病例	代表性好，对暴露回忆较准确，病例收集时间较长，样本量可能不足
	现患病例	易满足样本需求，暴露史回忆易发生偏差
	死亡病例	费用低、出结果快，但暴露信息的准确性较差

（2）对照选择：

对照选择的基本原则包括：①和病例组来自同一源人群；②源人群中的所有非患者有同等概率被抽取作为对照组；③一般不患与所研究疾病有共同病因的疾病。对照选取的基本原则保证了样本的代表性，并避免了选择偏倚的引入。对照的选择方法包括非匹配和匹配两种。值得注意的是，匹配因素选择越多，对照选择难度越大；而且，匹配的因素过多极易出现研究效应估计趋于无效值的现象，即出现匹配过度（overmatching）的情况。匹配变量必须为已知或可疑的混杂因素，不能将研究者感兴趣的研究变量、仅与暴露有关而与疾病无关的变量、暴露和疾病病因链中的中间环节变量等作为匹配因素，否则将无法研究暴露因素与疾病之间的关联。

病例对照研究实际工作中，对照的来源主要包括：人群对照、邻居对照、亲属/朋友对照和医院或诊所对照，其主要特点详见下表 12.5。研究者根据拟解决的临床问题选择合适的对照人群及其来源，才能客观地呈现暴露因素对研究对象的影响。

表 12.5　病例对照研究的对照来源及特点

对照来源	特点
社区或团体人群对照	代表性好，无选择偏倚，但实施难度大，资源消耗多
邻居对照	易于控制社会经济地位的混杂作用，依从性低
亲属/朋友对照	易于排除某些环境或遗传因素对结果的影响
医院或诊所对照	对照易于选取、合作，但易引入选择偏倚

3. 确定样本量

在病例对照研究中，样本量大小与下列因素有关：①研究因素在源人群（或对照组）中的估计暴露率（p_0）；②研究因素与疾病关联强度的估计值，即比值比 OR；③期望达到的统计学检验显著性水平，即 Ⅰ 类错误概率（α）；④希望达到的统计学检验效能或称把握度（$1-\beta$），β 为 Ⅱ 类错误概率。

病例对照研究的类型不同（例如非匹配和不同匹配方式），样本量计算方法也不同。若为匹配设计，估计样本量时还要考虑病例和对照的比例。各设计类型样本量估计可通过公式法或查表法得到，详见相关教程。当病例与对照两组非匹配且样本量相等时，可采用下列公式计算：

$$n_1 = n_2 = \left(\frac{z_a \sqrt{2\bar{p}(1-\bar{p})} + z_\beta \sqrt{p_1(1-p_1) + p_0(1-p_0)}}{p_1 - p_0} \right)^2 \tag{12.2}$$

其中：Z_a 和 Z_β 分别为 α 和 β 的标准正态分布分位数界值（分别为双侧及单侧界值）。

病例组暴露率：$p_1 = \dfrac{p_0 \times OR}{1 + p_0 \times (OR-1)}$；$\bar{p} = \dfrac{p_1 + p_0}{2}$。

4. 资料收集

不同的研究假设和研究目的，存在不同的暴露因素和结局具体收集方式。研究因素暴露与否或暴露水平尽可能采取国际或国内统一标准做出明确具体的规定。暴露因素的测量或检测方法应全程统一，以保证数据的同质性。暴露水平可以通过暴露剂量和暴露持续时间进行评价。近年来,生物学标志物的应用逐渐广泛,因此要注意所使用的暴露相关生物标志物在研究历史暴露时的局限性,注意能否准确地反映待研究的暴露及在疾病进展中所处的阶段。另外,除了收集与病因假设有关的暴露因素外,还需包括可能的混杂因素的信息,以便在资料分析时排除其对研究结果的干扰。结局的发生,如疾病诊断应尽可能选择该领域的金标准或现行公认的诊断标准进行判断。资料收集的方法和横断面研究类似,本节将不再赘述。

5. 常见偏倚

回顾性研究容易产生偏倚,主要包括选择偏倚、信息偏倚和混杂偏倚。信息偏倚和混杂偏倚内容会在后续相关章节介绍,这里主要介绍病例对照研究中选择医院病例为研究对象时常见的选择偏倚,具体包括:① 入院率偏倚(admission rate bias),也叫伯克森偏倚(Berkson's bias)。这类选择偏倚源自研究对象入院率的不同或就诊机会不同,例如:抢救不及时的死亡病例、距离研究医院远的病例、病情轻的病例等;② 现患-新发病例偏倚(prevalence-incidence bias),又称奈曼偏倚(Neyman bias)或存活病例偏倚。当研究的暴露因素与疾病预后相关,病例组研究对象多选自现患存活病例,而死亡病例及轻型病例或不典型病例不是难以调查就是不易发现;③ 检出症候偏倚(detection signal bias)。某因素与某疾病在病因学上虽无关联,但由于该因素的存在引起该疾病症状或体征出现,从而使患者及早就医接受多种检查,导致该人群较高的疾病检出率,以致得出该因素与该病相关联的错误结论。

病例对照研究中当病例或对照组的选择不能反映原人群的暴露情况,就会产生选择偏倚。在研究设计阶段,通过恰当地选择研究对象可以尽量避免选择偏倚,其次资料分析阶段将确定与研究对象选择相关的因素作为混杂因素加以控制,也能在一定程度上降低选择偏倚的影响。病例对照研究其他常见偏倚及控制以及资料整理和统计分析的详细内容参见本书相关章节。

二、队列研究

(一) 概述

队列(cohort)一词源于军事,指军队中的一个方阵。引入医学领域后,队列是指具有某种共同因素(或特征)的一组人群。队列研究(cohort study)属于观察性研究范畴,是指在一个特定人群中选择研究对象,根据是否暴露于某个待研究的危险因素或其不同的暴露水平将研究对象划分成暴露组和非暴露组,随访追踪一段时间,观察并比较各组研究结局的发生情况,进而推断暴露因素与结局之间有无因果关联的一种流行病学研究方法。

队列研究的基本原理:队列分为暴露组和非暴露组,随访观察各组人群的研究结局(如发病或死亡)的发生情况,比较各组的结局发生率。如果各组之间研究结局的发生率差异存在统计学意义,且两组间其他因素(如混杂因素)分布均衡,研究过程严格实施质量控制措施,不存在明显偏倚,则可推断暴露与结局之间存在关联,并能够进一步估计暴露与结局之间的关联强度(如 RR: relative risk 或 risk ratio)。其基本原理如图 12.4 所示。

临床研究中,队列研究的实际应用包括:①检验病因假设是队列研究的主要目的和用途;②评价研究因素预防疾病的效果;③研究不同的治疗及护理措施等因素对疾病预后的影响,以及药物上市后使用效果与不良反应的监测与评估;④了解个体疾病的自然史,而且可全面了解疾病在人群中的发生发展直至转归的全过程,全面揭示疾病的自然史。

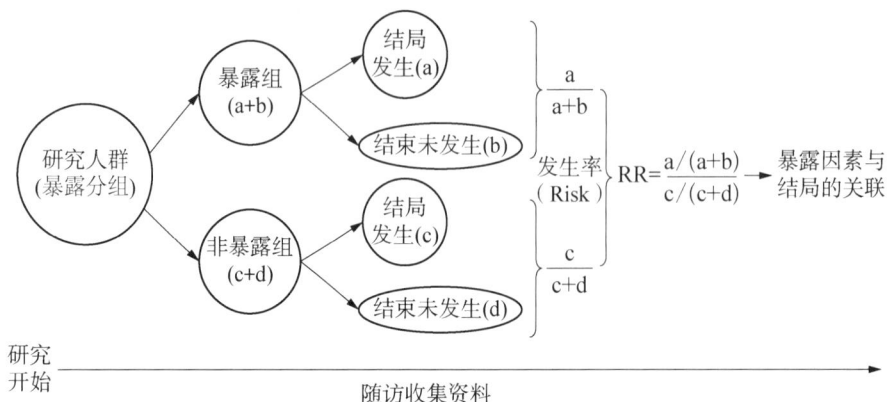

图 12.4　队列研究的基本原理

目前自然人群队列研究和疾病专病队列研究成为精准医学研究的重要内容与共性技术得到广泛应用。我国的精准医学研究包括大型自然人群队列示范研究和重大疾病专病队列研究。大规模人群和重大疾病专病队列研究可获得大人群数据，实现资源整合、存储、利用与共享平台建设。通过建立以组学为基础、以应用为导向的生物医学数据分享平台，将人们对疾病机理的认识与生物大数据和信息科学相互交叉，精准进行疾病分类诊断，为患者提供更具有针对性和有效性的治疗措施。

根据研究对象进入队列的时间及终止观察的时间不同（图 12.5），队列研究分为前瞻性队列研究（prospective cohort study）、历史性队列研究（historical cohort study）及双向性队列研究（ambispective cohort study）三类，具体内容见表 12.6。

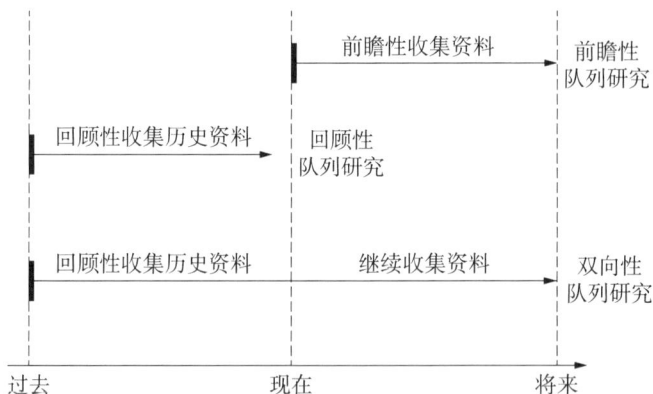

图 12.5　队列研究的三种设计类型

表 12.6　三种队列研究的设计类型的特点比较

项目	分组及结局发生情况	优点及不足
前瞻性队列研究	研究开始，根据每个研究对象的暴露情况进行分组，且所有研究对象均未出现研究结局，随访一段时间，收集各组研究结局的发生情况	优点：可以直接获取暴露、结局以及可能的混杂因素的资料，偏倚较小，结果可信。 不足：不适用于潜伏期长或发生率低的研究结局；易出现失访

（续表）

项目	分组及结局发生情况	优点及不足
历史性队列研究	根据过去某个研究时点的暴露状况进行分组，在研究开始时，研究结局均已发生，不需要随访追踪	优点：适用于长诱导期和长潜伏期疾病的研究；资料易获取，省时省力 不足：受资料限制，不一定满足研究要求；研究的可行性和真实性差
双向性队列研究	将前瞻性队列研究与历史性队列研究结合起来的一种设计模式	结合了两者的优点，但研究设计复杂

（二）研究设计要点

队列研究的设计要点包括：建立假设、确定暴露和结局、确定研究对象、随访和资料收集以及质量控制。

1. 确定研究因素

区别于横断面研究和病例对照研究，队列研究的设计首先需要确定的是暴露因素。暴露因素的定义可以从两个角度进行划分：①定性，研究对象是否具备某暴露因素；②定量，研究对象接触的暴露因素水平。具体情形根据实际情况而定，可查阅既往文献和参考相关领域专家意见。

2. 确定研究结局

研究结局是指在随访期间研究者预期出现的结果（如发病或死亡等）。事先了解和判断研究结局可能发生的时间，尽量减少研究资源的浪费。若研究结局发生时间较长，还可以恰当选择替代结局指标。

3. 确定研究人群

队列研究人群选择的重要原则是确保所选人群在研究起点未出现研究结局，但在随访期间可能出现研究结局。除此之外，还需兼顾样本的代表性。根据研究目的和研究条件的不同，研究人群的选择有不同的方法。

（1）暴露人群的选择：

一般有职业人群、特殊暴露人群、一般人群、有组织的团体人群 4 种选择，具体情况和特点如表 12.7 所示。

表 12.7　暴露人群选择的比较

项目	研究目的	特点
职业人群	研究某种可疑的职业暴露因素与疾病或健康的关系	暴露与疾病的历史记录较为全面、真实和可靠，常见于历史性和双向性队列研究
特殊暴露人群	研究某些罕见暴露的唯一选择	常见于历史性队列研究
一般人群	适用于常见的研究因素	代表性好，结果易外推，人群内部就包含非暴露组
有组织的人群	各组人群有相似特征的研究	组织系统完善，随访资料易收集，可比性好

（2）对照人群的选择：

除了不具备暴露因素外，应该在其他特征上与暴露组相似。主要有下列四种选择：内对照（internal control）、外对照（external control）、总人口对照（total population control）、多重对照(multiple control)。详细内容见表 12.8。

表 12.8　对照人群选择的比较

项目	来源	特点
内对照	一般人群或有组织的人群团体中的非暴露人群	各组人群来自同一个人群总体,可比性好,还可以了解总的发病率
外对照	具备某暴露因素的队列之外的人群	适用于研究队列中无较好可比性的内对照;要格外注意可比性
总人口对照	某地区的全部人口	适用于总人口中暴露因素罕见的情况;要注意可比性
多重对照	各组人群有相似特征的研究	上述两种或两种以上形式的结合形式,可减少单一选择方式的偏倚

研究人群的选择存在多种形式,但在实际研究中通常简单划分为两类:即基于暴露构建的队列研究(expose-based cohort studies)和基于普通人群构建的队列研究(population-based cohort studies)。前者,暴露人群选取方式为职业人群或特殊暴露人群,对照为外对照或总人口对照。而后者,暴露人群选取方式为一般人群或有组织的人群,对照为内对照。

4. 样本量的估计

与之前介绍的流行病学研究方法相同,根据研究结局的资料类型,采用相应的样本量计算的方法和公式。在队列研究中,样本量大小与下列 4 个要素有关:①研究因素在源人群(或非暴露组即对照组)中的估计发病率(p_0);②暴露组与非暴露组人群发病率之差($d = p_1 - p_0$)或之比($RR = p_1/p_0$);③希望达到的统计学检验显著性水平,即 I 类错误概率(α);④希望达到的统计学检验效能即把握度($1-\beta$),β 为 II 类错误概率。

暴露组与非暴露组样本量相等时,可采用类似(12.2)公式计算:

$$n_1 = n_2 = \left(\frac{z_\alpha \sqrt{2\bar{p}(1-\bar{p})} + z_\beta \sqrt{p_1(1-p_1) + p_0(1-p_0)}}{p_1 - p_0} \right)^2 \tag{12.3}$$

其中:Z_α 和 Z_β 分别为 α 和 β 的标准正态分布分位数界值(分别为双侧及单侧界值);$\bar{p} = \dfrac{p_1 + p_0}{2}$。

5. 资料的收集与随访

队列研究需要收集的资料内容和横断面研究、病例对照研究类似,均包括:基线资料即研究对象进入队列时的基线资料、暴露状态信息、结局指标信息以及混杂因素信息等。

随访是队列研究的重要一环。随访是指定期访问或收集研究对象预期结局事件发生的情况或观察结局指标的变化,同时收集有关暴露和混杂因素变化的资料。随访的要素包括随访内容、随访时间、随访对象及负责随访的人员等,在研究设计阶段就必须考虑周到。

(1)随访内容:内容基本与基线资料一致,重点在于收集结局信息,有关基线以及混杂因素变化情况也要进行随访。

(2)随访对象与方法:随访对象为符合纳入标准进入队列者。随访信息收集方法统一规范,整个研究过程应尽量保持不变。

（3）随访期和随访频率：随访时间和间隔依据实际的研究结局而定，影响随访时间长短和随访频率的两个因素：①疾病的潜伏期，潜伏期越长，随访时间越长；②暴露与疾病的联系强度，暴露导致的发病率或死亡率越大，作用越强随访期越短，反之，随访期越长。

（4）随访者：整个研究过程，随访调查人员尽可能不要发生变动，在培训之后才能进行相关随访工作，随访期间严格遵守相关规范，保证随访顺利进行。

6. 质量控制

队列研究资源消耗大，工作开展复杂，因此必须严格实施质量控制措施以保证研究的质量。队列研究通常采取的质量控制措施包括：选择负责严谨的调查员、制定规范的随访和调查手册、统一培训调查员、研究者全程审核调查质量等，必要时可开展预调查以充分估计研究过程可能出现的问题。

7. 常见偏倚及控制

与其他流行病学研究一样，队列研究过程也可能会产生选择偏倚、信息偏倚和混杂偏倚。随访期间，纳入队列的研究对象因各种原因（如对研究不感兴趣、身体不适、移居外地、死亡等）而退出研究，这种退出即为失访。失访偏倚是指研究对象由于失访而未能追踪观察到结局情况，以致歪曲暴露与结局之间的关系。由于队列研究随访时间一般较长，失访难以避免，因此失访偏倚（lost to follow-up bias）是队列研究中最常见的选择偏倚类型。如果暴露组和对照组的失访率较低（<5%）且相近，失访者与未失访者的基线特征和结局发生情况相似，则可近似认为失访对研究真实性无影响。失访偏倚属于选择偏倚范畴。队列研究常见的选择偏倚还包括研究对象纳入前拒绝参加研究或由健康志愿者组成、历史性队列样本资料缺失等。关于队列研究其他偏倚（信息偏倚和混杂偏倚）、资料整理和统计分析的详细内容参见本书后续章节。

三、两种分析性研究的优劣势比较

病例对照研究与队列研究这两种经典的分析性研究特点鲜明，比较学习两者的优点和局限有益于深入地理解不同研究设计类型的区别，更好地为实际选择临床研究方法服务，具体比较内容见表 12.9。

表 12.9　病例对照研究与队列研究的优劣势比较

	病例对照研究	队列研究
优点	① 尤其适用于罕见病、潜伏期长疾病的病因研究 ② 省时、省力、节约费用，并易于组织实施 ③ 可同时研究多个因素与某疾病的关联 ④ 应用范围广，不仅应用于病因探讨，而且广泛应用于其他健康事件的原因分析	① 直接获得暴露组和非暴露组的发病率或死亡率，可直接估计危险度 ② 符合时间顺序，验证病因能力较强 ③ 获得一种暴露与多种结局的关系 ④ 可研究疾病的自然史 ⑤ 收集的资料完整可靠，不存在回忆偏倚
局限	① 不适于研究暴露比例很低的因素 ② 选择偏倚难以避免 ③ 获取既往信息时，难以避免回忆偏倚 ④ 暴露与疾病时间先后难以判断，论证因果关系的能力较弱 ⑤ 不能测定暴露组和非暴露组的发病率，不能直接分析 RR，只能用 OR 来估计 RR	① 不适于研究发病率很低的疾病病因 ② 易发生失访偏倚 ③ 随访过程中，已知变量的变化或未知变量的引入增加分析难度 ④ 耗时、耗人力、物力、财力 ⑤ 设计要求严密，资料的收集和分析难度较大

四、分析性研究拓展类型

为了满足更多临床研究实际需求,基于病例对照研究和队列研究这两大类分析性研究,取长补短衍生出一系列流行病学研究方法,常见的类型包括:巢式病例对照研究(nested case control study)、病例队列研究(case cohort study)、单纯病例研究(case case study)及病例交叉研究(case crossover study)等,具体参见表 12.10。

表 12.10　病例对照和队列研究相结合的常见衍生设计类型

	研究设计	应用
巢式病例对照研究	病例对照研究与队列研究结合的设计形式 队列中所研究的新发病例累积到一定数量时,将所有病例纳入病例组;每个病例出现时,按照匹配条件随机选择队列中的未发病者作为对照	适用于研究生物标志物与疾病的联系
病例队列研究	病例对照研究与队列研究结合的设计形式 病例组的纳入与巢式病例对照相同,对照组的选择方法则是采用随机抽样的方法,在研究开始即抽取全队列的一个样本作为对照组	适用于分析发病时间的影响因素及计算某个队列的发病率、标化死亡比以及进行外部比较
单纯病例研究	研究基因与环境交互作用的病例对照研究设计 某种疾病存在两/多个亚型,可不设对照组,而采取两个亚组直接比较	适用于肿瘤和罕见病研究,以及研究遗传与环境的交互作用
病例交叉研究	与病例对照研究相比,病例交叉设计的病例是以自身为对照,有效控制了已知和未知的混杂因素对于关联强度的影响	适用于研究暴露的瞬时效应,广泛应用于药物不良反应、心脑血管疾病和伤害等方面研究

第四节　真实世界研究新范式

随着信息技术和数据科学的快速发展,全球临床医疗和卫生决策正在发生深刻变革。传统单纯的假设驱动临床研究已无法满足多样化、高质量、快速增长的证据需求。真实世界数据(real world data,RWD)以及基于 RWD 所产生的真实世界证据(real world evidence,RWE),对医疗卫生决策的各个领域产生了广泛而深远的影响。接近临床实际诊疗环境产生的大数据及医疗保健信息平台为产生真实世界数据提供便利,同时推动了真实世界研究(real world study,RWS)的发展。真实世界研究作为传统临床研究模式的重要补充,成为某些医疗决策场景相应证据需求的高效解决方案,因此近些年真实世界研究成为医疗卫生决策者、临床研究者和医药企业共同关注的对象。

一、真实世界研究概述

(一) 真实世界研究的理念发展

真实世界研究理念于 20 世纪 60 年代首次提出,至今已有半个世纪,这期间真实世界研究得到了长足的发展。我国中医学者将其引入国内后,经历十余年的探索,国内 RWS 已进入起步阶段,具体发展概况见表 12.11。

表 12.11 国内/国际真实世界研究发展及部分大事件概况

年份	相关人员/机构	发展简述
国际		
1966 年	Williamson TR 等	首次提出 RWS 的理念,旨在对药物疗效进行系统测试
1993 年	Kaplan	在"雷米普利治疗高血压"的研究中正式应用 RWS 后逐渐受到医学界关注
2016 年	美国国会	颁布《21 世纪治愈法》加快在医疗产品开发领域取得新进展,将 RWS 作为医疗卫生改革的主导方向
2016—2019 年	美国 FDA	2018 年启动真实世界证据(RWE)计划,鼓励将真实世界数据(RWD)纳入到医疗产品的审批和监管决策中,RWS 逐渐成为关注的焦点,将真实世界研究的理念推广至全球
国内		
2009 年	任德权	将 RWS 引入中医药领域并指导应用于中药注射剂研究
2010 年	谢雁鸣	发表探索 RWS 在中药上市后再评价的应用价值文章
2017 年	白骅	《中国临床医学真实世界研究施行规范》(中国临床医学真实世界研究施行规范专家委员会),介绍了 RWS 的意义、研究类型,同时还为中国 RWS 的实施提供了施行准则。
2018 年	吴阶平医学基金会	中国首个真实世界研究指南发布(中国胸部肿瘤研究协作组)
2019 年之后	国家药审中心	国家药监局发布系列 RWS 相关的指导原则:《真实世界证据支持药物研发与审评的指导原则(试行)》(2020 年第 1 号)《真实世界数据用于医疗器械临床评价技术指导原则(试行)》(2020 年第 77 号)《用于产生真实世界证据的真实世界数据指导原则(试行)》(2021 年第 27 号)《药物真实世界研究设计与方案框架指导原则(试行)》的通告(2023 年第 5 号)

(二) 三个基本概念

1. 真实世界数据

真实世界数据(real world data,RWD)是指来源于日常所收集的各种与患者健康状况、诊疗和保健有关的数据。关于 RWD 的定义各有不同表述,但 RWD 来源于日常收集(包括常规监测)和真实医疗环境的属性是相同的,即 RWD 来自传统临床试验以外的与研究对象健康状况或医疗保健相关的多种来源数据。总体上,RWD 分为常规收集的健康医疗数据和基于研究目的主动收集的数据两种类型。常规收集的数据通常不带有明确具体的研究目的,而多以管理为目的产生,例如医院电子病历数据(electronic medical record,EMR)。当常规收集的数据无法满足 RWD 深入研究需求时,也会需要主动收集数据。

2. 真实世界证据

真实世界证据(real world evidence,RWE)是指通过对适用的真实世界数据进行分析后,所获得的关于药物等使用情况和潜在获益－风险的临床证据。并非所有的 RWD 经过分析之后都能得到 RWE,只有具备适用性特征的 RWD 才能通过恰当和充分的分析获得 RWE。RWD 的适用性包括 RWD 与其结果的相关性以及可靠性。由于 RWD 有时存在缺失值、数据质量不高、数据不标准等或采用观察性研究设计的 RWE 研究,因此识别偏倚的来源并制定相应措施进行合理控制才可以产生有效的 RWE。

3. 真实世界研究

收集分析真实世界数据生成真实世界证据的过程称为真实世界研究(real world study,RWS)。具体是指针对预设的临床问题,在真实世界环境下收集与研究对象健康状况、诊疗和保健有关的数据(RWD)或基于这些数据衍生的汇总数据,通过分析获得感兴趣干预措施的使用情况和潜在获益－风险的临床证据的研究过程,包括药物有效性与安全性评价或者其他健康相关危险因素的发现与防控的应用。RWS 本质上是研究目的驱动的研究设计和数据分析理念,仍然采用公认的流行病学设计和正规统计方法来分析 RWD,可以是观察性研究或干预性研究,可以包含或没有随机化过程。可见,RWS 并非特指某种研究方法,而重点强调数据来源于日常现实活动,数据的获取更加常态化。真实世界研究与传统 RCT 又称解释性临床试验(explanatory randomized clinical trial,eRCT)的主要区别见表 12.12。

表 12.12 真实世界研究与传统 RCT 的区别

项目	真实世界研究	传统 RCT
研究时间	较长	相对较短
研究对象	一般无特殊要求	限制条件严格,排除特殊人群
设计方案	观察性为主	干预性
纳入/排除标准	宽泛	严格
样本量	大样本,尽量覆盖广泛患者	有限样本
病情	复杂	简单
随机分配	不一定采用	研究的前提
用药情况	根据患者病情及意愿选择	严格控制和限制合并用药
干预情况	不干预	干预
盲法、安慰剂	不适用	适用
结局测量	有广泛临床意义的指标	以特定症状或特征为评价指标
混杂因素	只对已知混杂因素进行调整	对已知和未知混杂因素进行控制

二、真实世界研究的数据来源

真实世界数据分为常规收集的健康医疗数据(routinely collected health data,RCD)和基于研究目的主动收集的数据两种类型。其中常规收集的健康医疗数据指以常规工作为目的、基于规范管理而收集的数据;基于研究目的主动收集的数据指为特定研究目的而收集的数据;同样,当常规收集的健康医疗数据无法满足 RWS 的需求时,也需要根据研究目的在实际诊疗环境下额外主动收集相关数据并形成混合数据。

(一)常规收集的健康医疗数据

常规收集的健康医疗数据(RCD)是指基于临床或管理目的收集的健康医疗数据,这些数据的产生无预先设定的研究目的。常见的 RCD 包括医院电子病历数据(electronic medical record,EMR)、医保数据、居民电子健康档案、区域健康医疗数据、健康/安全监测数据(如传染病监测数据、医院感染监测数据、药品不良反应自发报告数据等)、死亡登记数据、可穿戴设备数据及其他健康数据(如疫苗接种数据)等。其中,区域医疗数据是整合区域内的多种数据资源形成的,包括多家医疗机构电子病历数据、医保数据、健康/安全监测数据、死亡登记数据等。区域的界定可大可小,包含区、县/市甚至省份等。

(二)基于研究目的主动收集的健康医疗数据

主动收集的医疗数据是指基于预先设定的研究目的额外主动收集健康医疗数据而产生的数据。RCD 是真实世界数据体系的基础。但由于本身局限,这些数据在开展研究时存在局限。因此,在开展研究时,针对研究目的,还需要在实际诊疗环境下额外主动收集相关数据,满足研究目的。例如,在收集肿瘤真实世界数据时,为回应肿瘤患者对于提高生活质量的需求,可能需要额外收集患者的生活质量数据;在收集围产期相关真实世界数据时,为探讨微量元素对于出生缺陷的影响,可能需要主动收集孕产妇孕期使用补充微量元素的信息。

表 12.13 常见的 RWE 研究数据源

数据源类型	常见数据来源举例
常规收集的数据	
(基于管理目的)	① 医院电子病历数据(EMR),例如医院信息系统(HIS)中的就诊、处方、费用和治疗经过、实验室信息系统(LIS)、影信息系统(PACS)、检查、病理、心电、超声等数据 ② 居民电子健康档案(EHR) ③ 区域健康医疗数据 ④ 医疗保险支付数据 ⑤ 疾病监测数据,例如传染病监测数据(法定报告传染病监测),医院感染监测数据 ⑥ 出生和死亡登记数据 ⑦ 流动人口登记数据 ⑧ 国家免疫规划信息管理系统 ⑨ 预防接种不良事件(AEFI)信息系统 ⑩ 死亡登记数据 ⑪ 疫苗接种数据
主动收集的数据	
(基于研究目的)	① 自然人群队列或专病队列数据 ② 血清学调查数据 ③ 预防接种调查数据 ④ 传染源接触史调查数据 ⑤ 随访调查数据 ⑥ 疾病筛选数据 ⑦ 问卷调查数据,例如经济收入、接种意愿、支付意愿

三、真实世界研究的设计类型

真实世界研究设计包括观察性研究设计和干预性研究设计(如实用型临床试验)。单臂研究设计是一种特殊的设计形式,其研究组可以是干预性的,也可以是观察性的,其外部对照通常基于真实世界数据而设定。

(一) 观察性研究设计

如前所述观察性研究可分为队列研究、病例对照研究和横断面研究等。以因果推断为目的的观察性研究通常采用队列研究设计。根据研究方案中定义的真实世界研究起始时间和结局发生的时间,队列研究可分为回顾性、前瞻性和回顾前瞻性队列研究。

(二) 实用性临床试验

实用性临床试验又称实效临床试验(pragmatic clinical trial,PCT),是指尽可能接近真实世界临床实践的临床试验,评价某治疗方法在日常的临床实践中的治疗效果,是介于传统RCT 和观察性研究之间的一种干预性研究类型。

传统的临床试验又称解释性临床试验(explanatory randomized clinical trial,eRCT)是指能产出高质量证据,供临床决策者做出科学决策而设计的临床试验,通常在理想的试验条件下检验某治疗方法对受试者的效果。与 eRCT 不同的是:PCT 的干预既可以是标准的,也可以是非标准的;既可以采用随机分组方式,也可以自然选择入组;受试病例的入选标准可以相对较宽泛;对干预结局的评价不局限于临床有效性和安全性;PCT 更多地使用临床终点,而很少使用传统 eRCT 中可能使用的替代终点;可以同时考虑多个治疗组,以反映临床实践中不同的标准治疗,或设置多个剂量组达到剂量探索目的;一般不设安慰剂对照;如果因难以实施而不采用盲法,应考虑如何估计和控制由此产生的偏倚;数据的收集通常依赖于患者日常诊疗记录,但也可以设置固定的随访时间点,其时间窗通常较 RCT 更宽。PCT 与eRCT 两者特点及区别的详细内容见表 12.14。

表 12.14　实用性临床试验与解释性临床试验的比较

	实用性临床试验(PCT)	解释性临床试验(eRCT)
研究目的	评价/比较治疗效果(effectiveness)	评价干预措施是否有效(efficacy)
研究环境	日常临床、社区、医疗保健系统	条件严格的试验环境
研究人群	受试病例的入选标准较宽泛	受试者纳排标准严格
样本量	样本量一般较大	样本量相对较小
干预措施	干预措施可标准化,也可以是非标准化	干预措施标准化
对照	一般不设安慰剂对照,可同时设置多种对照	安慰剂对照
研究结局	不局限于临床有效性和安全性	有效性和安全性
研究时间	视研究目的而定,可长可短	通常较短,难以评估远期效应
偏倚控制	分组方式自由,在大多数情况下不采用盲法	采用随机化分组、盲法、分组隐蔽措施
真实性	内部真实性较低,外部真实性较高	内部真实性较高,外部真实性较低

在 RCT 设计实际工作过程中,实用性和解释性并不是截然分离的两个极端,许多 RCT 通常会同时兼有两种设计的部分属性。对于具体 RCT 项目,解释性和实用性的判断不同会导致临床决策的不同。PRECTS‐2(pragmatic-explanatory continuum indicator summary‐2)模型的提出就是为了帮助研究者了解试验设计是否符合预期试验目的,判断一项临床试验的实用性或解释性的程度。PRECIS‐2 模型从 9 个维度(纳入标准、招募、场景、组织、灵活性、依从性、随访、主要结局、主要分析)对临床试验的实用性和解释性进行判断,PRECIS‐2 轮状模型(图 12.6)。可对每个维度进行 1~5 分的评分,各维度得分越低则解释性越强,相反得分越高则实用性越弱。具体更多模型的用法和内容,感兴趣的同学可以查阅相关文献和书籍。

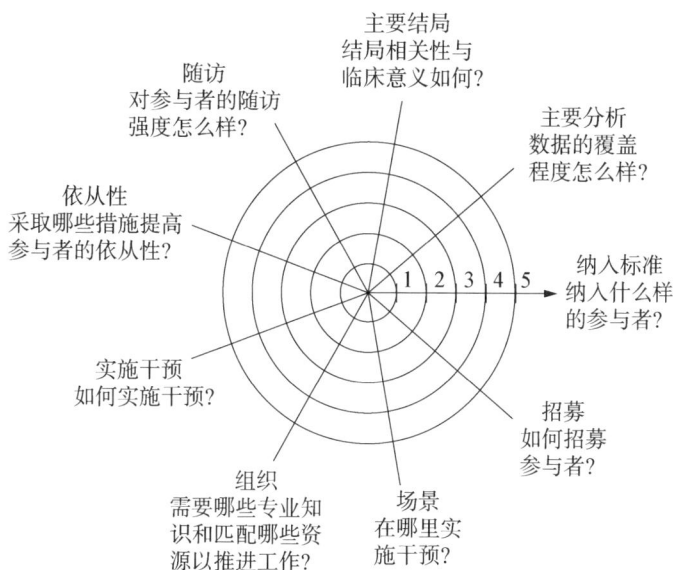

图 12.6　PRECIS‐2 的轮状模型示意图(改编自 *BMJ*, 2015,350:*h*2147)

(三) 单臂研究设计

采用单臂研究首先要考虑的问题是其前提条件是否充分,例如,采用 RCT 难以实施或具有重大伦理风险,属于危及生命、复发难治、无药可治或甚为罕见的疾病。单臂研究组如果是干预性的,为单臂试验;如果是非干预性的,为单臂观察性研究。无论是干预或非干预的,单臂研究设计通常应设置外部对照,外部对照采用的形式有基于疾病自然史队列数据或其他外部数据的历史对照或平行对照,或者目标值对照。

四、真实世界研究的研究流程与评价方法

(一) 真实世界研究的研究流程

开展 RWS 首先要结合研究目的和 RWD 特点确定具体研究设计类型,具体的开展和实施流程主要包括以下步骤:确定研究目的、现有数据情况评估、研究设计选择、数据的管理、统计分析、结果解读和评价以及事后分析(图 12.7,改编自国家药监局 CDE《用于产生真实世界证据的真实世界数据指导原则》(试行))。

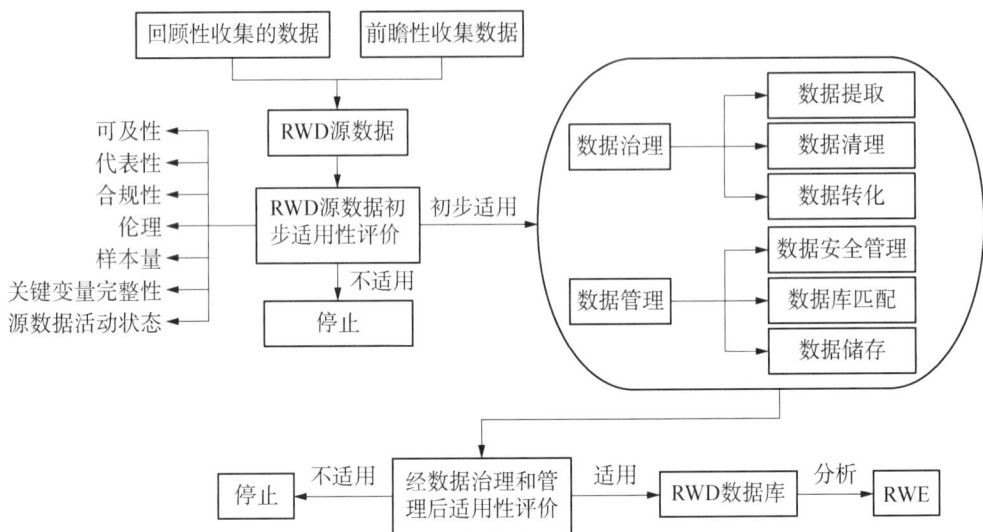

图 12.7　真实世界研究的思路与流程

（二）真实世界数据的适用性评价

真实世界数据的适用性评价可分为两个阶段。第一阶段是从可及性、伦理、合规、代表性、关键变量完整性、样本量和源数据活动状态等维度，对源数据进行初步评价和选择，判断其是否满足研究方案的基本分析要求。第二阶段包括数据的相关性、可靠性，以及采用的或拟采用的数据治理机制（数据标准和通用数据模型）的评价分析，经治理的数据是否适用于产生真实世界证据。如果是前瞻性收集的真实世界数据，则无须进行第一阶段的初步适用性评价。

（三）真实世界研究的数据分析

真实世界研究的数据分析和其他研究的正规统计分析过程大体相同。①数据探索分析：RWS 常涉及庞大的数据量，通过数据描述及可视化将巨量复杂数据以简单直观的表格和/或图形展示，便于研究者发现隐藏在数据中的规律；②常见的各类型统计方法：t 检验、卡方检验、回归分析等；③偏倚控制及其他分析方法：分层分析、倾向评分法、缺失值处理及敏感性分析等。数据分析的具体内容可见本书相关章节。

（四）真实世界证据的评价

评价真实世界证据应依从两个主要原则：真实世界证据是否可以支持需要回答的临床问题；已有的真实世界数据是否可以通过科学的研究设计、严谨的组织实施及合理的统计分析得到所需的真实世界证据。

1. 真实世界证据及其所支持的临床问题

在决定使用包括真实世界证据在内的任何证据之前，首先应明确需要回答的临床问题。例如，药品上市后和其他药品联合使用的安全性考虑，已获批产品的新增适应证研究，为某罕见病的单臂临床试验建立稳健可靠的历史或者外部对照等。其次需要考虑使用真实世界证据是否能够回答面对的临床问题，应从科学性（例如，科学上的可解释性、假设的合理性、Ⅰ类误差控制等）、合规性（是否与其他监管要求冲突、有无特殊疾病领域的监管要求等）、伦理性(如果不使用真实世界证据是否会带来伦理问题)和可操作性(例如,是否有独立统计师以及确保统计师对结局变量的盲态,以避免匹配时可能带来的偏倚;是否有其他操作上的挑战等)四个方面评价。以上问题综合考虑,是衡量真实世界证据应用的重要准则。

2. 如何从真实世界数据到真实世界证据

如何将 RWD 通过 RWS 到 RWE 一般至少应考虑以下几点:①研究环境和数据采集接近真实世界,如更有代表性的目标人群,符合临床实践的干预多样化,干预的自然选择等;②合适的对照;③更全面的效果评价;④有效的偏倚控制,如随机化的使用,测量和评价方法的统一等;⑤恰当的统计分析,如因果推断方法的正确使用、合理的缺失数据处理、充分的敏感性分析等;⑥证据的透明度和再现性;⑦合理的结果解释;⑧各相关方达成共识。需要特别注意的是,所有与产生真实世界证据相关的研究设计、假设以及具体定义,均应事先在研究方案中明确阐述。事后补充的数据引用、定义、分析以及解释,通常不能用于监管决策。

五、真实世界研究展望

当前信息技术与数据科学迅猛发展,真实世界数据研究作为一个不断发展的科学领域呈现出广阔的前景。随着医学和信息技术的进步,研究者越来越认识到对真实世界数据的研究需要保持不断更新和开放包容的态度。从过去对于特定研究目的主动收集数据的主要模式逐渐转变为主动收集数据和常规收集数据的融合。大数据平台的成熟和信息技术的推动将有望提升常规收集的健康医疗数据质量。未来,高质量的真实世界数据将在医疗健康行业持续发挥关键作用,促使真实世界数据研究不断演变和进步。

然而,RWS 也面临各种挑战。其中评价数据质量和研究证据的关键在于研究者深入了解临床实践,对研究关键变量进行验证,并采用合理的流行病学设计和统计分析。具体挑战包括:①信息缺失和不完整:由于患者病程、就诊地点、时间和空间等因素的变化,真实世界数据中可能存在疾病状态及相关因素信息的缺失,为临床研究和结局评价带来挑战,这可能导致结果偏倚。②数据碎片化和信息孤岛:来自不同数据来源的真实世界数据可能相对独立、封闭,存在数据管理系统种类繁多、存储分散和标准不一致等问题,导致数据碎片化和信息孤岛现象,难以进行横向整合和交换。③数据类型多样性:缺乏统一标准的情况下,真实世界数据包含各种数据类型,包括结构化、非结构化和半结构化数据,可能导致数据冗余、重复,增加了数据处理的难度。

总体而言,真实世界研究将持续成为热点话题,需要拥有开放包容的视野和保持科学审慎的态度,适应并推进这个快速发展的领域。

第五节　医学大数据与数据驱动研究

传统的临床研究范式常常是通过严谨的研究设计获取高质量数据后进行恰当统计分析,借此得出干预(或暴露因素)和结局之间的因果(或关联)关系以评估预先设定的研究假设。如今医疗健康数据爆炸式增长开启了数字健康革命,在合法依规确保数据安全前提下,医学大数据的高效利用是临床研究的重要环节。大数据时代最初应用于非医学领域的机器学习和深度学习等方法,在医学数据驱动研究中具有极大的应用前景。

一、医学大数据

（一）医学大数据的发展

2008 年,《Nature》杂志的"Big Data"专刊揭示了大数据研究的紧迫性。2014 年, Kayyali B 等人指出:大数据应用于医疗领域至关重要,且医疗领域的大数据应用尚处于起步阶段,许多潜在价值正待挖掘。紧接着,世界各国纷纷开始聚焦于医疗健康大数据的应用,现如今各国机构和国际学术组织已出台一系列政策和规范应对生命和健康大数据带来的机遇和挑战。

医学大数据的应用建立在现有的数据积累和技术基础之上,是对传统医学数据应用的拓展。目前,医学领域的大数据应用主要分为三个阶段:描述分析、预测分析和处方分析。描述分析是大数据应用的基础,涉及数据的详尽描述和理解,旨在揭示数据的模式、趋势和关联,为后续分析提供必要的支持。预测分析是目前大数据应用的核心,建立在描述分析的基础之上。它利用各种预测建模技术,如机器学习(machine learning)、人工神经网络等,对未来事件进行概率性预测或分类。其目标是提供有关未来可能发生事件的洞察,帮助组织做出更明智的决策并采取相应的行动。处方分析是基于医疗大数据的一项重要应用,它致力于利用大数据技术和分析方法来推荐最佳的临床决策方案。通过分析大规模的医疗数据(包括病历记录、医学影像、生理参数等),处方分析可以帮助医生和临床决策者更准确地诊断疾病、制定治疗方案,并预测患者的疾病发展趋势。这项分析不仅可以提高医疗决策的准确性和效率,还有助于个性化医疗的实现,是医疗健康领域未来发展的重要趋势。医疗大数据贯穿医疗实践过程始终,旨在提高人群生命健康质量服务。医学大数据的应用领域主要包括临床研究、医疗服务、公共卫生三个方面,详细描述见表 12.15。医疗健康大数据的应用并不局限于此,仍有更多潜在价值等待进一步研究和挖掘。

表 12.15 医学大数据的主要应用领域

项目	应用领域	应用说明	实例
临床研究	疗效评价	进行数据模拟试验,模拟得到不同化合物对疾病的疗效情况;改进药物安全性评价的步骤	Ambure 等模拟完成针对治疗阿尔茨海默病的不同天然化合物筛选,并通过临床证实的数据库完成验证
	疾病分析	通过数据挖掘等大数据技术,获取医疗大数据中隐含的有价值的信息和知识	Shen 等通过构建"神经退行性疾病变异数据库",利用"翻译生物信息学"等手段,在众多基因位点中发现变异点
医疗服务	临床诊疗	组学和大数据的深入发展促进医生为患者提供个体化诊疗方案,实现精准治疗	Sweeney 等指出,数据驱动的组学方法可以为患者个体选择最适生物标志物
	辅助决策	机器学习方法能自动从医疗大数据中,获取准确率高、自主性强的医疗决策支持	Malykh 等指出,通过神经网络等 3 种不同机器学习方法能够提高临床决策的准确性

（续表）

项目	应用领域	应用说明	实例
公共卫生	疾病预警监测	通过大数据分析手段预测未来疾病流行趋势和健康发展状况,提供健康相关预警信息	Venkatesh 等通过基于贝叶斯定理的分析模型预测患者未来的健康状况
	慢性病管理干预	大规模部署以信息和通信技术为支持的医学大数据服务,促进慢性病患者个性化的医疗和综合护理服务发展	Gachet 等已着手可携带设备对慢性病患者个体管理的可行性分析

(二) 医学大数据的分类

什么是"大数据"? 2001 年,大数据的特征被首次概括为 3 个"V",即容量(volume)、快速(velocity)和多样(variety)。随着时代发展,大数据的特征演变成"6V"(图 12.8):容量(volume),即数据体量大;快速(velocity),即实时效应和获取速度;多样(variety),即数据来源、负载形式和数据内容维度多样;价值(value),即大数据拥有巨大的潜在价值,对研究领域是否有重要价值和意义;准确(veracity),即大数据的准确性需要进行评价,以满足研究应用需求;多变(variability),即体量、速度和多样性等特征都处于多变状态。

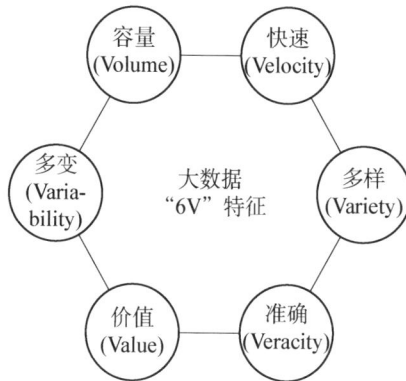

图 12.8　大数据"6V"特征示意图

医学大数据是指所有与医疗及健康相关的活动过程中产生的数据集合。《国家健康医疗大数据标准、安全和服务管理办法(试行)》中将医疗大数据(也称作健康医疗大数据)定义为"在疾病防治、健康管理等过程中产生的与健康医疗相关的数据"。人们通常说的医疗大数据相对狭义,主要指产生于医院常规临床诊治、科研和管理过程(包括各种门急诊记录、住院记录、影像记录、实验室记录、用药记录、手术记录、随访记录和医保数据等)的海量数据。

医学大数据根据数据结构,可分为结构化和非结构化数据。根据数据采集策略,又可划分为基于人群和基于医院或卫生医疗机构的数据。根据健康活动的来源,医学大数据可以分为:临床大数据、健康大数据、生物大数据、运营大数据等,这些类型的大数据及各自相应的数据来源见表 12.16。

表 12.16 医学大数据分类及其说明

项目	说明	主要数据来源
临床大数据	关注个人身体健康状况的数据	电子健康档案、生物医学影像和信号、自发性报告系统筹数据
健康大数据	包括对个人健康产生影响的生活方式、环境和行为等方面的数据	个人健康记录、社交媒体健康数据和潜在的健康数据、移动设备端获取的数据
生物大数据	有助于理解遗传标记与疾病之间的因果关系	从生物医学实验室、临床领域和公共卫生领域获得的基因组、转录组学、实验胚胎学、代谢组学等研究数据
运营大数据	各类医疗机构、社保中心、商业医疗保险机构、药企、药店等运营产生的数据	不同病种治疗成本与报销数据,成本核算数据,医药、耗材、器械采购与管理数据,药品研发数据、产品流通数据

  临床研究常用的大数据属于医学大数据范畴,是指研究者们在人群基础上通过严谨、有针对性的试验设计,对疾病进行研究或监测获取的大数据,通常指使用电子数据库收集的信息。运用大数据开展临床研究的优势在于这些数据来自临床实践,结果直接反映了现实的临床效果。

  目前,临床研究中随机对照试验(RCTs)仍然是因果关系评价的金标准。然而,由于伦理问题或决策时效性需求等情况,RCT 有时不可行或来不及。随着大数据方法(如电子健康记录)的深入发展,近年来运用大数据进行的大型观察性研究因果推断可以被视为模拟随机试验的尝试。在大数据基础上开展的临床研究本质上是一种观察性研究,相比 RCT 具有性价比等方面优势。但是,在使用大数据分析形成高质量的证据时仍然面临三个常见问题,即剩余混杂(residual confounding)、零时点问题(time-zero issues)和多重性问题(multiplicity),详细内容可参考相关文献。

二、医学大数据的采集和预处理

  医学大数据是国家重要的战略基础性资源,只有科学规范地应用和实践,才能充分发挥其真正价值,推动中国全民健康发展。

(一) 大数据的采集

  大数据的采集是大数据应用的首个环节。医疗健康大数据的采集需要结合医疗卫生行业的业务特征,选择适用于医学大数据的采集技术而进行。目前,医学大数据主要是结合多种技术(大数据采集技术、模糊匹配技术、规范化数据缓存技术),技术之间彼此协作,实现将区域内所属的医疗卫生机构数据自动、准确、实时、安全、可靠地采集至区域卫生信息平台。医学大数据基于采集方式和采集路径可以分为离线采集、实时采集、网络采集和其他采集。

(二) 大数据的预处理

  干净、可靠的数据集是进行数据挖掘和数据分析前的必要准备。这类数据集称为整齐数据(tidy data),容易可视化、推断和建模的数据类型。它具有特定的数据结构,每个变量是一列,每个观测是一行,每个类型的观测单元构成一个表(表 12.17)。

　　然而真实世界的数据往往是杂乱无章的,存在格式不一致、缺失、逻辑错误等问题(表12.18)。因此,需要事先对采集到的医学大数据进行处理,即将原始的数据转换为标准化数据的过程。数据标准化的理念是指数据按照国际标准、国家标准或行业标准进行规范化,转换为统一的格式和结构,以便在不同系统之间进行无缝的交互和共享。通过数据标准化,可以消除数据之间的不一致性和冗余,提高数据的可用性和可信度,从而为数据分析、决策和应用提供可靠的基础。数据标准化的过程也称为数据预处理,包括数据清洗、数据集成、数据变换以及数据归约四个步骤。但并非所有研究的数据预处理都需要经过数据预处理的各个步骤。例如,当研究数据只涉及一个数据库时,不必进行数据集成步骤。

表 12.17　整齐数据集示例

	观测	变量 1	变量 2	……
1	观测	具体数值	具体数值	
2	观测	具体数值	具体数值	……
3	观测	具体数值	具体数值	
4	观测	具体数值	具体数值	
5	观测	具体数值	具体数值	
……	……	……	……	

表 12.18　未清理数据示例

Patno	Account_No	Gender	
	DE56405	M	
003	DE51381	f	
027	MD40964		→ 缺失
039	1234567	F	
055	MD08716		
058	NY1234z		
088	PA50872	x	→ 逻辑错误
095	DE44197	1	
XX5	MA93350	F	→ 格式不一致

　　数据清洗主要包括变量格式处理、缺失值的处理、异常值的筛查、去重以及变量唯一性检查等内容。变量格式根据变量类型的不同主要分为数值型、字符型和日期变量三种格式类型,针对某变量进行统计分析的前提是各样本的变量格式统一。数据缺失也是原始数据常见问题之一,缺失值的填补需要根据缺失值的比例和类型进行处理。异常值(outlier)又称离群点,是指既定模型中偏离很大的数据点,或者与绝大多数数据点明显不协调的数据点。常见的异常值筛查方法包括:箱式图结合相关参数(例如均值±3 倍标准差)、局部离群点因子(LOF)、聚类等方法。数据中存在异常值,对后续统计分析的影响较大,因此筛选出异常值后,需要对异常值谨慎处理。患者 ID 这类变量需要确保其唯一性,此外还要去除某些变量的重复值。

　　数据集成是将多个来源的数据整合成研究需要的数据集。数据归约是指不改变原始数据的前提下,降低数据维度、去除冗余和极弱相关的变量,使后续的数据分析更加高效。本节内容目的在于使读者对原始数据中可能存在的缺失、异常、错误数据等问题有更深的认知,理解数据预处理过程。

三、医学大数据的分析

　　医学大数据的分析是对大规模医学数据进行分析以发现其中隐藏的疾病模式、潜在关联和医学规律的过程。探索性数据分析(exploratory data analysis,EDA)是数据收集和预处理之后的早期统计工作,主要目的是了解数据概貌,形成对数据的直观认识,为后续统计工作提供线索。在医学大数据的数据挖掘(data mining)中,有许多常用的技术和方法。机器学习是数据挖掘的重要工具,在医学大数据的分析中发挥着重要的作用。

(一)探索性数据分析

1977年,美国统计学家 Tukey 出版了《探索性数据分析》一书,将数据探索分析方法具体化、系统化、规范化,并明确赋予它们"探索性数据分析"这一名称。同时,Tukey 提出统计建模应该结合数据的真实情况,而非从理论分布假定出发去研究和发现数据中的有用信息。EDA 问世后,经过三十余年的发展逐渐成为证实性统计分析前的标准方法。2012年,Seltman 阐述了对 EDA 的新见解:"除正式统计建模和推断以外的任何数据分析方法都属于探索性数据分析范畴。"

EDA 是在尽量少的先验假定下对数据进行处理,通过作图、制表以及方程拟合等手段,探索数据的结构和规律的一种数据分析方法。实际临床研究过程中,直接从原始数据中获取的信息极其有限,因此 EDA 是探索数据潜在信息不可或缺的步骤。临床研究运用 EDA 分析数据的主要目的包括:①最大限度地了解和洞察数据库及其结构;②描述变量的分布(集中和离散趋势);③描述数据的偏离情况(筛选异常值和极端值),检查数据错误/其他问题;④将暴露和结果变量之间的潜在关系(方向和幅度)可视化等。EDA 方法可分为图形或非图形化方法,两者均能描述单变量(仅一个变量,暴露或结果)或多变量(几个暴露变量单独或与一个结果变量一起)的特征和分布。

1. 非图形化探索性数据分析方法

非图形化的 EDA 主要通过计算描述数据结构的参数、表格以及数据变换呈现原始数据的隐含信息。参数的选择取决于变量的类型。

分类变量通常以类别计数和百分比进行描述。频率分布表(table of frequency distribution)或交叉表(cross tabulations)是其非图形化的呈现形式。频率分布表又称频数分布表,通常指描述单个分类变量的频率分布规律表格。频率分布表提供了分类变量的分布情况摘要,直观呈现数据集中分类变量各分类的观测数以及所占比重。交叉表是矩阵格式的一种表格,能同时呈现多个分类变量的频率分布情况,并提示变量间是否存在关联性。

单个连续型变量主要通过非图形化方法描述其集中趋势、离散程度、分布形状(偏斜度、峰度)等特征。对目标变量进行简单计算可得到的一组有限参数用于反映上述特征,它们通常被视为样本来源总体参数的估计值(表 12.19)。两个及以上连续型变量除描述分布特征外,还可以通过计算协方差和相关系数说明变量间的关联情况。

表 12.19　连续型变量的分布特征参数及解释

分布特征	参数	参数解释
集中趋势	均数	数据中所有数据之和再除以数据的个数,适用于正态分布
	中位数	数据中居于中间位置的数,不受数据分布和极端值的影响
	众数	出现次数最多的数值,不受极端数据的影响,可靠性较差
离散程度	方差	描述正态分布数据的离散程度,但受样本例数的影响较大
	标准差	方差的算术平方根,常与均数共同描述数据分布情况
	极差	又称全距,为最大值与最小值之差,不受数据分布影响
	四分位数间距	描述变量的离散程度,常与中位数共同描述数据分布情况
分布形状	偏度	统计数据分布偏斜方向和程度的度量,描述非对称程度
	峰度	表征概率密度分布曲线在平均值处峰值高低的特征数

　　临床原始数据通常存在着严重的非对称性、大量的离群值以及关键数据缺失等问题。这些问题不利于研究者提取数据中的研究信息,此时我们可通过数学函数将原始数据值进行变换,使变换后的数据符合 EDA 和证实性统计模型的使用条件,这就是 EDA 过程中常提及的数据变换。数据变换的常见方法包括幂变换、对数变换、三角函数转换等。除此之外,直线/曲线拟合方法如最小二乘法、残差和稳健统计方法等也属于非图形化 EDA 的范畴。

　　2. 图形化探索性数据分析方法

　　当数据来自复杂的调查样本或是具备高维度特征,非图形化 EDA 方法很难直观展示数据信息。此时,统计图形是探索数据的极佳选择。一幅统计图形呈现的远胜过千言万语,如能够充分展示数据的形态和分布情况以及变量之间的关系等。图形化 EDA 是探索性数据分析阶段可视化数据的另一重要方法。接下来,本节将从临床研究的角度介绍一些常见的图形化 EDA 技术。

　　统计图形类型繁多,Andrew Abela 曾对此做过较为系统的统计图形总结(详见网站 http://extremepresentation.com/)。根据展示需求可将图形分为分布、构成、比较和关联四大类,各分类间可能存在交叉。临床研究者选择统计图形描述研究数据时,通常需要考虑三个要素:变量数、变量类型、图形展示目的。参考《SAS 编程演义》系统总结如表 12.20。

表 12.20　临床常用统计图形总结

变量数	变量类型	展示目的和对应统计图形
单变量	分类变量	描述数据分布:条图、饼图
	连续变量	描述数据分布:直方图、箱线图、小提琴图、点图 函数拟合:密度曲线
双变量	两个分类变量	描述数据分布:条图、马赛克图
	分类变量+连续变量	描述数据分布:直方图(重叠、镜像)、分组箱线图、分组点图 函数拟合:密度曲线
	两个连续变量	描述数据分布:散点图、折线图、面积图 函数拟合:回归曲线、残差图
多变量	三个分类变量	描述数据分布:面板条图
	两个分类变量+连续变量	描述数据分布:面板直方图、面板箱线图
	分类变量+两个连续变量	描述数据分布:分组散点图、分组折线图 函数拟合:回归曲线、残差图
	三个连续变量	描述数据分布:气泡图、散点矩阵

　　以下从不同变量数情况进一步讲解如何选择统计图形描述研究数据。

　　(1)单变量:

　　临床研究过程中,单一变量的探索目的以描述其分布为主。连续型变量的分布常以直方图和箱线图呈现。直方图能够直观展示变量是否呈现正态分布或双峰分布等其他分布情况(图 12.9)。如果研究变量满足正态分布,可以在直方图的基础上拟合概率密度曲线(图 12.9),便于标准分数(Z 分数)的实际运用,例如判断某个变量值与均值的大小关系及其出现的频率。而箱线图(box plot)不受变量分布影响,可以描述任何连续型变量的分布情况。箱线和箱体长度分别代表不同数据分布参数(上下四分位数、中位数、四分位数间距等),利用箱线图的特征可以帮助了解数据分布和发现异常值(图12.10)。对于大样本数据,只显示四分位数间距和离群值,显然提供的信息不够丰富,因此可以考虑使用增强箱线图,以提供更为丰富的百分位数信息。小提琴图(violin plot)用于显示数据分布及其概率密度,其结合了箱形图和密度图的特征,主要用来显示数据的分布形状。小提琴图中间的黑色粗条表示四分位数范围,从其延伸的细黑线代表数据范围,两端为最大值和最小值,而白点则为中位数(图12.10)。单个分类变量常以条图或饼图呈现数据的频数、百分比及构成情况。

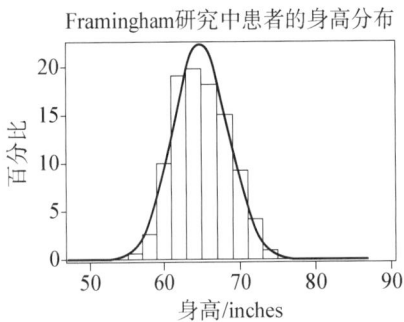

图 12.9　直　方　图

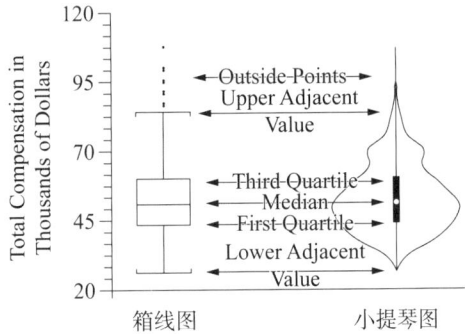

图 12.10　箱线图与小提琴图

(2) 双变量:

双变量都是分类变量时,通常通过频数分布表即可揭示数据分布或组合情况。图形化EDA主要针对连续型变量,分为以下两种情况。

① 两个都是连续型变量:研究者首先可以选择散点图(scatter plot)探索两个变量是否相关联,通过观察散点图中坐标点的分布模型初步判断变量之间是否存在关联趋势,倘若存在,进一步观察该趋势为线性还是非线性。因此,临床研究者在确定关联趋势后,通常会在散点图的基础上拟合对应线性或非线性函数曲线(图12.11)。此外,散点图还能根据观测点聚集和疏离程度判断个别观测点是否为离群值,从而进一步分析这些离群值是否可能在建模分析中对总体产生很大影响。另一个常用的是折线图(line plot),用于显示数据在一个连续的时间间隔或者时间跨度上的变化,它的特点是反映变量随时间或有序类别变化的趋势。在折线图中,数据的变化趋势,例如变化模式(递增/减)、变化的速率及其变化规律(周期性、螺旋性等)等特征都可以清晰地反映出来。基于折线图演变而来的是面积图又叫区域图(aera plot),它通过折线与自变量坐标轴之间的区域使用颜色或者纹理填充,这样一个填充区域称为面积(图12.12),颜色的填充和透明度能够更好地突出不同序列之间的重叠关系,便于各序列的比较。

② 其中之一为分类变量:通常根据分类变量进行分组描述其分布情况,在同一统计图形中展示不同分组的直方图、箱线图、小提琴图等。当两个变量都是分类变量时,可以采用复式条图和马赛克图进行描述。复式条图能比较各分组的数量差异,而马赛克图能够同时从两个分类变量的角度展示占比情况。

(3) 多变量:

当研究者查看某变量分布时,根据多个变量进行更细致的分类,此时面板图是一个很好的选择。三个分类变量的情况,可以选择面板条图进行分布的呈现;二分类变量和一个连续

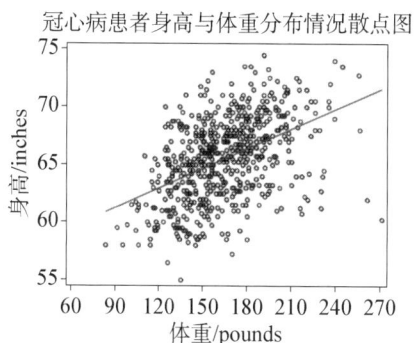

图 12.11 提示两个变量关联性的散点图

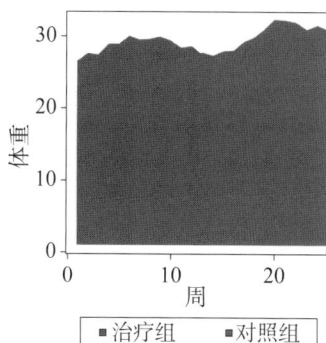

图 12.12 折线图演变而来的面积图

变量的情况,面板直方图、面板箱线图可以用来描述各细节分类下连续型变量的具体分布情况(图 12.13 和 12.14)。两连续型变量和一个分类变量通常的统计图形制图策略是根据分类变量分组,制作不同分组的散点图和折线图,探索各分组的数据趋势情况。临床研究的数据通常包含多个变量,此时探索多个连续型变量之间的关系常用到散点矩阵(图 12.15)。除此之外,三个连续型变量也常用气泡图展示它们之间的关系。气泡图是散点图的变体,常用于展示三维变量关系,气泡的大小表示第三个变量(指示相对应重要程度)。

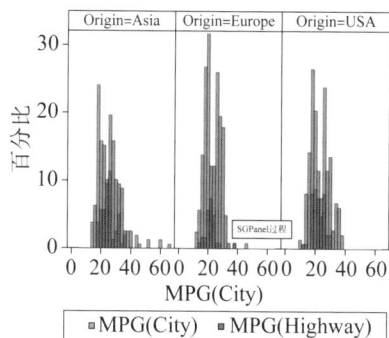

图 12.13 面板直方图

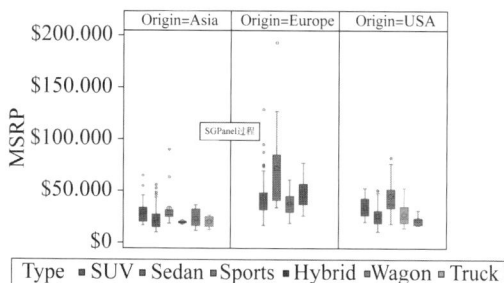

图 12.14 面板箱线图

人数据时代,数据集中常常能见到多维度的数据,随着维数的增加,计算量迅速增大,很难用传统的 EDA 技术画出高维可视化分布图。当数据维数很高时,即使数据样本量极大,散布在高维空间也显得非常稀疏。针对多维数据的复杂性,孕育出多种多维数据的可视化技术。根据可视化技术的目的、类型以及数据的维数,将多维数据可视化技术分为两变量的多维可视化,多变量的多维可视化以及一些动画领域的技术。近年来,通过高速图形计算生成的彩色图是应用较为广泛的多变量的多维可视化技术。该方法特别适合探索性分析海量且复杂的数据,也为探索性分析医学大数据奠定了技术基础。

(二) 机器学习

大数据时代,机器学习在临床研究领域的广泛应用是必然趋势。下述简介相关内容以期读者概要了解机器学习,知晓相关术语、经典算法和应用场景。

1. 概述及术语

近年来,人工智能(artificial intelligence,AI)技术在临床研究、预防保健、诊断治疗以及

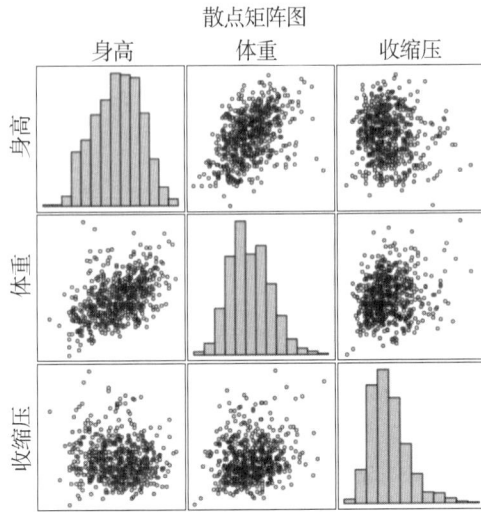

图 12.15　多个连续型变量之间的散点矩阵

基础医学研究等医学领域逐渐获得广泛应用。机器学习(machine learning)是 AI 的重要分支。其历史可追溯至 Warren McCulloch 和 Walter Pitts 于 1943 年提出的神经网络层次结构模型,神经网络计算模型理论为机器学习的发展奠定了基础。Tom M. Mitchell 在 *Machine Learning* 书中将机器学习描述为"计算机系统获取和学习数据中的隐含的信息,完善自身的过程"。在医学大数据处理时,机器学习一般指通过计算机算法学习医学大数据中的内在医学经验和规律,结合数据产生"模型"产生新知识,推动医学发展。

机器学习是多学科交叉的领域,涵盖了统计学、数学及计算机科学等领域。在统计学领域,机器学习称为统计机器学习(statistical machine learning)或统计学习(statistical learning)。深度学习(deep learning)是近年来机器学习领域的新研究方向,也是目前最接近人类大脑的分层智能学习方法。有学者认为深度学习是实现机器学习智能化的关键一步,也是 AI 的一个里程碑。本章节的术语较多,相关术语之间联系可以参见图 12.16 简略 Venn 图,直观理解各术语之间的联系。

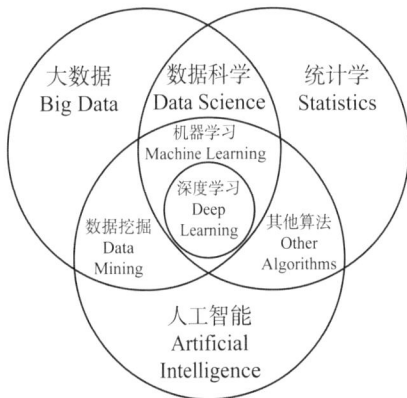

图 12.16　机器学习相关术语之间的联系

2. 机器学习方法

经典机器学习根据输入数据类型以及结果呈现方式的不同,主要将机器学习算法分为监督学习(supervised learning)、无监督学习(unsupervised learning)、半监督学习(semi-supervised learning)以及强化学习(reinforcement learning)四类。其中,半监督学习是监督学习和无监督学习相结合的一类机器学习算法。各类机器学习方法及其代表算法概括见表 12.21。

表 12.21　机器学习方法分类及各类型的代表算法

	代 表 算 法
监督学习	决策树及其组合算法、神经网络、支持向量机、最近邻法、朴素贝叶斯方法
无监督学习	主成分分析、聚类和关联规则
半监督学习	自训练(self training)、生成式半监督模型、低密度分离、基于图的算法
强化学习	Q-学习算法、瞬时差分法、自适应启发评价算法等

接下来主要介绍目前各分类中常用于医学大数据统计分析的算法。

(1) 监督学习:

监督学习是指分析临床问题的过程中,数据集中有一个明确的因变量(Y),以通过构建包含它及其他自变量(X)的模型来预测。根据因变量(Y)的资料类型,监督学习又分为分类问题和回归问题两大类。前者预测的因变量(Y)资料类型为分类变量,而回归问题预测的因变量(Y)资料类型为连续型变量。监督学习各类型的代表算法和特点如下(表 12.22)。

表 12.22　监督学习分类及各类型的代表算法

因变量类型	代表算法	算法特点	实例
连续型变量	多元线性回归	经典统计模型,解释简单,实际假设条件难满足,易存在多重共线性等问题	颅内动脉瘤破裂引起的蛛网膜下腔出血(SAH)的发病率与血压和吸烟率的相关性
分类变量	Logistic 回归	训练和预测效率都很高,使用广泛,解释简单,效果也良好	糖尿病类型对新型冠状病毒肺炎死亡率的影响
	支持向量机(SVM)	适合小样本数据,大规模样本处理效率低;适合二分类变量分类问题,不适用于多分类;模型性能受参数影响较大	运用 SVM 分类和选择不同乳腺癌亚型的蛋白质组学特征
	朴素贝叶斯	适合文本分类,可解释性较强,训练和预测效率都很高;变量之间满足独立假设,需知晓先验概率,对缺失数据不敏感	使用人口统计学和放射学特征的朴素贝叶斯模型进行骨肿瘤诊断
连续型/分类变量	决策树及其组合算法	效率高,解释性很强,适合处理有缺失值的数据和不相关的变量;易发生过度拟合,忽略数据和变量间的关联	预测 2 型糖尿病患者患心力衰竭的风险和确定预测因素
	神经网络	表现效果一定程度上取决于计算资源和数据量	使用神经网络进行自动睡眠评分,有效正确识别相关的睡眠阶段

注:监督学习的算法不局限于表格中所提及算法;回归和分类不代表监督学习的第三类别,仅用于说明某些算法同时适用于回归和分类问题。

(2) 无监督学习:

无监督学习是指数据集中无明确的因变量(Y),通过寻找数据集变量的特点和各变量之间相互关系的机器学习方法。因此,在学习过程中根据相似性原理进行区分是无监督学习的根本目标。无监督学习的常规用途是聚类(clustering)和降维(dimension reduction)。前者是根据数据的"相似性"将样本划分为若干类的过程,后者则是在保证数据所具有的代表性特征或分布的情况下，将高维数据转化为低维数据的过程。关联规则（association analysis/association rule）是指运用机器学习算法挖掘数据集中变量之间的隐含关系，也属于无监督学习范畴。经典的无监督学习算法包括 K 均值（K-means）、主成分分析及关联规则的相关算法等（表 12.23）。

表 12.23　无监督学习分类及各类型的代表算法

	原理	代表算法	算法特点	实例
聚类	基于距离	K 均值	应用广泛且高效，适用于数值型的数据集合的聚类问题聚类；初始聚类中心的选择决定聚类结果；异常值敏感	识别败血症的不同临床表型
		层次聚类	由上向下进行分割分类，不能很好地处理大批量数据，可直接处理带噪声数据	层次聚类定义了精神病的炎症亚型
	基于密度	DBSCAN 聚类	适用任意形状稠密数据集的聚类，聚类的同时发现异常点，聚类结果没有偏倚；不适合样本集的密度不均匀、聚类间距差相差很大的情况，调参复杂	DNSCAN 聚类用于异常值心电图预处理和基于血糖范围的心电图分类
降维		主成分分析（PCA）	没有参数限制，最后的结果只与数据相关；可以用来进行数据压缩和图像压缩，例如人脸检测和匹配	寻找帕金森病的新型视网膜生物标志物
关联规则	基于支持度	Apriori 算法	开创了关联规则的寻找方式，但效率低下，在数据较大时难以使用	使用关联规则挖掘发现蛋白质 - DNA 结合序列模式
		FP - Growth 算法	用来高效发现频繁项集，执行速度快，性能高于 Apriori 两个数量级以上	FP - Growth 检测孤独症患者的共病模式

注：无监督学习算法仅介绍常用算法；支持度，即变量 X 与变量 Y 同时出现的频率。

（3）强化学习：

近年来的研究成果表明，强化学习在临床决策领域有突出表现。临床决策问题本质上是连续的，患者前往医院咨询医生寻求医疗服务，医生给出诊治方案。患者再次接受新的治疗方案时，先前的治疗极大影响目前的健康状态，同时影响着未来医生的诊疗决策。这种类型的决策问题可以通过模拟强化学习的算法解决。强化学习是考察智能体与环境的相互作用，做出序列决策、优化策略并最大化累积回报的过程。依据智能体动作选取方式，可将强化学习算法分为基于价值（value-based）、基于策略（policy-based），以及结合价值与策略（actor-critic）三类。强化学习在开发癫痫和肺癌的治疗策略上已有所建树。例如，利用强化学习算法对癫痫患者的脑电图数据进行分析，以实现癫痫发作的早期预测和干预，还可以帮助优化抗癫痫药物的剂量和治疗方案，以提高治疗效果并减少不良反应；在肺癌治疗方面，强化学习算法可以根据患者的基因型、肿瘤特征和既往史，预测不同治疗方案的疗效。近些年，提出的一种基于深度强化学习方法，基于医疗登记数据制定治疗战略，在败血症治疗策略应用上也发挥了一定作用。尽管强化学习在医学上具有极大的潜力，但要在临床实践应用强化学习算法，仍有许多障碍需要克服，例如数据获取和隐私保护、模型在医学领域的可解释性以及临床实际应用的合规性、医疗政策和保险覆盖等方面的挑战。

（4）深度学习：

深度学习源于传统神经网络，与上述机器学习方法相关联，可以看作机器学习的一个分支。自从2006年Hinton等人提出深度学习这一概念起，深度学习逐步成为机器学习领域的研究热点和焦点。深度学习需要依靠尽可能多的数据和计算机强大运算功能调节算法参数，不断契合研究问题半经验半理论进行建模。深度学习可以结合其他机器学习算法（例如深度强化学习），以满足更多临床问题的研究。AlphaGo项目负责人David Silver曾指出："深度学习＋强化学习＝通用人工智能（artificial general intelligence）"，目前，深度学习广泛应用于医学影像和疾病或健康分类问题领域，由于其极强的学习能力和适应性，在医学研究领域有待发掘和拓展更多应用场景。

（谢金亮　董仲勋　高静　王炳顺）

第十三章　观察性研究统计分析

描述疾病在时间、空间和人群中的分布特征,是探究其潜在病因的基础工作。疾病频率的度量指标,例如发病率与患病率,是描述疾病流行态势的基本概念。通过引入相对风险与比值比等指标,可以有效量化危险因素与疾病状态之间关联的密切程度。在观察性研究中,如何有效控制偏倚以实现因果推断的目标是一项至关重要的任务。与随机对照临床试验通过随机分配来控制潜在混杂因素不同,观察性研究面临混杂偏倚的突出挑战。本章将介绍观察性临床研究中偏倚的不同分类与应对策略,尤其聚焦于混杂偏倚的控制,详细介绍倾向评分法的应用,并简要介绍因果推断理论的演进与发展。

第一节　疾病频率评价指标

在特定的时期与人群中,疾病的发生和存在状态通常通过发病和患病来描述。发病是指既往从未患有所研究疾病的情况下,在某一观察期内首次发生该疾病。患病则是在某一观察期内已经存在的疾病状态,包含了观察期开始前已经发病以及观察期内新发病这两种状况。发病例数和患病例数属于绝对数,与此相对应,用以描述发病和患病的疾病频率最常用指标是发病率(incidence,I)和患病率(prevalence,P),在一定程度上可以反映疾病在人群中的严重程度。其他疾病频率相关指标,如短期发病状况的罹患率、疾病的病死率和死亡率等在本节未作相关介绍,有兴趣的读者可以参阅相关专业书籍。

一、发病率与发病密度

(一) 发病率

发病率(incidence rate,CR)是指一定时间内,一定范围人群中某疾病新发生病例出现的频率。可提示该人群发病风险,用以反映疾病对人群健康的影响。其计算方法如公式13.1所示。

$$发病率(I) = \frac{同期内新发病例数}{某时期开始风险人群人数} \times K \tag{13.1}$$

注:$K = 100\%$、$1\,000\%$、$10\,000/万$或$100\,000/十万$等

发病率的计算必须包含观察时间,否则实际意义不明。在实际使用时,观察时间一般较长,若是在一个稳定的人群中(没有迁入、迁出或死亡)计算所得发病率,可称之为累积发病率(cumulative incidence rate,CIR)。在累积发病率计算的过程中,需要注意分母包含的是

在特定暴露因素下可能发病的人群。例如在研究某时期卵巢癌发病率时,只包括那些有潜在发病风险但在研究开始时尚未发病的女性,而排除男性和已经进行卵巢切除的女性。

(二) 发病密度

计算发病率的研究人群若是稳定的,即没有人口的迁入、迁出或死亡,这时通常称为固定队列(图 13.1A)。然而,在现实环境中,很少有人群能达到这种理想状态。随着一项研究的开展,新的符合条件的对象不断加入,而原有对象可能因各种原因退出研究,例如移民、搬迁或死亡,这样的队列称为动态队列。在观察人群处于动态变化时(图 13.1B),每个对象入组时间以及观察的时间可能不同,此时需考虑每个研究对象的观察时间,以发病密度(incidence density,ID)来表征疾病在特定人群以及特定时期的发生情况。

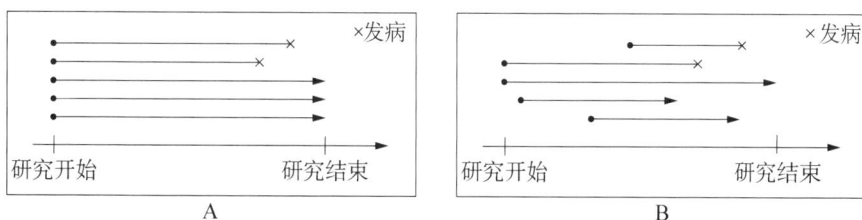

图 13.1 封闭人群(A)与开放人群(B)的观察性研究

发病密度又称人时发病率(person-time rate),计算发病密度的分母将不再是观察期开始的风险人群数量,而是以全部人群的观察人时数(person time,PT)代之。观察人时数是将观察人数和时间结合起来考虑的一种度量单位。它是观察人群中全部个体暴露于研究因素的时间总和。观察人时数一般以人年为单位,1 人年表达的含义为在研究人群中每一个人在特定结局产生或失访之前,每观察 1 年称为 1 人年。在得到全部研究对象的观察人时数后,可以结合公式 13.2 计算发病密度:

$$发病密度(ID) = \frac{同期内新发病例数}{全部观察人群的人时数总和} \qquad (13.2)$$

其中:全部观察人群的人时数总和 $= \sum (观察人数 \times 观察时间)$

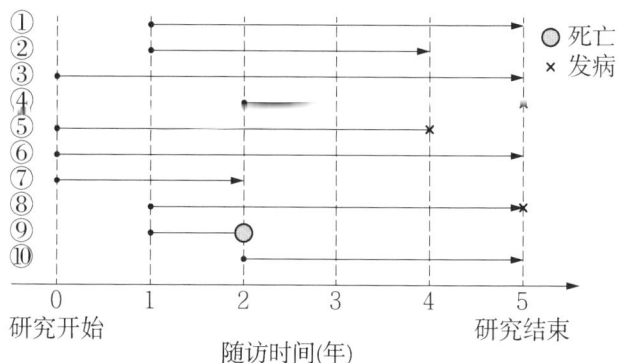

图 13.2 某观察性研究随访期间发病情况

　　如图 13.2 所示,在某一研究中,一共有 10 例被观察者,代号为 1~10,他们进入观察期的时间不同,有 3 例发病(4、5 和 8 号),有 4 例直到研究结束也未观察到发病(1、3、6 和 10 号),而在观察期间有死亡(9 号)和失访(2 号和 7 号)情形。该项研究随访 5 年期间,所研究疾病的发病密度可如下计算:

$$ID = 3/(4+3+5+3+4+5+2+4+1+3) = 0.088/ 人年$$

　　发病密度与累积发病率的不同点是两个指标的计算分母不同,因此发病密度的取值范围可以从 0 到无限大,而累积发病率为 0 到 1 之间。发病密度表达的含义不如累积发病率简洁明了。发病密度的优点在于,使用其表征疾病频率时,允许研究人群处于动态变化之中,既允许研究对象在不同的时点进入研究,也考虑到了研究期间失访以及死亡的研究对象。

　　需要注意的是,发病密度应用的一个重要假设前提为研究期间疾病的发生概率是恒定的,因此 10 个人跟踪一年的人时数等于一个人跟踪 10 年的人时数。但是对于发病风险是随着年龄的增长而增加的疾病如某些慢性疾病,在非常长的观察期内,这种假设通常无法成立。另外,发病密度的计算需要了解研究对象进入研究以及退出研究的时间,用以计算人年,此类信息往往不易获得。

二、患病率

　　患病率则指的是某一时点或时期内特定人群中现患某病的新旧病例数所占的比例,强调人群中某种疾病存在的状况。其观察期一般较短,根据观察期是某一时点或时间段可分为时点患病率与期间患病率,常用于横断面研究中。与发病率的计算不同,患病率的计算包含了观察期内的新发病例以及研究开始前已发病的病例,且目前仍处于疾病状态的现患病例,因此计算过程中,不需要剔除研究开始时就已发病的人群。患病率的分母所包含人群也为风险人群,通常以调查时点/时期的调查人口数进行计算。其计算方法如公式 13.3 所示。

$$患病率(P) = \frac{同期内新旧病例总数}{某时点 / 时期调查人口数} \times K \tag{13.3}$$

注:$K = 100\%$、$1\,000‰$、$10\,000/万$ 或 $100\,000/10$ 万等

三、发病率与患病率的关系

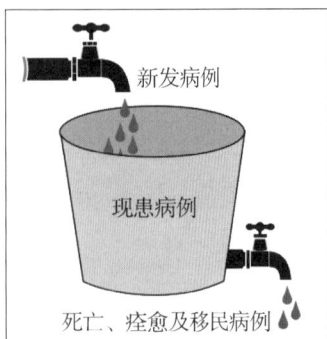

图 13.3　自然人群中的发病率与患病率的关系

　　如图 13.3 所示,患病率受发病率(新发病例)的影响,并处于持续的动态变化中。因此,影响发病率的各种因素,例如疾病的致死率、检出率、目前的治疗方法和病程等,都可以改变患病率。例如,发病率下降、治疗方法改善(增加痊愈率)、病例移民出境、病死率上升等都可能导致患病率下降。相反地,发病率上升、检出手段的改善(提高检出率)和支持性治疗的改善(延长生存时间但不能治愈)会导致患病率上升。

　　发病率、病程与患病率之间存在密切联系。在人口较为稳定,且某病的发病率和病程变化不大的情况下,患病率与病程和发病率的乘积成正比。例如,对于病程较长又难以根治的慢性疾病,如糖尿病,患病率可能高于发病率;反之,对于病

程短的疾病,如感冒,患病率则可能低于发病率。

在实际应用方面,发病率不仅可以用来表示某地区某一时期发生特定疾病的风险大小,还可以通过与既往数据的比较来判断疾病的当前流行状态(如散发、流行、暴发或大流行等)。此外,在前瞻性队列研究中,对比不同暴露组的发病率可以用来验证暴露因素与疾病的关联性。而患病率则主要用于评估某一时期内特定人群对某疾病的疾病负担程度,有助于医疗资源的合理分配。

第二节　分析性研究的关联指标

流行病学研究探索疾病病因时,不仅关注疾病在人群、时间和地区的分布,还研究暴露因素与疾病状态之间的关联程度。由于描述性研究一般不设立对照组,无法比较不同暴露组的发病率或死亡率差异,因此,为了探讨暴露与疾病的关联,常常采用分析性研究设计,如队列研究以及病例对照研究。由于在不同的研究设计中用到的关联分析的指标也不尽相同,本节将重点介绍常用的队列研究和病例对照研究中,暴露因素的两水平(有无暴露)和结局指标二分类(结局是否发生)时,结果可展示为 2×2 交叉表的关联性指标。

一、队列研究中的关联分析

(一) RR 值的定义

在队列研究中,根据是否暴露于某可疑因素或暴露的程度,观察对象被分为不同组别。通过前瞻性地追踪并收集各组的结局信息,比较不同组间结局发生率差异,从而确定暴露因素与结局间的关联强度大小。这种关系的度量指标为率比(rate ratio,RR)、风险比(risk ratio,RR)或相对危险度(relative risk,RR)。

(二) RR 值的计算以及统计检验

由于 RR 值是以发病(或死亡)率指标为基础计算所得,因此在人口相对稳定的队列研究中,需以累积发病(或死亡)率为基础计算 RR;而在动态队列研究中,则以发病密度为基础计算 RR。以下将基于两种不同的发病频率指标介绍各自的 RR 值计算方法。

1. 基于累积发病率计算 RR 值

在人口相对稳定,且随访期较短的队列研究中,研究对象的随访观察基本从同一时间开始,又在统一的时点结束,常常将发病数据汇总成暴露因素二分类(暴露因素有 *vs* 无/高 *vs* 低)×发病状况(发病是 *vs* 否)的 2×2 频数表计算出累积发病率,相应的 RR 值和 95% 置信区间计算公式及假设检验可参考第七章第二节"二、相对危险度"和第十节"一、相对危险度的假设检验",此处不再赘述。

2. 基于发病密度计算 RR 值

在动态队列中,由于各组研究成员不固定,因此使用研究开始时的各组人数计算发病率已不适用,此时需使用发病密度表征各组发病风险。对此类资料,有学者认为同样可以整理成 2×2 交叉表资料,运用计分检验法对于 RR 值进行假设检验,而另有学者对此类数据使用 Cox 比例风险模型进行分析。下文将对于前种检验方式进行介绍,对于基于发病密度计算的 RR 值更为详细的内容,请参考有关书籍。

对于人时发病资料,同样可以整理成 2×2 表格(表 13.1)。

表 13.1　队列研究资料整理表

组别	发病人数	观察人时数	发病密度
暴露组	A_1	T_1	A_1/T_1
非暴露组	A_2	T_2	A_2/T_2

此时,RR 值则为两组发病密度的比值:

$$RR = \frac{ID_{暴露组}}{ID_{非暴露组}} = \frac{A_1/T_1}{A_2/T_2} \tag{13.4}$$

发病密度的假设检验与累积发病率类似,原假设都是 RR=1,有所不同的是,发病密度所计算的 RR 值的假设检验一般使用计分检验法进行,统计量为 x_{Score},其计算方法为:

$$x_{Score} = \frac{A_1 - \dfrac{(A_1 + A_2)(T_1)}{(T_1 + T_2)}}{\sqrt{\dfrac{(A_1 + A_2)T_1 T_2}{(T_1 + T_2)^2}}} \tag{13.5}$$

95%置信区间的计算可使用下式(Miettinen 法)予以计算:

$$RR\ 95\%CI = \left[RR_1^{1-z/x_{Score}},\ RR_1^{1+z/x_{Score}} \right] \tag{13.6}$$

其中,RR_1 为通过样本计算的 RR 值,z 通常为 1.96。

3. RR 值的含义

RR 值在数量关系上是一组人群的发病率(通常是暴露组)与另一组人群发病率的比值(通常是对照组),因此 RR 值取值范围为 0 到正无穷。当 RR 值越接近于 1 时,研究的暴露组与对照组的发病率越相似,说明如果没有混杂因素的干扰,研究的暴露因素并没有影响到疾病的发生。而当 RR 值趋近于 0 或者远大于 1 时,说明暴露组与对照组发病率相差极为悬殊,暴露因素很有可能是疾病发生的重要影响因素。因此,RR 值能够代表暴露与疾病间关联强度的大小,其代表的含义为暴露组发生某病的风险是非暴露组的多少倍(例如某项研究探讨吸烟与肺癌的关联,计算所得 RR=32.4,$P < 0.05$,则此 RR 值的意义为吸烟组发生肺癌的风险为不吸烟组的 32.4 倍)。RR 值的具体数值大小与关联强度的对应关系,读者可参考表 13.2 进行判断。

表 13.2　RR 取值范围与关联强度的关系

RR 取值范围		关联强度
保护因素	危险因素	
0.9~1.0	1.0~1.1	无
0.7~0.8	1.2~1.4	弱

(续表)

RR取值范围		关联强度
保护因素	危险因素	
0.4～0.6	1.5～2.9	中
0.1～0.3	3.0～9.9	强
<0.1	≥10	很强

4. 归因危险度和人群归因危险度

归因危险度（attributable risk，AR）又称特异危险度、超额危险度或率差（risk difference，RD），是指暴露组的发病（或死亡）率与对照组的发病（或死亡）率之差的绝对值。在队列研究中，暴露组的发病（或死亡）由人群基础发病（或死亡）状况以及暴露所引发的疾病状况共同构成，而对照组的发病（或死亡）一般仅由人群基本发病（或死亡）状况导致。因此将暴露组的发病（或死亡）率减去对照组的发病（或死亡）率，即可得暴露组中完全由暴露因素所引起的发病风险。归因危险度的含义为发病（或死亡）归因于暴露因素的程度。而人群归因危险度（population attributable risk，PAR）是指总人群的发病（或死亡）率中可归因于暴露因素的部分，既与暴露因素的致病性强弱有关，又与人群中暴露的比例有关，是反映暴露与疾病关系的一个综合性指标。对于制定疾病的预防控制策略有重要的参考价值。对于归因危险度和人群归因危险度的计算详见第七章第二节"二、相对危险度"。

5. RR值相关计算的SAS实例

基于累积发病率计算RR的SAS实现可参考第七章节第十二节"六、相对危险度的估计及假设检验"。值得注意的是其应用条件：①被观察人群都是可能发病的人群；②被观察人群在观察期内保持稳定，即所有人都被观察了相同的时间。然而，在实际研究中，上述情况比较少见。研究对象可能同时进入队列，也可能在研究开始后陆续进入队列，还可能中途失访或退出，因此，在队列研究中，通常基于发病密度计算RR值。以下将演示相应的SAS实现过程。

在一项队列研究中，为探究女性长期服用非甾体抗炎药（NSAID）能否降低其以后患乳腺癌的风险，研究者对于某地女性进行了近43个月的随访，将其NSAID暴露时长以及此后的乳腺癌的发病情况汇总成以下2×2交叉表格（表13.3）。需要注意的是，此处仅展示2×2的表格计分法检验的SAS实现过程；在收集有随访时间的原始数据中，还可调用SAS的proc phreg过程步，使用Cox模型来估计RR值及置信区间。

表 13.3　NSAID暴露时长与乳腺癌发病情况

NSAID暴露时长	发病人数	观察人时数	发病密度/(10万人年)
0～11个月	955	194 884	490.04
1～4年	149	32 127	463.79

在SAS中首先运行程序Ch13_1中①建立分析所需数据集；接着运行程序②进行统计分析。

程序 Ch13_1：

```
data Ch13_1；                                                          ①
  do group＝1 to 2；
    do cancer＝1 to 2；
        input f @@；
        output；
    end；
  end；
cards；
149 32127 955 194884
；
run；
```

```
proc freq data＝Ch13_1；                                               ②
    tables group ＊cancer/relrisk（Equal Method＝Score）；
    weight f；
run；
```

程序 Ch13_1 与程序 Ch7_6 主体内容相同，但所用选项有所不同，选项"relrisk"要求输出 RR 值，同时选项"Equal"要求进行 RR 值的假设检验，Method＝Score 指定检验方法为计分法。

主要输出结果如下：

Odds Ratio and Relative Risks			①
Statistic	Value	95% Confidence Limits	
Odds Ratio	0.9464	0.7960	1.1252
Relative Risk（Column 1）	**0.9467**	**0.7969**	**1.1246**
Relative Risk（Column 2）	1.0003	0.9995	1.0011

Relative Risk Test		②
H0：P1 / P2＝1		
Score（Farrington-Manning）Method		
Relative Risk	0.9467	
ASE（F-M）	0.0004	
Z	**－0.6237**	
One-sided Pr＞Z	0.2664	
Two-sided Pr＞|Z|	**0.5328**	
Column 1（cancer＝1）		

以上为计分法输出结果，结果①是经 Miettinen 计分法计算所得 RR 值为 0.946 7，RR

值 95％置信区间为：[0.796 9，1.124 6]。结果②显示相应的检验统计量 Z 为 $-0.623\ 7$，$P=0.532\ 8$。

经以上分析可知，服用 NSAID 1～4 年的女性，相较于服用 NSAID 0～11 个月的女性，RR≈0.95，其 95％置信区间横跨 1，同时显著性检验 $P>0.05$，所以尚不能认为服用 1～4 年的 NSAID 会降低乳腺癌发病率（此处结果仅供示例使用，不具有实际意义）。

二、病例对照研究中的关联分析

（一）OR 的定义

在病例对照研究中，研究开始时根据研究对象是否具有待研究的疾病，分为病例组和对照组，并通过询问或查看病历等回顾调查方式获得各组研究对象的既往暴露信息。不同于队列研究，由于病例对照研究分组依据为是否发生待研究疾病，病例组和非病例组研究对象并非自然人群中的随机样本，因此不能直接计算衡量疾病发生风险的发病率指标。借鉴 odds 即"胜算"或"优势"概念，"优势"本身是指某事件发生的概率与该事件不发生的概率之比，此时可以分别计算病例组和对照组这两组各自的 odds，用以描述某事件发生（此处即暴露）的可能性与不发生（此处即非暴露）的可能性之比。然后计算两组间暴露优势之比，简称优势比或比值比（odds ratio，OR），以此评估暴露因素与待研究疾病之间关联大小。可见，在病例对照研究中通过构建病例组和对照组的暴露优势之比即 OR，用以代替前述队列研究；通过直接计算暴露组和非暴露组的结局如发病风险之比即 RR，用以评估某种暴露与结局之间的关联强度。

（二）OR 的计算以及统计检验

病例对照研究中资料的整理方式与队列研究中类似，数据收集完成后，可整理成 2×2 表格（见第七章表 7.8）。其基本思路为先分别计算出病例组和对照组的暴露比值，然后再以此比值进行比较，从而创造出一个类似于 RR 值的参数来估计暴露与疾病间的关联，详细的 OR 值及 95％置信区间和相对应的假设检验请参考第七章第二节"三、比数比"、第十节"二、比数比的假设检验"和第十二节"七、比数比的估计及假设检验"。

（三）OR 值大小的含义

OR 比较的基础为两组的暴露比值。若暴露与疾病间关联不显著，则暴露在病例组和对照组之间分布应该相似，即两组的暴露与非暴露人数比接近，故两组的暴露比值之比，即 OR 应该接近于 1。相反，如果 OR 值接近于 0 或远大于 1，则说明暴露因素在两组间的分布不均衡，提示暴露对疾病可能有影响。因此，OR 和 RR 都可表征暴露与疾病间的关联强度，但 OR 是基于暴露比值计算，与 RR 计算基于发病率不同，在下文将会对两者的区别进行详细介绍。

三、RR 与 OR 的关系

（一）RR 与 OR 的区别

队列研究和病例对照研究的结果通常都可以汇总如表 13.4 所示 2×2 交叉表。

表 13.4　研究结果汇总表

暴露因素	结局		合计
	发病(病例组)	未发病(对照组)	
有	a	b	$a+b$
无	c	d	$c+d$
合计	$a+c$	$b+d$	N

RR 与 OR 的计算如下：

$$\text{RR} = \frac{a \cdot (c+d)}{c \cdot (a+b)} \quad \text{OR} = \frac{ad}{bc} \tag{13.7}$$

虽然 RR 和 OR 都表示暴露于某因素者相对于未暴露者的发病风险,但两者在应用上有所区别(见表 13.5)。

表 13.5　RR 与 OR 的区别

事项	RR	OR
假设检验的零假设	RR=1	OR=1
代表含义的解释	易于解释	较难理解
研究类型	病例对照研究中无法计算	所有研究设计都可以计算
协变量调整	协变量调整较难实施	协变量调整易于实现
发病率的改变对于计算的影响	发病率的改变会影响 RR 的数值大小	发病率的改变不太会影响 OR 的数值大小
结果事件的定义对于指标的影响	以未发病作为结局事件的话,RR 值不为其倒数	以未发病作为结局事件的话,OR 值为其倒数

改编自 Simon SD. Understanding the odds ratio and the relative risk [J]. J Androl. 2001,22(4):533 - 536.

首先,RR 一般在队列研究中使用,此种研究类型以暴露因素作为分组依据,在表 13.4 这种 2×2 四格表中代表暴露因素的行合计数固定不变(即研究初始时 $a+b$ 及 $c+d$ 各自行合计不变)。并且暴露在前,疾病出现在后,因果时序关系清晰,直接以各组发病率进行比较获得 RR,所以 RR 的计算过程和结果的解释相对简洁易懂。OR 一般在病例对照研究中使用,是以结局发生与否作为分组依据,在表 13.4 这种 2×2 四格表中代表结局情况的列合计不变(即研究初始时 $a+c$ 与 $b+d$ 两个列合计不变),此时基于两组的暴露优势 Odds 进行 OR 的计算。

其次,在实际研究过程中,由于影响疾病发生的因素多种多样,因此往往需要进行协变量的调整,对 OR 进行协变量调整借助广为使用的 Logistic 回归模型比较容易实现,而对 RR 进行调整则较为困难,可视具体情况采用二项式回归、Poisson 回归或 Cox 回归等多种回归模型来实现。

再次,病例数的变动(发病率的改变)对于 RR 和 OR 也有不同的影响。如果病例组人数在有无暴露的情况下,都等比例提升(例如 a 和 c 都提升 k 倍),则 RR 与 OR 会有以下变动。

$$\text{RR} = \frac{ka \cdot (kc+d)}{kc \cdot (ka+b)} = \frac{a \cdot (kc+d)}{c \cdot (ka+b)} \quad \text{OR} = \frac{ka \cdot d}{b \cdot kc} = \frac{ad}{bc} \tag{13.8}$$

由上式可知,在发病人数改变时,RR 会有较大变化,但 OR 则不变。

最后,研究者聚焦的问题一般都为暴露与疾病发病间的关联,因此上述 RR 和 OR 都以病例组作为基础进行计算,但如果同一研究中研究者欲了解暴露与非疾病的关联(即关心的结局为事件的失败),则 OR 变为其倒数,但 RR 则不会为其倒数,结果如下式所示。

$$RR = \frac{\dfrac{b}{a+b}}{\dfrac{d}{c+d}} = \frac{d \cdot (c+d)}{b \cdot (a+b)} \quad OR = \frac{\dfrac{b}{d}}{\dfrac{a}{c}} = \frac{bc}{ad} \quad\quad (13.9)$$

(二) RR 与 OR 的联系

RR 与 OR 虽然都可代表暴露与疾病的关联,但有着一定的限制条件——所研究疾病的发病率较低。因为在此情况下,a 相对于 b 非常小,则有 $(a+b) \approx b$,c 相对于 d 非常小,$(c+d) \approx d$,则 RR 与 OR 非常接近,因此可以使用 OR 代替 RR 进行暴露与疾病间的关联评估:

$$RR = \frac{a \cdot (c+d)}{c \cdot (a+b)} \approx \frac{a \cdot d}{c \cdot b} \approx OR \quad\quad (13.10)$$

但当结局事件发生率较大,尤其是当结局事件发生率大于 10% 时,OR 与 RR 不再接近,并且当相对危险度 RR 大于 1 时,OR 会倾向于高估暴露引起的发病风险,而 RR 小于 1 时,OR 会夸大暴露的保护作用,因此在结局事件发生率比较高时,应当对于 OR 进行校正,才使得其更贴近真实的 RR。

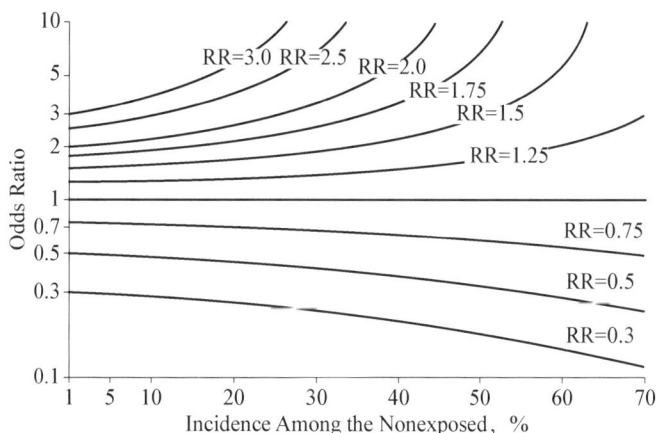

图 13.4 不同的结局事件发生概率下 RR 与 OR 的关系

(引自 *Zhang J*,*Yu KF. JAMA. 1998*;*280*(*19*):*1690−1.*)

第三节 偏倚的控制

偏倚(bias)是在研究设计、执行、测量和分析的整个流程中,可能引发结果偏离真实值或产生误导性结论的系统性误差。在临床研究实践中,偏倚的存在可能导致对危险因素或干预措施效应的过高或过低估计,进而对研究结果的可信度和适用性造成不良影响。为确保研究结果的准确可靠,需通过科学的设计、规范的实施等一系列严谨措施,最大程度地控制偏倚,从而有效提高研究质量。

一、内部有效性与外部有效性

临床研究的内部有效性和外部有效性是评估研究结果的两个重要方面。内部有效性关注研究结果的准确性和可信性,是对一项研究的结果或结论反映真实情况的程度的衡量或判断;决定单一研究结果内部真实性的因素是研究的质量,即研究的设计类型和方法学严谨性所体现的偏倚控制措施落实情况。外部有效性则关注研究结果在现实临床实践中的适用性和外推性,指研究结果是否可以在不同人群和环境中得到重复和再现的可能性;决定真实结果外推性的因素是本研究入选对象与实际病例特征和医疗条件相符合的程度,即研究中的条件是否可以在实际医疗环境里得到复现以及所估计效应在不同人群是否存在真实的差异。随机对照试验通常设定严格的入选排除标准,并通过随机分配参与者到不同的干预组,有效地控制了选择偏倚和混杂偏倚,从而提高了研究的内部有效性;相对而言,观察性研究通常包括更广泛的人群和真实世界应用场景,能够提供更多关于特定干预措施在实际临床实践中的应用效果,因此在一定程度上更具外部有效性。

临床研究的目的是通过代表性样本的估计值来推断总体参数。从图 13.5 可见,研究中的样本估计值受总体参数、系统误差和随机误差的影响,为了让样本统计量能更有效地估计未知总体参数,务必要避免系统误差以及随机误差的影响。系统误差是研究设计或执行中的偏倚或错误而导致的样本估计值与真实总体参数的偏离。随机误差是抽样误差或偶然因素导致的误差,使不同样本估计值之间存在差异。

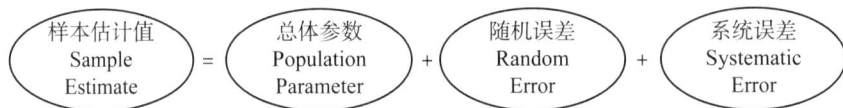

图 13.5 样本估计值、总体参数、系统误差以及随机误差的关系
(引自 Vetter TR, Mascha EJ. Anesth Analg. 2017;125(3):1042-1048.)

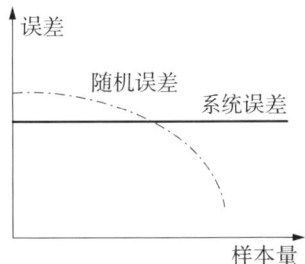

图 13.6 随机误差、系统误差与样本量的关系

随机误差不可避免,但可以通过增加样本量等措施来减少其影响,可以通过统计技术进行量化和控制。但是系统误差无法通过增加样本量进行控制(图 13.6)。因而,控制甚至消除偏倚的影响成为提升临床研究质量的重中之重。尤其在观察性研究中,研究者需要了解偏倚的产生以及其对于研究结果的影响。

二、偏倚的分类及控制措施

(一)偏倚的分类

偏倚控制问题在观察性研究中尤为关键,研究者需要理解和识别不同类型的偏倚,以便采取适当的控制措施降低偏倚的影响而增强研究的有效性。历史上不同学者从不同角度汇总了各种偏倚类型,目前常用的是 Miettinen 三大类偏倚分类方法:选择偏倚(selection bias)、信息偏倚(information bias)和混杂偏倚(confounding bias)。

1. 选择偏倚

选择偏倚发生在研究的开始阶段,当选入和未选入研究的个体在关键因素上存在差异时,这可能导致系统误差,其本质是研究对象缺乏代表性。如失访偏倚(loss to follow up bias),这类偏倚经常发生于前瞻性队列研究中,当暴露组与对照组中研究对象的失访是随机发生时,一般不会扭曲暴露与结局的关联,一旦失访在两组间有倾向性,则会对暴露与结局间关联产生影响。如在研究体力活动程度与高血压间关联时,肥胖的个体一般体力活动程度较低且不易随访,但是肥胖又是高血压的危险因素之一,如果研究中这样的个体失访较多,那么相对于体力活动程度中等或较高人群而言,体力活动程度较低与高血压间的关联强度就会被低估。除失访偏倚外,常见的选择性偏倚还包括无应答偏倚(non-response bias)、入院率偏倚(admission rate bias, or Berkson bias)、永恒时间偏倚(immortal time bias),以及志愿者偏倚(volunteer bias)等。

2. 信息偏倚

信息偏倚也称观察偏倚(observation bias)或错分偏倚(misclassification bias)等,指的是在研究进行过程中,由于对于暴露或结局的测量方法的缺陷导致获取的信息错误所造成的系统误差,其通常表现为研究对象的某些特征被错误地归类。根据错误分类发生的类型可将其分为差异性错误分类(differential misclassification)与非差异性错误分类(non-differential misclassification)。前者指的是在一项研究中,对于研究对象暴露(病例对照研究)/发病情况(队列研究)的错误分类在各组间发生情况不同,表现为各组间对于结局测量的灵敏度以及特异度不同。与之相反,非差异性错误分类则指的是错误分类发生的情况在各组间一致,即各组间对于结局测量的灵敏度以及特异度相同。不同类型的错误分类对于暴露与结局间关联的影响也是不同的,非差异性错误分类倾向于低估暴露与结局间的关联,即会使得 OR/RR 值相较于真实值更趋近于 1,而差异性错误分类对于结局的影响则是双向的,可能高估也可能低估暴露与结局间关联。常见的有回忆偏倚(recall bias)、报告偏倚(reporting bias),以及测量偏倚(measuring bias)等。

3. 混杂偏倚

混杂偏倚是指在研究暴露与结局的过程中,由于一个或多个因素的影响,掩盖或者夸大了暴露因素与结局间的关联,从而使得研究者错误地估计了暴露与结局的联系。其中,起到掩盖或者夸大真正关联作用的因素称为混杂因素(confounding factors)。判断混杂因素有三大必要条件:首先,混杂因素是研究结局的影响因素之一;其次,混杂因素与研究的暴露因素有关联,并存在统计学上的联系;最后,混杂因素不是暴露因素与结局的因果链上的中间环节。例如在研究吸烟与肺癌的关系时,年龄与吸烟以及肺癌间均有关联,并且在吸烟导致肺癌的通路中,年龄显然不是中间环节,因此在分析吸烟与肺癌的关联时年龄就是一个常见的混杂因素。

4. 混杂因素与 Simpson 悖论

混杂因素同时与暴露和结局有关联,在不同暴露组间分布不均,并且是结局的独立风险因素(Miettinen and Cook,1981)。一个关于混杂因素的著名悖论即 Yule-Simpson 悖论

（Yule，1903；Simpson，1951），有时简称为 Simpson 悖论，针对的是混杂偏倚的一种极端形式：X 和 Y 正相关；但是给定另外一个变量 Z 后，在 Z 的每一个水平上，X 和 Y 都负相关。Simpson 悖论的例子在日常生活中比较常见。表 13.6 是关于一种疾病的两种治疗方法的不同治疗效果的数据，结果显示甲疗法的治愈率高于乙疗法。

表 13.6　不同疗法治疗某病的治愈率

疗法	未治愈数	治愈数	总数	治愈率(%)
甲疗法	185	215	400	53.8%
乙疗法	210	190	400	47.5%

但按照病型分层后再对比两种疗法治愈率可见：不论普通型或严重型，甲疗法的治愈率均低于乙疗法（见表 13.7），与表 13.7 的结果出现逆反现象，存在明显的悖论。

表 13.7　疾病类型不同时不同疗法治疗某病的治愈率

疗法	普通型				严重型			
	未治愈	治愈数	总数	治愈率	未治愈	治愈数	总数	治愈率
甲疗法	120	180	300	60.0%	65	35	100	35.0%
乙疗法	35	65	100	65.0%	175	125	300	41.7%
合计	155	245	400		240	160	400	

Simpson 悖论提示：在数据分析时忽略潜在混杂因素可能会导致误导性结论。需要结合所研究问题背后的专业知识，考虑样本的背景和内部构成，借助合适的统计分析策略充分考虑混杂因素（此处为疾病类型）的影响，才会得出正确结论。

5. 偏倚信号

在实际研究中无法完全避免偏倚，但是评估和控制偏倚产生的风险是可行的。Dekkers OM 等人就提出使用一些信号问题（signalling questions）来简单评估研究中不同类型的偏倚存在的风险（表 13.8）。例如在队列研究中考虑研究对象的入组是否有倾向性？结局效应的评估者是否独立，是否真正不了解研究对象当初的暴露情况？分析中一些可能的混杂因素是否进行了适当调整？通过这些问题，研究者可以了解研究是否有"高风险"发生偏倚，或是研究中偏倚风险很低，在研究中声明这些问题也可使读者谨慎判断结论的可信度。

表 13.8　观察性研究中各种设计类型中的偏倚及信号问题

偏倚种类	研究设计类型	信号问题
选择偏倚	队列研究/横断面研究	● 选择进入研究的对象是否与暴露和结局无关（研究对象入组是否无倾向性）？
	队列研究/横断面研究	● 数据缺失的原因是否与暴露和结局无关？
	病例对照研究	● 对照是否从可能患病的人群中抽取？

（续表）

偏倚种类	研究设计类型	信号问题
	病例对照研究	● 数据缺失的原因是否与病例或对照相关？
信息偏倚	队列研究/横断面研究	● 结果评估者是否不了解研究对象的暴露状况？
	队列研究/横断面研究	● 结果评估的方法在各个暴露人群之间是否具有可比性？
	病例对照研究	● 是否在不了解暴露状态的情况下对于病例/对照进行了定义？
	病例对照研究	● 暴露状态数据的收集是否不受结局或结局风险的影响？
混杂偏倚	任何研究	● 可能混淆暴露效应的重要变量有哪些？
	任何研究	● 这些变量是否在适当的时间点进行了精确测量？
	任何研究	● 作者是否使用适当分析方法或设计针对所有重要混杂变量进行调整？

引自 Dekkers OM, Vandenbroucke JP, Cevallos M. PLoS Med. 2019 21;16(2):e1002742.

（二）不同偏倚的控制方法

1. 选择偏倚和信息偏倚的控制

在临床研究中,选择偏倚和信息偏倚一旦形成,会不可逆地损害研究的内部有效性。因此,研究者必须在研究开始前制定严格的研究方案,并在研究过程中执行严密的质量控制。例如,在病例对照研究中,可以在多家医院随机选择研究对象,以减少伯克森偏倚的发生;在研究实施过程中,进行严格的质量控制,如队列研究中,研究者收集结局信息时处于盲态,即不了解研究对象处于暴露还是非暴露组以避免诊断怀疑偏倚,病例对照研究中,病例组尽量选择新发病例也有助于减少回忆偏倚。

2. 混杂偏倚的控制

上文提到,混杂偏倚来自第三因素在各组间分布不均衡,即研究对象选择得不合理,因此选择偏倚是研究中混杂因素的常见来源,用于控制选择偏倚的方法同样适用于混杂偏倚,如限制和随机化等。在研究结束后,如果收集到了足够的混杂因素信息,也可以通过统计方法如分层、匹配或多因素分析来调整混杂因素的影响。其中,限制是指在研究实施阶段对于进入研究的观察对象设置入排标准,如年龄是吸烟与肺癌研究中的混杂因素,则对于进入研究的人群年龄进行限制,但是限制也会降低研究的外部有效性,即外推性。随机化在观察性研究中指的是随机化抽样,即在目标人群中,按照随机化的原则在各组中抽取研究对象,常用的等概率抽样方式有简单随机抽样（simple random sampling）、系统抽样（systematic sampling）、分层抽样（stratified sampling）以及整群抽样（cluster sampling）等。随机化抽样的好处是各组的研究对象都有较好的代表性。分层是指将研究人群按混杂因素分为不同层次,在各层内分析暴露与结局的关联。本小节以下部分将对分层分析进行介绍。匹配是指在选择研究对象时,人为加以选择,使得研究组与对照组在除研究因素外其他影响因素的分布趋于一致。此种方法适用于混杂因素较少的情况,因需匹配的混杂因素较多时,匹配难以实现,并且匹配过度的现象难以避免。为了解决这一困境,目前有学者提出结合倾向性评分（propensity score，PS）进行匹配,倾向评分匹配是一种解决多重混杂因素困境的方法,详见下一节。多因素分析即采用多变量统计模型,将混杂因素作为协变量放入模型进行调整,常用的模型有多重线性回归模型、Logistic 回归模型和 Cox 比例风险模型等。

表 13.9　研究不同阶段对于混杂偏倚的控制方式一览表

研究阶段	混杂控制方式	优势	缺陷
研究设计	限制	• 能有效控制限制因素 • 易理解	• 合格样本量较少 • 结论外推受限
	匹配	• 统计效能高 • 去除背景混杂能力强 • 可消除难以测量的混杂因素，如遗传，家庭因素	• 不能分析匹配因素对于结局的影响 • 更复杂的分析方法 • 不适用于多个混杂因素同时存在的状况 • 易出现匹配过度（over-matching）现象 • 匹配的因素需要在研究开始前确定，而后不可更改
	随机化	• 随机分组可以很好地控制已知及未知混杂因素对于暴露效应的干扰	• 观察性研究仅能进行随机抽样
资料分析	分层分析	• 易于理解 • 分析灵活可逆，需控制的混杂因素无须在研究开始前即确定不变	• 不适用于混杂因素较多的状况 • 无法对于未知混杂因素进行控制，即需控制的混杂因素必须为已测得的 • 分层因素分类过多可能导致某些层间无病例/对照或暴露/对照
	多因素分析	• 可同时控制多个混杂因素 • 操作过程简单易进行 • 分析灵活可逆，需控制的混杂因素无须在研究开始前即确定不变	• 不能直观展现混杂因素在各组的分布 • 需调整的混杂因素必须为已测得的 • 多因素模型的构建往往对于结局事件发生有数量要求 • 控制混杂与效应估计同时进行，研究者会有意选择趋向于预期结果的模型
	倾向评分法	• 可同时控制多个混杂因素 • 匹配方法可以展示匹配前后混杂因素的分布 • 使用分层、匹配时无须模型假设 • 无多因素分析中结局事件数量的限制	• 某些方法如匹配过程会去除无法匹配的个体，样本信息不能充分运用 • 需调整的混杂因素必须为已知并可获取的 • 实施过程较为复杂，不易理解

改编自 Stephen B. 临床研究设计[M]. 彭晓霞，译. 2017.

三、混杂与效应修饰

（一）混杂与效应修饰的异同

在研究中需要注意的是，对于混杂和效应修饰（effect modification）这两者相近的概念进行区分。混杂因素和效应修饰虽然都是第三因素对暴露与结局影响的例子，但它们在流行病学研究中有着不同的作用和意义。混杂因素会导致关联估计的扭曲，因为它在各研究组间的分布不均衡。以口服避孕药与心肌梗死的关联为例，吸烟是一个混杂因素，因为在使用口服避孕药的群体中吸烟者较多，吸烟本身增加了心肌梗死的风险，从而扭曲了口服避孕药与心肌梗死关联的真实度量。而效应修饰指的是第三因素改变了暴露与结局关联的程度或方向。例如,抗生素四环素导致的牙齿变色主要发生在 8 岁以下儿童中,这里年龄是效应修饰变量,因为它改变了四环素与牙齿变色关联的强度。区分混杂和效应修饰的关键在于,混杂是研究设计和分析中要控制的误差来源,而效应修饰则是实际生物效应的一部分,有时也称为交互作用(interaction)。在分析效应修饰时,应明确指出所使用的结局效应指标类型,如风险差(RD)、率比(RR)或比值比(OR)。

表 13.10 混杂因素与效应修饰变量的异同

异同点	混杂因素	效应修饰变量
能否扭曲暴露效应	● 可以扭曲	● 可以扭曲
本质	● 是一种系统误差,其存在与研究设计息息相关	● 是一种实际存在的现象,不随研究设计的变化而改变
产生原因	● 混杂因素在研究组与对照组分布不均衡导致	● 效应修饰变量确实对于暴露与结局产生实质影响
与效应指标关系	● 与效应指标的类型无关	● 是否产生效应修饰受效应变量类型有关[即对于率差指标 RD 与相对数指标(OR、RR)影响不同]
处理方式	● 需要在研究中预防以及尽可能消除或控制其影响	● 需要研究者尽量发现与描述

注:引自李立明《现代流行病学(第三版)》。

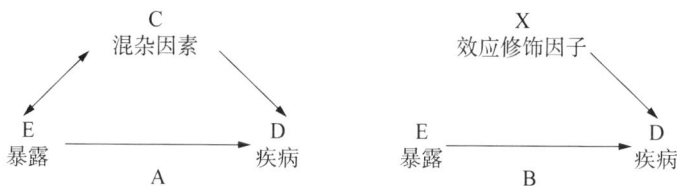

图 13.7 混杂效应与直接修饰效应的有向无循环图

(改编自 *VanderWeele TJ. Annu Rev Public Health*,2016,37:17-32.)

(二)混杂与效应修饰的区分方法——分层分析

无论是对于混杂因素的控制,还是发现修饰效应,分层分析都是重要的分析方法。分层分析通过将暴露与结局资料按照可疑的混杂因素或效应修饰因素分层,在各层分析暴露与结局之间的效应,从而区分该分层因素属于混杂因素还是效应修饰因子。

在进行分层分析之前需要判断某一因素是否为混杂因素,因为分层分析需基于混杂因素的分类进行分层,如果混杂因素过多,分的层次随之增加,每层内的样本量相应减少,则很难保证分析的精度。混杂因素的确定方法众多,如有学者提出借助先验知识及经验确定混杂因素,也有教材提出结合调整前后效应值改变量确定混杂因素。尽管方法多种多样,但由于疾病病因多种多样,并且暴露效应随时间地点也在不断发生变化,所以目前尚缺乏一种最佳的确认混杂因素的方式。

在确定了可疑混杂因素后,首先需将分析材料整理成相应列联表格(表 13.11)。

表 13.11 一般研究的 2×2 交叉表

暴露因素	结局		合计
	发病(病例组)	未发病(对照组)	
有	a	b	$a+b$
无	c	d	$c+d$
合计	$a+c$	$b+d$	N

在对于资料进行初步整理之后,可进行粗的效应值计算,如队列研究可计算 RR_{Crude},病例对照研究可计算 OR_{Crude}。而后,根据可疑的混杂因素,对原始数据进行分层,对于第 i 层,其数据结构如表 13.12 所示。

表 13.12 根据混杂因素分层后第 i 层的 2×2 交叉表

暴露因素	结局		合计
	发病(病例组)	未发病(对照组)	
有	a_i	b_i	a_i+b_i
无	c_i	d_i	c_i+d_i
合计	a_i+c_i	b_i+d_i	N_i

对于分层后的数据,需要计算各层的效应值,对于不同的研究设计,其效应值计算如下:

$$RD_i = \frac{a_i}{(a_i+b_i)} - \frac{c_i}{(c_i+d_i)} \quad RR_i = \frac{a_i \cdot (c_i+d_i)}{c_i \cdot (a_i+b_i)} \quad OR_i = \frac{a_id_i}{b_ic_i} \quad (13.11)$$

在得出各层内的效应值后,首先需进行同质性检验,检验的目的是确认各层内的效应值是否有差异,即是否同质。如果各层内效应值同质,说明可疑的混杂因素并未起到效应修饰作用,各层表现出的差异可能为混杂因素或是抽样误差所引起。反之,如果各层内的效应值不同质,说明各层间的差异很大,此时说明可疑混杂因素在暴露与结局中起效应修饰作用,是一个效应修饰因子。对于效应修饰因子,应当报道各层的效应值,解释该因素在各层内如何分别影响暴露效应。

同质性的检验,一般使用 Mantel-Haenszel 检验,目的是检验各层间的效应值是否一致。其统计量计算如下式所示(以 OR 为例):

$$x^2 = \sum W_i(\ln OR_i)^2 - \left[\sum (W_i\ln OR_i)^2\right]\bigg/\sum W_i \quad df = K-1 \quad (13.12)$$

其中,权重系数 $Wi = (1/ai + 1/bi + 1/ci + 1/di) - 1$

在同质性检验后,如果结果表明不存在效应修饰,则需要进一步分析各层间的差异是否由混杂因素所引起。此过程中,需要借助 Mantel-Haenszel 方法对于粗的效应值进行校正,将粗的效应值与校正后的效应值进行比较,如果校正后与校正之前差别不大,则认为层间的差异是由于随机误差所引起;如果层间差异较大,则认为差异是由可疑混杂因素所导致。

Mantel-Haenszel 方法基于不同层的权重,提供了一个加权后的总体效应估计值,对于常见的 RD、RR 与 OR,其计算公式如下:

$$RD_{MH} = \frac{\sum \{[a_i(c_i+d_i) - c_i(a_i+b_i)]/N_i\}}{\sum \dfrac{(a_i+b_i)(c_i+d_i)}{N_i}} \quad RR_{MH} = \frac{\sum \dfrac{a_i(c_i+d_i)}{N_i}}{\sum \dfrac{c_i(a_i+b_i)}{N_i}}$$

$$OR_{MH} = \frac{\sum \dfrac{a_i d_i}{N_i}}{\sum \dfrac{b_i c_i}{N_i}} \tag{13.13}$$

在获得校正后的效应值后,以病例对照研究的 OR 为例,则 OR_{MH} 与 OR_{Crude} 之间的差异可由下式计算:

$$\triangle = |OR_{MH} - OR_{Crude}| / OR_{Crude} \times 100\% \tag{13.14}$$

通常情况下,$\triangle$ 以 10% 为界限,如果 $\triangle \leqslant 10\%$,则认为层间差异由随机误差所致,最终结果以 OR_{Crude} 为准,不需要予以调整;如果 $\triangle > 10\%$,则认为差异由混杂因素所导致,需对于混杂因素的影响予以控制,最终结果以调整后的 OR_{MH} 为准。

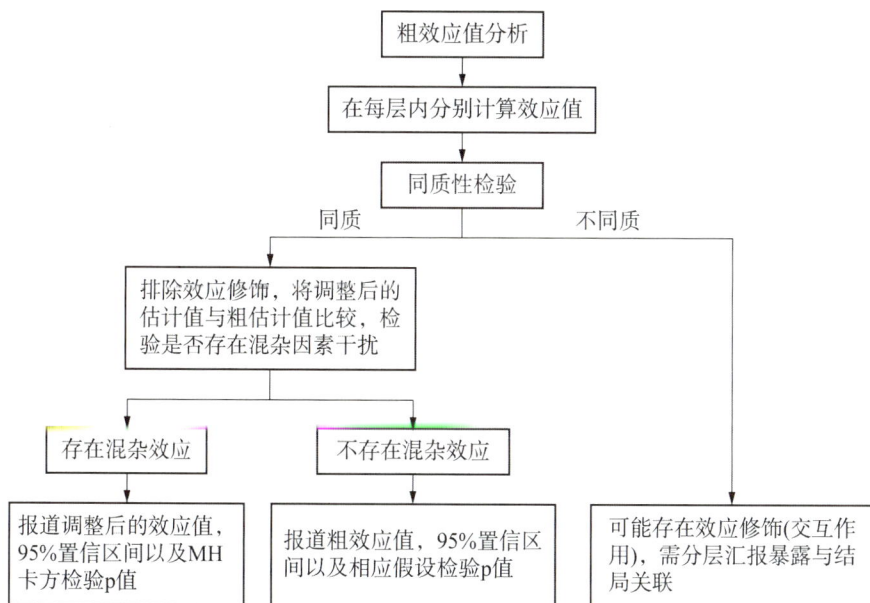

图 13.8 分层分析的分析策略

分层分析的实例及相应的 SAS 实现请参考第七章第十一节和第十二节"八、分层分析 Mantel-Haenszel 检验"。

第四节 倾向评分法

传统的混杂偏倚控制策略如匹配、分层及多因素统计分析,在纠正混杂偏倚方面虽有其贡献,却各自面临一定的局限性。具体而言,匹配与分层技术在面对复杂多样的混杂因素时,其灵活性显得不足;而多因素分析方法虽广泛应用且操作简便,却难以直观呈现混杂控制的成效,且模型构建过程易受到结局事件发生数量的制约。鉴于这些挑战,新颖的偏倚校正技术不断出现,例如倾向评分模型、疾病风险评分体系及工具变量法等。本节将详尽阐述广为使用的倾向评分法。

一、倾向评分法的原理

1983 年 Rosenbaum 和 Rubin 介绍了倾向评分法(propensity score,PS)的原理,目的是在观察性研究中减少混杂因素对因果推断的影响,尽可能接近随机分配的效果。PS 是在给定基线特征(混杂因素)情况下,某个研究对象接受某种处理或进入某研究组的条件概率,其范围在 0~1 之间。倾向性评分的函数模型为:

$$P(X) = P(T = 1 \mid X) \tag{13.15}$$

上式中,$P(X)$ 为倾向性评分的理论值,T 为处理变量,$T=1$ 表示研究对象接受特定处理(在队列研究中为有暴露即对应于暴露组,在病例对照研究中为患病即对应于病例组),X 为混杂因素。通过合适统计模型计算得到的 PS,可以作为混杂因素的综合分值,如果两个个体的 PS 相同,则意味着他们在多个混杂因素上的分布状态极为相似。因此,如果两组的 PS 分布呈现相似性,则可以认为混杂因素在组间分布均衡,实现了对多个混杂因素的同时控制,从而规避了用高维协变量进行分层或匹配的困境。

二、倾向评分法的步骤

应用倾向性评分法时,首要任务是明确并识别研究中的混杂因素。随后,运用适宜的统计方法为每个研究对象计算 PS 值。获得 PS 后,采取恰当方法确保各组间的 PS 分布达到平衡状态。在此过程中,需要结合相应指标与统计图表对组间 PS 分布的均衡性进行检验,以确认混杂因素在各组间的分布趋于一致。如果此时发现各组间 PS 分布不均衡,则需回溯至混杂因素的选择阶段,重新审视并调整相关步骤。这一过程可能需多次迭代,直至 PS 在各组间的分布达到理想的均衡状态。在混杂因素得以控制后,依据所选偏倚控制方法选择适当的相应统计方法进行效应估计。具体流程如下。

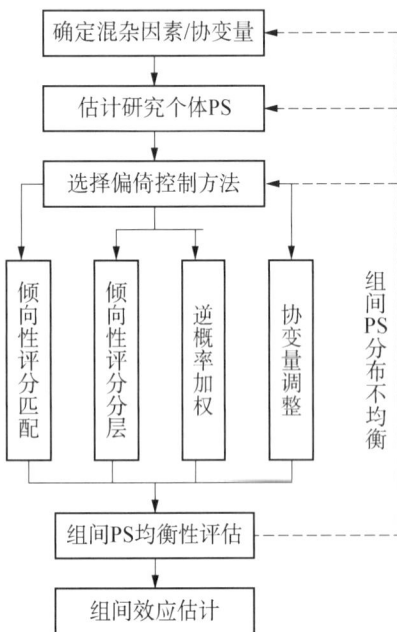

图 13.9 倾向评分法使用步骤

（一）倾向评分 PS 的计算

在观察性研究中，基于已收集的数据，可以采用 Logistic 回归、Probit 回归或机器学习算法（例如 Bagging、Boosting、随机森林和神经网络）估计个体的倾向评分（PS）。Logistic 回归由于其应用的广泛性，经常被选用来估计 PS。

1. PS 估计模型中自变量的确定

在构建 Logistic 回归模型估计 PS 时，由于目的是估计出每个个体的 PS 值，从而后续选择适当的方法，因此因变量为分组变量，自变量的选择应基于特定研究背景。虽然没有统一的标准指导 PS 模型中变量的选择，但一般推荐包括所有与处理、效应有关或可能的混杂因素。理想的模型中应只包括那些真正影响结局效应的协变量，因为这样可以减小模型方差，提高结果的精确度。而仅与分组相关但与结果无关的协变量如果纳入模型则会增大模型的方差，但对于结果的估计影响较小，因此有学者认为应当将此种协变量也纳入模型，因为相对于不纳入变量可能引起的重要混杂因素未经调整，纳入变量而引起的方差增大的危害明显更小。

在研究过程中，哪些变量只影响分组，而哪些变量只影响结局效应很难判定，研究者可根据本领域既往研究结果进行参考。实际情况下，大多数基线协变量对于分组及结局都具有不同程度的影响，因此也有学者建议如果样本量充足，可采取最为保守的措施，将基线协变量全部纳入模型，以防重要混杂因素的遗漏。但是需要注意的是，纳入模型中的自变量必须为分组前就已经确定的变量，不能是分组完成后，受分组因素影响或改变的变量。

2. PS 估计模型的建立

在确定了模型的自变量与因变量后，可相应地建立以下 Logistic 回归模型：

$$Ln\left(\frac{P}{1-P}\right) = \beta_0 + \beta_1 X_1 + \beta_2 X_2 + \cdots + \beta_k X_k \tag{13.16}$$

其中，P 为研究对象分配进研究组的概率，X_k 为第 k 个影响因素。通过上述模型，可以获得每个个体的 PS，对于第 i 个研究对象，其 PS_i 为：

$$PS_i = \frac{e^{\beta_0 + \beta_1 X_1 + \beta_2 X_2 + \cdots + \beta_k X_k}}{1 + e^{\beta_0 + \beta_1 X_1 + \beta_2 X_2 + \cdots + \beta_k X_k}} \tag{13.17}$$

由上式也可知，计算 PS 的过程就是将众多因素"压缩"的过程，PS 可以综合代表影响分组的众多变量的信息，控制 PS 在研究组与对照组间分布一致，则模型中的众多影响因素即可一并被控制，近似于各组间仅有 PS 这一个混杂因素。得益于此，以往的混杂控制方法，如分层、匹配等方法，借助于 PS 可以摆脱不能同时控制多个混杂因素的限制。目前常用的借助于 PS 进行混杂因素控制的方法包括倾向评分匹配（propensity score matching，PSM）、基于倾向性评分的分层（stratification on the propensity score）、基于倾向性评分的逆概率加权（inverse probability of treatment weighting，IPTW）以及将 PS 作为协变量加入多因素模型中进行调整等。其中又以 PSM 最为常用。

（二）基于倾向评分 PS 的偏倚控制方法

1. 倾向评分匹配

RCT 相对于观察性研究最大的区别在于其能进行随机分组。在 RCT 中，各组间已知与未知的混杂因素都能够得到很好的控制,各组间效应的差异可以直接归因于干预措施的影响。但是观察性研究则不然,无论是病例对照研究还是队列研究,其组别是依据自身暴露或者患病状态而确定,不能随机进行,因此暴露与结局间的效应往往受多个因素影响。而PSM 则是借助于 PS 进行匹配,在原始样本中,借助匹配的方式创造出混杂因素基本均衡的子集进行分析,在观察性研究中创造出一个"类随机"的环境。

在实施 PSM 时,需考虑匹配比例、是否使用有放回的匹配以及匹配算法的选择。首先是匹配的比例,当采用 1∶1 匹配时,最终的匹配样本较少,估计方差较大,但每个干预组个体寻找到的都是最近的,因此偏差比较小。采用 1∶n 匹配时,匹配的样本容量比较大,估计精度提高,但一对多近邻匹配中,与干预组个体相匹配的第二个、第三个等后面的控制组个体与干预组个体的相似性下降,因而估计偏差会增加。其次,匹配是否有放回(replacement),有放回匹配是指匹配过程中,一个对照组可与多个研究组个体进行匹配,选择有放回匹配时方差估计也更加复杂。有学者发现,有放回匹配相对于无放回匹配,在混杂因素控制方面,并没有表现出更好的效果。并且对于效应的估计,有放回匹配会更加复杂,因此对于实际研究中是否进行有放回匹配应当慎重抉择。

然后是选择匹配的算法,常见的算法有贪婪匹配(greedy matching)和最佳匹配(optimal matching)。贪婪匹配指的是匹配开始时,首先在研究组随机抽取一个研究对象,然后在对照组选择一个 PS 与其最为接近的对象匹配。之后重复这个过程,最终直到研究组与对照组所有研究对象完成匹配或者研究组个体不能找到匹配对象为止,这个过程之所以称为贪婪匹配,是因为匹配对象一旦确定则不更改,即如果对照组的个体已经匹配,那么即使这个个体与后续某个研究组个体间 PS 差距更小,也不更改匹配对象。与贪婪匹配对应的是最佳匹配,即从总体上对所有的干预组个体同时进行匹配,寻找对所有干预组个体而言匹配上的总距离最小。此种方式追求最小化总的匹配对内差异。Gu 和 Rosenbaum 等人比较了两种方法匹配后组间均衡性,发现最佳匹配的组间均衡性较之贪婪匹配并没有提升,因此贪婪匹配更为常用。

无论是贪婪匹配还是最佳匹配,都要寻找两组间 PS 最为接近的个体进行匹配,但是此种方式也有其缺陷,如某研究两组间 PS 差异最小的个体 PS 为 0.1 与 0.9,则此两个个体在上述过程中将会组成对子。但是两者 PS 差异高达 0.8,混杂因素的分布极为不均衡。如果对于匹配的对子间 PS 差异不加限定,仅要求差异最小,则称为最邻近匹配(nearest neighbor matching),但是最邻近匹配的缺陷如上述所示,可能将完全不均衡的两个个体匹配。为避免不均衡的匹配,可以采用卡钳值匹配(caliper matching,CM)来设定匹配对之间 PS 值的最大差异。即将最小的差异设置为阈值(即两个个体的差异如果大于这个阈值,即使此两个个体间差异已为组间最小,也不进行匹配)。卡钳值匹配实质上是对于匹配对子的最大可接受的差异进行统一限制。有学者指出,如果选择 0.2 倍 PS 的 Logit 转换值的标准差作为卡钳值,可以消除 98% 的已测量的混杂偏倚。最邻匹配法和卡钳匹配都属于传统的贪婪匹配法。PSM 的局限性也很明显,匹配后的样本是原始样本的一个子集,不能完全利用原始样本的信息,并且如果原始样本中两组间 PS 的重叠区域越小,则不参与匹配的个体越多,结果的代表性也会受到限制。

2. 基于倾向性评分的分层分析

传统的分层分析是根据混杂因素或协变量的不同水平进行分层分析,随着协变量的增加，层数会呈指数增加，可能导致某些层的样本量很小，无法估计效应值。而基于 PS 的分层分析以 PS 为基础，将样本分为若干个层（一般为 5～10 个），在各层间分析效应值，最后合并各层效应值作为总的效应。PS 分层的优点是每个层内研究组与对照组间有相似的 PS 分布，相比传统分层分析，这种方法利用了所有样本信息，不用额外排除研究对象，分层与协变量数量无关，层数不会随协变量增加呈指数增长。最为常见的分层方式是将 PS 从小到大排序，然后依据 PS 百分位数将样本分为等间距的各个子集（层）。研究表明，当层数为 5 时，可以消除 90% 的混杂因素的影响。但是由于分层是依据 PS 进行，各层样本量可能不同，因此在合并效应值时，不能简单地予以合并，需要考虑各层的权重，使用 Mantel-Haenszel 方法对合并效应值进行估计。基于 PS 的分层分析也有局限之处，如分层过多时，某些亚组/层内结局事件发生可能过少，使得各层间结局效应差距较大。并且，有学者认为，相较于其他倾向性评分法，分层在消除偏倚上，尤其是在生存分析中并没有发挥出更好的效果。

3. 逆概率加权

逆概率加权法是一种基于个体化的标准化法。以所有观察对象作为标准人群进行调整。所谓逆概率加权，就是将 PS 的倒数作为权重。Robins 等给出的权重系数计算方法是：对于研究组的个体，其权重系数 $W_t = 1/PS$，对于对照的个体，其权重系数 $W_c = [1/(1 - PS)]$。Heman 等对计算方法进行了改进，将整个研究人群的处理率和非处理率加入公式调整后得到稳定权数（stabilized weights）。具体方法是：研究组的权重 $W_t = P_t/PS$，对照组的权重 $W_c = (1 - P_t)/(1 - PS)$，其中 P_t 为整个人群中接受处理因素的比例。两种方法的主要区别在于前者得到的人群数量与原人群不同，而后者可得到相同样本量的标准人群。

逆概率加权也能够充分利用整个数据集的信息。此方法中，个体的 PS 作为计算权重的依据，PS 较小的个体权重上升，PS 较大的个体权重下降，从而生成新的 PS 近乎完全均衡的虚拟样本。虽然逆概率加权能够使得 PS 在两组间完全均衡，但是当样本存在极端 PS 时（例如研究组个体 PS 接近 0 或者对照组 PS 接近于 1 时），由于分配给这些个体的权重很大，此时基于 IPTW 的估计结果就有可能出现偏差。此时需要对于极端 PS 进行修剪（trimming），即去除样本中具有极端 PS 的个体，一般将头尾 1% 或 5% PS 的个体进行删除。但是进行修剪时，删去过多/过少极端值，也会使得组间混杂因素得不到充分调整。另一种策略是对于较大权重的个体设定阈值，如权重大于 10 的个体将被设为 10 进行分析，其缺陷与修剪相同，同样可能导致组间混杂调整不充分。因此无论是对于修剪或是调整权重，都应进行敏感性分析。

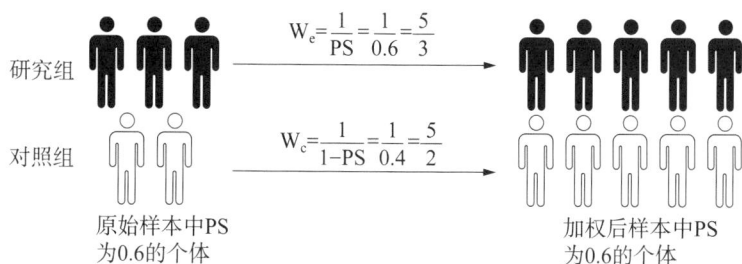

图 13.10　IPTW 各组权重计算过程

4. 倾向性评分回归调整法

此外,还可以将 PS 视为协变量,在构建多因素回归模型时,将其加入模型进行调整。一般而言,模型中的自变量包括分组变量与 PS,因变量为结局变量。另外一种多因素调整策略为在构建多因素模型时,自变量除了加入 PS 和分组变量外,所测得的基线协变量依然加入模型,这种方法可以在 PS 估计模型对于协变量调整不完全时,弥补协变量的组间均衡性。因为模型中同时包含影响结局的协变量以及 PS,所以此方法称为双重稳健法(doubly robust methods)。但是运用双重稳健法时,会丧失使用倾向性评分法的优势之一,即模型较为简洁,仅包含一个协变量。

(三) 组间均衡性检验

在经过以上步骤后,还需要对于各混杂因素在两组匹配后样本间的均衡性进行检验,以判断各个可能的影响因素是否得到有效控制。值得注意的是,使用显著性检验及 P 值来判断组间混杂因素分布是否均衡尚处于争议之中。因为某些倾向评分法如匹配后的样本一般是小于原始样本的,此时不能确定组间的均衡性是来自样本量的减少还是来自匹配后各影响因素确实得到有效控制。针对均衡性检验,目前常使用指标评价法以及直观图示法对于各混杂因素的组间分布进行评价。其中指标评价法中常用指标为各个混杂因素匹配前后的标准化均差(standardized mean difference,SMD)予以判断。SMD 主要原理是针对不同类型的变量,将各组间的差异进行标准化处理,处理后的 SMD 去除了量纲的影响,从而使得不同类型的指标可以在同一标准下进行比较,不同类型变量的 SMD 计算公式如下。

对于连续型变量:

$$d = \frac{(\bar{x}_{treatment} - \bar{x}_{control})}{\sqrt{\dfrac{s_{treatment}^2 + s_{control}^2}{2}}} \tag{13.18}$$

对于二分类变量:

$$d = \frac{(\hat{p}_{treatment} - \hat{p}_{control})}{\sqrt{\dfrac{\hat{p}_{treatment}(1 - \hat{p}_{treatment}) + \hat{p}_{control}(1 - \hat{p}_{control})}{2}}} \tag{13.19}$$

对于计算后的 SMD,通常采用 0.1 的阈值来判断各组混杂因素分布是否达到均衡,如果匹配/分层或经逆概率加权后两组间各混杂因素的 SMD 都控制在 0.1 以内,则认为混杂因素在两组间的分布均衡,一般 SMD 需结合标准化均差图(示例图见下文示例部分)进行判断。在直观图示法中,经常使用混杂因素控制前后的镜像直方图、QQ 图、云图以及上文提及的标准化均差图进行均衡性评价。

在实际操作中,以上指标及图表可借助于 SAS 的 PROC PSMATCH 过程步或是 R 语言的 MatchIt 包等常见统计软件完成。

表 13.13　四种倾向评分法优缺点的比较

方法	优点	缺陷
倾向评分匹配	• 混杂因素的控制与效应估计分阶段进行 • 结果易于展示与解释	• 结局效应的估计更复杂 • 不能利用所有样本信息 • 当组间 PS 分布差异过大时,舍弃样本过多无法进行匹配
倾向评分分层	• 利用所有样本信息 • 混杂因素的控制与效应估计分阶段进行	• 层内各组样本量无法保证,亚层中可能某组无结局事件发生
逆概率加权	• 利用所有样本信息 • 混杂因素在各组间分布近似完全均衡 • 混杂因素的控制与效应估计分阶段进行	• PS 的极端值对于权重影响较大 • 删去权重过大可能导致混杂因素调整不充分
协变量调整	• 模型简洁,仅包含 PS 一个协变量	• 使用双重稳健法会使得模型简洁的优势丧失

(四) 结局效应的评估

在经过均衡性检验,发现混杂因素在各组间的分布较为均衡之后,需要对于各组间的结局效应进行估计。此时,根据所采用的倾向性评分方法,选择合适的统计方法至关重要。例如,在基于 PS 匹配的研究中,如果结局变量是连续型的,可以采用配对 t 检验或 Wilcoxon 秩和检验来评估组间差异;如果结局是二分类变量,则可能使用麦克尼马尔检验 (McNemar's test),或为了估计关联指标如比值比(OR),可采用条件 Logistic 回归或广义估计方程(generalized estimating equation,GEE)。采用分层方法时,需考虑层间权重,可使用 Mantel-Haenszel 方法进行效应估计。若选择逆概率加权,需在分析中加入权重来评估效应。

三、倾向评分法的注意事项

倾向性评分法相较于多因素回归模型,有着其独特的优势。首先,它可以很直观地呈现出混杂因素在各组间的分布,如基于 PS 的匹配、分层与逆概率加权;其次,多因素模型中,混杂因素的调整与效应估计同步进行,研究者可以直接对模型变量进行有意地增减来获得符合研究假设的结果,而基于 PS 的某些方法,如 PSM 将混杂调整与效应估计分步进行,从而避免在多因素模型中可能的人为干预。

然而,使用倾向性评分方法时,仍有需要注意之处。首先,使用倾向性评分时需要满足以下假设:所有影响分组以及结局的变量都已测量。也就是倾向性评分法只能用于控制已经测量到的影响因素,对于未知的混杂因素则不适用。对于未知的混杂因素,需要寻找"模型之外的力量"——工具变量(instrumental variable)予以控制;而对于随时间变化的混杂因素,则需要用边际结构模型(marginal structural models,MSMs)。其次,构建模型计算 PS 时,如果存在数据缺失,需要进行适当的数据填补。Qu Y 和 Lipkovich I 等研究者建议,在数据存在缺失值的情况下,进行多重插补是一种合适的处理策略。此方法包括两种分析策略:一是在对数据集进行多重填补后取 PS 的平均值进行效应的估计;二是多重填补后,可获得多个填补完成的数据集,对于每个数据集都进行结局效应的估计,最后取其均值作为最终结果。此外,重要的是要确保数据满足重叠假设(over assumption),即每个组的研究对象都有非零的概率被分配到任一组别,并且各组 PS 的取值范围有一个共同的支持域(common support)。如图 13.11 所示,PS 分布没有重叠区域或重叠区域较小,这表明两组之间的混杂因素分布差异较大,分布极为不均衡。最后,在大样本研究中,基于 PS 的偏倚控制方法通常效果更佳,因为它类似于随机分组,能够有效控制混杂因素。相反,在小样本研究中,随机分组可能无法保证混杂因素的均衡,倾向评分法也面临类似挑战。但是在基于大型数据库所进行的研究中,倾向评分法通过降维控制多个混杂因素,可以解决多因素模型中存在的共线性问题,从而实现更为有效的偏倚控制。

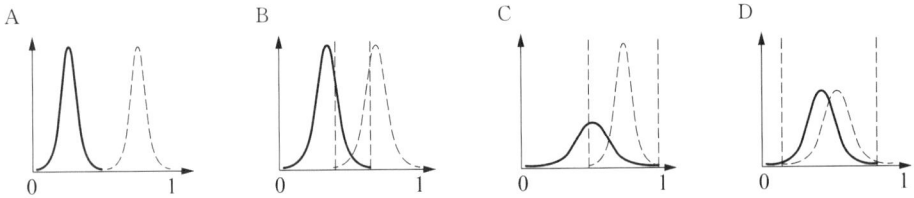

图 13.11 不同 PS 分布的重叠区域

在实际应用倾向评分法时,为了保证结果的真实性以及可重现性,研究者需要对运用过程中重要的步骤进行报道与解释。例如分析之初如何进行数据清洗;估计 PS 时选用了何种模型、在模型中纳入了何种变量以及纳入的原因;偏倚控制时选择了何种倾向评分方式以及列出各种方式的详细参数(如选择匹配,则需说明匹配的参数以及匹配前后各组的样本量;如选择分层则需注明分层数目以及各层极限特征的可比性等)。Umberto Benedetto 等人将倾向评分法的报告划分为标题和摘要、方法、结果和讨论四个部分,并在此四个部分下又划分了共20 个推荐汇报的条目,读者可参考相应内容对于所选的倾向评分法进行解释与结果的呈现。

四、倾向评分法的 SAS 实现

前述介绍的倾向评分四种用法都可通过 SAS 实现,四种倾向评分法的程序可汇总到下列表格中(以下表格仅展示常用语句,其他相关语句的使用请参考 SAS 用户指南或其他书籍配套练习)。

倾向评分法	PSM	分层分析	逆概率加权	回归调整
倾向评分法常用语句一览	**PROC PSMATCH** DATA=<数据集名称><选项>; 　CLASS <变量名>; 　PSMODEL <分组变量名>(Treated="<研究组标签>")=<变量名>; 　MATCH method=<匹配方法>(k=<匹配比例>)　caliper=<卡钳值>; 　ASSESS <均衡性检验的指标,一般为 PS 或 LPS>var=(<进行均衡性检验的变量名>)/plots=(<可视化图形类别>)weight=<加权选项>; 　STRATA <分层选项>; 　OUTPUT <输出选项>; **RUN**			
不同倾向评分法通用语句	**CLASS** 指定变量类型、**PSMODEL** 构建 PS 模型、**ASSESS** 分析调整后混杂因素的分布、**OUTPUT** 输出 PS 或其他相关参数			

(续表)

倾向评分法	PSM	分层分析	逆概率加权	回归调整
不同倾向评分法特有语句	**MATCH** 语句设置匹配参数(贪婪/最佳匹配;是否卡钳值匹配)	**STRATA** 设置层数	**ACCESS** 语句下指定 **weight** 选项用以选择逆概率加权;不进行加权则指定 weight=none	**OUTPUT** 语句下指定 out(obs=all)表示所有研究对象保留 PS,并输出到指定数据集里

由于 PSM 应用较其他方法而言较为广泛,以下将基于 PSM 介绍 PS 值估算、比较组匹配、匹配前后基线特征变量组间均衡性检验等操作。

(一) 研究示例

在一项队列研究中,研究者为了探究肥胖(BMI≥28.0)与 2 型糖尿病间的关联,随访收集了约 11 万人的 BMI、年龄、性别、基线高密度脂蛋白、基线低密度脂蛋白和糖尿病发病等信息(参见 ch13_2.xlsx)。为了排除混杂因素(年龄、性别、基线高密度脂蛋白、基线低密度脂蛋白)的干扰,研究拟使用 PSM 将肥胖与非肥胖人群进行匹配,从而使混杂因素在肥胖组(BMI≥28.0)和非肥胖组(BMI<28.0)的分布达到均衡,示例数据包含的主要变量如下。

结局变量 Diabetes:糖尿病发病(0=否,1=是)。

分组变量 Group:肥胖(0=BMI<28,1=BMI≥28)。

基线特征变量:

Age:年龄(连续性变量,单位岁)。

Sex:性别(1=男,2=女)。

HDL:高密度脂蛋白(连续性变量,单位 mmol/L)。

LDL:低密度脂蛋白(连续性变量,单位 mmol/L)。

(二) SAS 主要程序及说明

```filename xlsxfile "d:\ch13_2.xlsx";proc import out=work.ch13_2 datafile=xlsxfile dbms=xlsx replace;run;```	定义数据文件的物理路径; 导入 xlsx 数据为 sas 数据集 ch13_2
```proc psmatch data=ch13_2 region=cs;class Group Sex;psmodel Group(treated="1")=Age Sex HDL LDL;match method=greedy(k=1) caliper=0.2;```	调用过程步 proc psmatch,匹配子集为共同支持域; class 指定 Group 和 Sex 为分类变量; psmodel 指定估算 PS 的模型;(treated="1")表示给定 Age Sex HDL 和 LDL 4 个变量时,估算个体暴露于 Group(BMI≥28 肥胖者)的概率;match 语句定义匹配方法,method=greedy(k=1)表示 1:1 比例的贪婪匹配法,caliper=0.2 表示卡钳值为 0.2;若需要进行有放回匹配,此处可设置为 method=replace(k=1)

(续表)

assess lps var=(Age Sex HDL LDL)/ plots =(STDDIFF(REF =0. 1) boxplot barchart) weight=none;	assess 指定匹配后的均衡性检验参数,默认情况下为 lps,即 PS 的 logit 变换值;var=指明需要检验的变量;plots=(STDDIFF(REF=0.1) boxplot barchart)表示输出匹配前后变量分布图(STDDIFF(REF=0.1)表示输出标准化均差图时在±0.1处作参考线;boxplot 表示数值型变量输出箱式图,barchart 表示分类变量输出百分比分布条形图),weight=none 表示不加权;
output out(obs=match)=set_match matchid=MatchID; **run;**	output 输出匹配后子集,out(obs=match)指明匹配后新生成的子集名称为 set_match,仅包含匹配成功的个体,matchid 指示新建变量 MatchID 为匹配时的对子号

(三) 主要分析结果与解释

第一部分:匹配前后两组 PS 分布与匹配基本信息

Data Information ①

Data Set:	
WORK.CH13_2	
Output Data Set:	
WORK.SET_MATCH	
Treatment Variable:	Group
Treated Group:	1
All Obs (Treated):	10138
All Obs (Control):	106941
Support Region:	Extended Common Support
Lower PS Support:	0.005617
Upper PS Support:	0.546637
Support Region Obs (Treated):	10138
Support Region Obs (Control):	106925

Matching Information ②

Distance Metric:	Logit of Propensity Score
Method:	Greedy Matching
Control/Treated Ratio:	1
Order:	
Descending	
Caliper (Logit PS):	0.127395
Matched Sets:	10138
Matched Obs (Treated):	10138
Matched Obs (Control):	10138
Total Absolute Difference:	0.574154

输出结果说明：

(1) 匹配前后各组 PS 分布、匹配基本信息。

(2) 1∶1 贪婪法匹配，成功匹配 10 138 对。因设定卡尺，即对子间最大容忍的 LPS 差异为 0.2，而目前数据匹配的卡尺为 caliper（Logit PS）＝0.127 395，在预设值 0.2 之内。

第二部分：匹配前后的基线特征比较组间均衡性检验及图示化

		Standardized Mean Differences (Treated − Control)				
Variable	Observations	Mean Difference	Standard Deviation	Standardized Difference	Percent Reduction	Variance Ratio
Logit Prop Score	All	0.44528	0.63698	0.69905		0.6621
	Region	0.44504		0.69868	0.05	0.6653
	Matched	0.00002		0.00004	99.99	1.0003
Age	All	2.24879	13.01101	0.17284		1.0388
	Region	2.24812		0.17279	0.03	1.0387
	Matched	−0.37858		−0.02910	83.17	0.9348
HDL	All	−0.13502	0.29216	−0.46216		0.8025
	Region	−0.13479		−0.46136	0.17	0.8122
	Matched	−0.00084		−0.00289	99.37	1.1147
LDL	All	0.17358	0.68587	0.25308		1.0465
	Region	0.17379		0.25339	0.00	1.0497
	Matched	0.02030		0.02959	88.31	0.9301
Sex	All	0.23472	0.46695	0.50267		0.7465
	Region	0.23472		0.50266	0.00	0.7465
	Matched	−0.00612		−0.01310	97.39	1.0170

Standard deviation of All observations used to compute standardized differences

标准化均差（standardized mean difference，SMD），通常采用 0.1 为判断阈值，小于 0.1 表示混杂因素在组间的分布均衡性好，可以认为研究组之间的差异很小；通过上表以及图 13.12 匹配前后 PS 以及 4 个基线特征变量的标准化均差可以发现，在匹配前，4 个变量的 SMD 均大于 0.1，匹配后所有变量的 SMD 均小于 0.1，表示匹配后变量的联合分布在组间均衡性好，如图 13.12～图 13.14 所示。

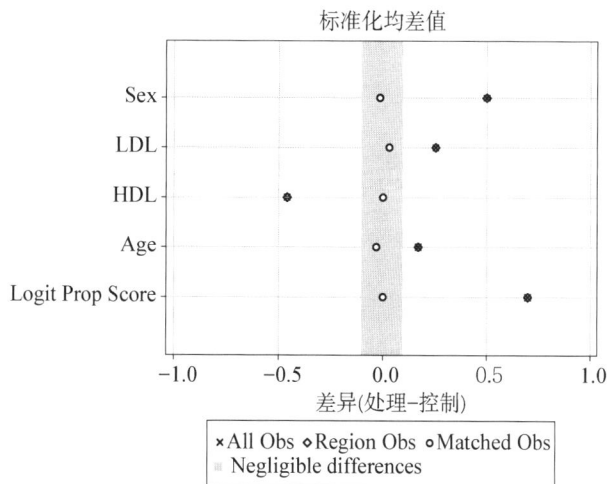

图 13.12 标准化差异匹配前后组间的均衡性

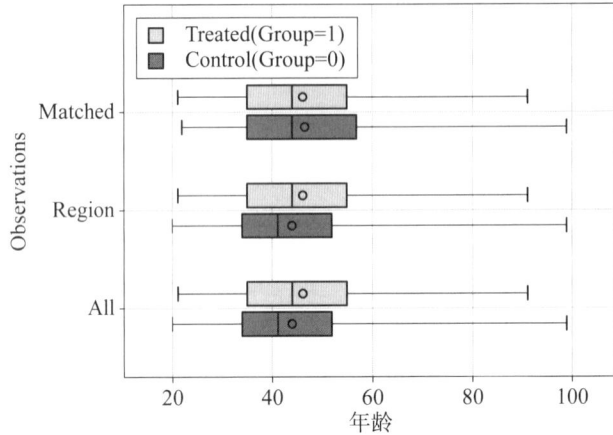

图 13.13　匹配前后 Age 变量分布的箱式图

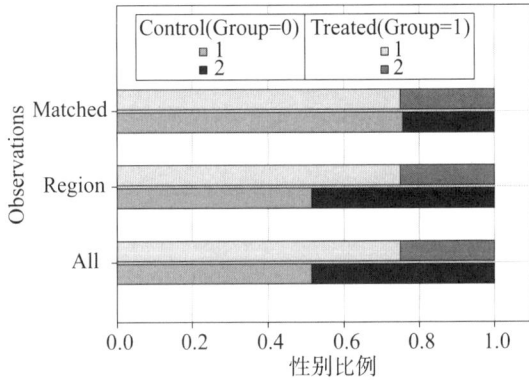

图 13.14　匹配前后性别变量百分比分布条形图

（数据来源：Chen Y et al，2018。为了便于解释 PS 分析程序和结果说明，本示例数据在原始数据基础上简化了变量数与观测数，并不意味着示例分析结果具有临床指导意义。）

第五节　因果推断简介

科学推论（scientific inference）依据科学研究结果推断事物本质与普遍规律，通常需要遵循当前研究范式中的共识原则与程序框架。因果推断（causal inference）作为科学推论的核心组成部分，致力于探索事物之间真实的因果关系（causation），是哲学、自然科学和社会科学等众多研究的至高追求。因果推断不仅聚焦于确立两个事物或因素间是否存在真实的因果关系，即进行定性结论的严谨推导，还致力于精确衡量该因果关系的强度，实现定量结论的科学推论。随着科学技术快速发展，因果推断领域逐步构建起一系列完善的理论框架与实用的分析工具，极大地提升了复杂因果关系的识别能力、因果效应的评估精度以及因果机制的阐释深度。这些科学进展不仅极大地丰富了我们对于自然界与社会现象的认知，也为有效解决各类实际问题提供了坚实的理论支撑与实践指导。

一、相关关系不等于因果关系

因果关系和相关关系是联系密切但本质上不同的两个概念。在因果推断理论发展的初期,因果关系与相关关系的界限并未严格区分。18 世纪中叶,苏格兰哲学家休谟(David Hume)指出了归纳推理的缺陷,认为人类仅凭经验只能认识事物之间恒定的前后相继关系,而无法认识因果关系。这种观点在哲学上被称为"因果怀疑论",即相关关系不足以揭示真实因果关系的本质。正如气压计的读数可以预示天气变化,但并不意味着人为改变气压计的数字就能影响天气导致下雨。到了 19 世纪中期,统计学界普遍认可"相关关系不等于因果关系"的观点,但在如何确定因果关系方面并未形成统一认识。

19 世纪末至 20 世纪初,英国统计学家弗朗西斯·高尔顿爵士(Sir Francis Galton)和他的学生卡尔·皮尔逊(Karl Pearson)首次提出了相关关系的概念并进行了图形化描述。高尔顿在分析遗传数据时发现,高个子男性的前臂往往比平均水平更长,但明确指出了身高与臂长这种关系并非因果关系。此外,高尔顿使用回归模型来描述父母身高与子女身高之间的关系。他发现子女的身高往往会"回归"到种族的平均水平。也就是说,如果父母的身高高于平均值,子女的身高虽然也可能偏高,但通常会更接近于平均值;反之亦然。高尔顿的回归模型表明,子女的身高不仅受父母身高的影响,还受到环境、营养等其他非遗传因素的影响。这些研究促进了人们对相关关系与因果关系的区分,进一步凸显了直接以相关关系解释因果关系的局限。皮尔逊则提出,因果关系仅是相关关系中的一种特殊情形,对关联模式的研究具有更广泛的科学价值。为此,皮尔逊进一步发展了线性相关系数的数学公式,并通过列联表分析变量之间的统计关联。

二、观察性研究如何进行因果推断

20 世纪的因果关系研究从抽象定性的哲学思辨进一步转向基于定量的实证研究和更为严谨的数学模型。20 世纪 20 年代,数理统计学家罗纳德·费舍尔(Ronald Fisher)在农业领域开展的随机化实验。费舍尔提出的随机化思想促进了被广泛誉为医学干预评价"金标准"的随机对照临床试验的设计与实施。1948 年,医学统计学家和流行病学家布拉德福德·希尔(Bradford Hill)设计并实施了首个现代双盲随机对照临床试验,用以评估链霉素治疗肺结核的有效性和安全性。在实验性研究之外,特别是在公共卫生和流行病学观察性研究中,探索因果关系面临识别和控制混杂偏倚的巨大挑战。这是因为因果推断需要全面考虑混杂变量等因素的影响。即使两个变量之间存在相关关系,也不能直接推断出因果关系;相反,即使两个变量在统计学上没有表现出相关关系,也不能立即排除可能存在潜在因果关系。哲学家约翰—穆勒(John Stuart Mill)提出了研究因果关系的 5 个逻辑归纳法则(简称穆勒法则,Mill's Canons),分别是求同法、求异法、同异共求法、剩余法和共变法,为流行病学研究设计提供了逻辑基础,指导在人群中收集有关推论因果关系的 3 个核心条件,即时间顺序、关联关系及因变性的相关证据。

病因和疾病的关系从属于哲学中的因果关系认识论范畴,病因推断是因果关系推断的一种,具体为判定某因素是否某疾病真正的病因(cause)。科赫法则(Koch's postulates)尝试将穆勒法则用于推断传染病病原体,指出如果一个病原体是一个传染病的病因,该病原体必须同时满足 4 个条件:①在所有同类患者中都会发现大量该病原体,但在健康人中不存在该病原体；②能够从患者中分离出该微生物，并能在体外培养基中得到培养；③用体外培养的微生物感染健康宿主，被感染者也会发生同样的疾病；④从实验发病的宿主中能再度分离并培养出这种微生物。

观察性研究中得到的关联测度是否能够反映因果关系？最初，有关吸烟与肺癌因果效应的持续争论尤为突出。目前，根据多项研究进行病因推断时常常采用希尔准则（Hill's Criteria）（表 13.14）。在希尔准则的各个条目中，时序性是确立因果关系的必要条件；满足更多的希尔准则条目，将增加存在因果关系的可能性。然而，即使满足全部希尔准则的条目，也难以完全确定因果关系。因此，因果推断的研究需要识别和控制众多偏倚，准确评估因果效应。

表 13.14　病因推断的希尔准则

序号	准则	释　义
1	关联的时间顺序（temporal order）	强调因必须先于果发生的时间关系，此为因果关系的必要条件。在确定时间顺序的可信度上，临床试验、队列研究、病例对照研究和横断面研究依次降低。例如在队列研究开始时，可疑病因已经存在，但结果事件还没有发生。对一组吸烟和非吸烟的人群进行 20 年的随访发现吸烟组的人肺癌的患病率显著高于非吸烟人群，这里的时间顺序很明显。
2	关联的强度（strength of association）	是用来评价病因和疾病之间关联高低的指标，一般用相对危险度 RR（队列研究）和比值比 OR（病例对照研究）。关联强度越大，二者间存在因果关联的可能性就越大。
3	关联的剂量反应关系（dose-response relation）	指疾病的发生率随可疑病因的强度或数量的变化而变化的现象，是关联强度的一种特殊表现形式。剂量反应关系的存在进一步支持因果关系的存在。
4	关联的一致性（consistency）	指同类研究结果的一致性，一致性越高，因果关系的可能性就越大。平均一致性需要比较不同的研究，不能在一个研究内得出一致性的结论。一致性又叫可重复性（repeatability），是不同时间、地点、人群、研究者使用类似的研究方法可重复获得相同或类似结果的可能性。被重复的次数越多，一致性越高，因果关系存在的可能性就越大。
5	实验证据（experimental evidence）	指关于某关联的实验性研究证据。比如临床试验中清除幽门螺旋杆菌可使十二指肠溃疡愈合。
6	关联的合理性（plausibility）	指某病因假设与该疾病有关的事实、知识和理论相符合或一致的程度，或前者与后者不相悖的程度，也称为生物学上言之有理。生物学合理性越高，因果关系的可能就越大。
7	生物学一致性（coherence）	指某病因假设与现有更一般的生物医学事实、知识和理论相符合或一致的程度，或前者可以被后者解释的程度。生物学一致性越高，因果关系的可能就越大。
8	关联的特异性（specificity）	指病因和疾病之间的排他性或特异程度。如果一种病因只能引起一种疾病，或只在某特殊人群引起疾病，且该疾病只有一种病因，该病因与疾病的关系具有高度特异性。
9	关联的相似性（analogy）	存在已知的类似的病因和疾病的因果关系，由此可以类比的因果关系的存在，将加强新的因果关系的可能性（与另一个已经确立的因果关联非常类似）。例如，如果已知某化学物有致癌作用，当发现另一种类似的化学物与同一种癌症也存在关联时，类似的化学物质也可致癌的可能性将加大。

注：1991 年美国流行病学家 Marvyn Susser 在希尔准则基础上增加预测力（predictive performance），使该准则达到 10 项标准。

相关关系是"预测"的基础,而因果关系是"决策"的基础。需要注意的是,只有理解了事物发生的原因,才能够针对原因施加干预,阻止或延缓其发生,这一点在医学领域尤其重要。20世纪末,循证医学潮流把对医学领域因果关系的研究和推论推向了新的阶段。循证医学呼吁临床决策必须基于现有最好的证据(如前面章节所述 GRADE 证据分级体系),在原始研究和系统综述的设计和分析要素里包含了希尔准则主要内容,并在原始研究结果真实性、精确性和一致性方面,系统地提出了一套定量评估方法,形成系统综述(systematic review)和 Meta 分析(meta-analysis)的标准化流程。

三、因果推断中两大因果模型

潜在结果框架(potential outcomes framework,POF)和结构因果模型(structural causal model,SCM)是当前因果推断研究中的两种重要理论框架。潜在结果框架侧重于个体层面的潜在结果的对比,而结构因果模型则更关注于复杂系统中多变量之间的连接和复杂的因果结构。下面对这两种框架进行简要介绍。

耶日·内曼(Jerzy Neyman)于20世纪20年代在实验研究中首次提出"潜在结果"(potential outcomes)的思想,因以波兰语发表而未引起广泛关注。到20世纪70年代,唐纳德·鲁宾(Donald Rubin)再次提出该理念,并将其扩展到观察性研究中,使其成为当前因果推断的重要理论框架之一,即鲁宾因果模型(Rubin causal model,RCM)。考虑到内曼和鲁宾各自的独立贡献,RCM 模型亦被称为内曼-鲁宾因果模型。RCM 的基本问题是根据特定的假设处理缺失的潜在结果,以定量评价因果效应。这需要确保干预组和非干预组在其他因素上保持一致。基于此理论的应用工具有很多,如前所述在流行病学领域得到广泛应用的倾向性评分法。鲁宾等人提出倾向得分匹配(PSM)方法以平衡组间差异,使得实际结果与未观察到的潜在结果在两组中的分布一致,从而使观察性研究能够模拟随机对照试验的效果。

需要注意的是,RCM 模型的有效性需要满足以下三个基本假设:无混杂性(unconfoundedness)/可忽略性(ignorability)假设;稳定个体干预值假设(stable unit treatment value assumption,SUTVA)/无干扰性假设(nointerference)和正值假设(positivity assumption)/共变量重叠假设(common support assumption)。当存在无法观察到的混杂因素时,可以采用工具变量和阴性对照法。此外,还有一些基于"自然实验"或"准实验"设计的应用性工具,例如,断点回归设计通过某个连续变量在特定突变点的信息来评估因果效应;通过差分法比较不同组别在特定时间点前后的变化差异。不同的方法需要满足特定的假设前提,因此在实际应用时需要根据研究目的选择合适的方法。

结构因果模型属于概率图模型,融合了贝叶斯网络、有向无环图(directed acyclic graphs,DAGs)和结构方程(structural equation mode,SEM)的几方面优势。该模型的主要贡献者是朱德亚·珀尔(Judea Pearl)。他提出的因果图模型(causal diagram)框架使用有向无环图来表示变量之间的因果关系,并提出干预算子(do-calculus)的表达式 $P[Y=y \mid do(X=x)]$ 来推断因果效应,以区别于关联效应的估算方法 $[P(Y=y \mid X=x)]$。DAGs 作为图模型,可以直观地展示因果关系。而贝叶斯网络将条件概率分布与 DAGs 结合,表示变量之间的条件独立性。遗传学家西厄尔·赖特(Sewall Wright)于20世纪20年代首次将方程与图组合,提出了路径分析法,这是结构方程模型的前身,也是用数学语言和图形技术表达复杂因果关系的开创性尝试。SCM 相较于 RCM 的特别之处在于,该框架可以直观展示因果关系的逻辑结构,并采用干预的数学化语言,既能定性识别因果关系,又能定量评估因果效应。珀尔证明了 RCM 和 SCM 两个理论框架的等价性,二者通过不同的方法论和表述方式实现共同的目标,均用于有效估计因果效应。

鲁宾因果模型关于无混杂性假定如何判定及其合理性存在争议。珀尔的因果图理论依赖一个完整已知的图模型,这又显得不切实际。北京大学耿直教授整合了鲁宾和珀尔的研究范式,具体技术细节和研究进展请参阅相关专业文献。因果推断不断演进的研究成果不仅有理论价值,而且其独特的思辨方式和推理框架对科学实验和医学研究也有指导意义。

四、因果推断研究的三个层级

朱德亚·珀尔提出的因果阶梯(ladder of causation),也被称为 Pearl 因果层级(Pearl causal hierarchy, PCH),该阶梯具体包括三个层级——看(seeing)、做(doing)和想象(imaging),分别对应因果推断研究中的观察、干预和反事实三个方面。

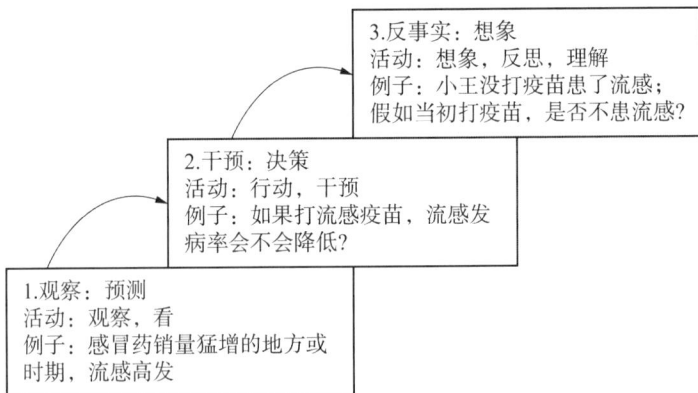

图 13.15　因果关系阶梯的三个层级(改编自 Pearl J.《The Book of Why》)

1. "看"层级

这是因果阶梯的底层。在此层级上,研究者试图回答"什么与什么是相关的?"例如,吸烟者是否更可能患肺癌? 这一层级是因果推断的起点,主要目标是揭示变量之间的统计学关联,从而为深入的因果推断研究提供线索。

2. "做"层级

这是因果阶梯的中层。在此层级上,研究者试图回答"如果改变某个变量,会对其他变量产生什么影响?"例如,如果服用某种药物,病情会发生什么变化? 随机对照试验是最经典的干预方式。珀尔提出的通过干预算子可以模拟干预操作,从而使得观察性研究数据中能够分离出因"干预"而产生的因果效应,由此实现从相关关系到因果关系的跨越。

3. "想象"层级

这是因果阶梯的顶层。其核心思想是:"如果没有发生某事件,结局会怎样?"例如,假设某患者没有服用某种药物,那么他的健康状况将如何变化? 仅依靠干预试验无法回答这样的问题。反事实推理在因果推断中具有独特且不可替代的作用。通过模拟不同变量的变化,根据效应的变化选择最有效的干预措施,同时有助于更深入地理解因果关系机制和优化决策。

简而言之,因果关系阶梯的架构层次分明:其基石是通过观察获取真实世界景象,中间层跃升至主动干预塑造的理想化情形,而最顶端则翱翔于想象构建的反事实世界。回应现实问题的挑战,深入剖析复杂数据架构中因果效应的异质性和非线性特质,亟需挖掘多层级模型与动态因果效应的深厚潜力。展望未来,21 世纪将见证因果推断理论与机器学习技术深度交织融合,引领因果推断新一轮的革命性飞跃。

(何豪 王筱金 陈晓晨 王炳顺)

第十四章 诊断试验

在临床实践中,疾病的快速诊断或鉴别诊断是制定治疗方案、实现精准治疗的关键环节。这通常需要借助病史问诊、体格检查、实验室检测、医学影像以及病理学等各种检查。随着医学研究不断进步,诊断性研究逐渐聚焦于开发简便快速、经济易得并且对受试者损伤较小的新方法,以准确区分"患者"和"非患者",从而为患者及时采取针对性的治疗措施。诊断的准确性是临床实践中精准医疗的基石,是保障治疗决策科学性的关键。而诊断性研究证据的评价对于疾病诊断和诊治决策有着极其重要的作用。本章主要介绍诊断试验的基本概念、常用的评价指标、诊断研究设计及其所涉及的常用统计分析方法。

第一节 诊断试验的基本概念

一、诊断试验的含义

诊断试验(diagnostic test)作为临床研究的重要分支,其核心在于评估诊断方法区分疾病或不同健康状态的能力,并对诊断方法的准确度进行估计和统计推断。在诊断试验中,"患者"与"非患者"的区分不仅限于疾病的有无,还可应用于如肿瘤恶性与良性、肿瘤是否转移等互斥状态。

开发新的临床诊断方法时,通常期望在现有方法上有所改进或突破。因此,新方法的诊断结果需要与"金标准"或公认的临床参考标准进行比较,以评估其效果和应用价值。金标准(golden standard)也称为标准诊断方法,是目前临床上最可靠或广泛接受的高灵敏度和特异度诊断方法。例如,肿瘤的病理学诊断(组织活检或尸体解剖)和冠心病的影像学诊断(冠状动脉造影或冠脉 CT 成像技术)都是常见的金标准。

"诊断试验"一词在医学研究中具有多种含义。它既可以泛指与诊断相关的临床研究工作,也可以指称具体的医学检查方法。在本章中,当提及"诊断试验"时,多数情况下是指第一个含义,即与诊断相关的临床研究工作。

二、诊断试验的用途

(一)疾病识别

诊断试验最主要的用途是帮助医生确定患者是否患有某种疾病。诊断试验也可用于在筛检试验阳性的可疑患者中进一步发现真实患者。诊断试验除了用于诊断个体有无疾病以外,还可用于判断疾病的严重程度。如有研究者将睑板腺丢失和变形的临床评估结果作为诊断试验中的指标,用于评估睑板腺功能障碍的严重程度。对于一项新的诊断试验,常常要求其具有不逊于"金标准"方法的准确性和可靠性,同时新方法还必须在简单快速、价格低廉及成本效益较好等方面有所突破。

(二)伴随诊断

基于某些疾病的精准诊疗需要,监管方面往往要求在研发特定治疗药物(例如靶点非常明确的药物)的同时,也要研发出相应疾病的体外诊断技术即伴随诊断(companion diagnostic)。伴随诊断通常被用来发现一些由基因突变引发的癌症类型,属于早期诊断、疗效监测及预后判断等目的的体外诊断范畴。采用各类生物标志物检测的伴随诊断试剂盒常用以确定这类患者群体:即该群体对某一特定治疗产品能产生响应并从中获益。为此,这类创新性诊断试验研究常常需要对治疗过程中或治疗结束后的病情进行随访,判断患者的疾病状况是否有所好转,并根据预后进行效果判断。

无论诊断试验用作上述哪种用途,其意义均为在经验之外提供具有一定理论支撑和循证依据的诊断方法,使得临床应用时能够及时识别出该疾病的患者,以便采取针对性治疗措施以免延误病情。在效果与金标准相近的情况下,步骤得到简化、成本相对较低的新型诊断方法有助于降低医疗费用,有着重要的公共卫生学意义。为此,需要掌握诊断试验的研究设计和评价方法,为构建合理的诊断试验奠定基础。

三、诊断试验和筛检试验的比较

和诊断试验容易混淆的另一种试验为筛检试验(screening test),简称筛检或筛查。诊断试验目的是将"未患病的人"与"患病的人"区分开来;而筛查是指运用经济、快速、简便易行的检查方法,将"未患病的人"与"表面健康但实际上可能患病的人"区分开来。如图14.1所示,筛检试验和诊断试验的适用人群有所不同。在没有体征或症状的广大人群中开展筛查是一项权衡利弊的系统工作,需要权衡对人体伤害和人群受益的程度,需要考虑疾病的早期发现是否会得到有效干预从而改善预后等等。

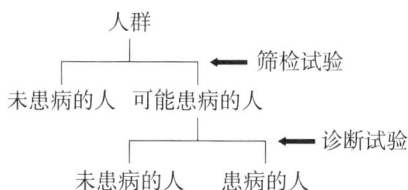

图 14.1 筛检试验与诊断试验的不同适用人群

筛检试验和诊断试验除了适用人群不同外,在应用阶段上也有所不同。筛检试验一般用于最初的疾病筛查,在发病初期或发病前开展,来识别出那些表面健康但实际上可能患有疾病的高危个体。而可疑患者到医院就诊时开展的是诊断试验,用于识别出真正患病的个体。

由于筛检试验应用于疾病初期且应用范围更为广泛,因此需要简便易行的方法和低廉的实施成本,同时需要在一定特异度情况下(避免误诊)保证尽可能高的灵敏度(避免漏诊)。筛查结果不能用以确诊疾病,有阳性或可疑结果的人须转诊进行进一步诊断及随后相应的治疗。筛检试验和诊断试验在应用对象、目的及要求等方面的区别可见表 14.1。

表 14.1 筛检试验和诊断试验的比较

项目	筛检试验	诊断试验
应用对象	健康人及无症状的患者	可疑患者
目的	区分可疑患者与非患者	区分患者与可疑但实际未患病者
要求	安全无创、操作便捷；误诊后果严重时考虑高特异度	减少伤害、准确可靠；漏诊后果严重时考虑高灵敏度
费用	简便经济	相比筛检花费较高
后续处理	对阳性者进行进一步医学检查	对阳性者进行临床诊治

第二节　诊断试验的真实性评价指标

　　诊断试验研究的结果评价主要包括真实性(validity)和可靠性(reliability)。临床应用时会在这二者基础上综合其实用性与可及性，确定合理的临床诊疗决策。本节将主要介绍诊断试验的真实性评价指标。诊断试验的真实性，代表着疾病实际存在时正确诊断疾病、疾病实际不存在时正确排除疾病的诊断能力。诊断真实性是该诊断试验的固有特征，是诊断试验评价中的重要维度。

　　与金标准进行比较的诊断试验研究中，同一研究对象分别采用金标准和新方法进行检查或检验，两种方法的结果将研究对象的情况判断为"患者"或"非患者"("阳性"或"阴性")。根据每一个受试者个体金标准和诊断试验的两种结果，受试者最终分类情况可用表 14.2 表示，即可能出现四种情况——真阳性、假阳性、假阴性和真阴性，对应的人数分别用 a、b、c 和 d 表示。金标准诊断即实际患病与无病的人数分别为 $a+c$ 和 $b+d$，诊断试验结果为患病和无病的人数分别为 $a+b$ 和 $c+d$，患者总例数为 $N=a+b+c+d$。真实性评价指标均可由该四格表中的数值计算得到。

表 14.2 诊断试验的四格表

诊断试验结果	金标准诊断结果		合计
	患病	无病	
阳性	a(真阳性)	b(假阳性)	$a+b$
阴性	c(假阴性)	d(真阴性)	$c+d$
合计	$a+c$	$b+d$	$N=a+b+c+d$

一、基本指标：灵敏度和特异度

　　诊断试验的真实性基本评价指标包括灵敏度(sensitivity，Se)和特异度(specificity，

Sp),这两个指标可由四格表中的各格例数直接计算得到。

灵敏度也称为敏感度或真阳性率(true positive rate,TPR),表示诊断试验正确发现患者的能力,即金标准诊断为患者的人中经诊断试验检测为阳性的人数比例,计算公式为 $a/(a+c)$。与真阳性率相对应的指标是假阴性率(false negative rate,FNR),FNR 表示诊断试验未能发现的确实患病的人的比例即 $c/(a+c)$,也称为漏诊率。由两者的计算公式可知,灵敏度与假阴性率之和恒等于1,灵敏度越高,则假阴性率越低。

第二种基本指标是特异度,也可称为真阴性率(true negative rate,TNR),表示诊断试验正确地排除无病的人的能力,即金标准诊断为无病的人中经诊断试验检测为无病的人数比例,计算公式为 $d/(b+d)$。同理,有真阴性率也就有假阳性率(false positive rate,FPR),表示诊断试验错误地判断为患病的人的比例即 $b/(b+d)$,也称为误诊率。特异度与假阳性率之和恒等于1,特异度越高,则假阳性率越低。

表 14.3　HRP2/pLDH 诊断 12 岁以下儿童重症疟疾的结果

HRP2/pLDH 诊断	重症疟疾患病情况		合计
	重症	非重症	
阳性	81	552	633
阴性	2	1 714	1 716
合计	83	2 266	2 349

假如采用富组氨酸蛋白-2/乳酸脱氢酶(histidine-rich protein-2/pan-lactate dehydrogenase,HRP2/pLDH)诊断 12 岁以下儿童的重症疟疾,一共对 2 349 例个体开展了检测,结果如表 14.3 所示。根据公式可计算出灵敏度=81/(81+2)=97.6%,特异度=1 714/(1 714+552)=75.6%,假阴性率=2/(81+2)=1－Se=2.4%,假阳性率=552/(1 714+552)=1－Sp=24.4%。

灵敏度和特异度的数值与开展诊断试验的研究样本有关。根据样本数据对这两个指标的计算只是诊断试验真实性的一种估计。只要是估计值就具有不确定性,可采用置信区间(confidence interval,CI)来进行统计推断。置信区间是在特定置信水平(通常为95%),灵敏度和特异度指标可能值的所在区间,如 $100(1-\alpha)\%$ 置信区间是指如果诊断试验研究重复 100 次,则一共可计算出 100 个相应的指标置信区间,其中有 95 个置信区间被期望包含了该指标的总体值。灵敏度和特异度本质上是率的指标,常用的方法是假定样本含量足够大且指标符合正态分布,采用如下公式估计置信区间:

$$CI = \hat{\beta} \pm z_{1-\frac{\alpha}{2}} \sqrt{\hat{Var}(\hat{\beta})} \tag{14.1}$$

$$\hat{Var}(\hat{\beta}) = \frac{\hat{\beta}(1-\hat{\beta})}{n} \tag{14.2}$$

其中,$\hat{\beta}$ 表示计算的评价指标即灵敏度或特异度的估计值,$z_{1-\alpha/2}$ 表示标准正态分布的相应上百分位数,可通过查表获得,$\hat{Var}(\hat{\beta})$ 表示灵敏度或特异度的方差的估计值,n 表示真实情况即金标准判断下的患病或非患病人数(计算灵敏度时为患病人数,计算特异度时为非患病人数)。假如一项诊断试验的灵敏度和特异度分别为 80％和 90％,患病和非患病的例数均为 100,分别计算 95％置信区间。

$$灵敏度:0.800 \pm 1.96 \times \sqrt{\frac{0.800 \times (1-0.800)}{100}}$$

$$特异度:0.900 \pm 1.96 \times \sqrt{\frac{0.900 \times (1-0.900)}{100}}$$

得到灵敏度的 95％置信区间为(0.722,0.878),特异度的 95％置信区间为(0.841,0.959)。也可根据其他置信水平(90％或 99％)计算置信区间,置信水平越高,估计出的区间宽度也就越大。

从上述表 14.3 诊断重症症疾的例子可以看出,对该诊断试验来说,可能的结果只有两种:重症或者非重症,但实际上,很多诊断试验的结果并非二分类形式,而是呈现出某一指标的定量形式。例如采用血压测量开展诊断试验,结果就是具体的收缩压或舒张压数值。这时就需要设定一个诊断界值作为该试验的阳性临界值,即指标数值大于该临界值时诊断为阳性,小于该临界值时诊断为阴性。

理论上来说,对一项诊断试验,我们希望它正确发现患者的能力和正确排除非患者的能力一样强并且接近 100％,而实际上这几乎是不可能的。如图 14.2 所示,在患者中,大部分的个体都属于真阳性类别,但还有一小部分个体属于假阴性类别,他们本应该被诊断为患者,但却得到了阴性结果;同理,在非患者中,大部分的个体都属于真阴性类别,然而有一小部分个体被分到了假阳性类别,他们的真实情况是无病,却被诊断试验错误地判断为患病。一般情况下,患者和非患者诊断指标的分布会有所重叠,因此无法找到一个相应的诊断界值,使得真阳性率即灵敏度和真阴性率即特异度都等于 100％,并且随着诊断界值的改变,灵敏度和特异度也会发生相应的变化。

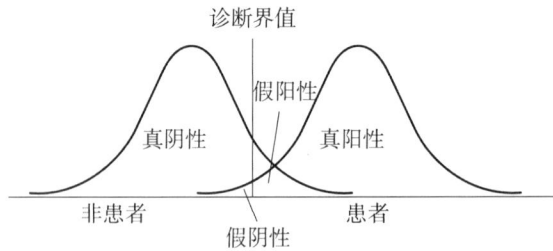

图 14.2　患者与非患者的诊断指标分布与诊断界值的确定

如图 14.3 所示,假如将诊断界值左移(诊断界值的数值变小),则患者中真阳性的比例会增大(即灵敏度增大),非患者中真阴性的比例会减小(即特异度减小);当诊断界值右移(数值变大)时,变化趋势相反,即灵敏度减小而特异度增大。

举例来说,如果只根据收缩压的数值来对高血压进行诊断(表 14.4),并将结果与是否患有高血压的真实情况进行比较,当诊断界值设定为 140 mmHg 时,实际的高血压患者中阳性人数为 100 人,灵敏度＝100/135＝74.1％,特异度＝300/365＝82.2％。如果将诊断界值更改为 135 mmHg,灵敏度＝110/135＝81.5％,特异度＝280/365＝76.7％,由于诊断界值降低,相当于对高血压的诊断更为严格,因此灵敏度上升,特异度下降。如果将诊断界值提升为 145 mmHg,对高血压的诊断标准变得更为宽松,此时灵敏度=90/135=66.7%,出现了下降,特异度=320/365=87.7%,出现了上升。表 14.5 汇总展示了不同诊断界值下的灵敏度和特异度变化情况,可以清晰地看出相应的趋势,收缩压的诊断界值越高,灵敏度越低,特异度越高。

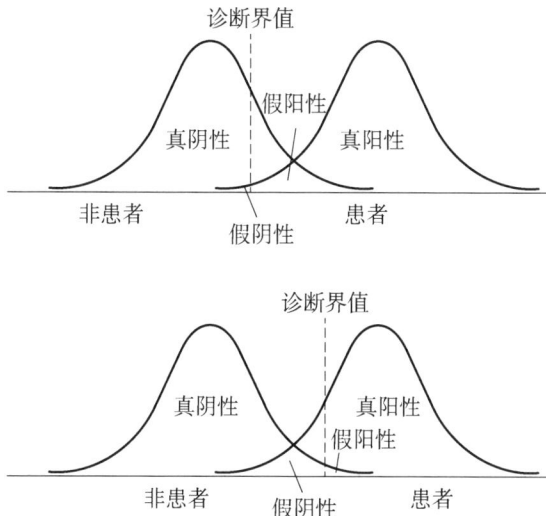

图 14.3 诊断界值改变时灵敏度和特异度的变化

表 14.4 收缩压诊断高血压的筛查结果

收缩压设不同界值时判断结果	真实情况					
	高血压	非高血压	高血压	非高血压	高血压	非高血压
	界值 1=135 mmHg		界值 2=140 mmHg		界值 3=145 mmHg	
判断高血压	110	85	**100**	**65**	90	45
判断非高血压	25	280	**35**	**300**	45	320
合计	135	365	**135**	**365**	135	365
真实性指标:	Se=110/135 =81.5%	Sp=280/365 =76.7%	Se=100/135 =74.1%	Sp=300/365 =82.2%	Se=90/135 =66.7%	Sp=320/365 =87.7%

表 14.5 不同诊断界值下的灵敏度和特异度变化

诊断界值	灵敏度	特异度
135 mmHg	81.5%	76.7%
140 mmHg	**74.1%**	**82.2%**
145 mmHg	66.7%	87.7%

因此,在诊断试验研究中,诊断界值的确定是一个很重要的环节,研究者需根据诊断试

验的侧重点设定合适的界值。如果一项诊断试验的重点是正确识别患病者,并且对误诊人群进行治疗不会造成太大健康损害,则可以设定相对较低的界值以保证尽可能高的灵敏度;反之,如果重点是正确排除非患病者,且漏诊的危害性不大,可以设定相对较高的界值来保证尽可能高的特异度。

二、衍生指标:预测值、似然比

灵敏度和特异度是诊断试验的固有特征,本身较为稳定,不受患病率的影响。但是具体数值会因为诊断界值的不同而发生改变,对每个个体来说无法借此来估计个体的患病概率。因此,除了灵敏度和特异度,诊断试验还有其他真实性评价指标,例如预测值和似然比。它们对诊断试验进行评价的出发点有所不同,可称为衍生评价指标。

(一) 阳性预测值与阴性预测值

由于诊断试验的结果分为患病(阳性)和无病(阴性),因此预测值可进一步划分为阳性预测值(positive predictive value,PPV)和阴性预测值(negative predictive value,NPV),是指在诊断试验中检出的某一结果的人群中,在真实情况下得到同样结果的例数所占的比例。阳性预测值即为诊断试验检出的全部阳性人群中,真正"患病"的人的比例,表示诊断试验阳性者患目标疾病的可能性大小,计算公式为 $a/(a+b)$;阴性预测值则为诊断试验检出的全部阴性人群中,真正"无病"的人所占的比例,表示诊断试验阴性者不患目标疾病的可能性大小,计算公式为 $d/(c+d)$。需要注意的是,预测值和灵敏度、特异度在定义和公式上容易混淆,在评价诊断试验时应仔细鉴别。灵敏度和特异度以"真实患病与否已知情况下诊断试验判断是否正确"为出发点进行评价,而预测值主要是从"诊断试验的特定结果中符合真实情况的比例大小"来进行描述。此处仍以表 14.3 为例,之前我们已计算了灵敏度和特异度,即:

$$灵敏度 = \frac{81}{81+2} = 97.6\%$$

$$特异度 = \frac{1\,714}{552+1\,714} = 75.6\%$$

现在根据该四格表进一步计算阳性预测值和阴性预测值:

$$阳性预测值 = \frac{81}{81+552} = 12.8\%$$

$$阴性预测值 = \frac{1\,714}{2+1\,714} = 99.9\%$$

四个不同评价指标的结果说明,HRP2/pLDH 检测能正确诊断出 97.6% 的目标疾病人群,同时正确排除 75.6% 的不患病人群,但仍会漏诊 2.4% 的患者、误诊 24.4% 的非患者。此外,在所有经检测判断为阳性的人中,仅 12.8% 确实患病,87.2% 则并未患病;在判断为阴性的人群中,99.9% 确实无病,而 0.1% 的人则是患者。

当诊断试验的研究对象来自目标人群的横断面研究、样本具有代表性时,可以样本患病率估计相应人群的患病率。但如果诊断试验属于病例对照研究设计,纳入的研究对象无法

代表目标人群时就不能直接采用四格表进行计算,可根据贝叶斯定理按照如下公式计算:

$$PPV = \frac{P \times Se}{P \times Se + (1-P) \times (1-Sp)} \quad\quad (14.3)$$

$$NPV = \frac{(1-P) \times Sp}{(1-P) \times Sp + P \times (1-Se)} \quad\quad (14.4)$$

其中,P 代表目标人群患病率,可以前期研究或文献检索进行估计,在此以本次代表性样本患病率进行估计。Se 表示灵敏度,Sp 表示特异度。按此公式可计算表 14.3 例子的预测值。

$$P = 83/2\ 349 = 0.035\ 3,\ 1-P = 0.964\ 7$$
$$PPV = 0.035\ 3 \times 0.976/(0.035\ 3 \times 0.976 + 0.965\ 7 \times 0.244) = 12.8\%$$
$$NPV = 0.964\ 7 \times 0.756/(0.964\ 7 \times 0.756 + 0.035\ 3 \times 0.024) = 99.9\%$$

可见在样本具有代表性的横断面研究中,其结果与四格表直接计算相同。而病例对照设计中不能以样本患病率估计相应人群的患病率。假如一项 HIV 血液检查的诊断试验采用了病例对照设计,且只知道该方法最终得到的灵敏度为 83%,特异度为 78%。根据文献检索结果得到该血液检查适用的人群 HIV 感染率为 1%,此时可计算出相应的预测值:

$$PPV = 0.01 \times 0.83/(0.01 \times 0.83 + 0.99 \times 0.22) = 3.7\%$$
$$NPV = 0.99 \times 0.78/(0.99 \times 0.78 + 0.01 \times 0.17) = 99.8\%$$

结果表明,如果某个体经过该血液检查被诊断为 HIV 阳性,则其真正感染上 HIV 的概率其实只有 3.7%,如果被诊断为阴性,则其确实没有感染上 HIV 的概率是 99.8%。

从计算公式可以看出,当患病率水平发生显著改变时,预测值也会产生较大的波动。如图 14.4 所示,当灵敏度和特异度不变、患病率升高时,在由诊断试验判断为阳性的人群(诊断界值右侧的人群)中,确实患病的人的数量会增多,其升高的部分可以用图中的阴影(面积为 S)来表示,结合计算阳性预测值的公式,患病率升高后的阳性预测值 $=a'/(a'+b) = (a+S)/(a+S+b)$,分子分母同时加上一个正数 S,阳性预测值会变大;反之亦然,患病率如果降低,阳性预测值 $=a''/(a''+b) = (a-S)/(a-S+b)$,分子分母同时减去一个正数 S,阳性预测值会降低。由此可以推断出,当一些目标疾病的患病率非常低时,即使灵敏度和特异度都很高,阳性预测值仍可能很低。

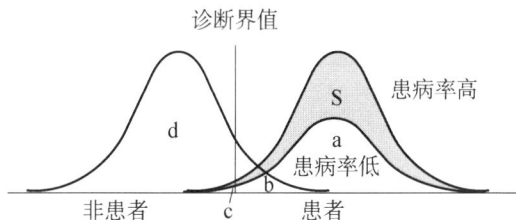

图 14.4　诊断界值改变时灵敏度和特异度的变化

虽然预测值为诊断阳性者有多大的概率患病提供了信息,但由于它的数值会因为患病率的变动而发生较大改变,因此仍欠缺稳定性。在此基础上,第二类衍生指标似然比就具有更好的稳定性,它不受患病率的影响,和灵敏度、特异度一样属于固有真实性指标,但可以提供比灵敏度和特异度更全面的信息。

(二) 阳性似然比与阴性似然比

似然比(likelihood Ratio,LR)指的是患者通过诊断试验得到的某种结果的比例与非患者中出现同样结果的比例的比值。与预测值类似,似然比也分为两类:阳性似然比(LR+)和阴性似然比(LR-)。LR+表示患者中诊断试验阳性比例与非患者中阳性比例的比值;LR-表示患者中阴性比例与非患者中阴性比例的比值。两者的计算公式如下:

$$LR+=\frac{a/(a+c)}{b/(b+d)}=\frac{Se}{1-Sp} \tag{14.5}$$

$$LR-=\frac{c/(a+c)}{d/(b+d)}=\frac{1-Se}{Sp} \tag{14.6}$$

根据上述公式可知,似然比既可以通过四格表原始数据进行计算,也可以通过灵敏度和特异度的值进行计算。LR+即灵敏度与假阳性率的比值,LR-即假阴性率与特异度的比值。可见,LR反映的是患者出现某个试验结果(相对于非患者)的机会倍数。LR为1.0时,表示患者和非患者出现(阳性或者阴性)结果的概率相同;LR>1.0时,则说明患者出现该结果的可能性更高,其值越大,可能性越大;LR<1.0时,说明患者出现该结果的可能性更小,且其值越小,可能性越小。

表14.6展示的是一项用γ干扰素释放分析中的T-SPOT. TB检测来诊断活动性结核病(tuberculosis,TB)的结果,经计算:

$$LR-=\frac{58/(253+58)}{319/(51+319)}=0.22$$

$$LR+=\frac{253/(253+58)}{51/(51+319)}=5.90$$

表 14.6 T-SPOT. TB 诊断活动性 TB 的结果

T-SPOT. TB 检测	活动性 TB 患病情况		合计
	患病	无病	
阳性	253	51	304
阴性	58	319	377
合计	311	370	681

表明活动性TB患者T-SPOT. TB检测阴性的概率是非患者相应阴性概率的0.22倍;患者检测阳性的概率是非患者的5.90倍。需要注意的是,这里不能将结果解释为T-SPOT. TB阳性个体患病的概率是不患病的5.90倍,提供这部分信息的指标是上文提到过的阳性预测值。相对于预测值而言,似然比不会随着患病率的改变而改变。

似然比在临床实践中的应用体现了诊断试验的初心:帮助判断就诊个体的患病概率。根据贝叶斯定理的比值形式,即:后验比=先验比×似然比。此处的最初先验比可基于文献报道的就诊人群患病率或临床经验估计的患病概率 P(D)进行计算：最初先验比＝P(D)/[1−P(D)]。当获取了许多症状、体征及相关医学检查在某些疾病的似然比后，可以利用其进行系列检查后的诊断信息迭代更新。即在进行诊断时，把前一次检查的后验比作为下一次检查的先验比，连续运用，直到根据现有检查结果得到最新判断为止：本次检查后的患病概率＝后验比/(1＋后验比)。

三、综合指标

一项诊断方法通常不能同时保证很高的灵敏度和很高的特异度，需要根据试验目的和现实场景在二者之间加以权衡。必要时可将灵敏度和特异度综合为一个指标进行诊断试验真实性评价。常用的这类综合指标包括：准确度(accuracy)、诊断比值比(diagnostic odds ratio)和约登指数(Youden's index，YI)。

(一) 准确度

灵敏度和特异度从患者和非患者角度分别评价真阳性和真阴性结果，准确度则是同时评价二者，用来表明诊断试验结果和真实情况的一致性程度，是样本中真阳性例数和真阴性例数之和所占的比例，计算公式为 $(a+d)/(a+b+c+d)$。准确度作为灵敏度和特异度综合而成的指标，也可以表示为两者的加权平均数，权重分别为患病率(P)和 1 − 患病率($1−P$)，用公式表示即为 $Se \times P + Sp \times (1−P)$。对上述两个公式可以进行简单的推算。

$$P = \frac{a+c}{a+b+c+d} \tag{14.7}$$

$$1−P = \frac{b+d}{a+b+c+d} \tag{14.8}$$

$$准确度 = \frac{a}{a+c} \times \frac{a+c}{a+b+c+d} + \frac{d}{b+d} \times \frac{b+d}{a+b+c+d} = \frac{a+d}{a+b+c+d} \tag{14.9}$$

可见两个计算公式只是形式不同，实际上可以互相转换。以表 14.6 中的诊断试验为例：

准确度 $= (253+319)/681 = 253/311 \times 311/681 + 319/370 \times 370/681 = 84.00\%$

表明 T-SPOT.TB 检测结果和实际情况相一致的百分比为 84%。以上计算可见，准确度的计算与患病率有关，表明准确度并不是该诊断方法固有的特征。此外，虽然准确度计算简便，实际应用中仍存在着一些局限性。比如对于某种罕见的疾病，本身患病率就较低，非患者占大多数，任何诊断试验都可能得到较高的真阴性比例从而获得较高的准确度，但这不能说明该试验具有较好识别患者的能力。例如：某疾病的患病率是 50%，诊断方法一的灵敏度为 80%、特异度为 20%，诊断方法二的灵敏度为 20%、特异度为 80% 的两个诊断试验，其准确度数值相同，都等于 $0.8 \times 0.5 + 0.2 \times 0.5 = 0.5$，但二者的诊断能力其实并不一样。因此，诊断试验真实性评价最常采用的指标还是灵敏度和特异度。当灵敏度和特异度的重要性被同等看待时，可以考虑采用准确度这一综合指标，并根据试验目的判断是否有应用价值。

（二）诊断比值比

在病例对照研究中有一个常用的指标叫作暴露比值比（odds ratio，OR），表示病例组中暴露人数与非暴露人数的比值除以对照组中暴露人数与非暴露人数的比值，用来衡量相应暴露因素的效应方向和大小。相对应的，在诊断试验中也有诊断比值比（diagnostic odds ratio，DOR），表示患病的人中诊断试验结果阳性与阴性的比值除以无病的人中阳性与阴性的比值，计算公式和传统 OR 相同，即为 ad/bc。DOR＞1 表示患者人群中比非患者人群出现阳性结果的可能性更高；DOR＝1 表示出现阳性结果的可能性相同；DOR＜1 则表示非患者人群出现阳性结果的可能性更高。DOR 多用于诊断试验的 Meta 分析，如一项研究对超声诊断类风湿关节炎中滑膜炎的效果进行系统回顾评价，总共纳入 601 篇文章，对于腕关节、掌指关节、指间关节和膝关节部位的类风湿关节炎诊断的 DOR 值分别为 11.6、28、23 和 5.3，表明超声检查对腕关节、掌指关节和指间关节部位的诊断均具有较高的价值。

（三）约登指数

约登指数（Youden's Index，YI）是另一个真实性评价的综合指标：$YI = (Se + Sp - 1)$。由于 $Se + Sp$ 的范围为 1.0～2.0，因此 YI 的最小值为 0，最大值为 1。YI 的计算公式也可以用 $(Se - FPR)$ 表示，即为灵敏度和假阳性率之差，可见 YI 的实际意义是患者被判断为阳性的概率与无病的人被判断为阳性的概率之差，YI 越大，表明两者的差异越大，相对于非患者，患者出现阳性结果的可能性更高。实际应用中，YI 常被用来确定诊断试验中指标的截断值，如一项研究采用半乳甘露聚糖（galactomannan，GM）检测来诊断 COVID－19 相关的肺曲霉病（COVID－19－associated pulmonary aspergillosis，CAPA），根据约登指数选取 2.0OD 作为截断值（cut-off），即如果 GM 试验得到的结果＞2.0OD，则诊断为 CAPA。

四、ROC 曲线下面积

另一种综合灵敏度与特异度的真实性评价方式是 ROC 曲线，全称为受试者工作特征（receiver operating characteristic，ROC）曲线。ROC 曲线以各个不同诊断界值对应的假阳性率即（1－特异度）为横坐标，真阳性率即灵敏度为纵坐标绘制而成，曲线上的每一个点对应每一个可能的诊断界值。如图 14.5 所示，当灵敏度上升时，假阳性率也会上升，即特异度会下降，这和前面章节中提到的趋势变化相符。图中经过（0，1）和（1，0）这两个点的对角线与 ROC 曲线的交点为点 A（对应图中的圆点）。可以看出在 ROC 曲线上所有点中，点 A 对应的灵敏度和特异度之和是最大的。同理，对应的约登指数 YI 也是最大的。因此许多诊断试验会将该点对应的界值作为最终诊断界值，以期获得最大的综合真实性。

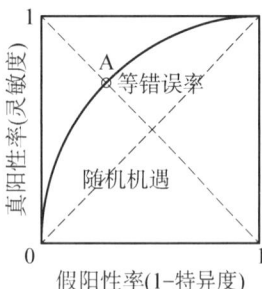

图 14.5　诊断试验的 ROC 曲线

ROC 曲线相较灵敏度和特异度等单一指标的优点之一就在于，它可以反映不同诊断界值的真实性情况，让研究者能够通过可视化的图形更容易根据研究目的来选取合适的界值，并计算出对应的评价指标。其次，ROC 曲线下面积（area under the curve，AUC）本身就是一个综合的真实性评价指标，它的数值可以反映诊断试验区分患者和非患者的能力大小，因此也可称为区分度（discrimination）。AUC 的取值范围为 0～1，在两种极端情况下，它的面积分别为取值范围的上下限。如果灵敏度和特异度都为100％,则ROC曲线由$x=1$和$y=1$两条直线围成,但一般情况下诊断试验真实性不太可能如此完美。另一种情况则为灵敏度和特异度都等于0％,即该诊断试验完全没有区分患者和非患者的能力。

大部分诊断试验的AUC都会位于上述两种极端情况之间,但这不代表AUC的数值允许的下限是0,一个具有实际应用价值的诊断试验的实际AUC低值应为0.5,也就是图14.6中经过(0,0)和(1,1)的对角线所对应的ROC曲线下面积。该曲线被称为机会对角线(chance diagonal),表明诊断试验区分患者和非患者的判断完全由机遇所致,不是由于诊断试验本身的诊断能力,即该诊断试验没有实际应用价值。因此,对于任何一项诊断试验,都有必要通过将其AUC与0.5进行统计学比较,此时的零假设(H_0)、备择假设(H_1)和检验统计量Z的计算公式如下:

$$H_0: AUC = 0.50$$
$$H_1: AUC \neq 0.50$$

$$Z = \frac{\widehat{AUC} - 0.5}{\sqrt{Var(\widehat{AUC})}} \tag{14.10}$$

AUC的方差计算公式比较复杂,可参考Xiao-Hua Zhou主编的《诊断医学统计学》教材,实际应用时可通过软件实现假设检验。AUC超过了0.5的诊断试验被认为具有一定的区分患者和非患者的能力,其数值越大,区分能力也就越强。对AUC的意义解释目前尚无统一规定,一般可根据表14.7进行区分能力的判断。

表 14.7　诊断试验 ROC 曲线下面积的实际意义

AUC	评价
AUC=0.5	没有诊断能力
0.5<AUC<0.7	诊断能力较弱
0.7<AUC<0.9	诊断能力中等
0.9<AUC<1	诊断能力较强
AUC=1	完美诊断能力

上文中提到的ROC曲线下面积都是针对完整的曲线,对 Se 和FPR的范围不作限定。但在有些情况下,诊断试验关心的是ROC曲线的特定部分(部分ROC曲线下面积),就会对Se 或者FPR的数值范围进行限制。如果要采用部分ROC曲线下面积来评价真实性,则需在研究开始前先对相关的范围做出规定。

第三节　诊断试验的研究设计

一项诊断试验是否具有临床应用价值,取决于该项研究的真实性、可靠性和适用性。为了确保诊断试验具有足够的区分患者与非患者的能力,并能应用到临床实践中,诊断试验需要严谨的研究设计。

一、确定研究目的

虽然对诊断试验来说,真实性评价是一个重要的组成部分,但有时具有较好的诊断效果并不是唯一的目标。对于研究者来说,必须对所要开展的诊断试验的目的和临床实际意义做出清晰的阐述。例如,如果一项诊断试验在此前还没有经过任何系统性的探索研究,没有任何证据表明其已具有临床诊断能力,则诊断试验研究的目的就是对该试验进行探索性的研究,初步确定其区分患者和非患者的能力;而如果一项诊断试验已经在临床中得到了实际应用,但尚无证据表明这项试验在其他人群的应用中不会产生偏倚,也没有研究对其进行了完善的临床评价,那么诊断试验研究的目的就是要选取符合目标人群特征的样本,使其具有足够的代表性,再根据诊断试验的关注点来选择真实性评价指标。

无论是哪一种诊断试验,研究者都必须确保该试验具有明确的应用场景,即诊断试验的目的能够满足临床的实际需求。假如对一种疾病已经有可靠的金标准诊断方法,并且金标准具有足够的便捷性、可操作性和接受度,同时成本效益较好,而新开发的诊断方法在这些方面并没有超过金标准,则新方法可能不具有足够的临床应用价值,此时应当放弃该诊断试验研究。

二、确定研究类型

诊断试验常用的研究类型是横断面研究(cross-sectional study),也就是诊断试验和金标准试验同时且独立地应用于每一个研究对象,分别获得各自的诊断结果。为了确保研究对象的代表性,通常需要连续纳入前来就诊的可疑患者(consecutive sampling),尽可能使研究对象疾病发展各阶段的患者比例分布与实际临床应用时相一致。有时候,诊断试验的目的可能不是狭义的"疾病诊断"本身,而是对疾病的结果进行判断,即判断"预后",此时该试验可被称为预后试验,它的特征在于开展试验的时间点和预后出现的时间点之间存在着纵向关系,因此适用的研究类型是队列研究(cohort study)。

诊断试验早期探索性研究阶段或者罕见病诊断试验也常采用病例对照研究(case-control study)设计。需要注意的是,病例对照研究会根据个体是否患病明确地将其区分为无病的健康人和患者,研究对象不是来自全部可能的诊断试验目标人群,使得样本的代表性有所下降。诊断试验评价的最终结果也会出现高估。如果在病例对照研究中其灵敏度和特异度的水平并不高,则没有必要再进行后续深入的研究。表 14.8 汇总了诊断试验常见研究类型的开展方式、用途和特征。对于如何确保一项诊断试验的有效性的更多细节,可参考公开发表的诊断准确性报告标准(standards for reporting of diagnostic accuracy,STARD)。

表 14.8　诊断试验的常见研究设计类型与特征

研究类型	开展方式	特征	用途和适用阶段
病例对照研究	根据个体情况区分为患者和健康人,再分别对两个类别开展诊断试验	研究对象无法包含全部潜在目标人群,样本代表性下降,评价结果可能出现高估	应用于罕见病的诊断试验研究或探索性研究阶段

（续表）

研究类型	开展方式	特征	用途和适用阶段
横断面研究	通过诊断试验和金标准试验同时对每一个体进行诊断，独立获得各自的诊断结果	花费人力、物力、财力较多，结果可信	此前已有研究表明了该诊断试验的有效性，通过严谨的研究设计进一步验证临床应用真实性与可靠性，适用于临床验证阶段
队列研究	在诊断结果（如预后）出现之前先开展诊断试验，在一段时间后再对真实情况进行判断	前瞻性设计	开展试验的时间点和预后出现的时间点之间存在明确纵向关系，适用于预后诊断试验研究

三、金标准的选择

金标准是指医学界公认的诊断疾病最可靠、准确度最高的诊断方法，常用的金标准包括病理学诊断（尸检、活检）、外科手术诊断、影像学诊断和权威机构颁布的综合诊断标准等。由于金标准反映的是患者的真实情况，因此正确选择金标准是所有诊断试验研究设计的前提，评价诊断试验的第一步就是评价金标准的选择是否合理并具有权威性，比如对肿瘤的良恶性进行诊断则应选择病理学活检，对新型冠状病毒感染的诊断需根据颁布的临床指南。无论金标准属于单一检测手段还是综合诊断标准，都必须有清晰明确的定义。

四、确定研究对象

诊断试验的研究对象应具有足够的代表性，即应根据试验的目的和用途，尽可能全面地纳入各类适用于该诊断试验的人群。如要评价某一项诊断试验对冠状动脉硬化的诊断效果，需纳入同一时空范围内所有症状与之相似的心血管疾病（冠状动脉硬化、心肌炎、主动脉瓣膜性心脏病等）的患者，这就是未来该项诊断方法预期应用的人群范围。确保全面纳入各类人群需要关注如下两个方面的问题。

首先，该诊断试验的适用人群具有什么样的基本特征，包括人口学特征（性别、年龄、职业等）、疾病症状、疾病特征、疾病严重程度等。举例来说，研究对象不能只局限于某一性别或者某一年龄段的个体，而是诊断试验适用于什么特征的人群，就全面纳入符合这些特征的个体。其中，尤其要注意的是与疾病本身有关的各种特征。根据金标准的诊断结果，研究对象可被划分为患病的试验组和不患病的对照组。在试验组中，研究对象应能够反映该疾病的各种不同特征，如疾病严重程度、疾病阶段（早期、中期或晚期）、病程长短、是否有并发症等；在对照组中，一般不宜全部纳入健康者，而应同时纳入容易与目标疾病混淆的其他疾病患者，以免夸大诊断试验的实际效果。比如评价抗原检测对结核病诊断的价值时，试验组应同时包括伴有或不伴有 HIV 感染的患者，对照组则应包括其他呼吸系统疾病的患者。

其次，是否有某种类型的患者不能接受所要研究的诊断试验。若此，则这部分的个体应被排除出研究对象之外，以免影响诊断试验的实际应用价值。

五、独立盲法判定

诊断试验研究设计中的另一要点为"独立盲法"。"独立"表示金标准和诊断试验应分别独立开展,检查者在不受另一试验影响的情况下对研究对象的状况进行独立判定。同时需要注意如果金标准建立在一系列检查措施的基础上,则这些措施不能包含要研究的诊断试验,否则会破坏独立性。"盲法"则意味着检查者在对研究对象进行诊断时应"处于盲态",检查者在使用金标准诊断时不能知道诊断试验的判定结果。同理,在采用诊断试验进行判定时也不能知道金标准的结果。这是因为检查者的判断可能会受到已知结果的影响而出现观察者偏倚,导致两种结果的一致性异常增高,影响对诊断试验的效果评价。尤其是在金标准诊断结果模棱两可的情况下,偏倚发生的可能性更高。

六、选择真实性评价指标

根据第二节的内容介绍,诊断试验的真实性评价指标主要分为两类:第一类为成对的评价指标,如灵敏度和特异度、阳性似然比和阴性似然比;第二类为单独的综合评价指标,如约登指数和 ROC 曲线下面积。对于不同阶段、不同研究类型的诊断试验,需选择不同的评价指标。

如果是对新的诊断方法进行初步的探索性研究,可以选择实施相对便利的病例对照研究作为研究类型。由于缺乏文献参考而难以确定最佳诊断界值,则可选取最大约登指数对应的数值作为诊断界值,分别计算灵敏度和特异度,再采用 ROC 曲线下面积评价区分度。ROC 曲线下面积能够回答探索性研究阶段的基本问题,即诊断试验是否能够区分患者和非患者。

在后期诊断试验研究的验证阶段,病例对照研究不再适用。此时 ROC 曲线下面积仍能够作为重要的评价指标之一。但如果临床更为关注某一灵敏度或 FPR 范围内诊断试验的区分能力,ROC 曲线下面积本身就过于宽泛,更适宜采用的评价指标是部分 ROC 曲线下面积。例如,某文献报道了倍频视野计(frequency doubling technology perimeter,FDT)和 Moorfields 运动位移测试(Moorfields motion displacement test,MMDT)对原发性开角型青光眼(primary open-angle glaucoma,POAG)的诊断能力。虽然 FDT(AUC=0.87)的 ROC 曲线下面积比 MMDT(AUC=0.82)更大,但 Sp 在 90%~100% 时 FDT 的部分 ROC 曲线下面积仅为 0.35,MMDT 的部分 ROC 曲线下面积则为 0.44,表明在 Sp 允许下限为 90% 的情况下,MMDT 的区分能力更强。

此外,在后期诊断试验研究的验证阶段,假如已有相关的既往高质量研究或相关的指南作为参考,即已经有明确的诊断界值标准(如超过某个得分即视为阳性,或者综合量表总得分超过某个数值则视为患病等),则不再根据最大约登指数计算对应的灵敏度和特异度,而是以该诊断界值估计相应的灵敏度和特异度,并在此基础上根据诊断试验目的进一步估计预测值和似然比。

如果研究并非探索性阶段,但尚无明确的诊断界值,则可根据诊断疾病的特点选择相应的评价指标。如果目标疾病的漏诊会给患者造成重大健康损害,可通过将假阴性率(FNR)固定在某一较低水平来估计特异度;如果目标疾病目前暂无十分有效的治疗方法,误诊反而会增加个体的精神负担,则可将假阳性率(FPR)固定在某一较低水平来估计灵敏度。固定 FNR 的特异度和固定 FPR 的灵敏度指标的具体应用可参考其他文献。

七、样本量估计

诊断试验研究和其他临床研究一样,设计阶段要预估足够的样本量。避免研究实施后发现样本量过少导致抽样误差变大；反之，当样本量过大则会导致实施困难及资源浪费。根据诊断试验研究特点和现实可行性可以采用配对设计或非配对设计。配对设计是对同一个研究对象进行两个或多个诊断方法的检查，而非配对设计则是对同一个研究对象只用其中一种诊断方法。诊断试验中配对设计最为常用。但在某些情况下，配对设计可能不符合伦理要求或者不具有可行性，此时也可采用非配对设计开展研究。以下根据诊断试验常见的研究场景进行样本量估计。

（一）评价一种新诊断试验方法的灵敏度和特异度

此时对同一个研究对象分别进行金标准的检查和新的诊断试验方法的检查。通过预估的灵敏度和特异度分别计算真实患者病例数和非患者例数。具体计算可采用率的抽样调查样本量估计公式：

$$n = \frac{Z_{1-\alpha/2}^2 \times P \times (1-P)}{\delta^2} \tag{14.11}$$

其中，n 表示估计的样本量（即患者病例数或非患者例数）；$Z_{1-\alpha/2}$ 表示置信水平 α 下的 Z 值（如 α 为 0.05 时 Z 为 1.96）；P 表示预期灵敏度或特异度（即 Se 或 Sp）；δ 为参数估计时允许误差（如 Se 或 Sp 置信区间宽度的一半，δ 可设为 $0.05 \sim 0.1$）。

根据诊断试验不同研究阶段可能会采用不同研究设计，相应会有不同样本量计算过程。

1. 病例对照研究设计

在早期探索性研究中若采用病例对照研究设计，可通过预期灵敏度或特异度（即 Se 或 Sp）分别计算出患者（n_D）和非患者（n_{ND}）例数：

$$患者例数：n_D = \frac{Z_{1-\alpha/2}^2 \times Se \times (1-Se)}{\delta^2} \tag{14.12}$$

$$非患者例数：n_{ND} = \frac{Z_{1-\alpha/2}^2 \times Sp \times (1-Sp)}{\delta^2} \tag{14.13}$$

n_D 即为病例组例数，n_{ND} 即为对照组例数。

举例来说，假定根据文献检索结果得出一项诊断试验的预期灵敏度为 80%，预期特异度为 75%，允许误差为 5%，即可分别估计出病例对照研究设计所需要的病例数和对照数：

$$病例例数：n_D = \frac{1.96^2 \times 0.80 \times (1-0.80)}{0.05^2} = 246$$

$$对照例数：n_{ND} = \frac{1.96^2 \times 0.75 \times (1-0.75)}{0.05^2} = 288$$

$$总例数 = 246 + 288 = 534$$

2. 横断面或前瞻性研究设计

如果该诊断试验研究已到后期验证阶段可采用横断面或前瞻性研究设计。此时，需要估计在金标准诊断之前进入研究的总样本数量 N_{total}。以灵敏度为例来说，可以根据公式 14.11 所计算出的患者例数 n_D，结合所研究疾病在人群中的患病率，并在一定把握度如（$1-\beta$）的可能性可以获取到足够的患者数，据此确定最终计划纳入的受试者例数。

① 朴素法(naive approach)：最为简单朴素的一种估计方法是在 n_D 的基础上计算：$N_{total} = n_D/P$，P 为目标人群中该疾病的患病率；基于特异度进行估计时，$N_{total} = n_D/(1-P)$。该方法虽然比较简便，但没有考虑到患病率的变异性，可能会导致研究的样本量不足。

② 正态分布法(normal distribution)：正态分布法的思想是要找到一个最小的样本量 N_{total}，使得 $N_{total} \times P > n_D$ 的概率不小于 $(1-\beta)$，对于二项分布 (N_{total}, P) 假定其近似服从标准正态分布，则有如下公式：

$$Z_{1-\beta} = \frac{N_{total} \times P - n_D}{\sqrt{N_{total} \times P \times (1-P)}} \tag{14.14}$$

③ 确切二项分布法(exact binomial)：顾名思义，确切二项分布法就是基于二项分布 (N_{total}, P) 进行方程求解，使得 $Prob((N_{total} \times P) \geqslant \frac{n_D}{N_{total}}, P) = 1-\beta$，求得的 N_{total} 就是估计出的样本量。该方法可通过软件实现，具体参见文献介绍。

采用横断面或前瞻性研究时需要注意的是：在目标人群中进行抽样调查纳入受试对象时尽可能满足样本的代表性要求，尤其注意疾病谱偏倚。

(二) 检验一种新诊断试验方法的灵敏度或特异度是否低于临床可接受标准

此时，可以采用单组目标值法进行样本量估计。

$$n = \frac{\left[Z_{1-\alpha/2}\sqrt{P_0(1-P_0)} + Z_{1-\beta}\sqrt{P_T(1-P_T)}\right]^2}{(P_T - P_0)^2} \tag{14.15}$$

其中，置信水平 α 常取 0.05，把握度 $(1-\beta)$ 常取 80% 或 90%。P_0 为临床可接受灵敏度或特异度的最低标准。P_T 为预期灵敏度或特异度。

举例来说，假如 $\alpha = 0.05$，$\beta = 0.10$，某经典诊断方法的灵敏度和特异度分别为 80% 和 75%，一种简便新方法和经典诊断在灵敏度和特异度上的最小差异为 5%，则可根据如下公式估计样本量：

$$n_D = \frac{\left[1.96 \times \sqrt{0.80 \times (1-0.80)} + 1.28 \times \sqrt{(0.80+0.05) \times (1-0.85)}\right]^2}{(0.05)^2} = 616(例)$$

$$n_{ND} = \frac{\left[1.96 \times \sqrt{0.75 \times (1-0.75)} + 1.28 \times \sqrt{(0.75+0.05) \times (1-0.8)}\right]^2}{(0.05)^2} = 741(例)$$

$$N = 616 + 741 = 1357(例)$$

(三) 两种诊断试验方法的灵敏度或特异度比较

有时诊断试验的研究目的是在金标准存在的情况下对两种新诊断方法的效果进行比较。以下以灵敏度 Se 比较为例计算患者例数(把灵敏度 Se 替换为特异度 Sp 后相应计算非患者例数)。并按照配对设计和非配对设计两种情况分别进行样本量估计：

1. 非配对设计

当采用非配对设计进行诊断试验研究，且两组样本量 1∶1 时，每组样本量的估计可以参照两组间率的比较时所用样本量计算公式：

$$n_D = \frac{[Z_{1-\alpha/2} \times \sqrt{2Se \times (1-Se)} + Z_{1-\beta} \times \sqrt{Se_1 \times (1-Se_1) + Se_2 \times (1-Se_2)}]^2}{(Se_1 - Se_2)^2}$$

(14.16)

其中 Se_1 和 Se_2 分别为两种比较的诊断试验方法各自的预期灵敏度，Se 为两个预期灵敏度的平均值即 $Se = (Se_1 + Se_2)/2$，而 $Se_1 - Se_2$ 表示两种诊断试验方法灵敏度的差异。

2. 配对设计

如果诊断试验为配对设计，则要考虑两种诊断试验结果不一致的比例 ω，样本量估计公式调整如下：

$$n_D = \frac{[Z_{1-\alpha/2} \times \sqrt{\omega} + Z_{1-\beta} \times \sqrt{\omega - (Se_1 - Se_2)^2}]^2}{(Se_1 - Se_2)^2}$$

(14.17)

其中，ω 可通过检索既往研究或预试验得到。如果研究者无法获得相关资料，可以考虑两种极端情况下的 ω。即当两种诊断试验方法完全独立时的 ω 最大：$\omega = Se_1 \times (1-Se_2) + Se_2 \times (1-Se_1)$；当二者完全相关时 ω 最小：$\omega = (Se_1 - Se_2)$。在没有任何二者相关信息的情况下，为确保足够检验效能，ω 取接近最大值为好。也可尝试最大值和最小值之间的中点水平，采用公式 14.18 计算 ω。结合当前认识及现实可行性选取合适的样本量。

$$\omega = \frac{Se_1 - Se_2 + [Se_1 \times (1-Se_2) + Se_2 \times (1-Se_1)]}{2}$$

(14.18)

以上是基于诊断试验常用的真实性指标灵敏度或特异度来进行样本量估计。有时也会从其他指标如 ROC 曲线下面积进行样本量估计。详细内容请参考相关文献。应当注意，临床研究样本量除需满足上述统计学估计的最低样本量外，还应保证入组病例覆盖受试者的各种特征，即目标人群的各种特征均有充分数量的代表性受试者入组；如涉及不同样本类型，还需考虑不同样本类型的例数要求等。

八、筛检试验的偏倚及控制

在本章第一节中，我们提到过筛检试验的概念，并将其和诊断试验进行了异同点比较。通过比较可知，虽然筛检试验和诊断试验在应用人群、阶段和目的上有所不同，但研究设计和评价方面具有共通之处。医学研究中，偏倚不可能完全避免，但可以通过恰当的研究设计和统计学分析方法加以控制。当我们要评价筛检试验是否能够通过提前诊断疾病而使得病死率下降或者生存时间延长时，也要考虑到偏倚的存在。由于筛检试验的研究目的和设计与一般的常规临床研究有所区别，有其特有的一些偏倚。下面介绍一些典型偏倚和相应控制措施。

（一）领先时间偏倚(lead time bias)

疾病的发生发展有其自然进程。图 14.6 展示了肺癌患者从发病、诊断到最终死亡的情况。该病例发病时间为 2010 年，通过临床常规诊断手段可在 2015 年诊断出疾病并进行相应治疗。患者于 2020 年死亡，生存期为 5 年(图 14.6A)。如果在 2013 年时通过一项筛检试验，在比常规诊断试验能够检出疾病的时间点更早地进行了筛查，明确诊断后开始后续的治疗。患者仍于 2020 年死亡，从早期诊断之日到死亡计算其生存期为 7 年(图 14.6B)。该患者的生存时间看起来延长了 2 年。实际上,并没有因为提前诊断、提前治疗而使得死亡时间延后。从发病到死亡经历的时间同样是 10 年。患者生存时间表面上的"延长",实际上是由于筛查诊断发现到临床诊断发现所赢得的时间,诊断时间提前并不代表着诊断本身给患者带来了生存方面的受益。示例中诊断提前的 2 年时间即为领先时间。若将诊断提前所导致的表面生存期"延长"视作因早期诊断和早期治疗导致的真实生存期延长,会使研究结果偏离了真实情况而产生偏倚,称为领先时间偏倚。

再来对比一下图 14.6C,针对患者的早期诊断试验开展仍在 2013 年。患者受益于早筛后的早期治疗,死亡事件延后到了 2021 年。即从发病到死亡的时间由 10 年延长到了 11年,延长的 1 年就是其真实延长的生存期,属于因早期诊断产生的收益。常见于渐进发展的疾病通过早期筛查、早期治疗能有效改善预后的情形。

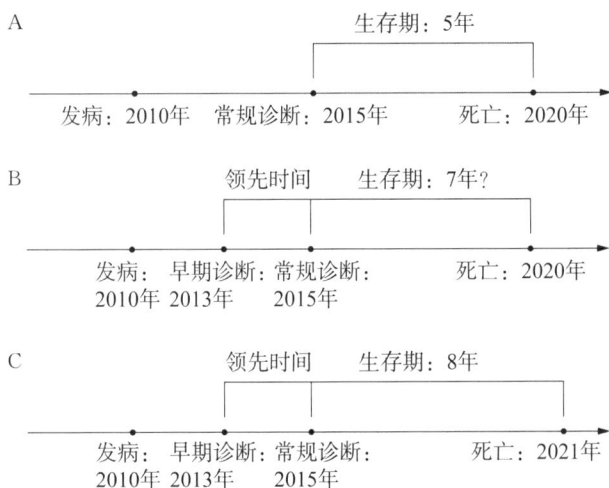

图 14.6 领先时间偏倚示意图

对于领先时间偏倚的控制方法主要是采用合适的统计学方法进行数据分析。可采用分层分析法或参数模型估算法,将估算的领先时间从观察到的生存时间中扣除或增补,达到控制领先时间偏倚的目的。具体方法可参考相关文献。

(二) 病程长短偏倚(length bias)

病程长短偏倚是指病程较长的疾病通过筛检诊断试验被检出的可能性会高于病程较短的疾病,从而产生筛检诊断能够延长生存期的假象。对于疾病进展较快的患者,诊断试验识别出患者的时间点在症状出现之后,而对于进展慢的患者,则能够在症状出现前就诊断出疾病。筛检诊断试验看起来更容易在疾病进展温和的患者中呈现出效果,但这与试验本身的效果无关,仅与疾病进展速度有关。这类偏倚一般较难进行控制,研究者需要在开展研究时考虑到这类偏倚的影响。

(三) 志愿者偏倚(volunteer bias)

在开展诊断试验研究并纳入研究对象时,必然会有招募环节。此时就会有部分研究对象主动加入研究中,他们可被称为志愿者(volunteer),是在非外力影响下自愿加入的个体。由于这些个体的"自愿"性质,相比被请求加入的个体,可能本身就具有更好的健康状况、更完善的卫生医疗意识,以及更好的依从性,这使得他们的死亡率更低,但这并非由于诊断试验本身带来的获益,而是与志愿者群体的个人特征有关,从而产生志愿者偏倚。控制该类偏倚的方法是提高研究对象(尤其是非志愿者)的依从性,避免失访。

综上,筛检诊断本身并不是目的,在运用现代技术进行大面积人群普遍筛查之前,需要慎重考量疾病进程特点、评估领先时间等潜在偏倚,必要时需通过随机对照试验来验证筛查是否临床受益,避免仓促实施所致负担增加、过度诊断及过度治疗。

第四节　诊断试验的统计分析

多数诊断试验设计采用了观察性研究中病例对照设计及横断面研究设计。然而,诊断性试验研究与其他观察性研究在评价指标选择及统计评价方式上存在一些重要的区别。大多数观察性研究的统计分析目标是探索具有统计学意义的关联,助力广义上的因果推断。然而,在诊断试验中,一项诊断方法的结果与特定疾病存在统计学关联,并不能确定该检查方法在临床实践中是否有用。观察性研究中常见的关联指标及其统计学检验并不是诊断试验统计分析的主要关注点。需要更多关注的是前面所提及的诊断试验真实性指标与可靠性指标,进行相应的统计描述及置信区间为主的统计推断。本节围绕灵敏度、特异度及 ROC 曲线下面积等真实性指标,以及 Kappa 一致性指标及 Bland－Altman 一致性分析进行概要介绍。

一、非配对设计的灵敏度与特异度比较

当研究类型属于非配对设计时,诊断试验 A 和 B 将分别对两批独立的受试者进行诊断,最终得到的诊断结果可用表 14.9 来表示。

表 14.9　非配对设计的两个诊断试验结果比较

组别	诊断结果	
	阳性	阴性
诊断试验 A	R_{A1}	R_{A0}
诊断试验 B	R_{B1}	R_{B0}

当同时有金标准诊断结果时,所要比较的两个诊断试验的灵敏度(特异度),实际上就是比较两个独立的率。以灵敏度为例,假设检验为:

$$H_0 : Se_A = Se_B$$

$$H_1 : Se_A \neq Se_B$$

以此推断两个诊断方法的灵敏度差异是否具有统计学意义。如果要比较特异度或准确度,将公式 14.16 中的 Se 相应替换即可。以 2016 年发表的一项诊断试验比较研究为例,研究者的目的在于比较两种内窥镜超声引导细针型号 25－G 针和 22－G 针在固体肿块抽吸方

面的功效。基于可行性及伦理考虑,该研究设计采用非配对设计。该研究共纳入 144 例受试者,类似通常的随机对照临床试验进行随机化分组:72 例随机分配到 25 - G 针组,72 例随机分配到 22 - G 针组。基于最终诊断的金标准(手术或临床影像学随访)分别得出两组对肿瘤形成的诊断准确度后再进行组间比较,结果显示 25 - G 针的准确度(57/72 即 79%)显著高于 22 - G 针(46/72 即 64%)。

二、配对设计的灵敏度与特异度比较

配对设计指的是诊断试验 A 和诊断试验 B 的受试者完全相同,每一个个体接受了两种要比较的试验的诊断,结果可用表 14.10 来表示。

表 14.10　配对设计的两个诊断试验结果比较

		诊断试验 B	
		阳性	阴性
诊断试验 A	阳性	M_{11}	M_{10}
	阴性	M_{01}	M_{00}

此时两种诊断方法真实性指标的比较实际上就是配对设计率的检验,即 McNemar 检验。相应检验统计量的计算如下:

$$x^2 = \frac{(M_{10} - M_{01})^2}{M_{10} + M_{01}} \tag{14.19}$$

M_{10} 为诊断试验 A 阳性但试验 B 阴性的例数,M_{01} 为诊断试验 B 阳性但试验 A 阴性的例数,计算出的卡方统计量近似服从自由度为 1 的卡方分布,可得到相应的概率 P 值,做出统计推断。当样本量较小时,可采用精确检验获得 P 值,详细方法可参考其他诊断试验统计学教材。2015 年的一项研究比较了高危人乳头瘤病毒(HPV)检测和液基细胞学(liquid－based cytology,LBC)在原发性宫颈癌筛查上性能的差异。研究采用了配对设计,共纳入 4 009 位受试者,每位受试者都会接受 LBC 评估和 HPV 检测。McNemar 检验的结果显示,二者差异具有统计学意义。结合实际资料可以推断 HPV 检测的灵敏度高于细胞学检查。

三、ROC 曲线下面积的比较

在上面的章节我们提到过,当诊断试验的结果是某个指标的具体数值时,通过设定不同的诊断界值可以获得不同的灵敏度和特异度。以 1－特异度为横坐标,灵敏度为纵坐标可绘制出 ROC 曲线。ROC 曲线下面积 AUC 可以理解为所有特异度取值情况下的平均灵敏度。对诊断试验的效果进行比较时,除了比较灵敏度和特异度外,还可对 AUC 这一综合指标进行比较。对 AUC 进行比较的统计学方法有很多,比如 1980 年 Metz 和 Kronman 提出的双正态法,用两个参数来描述双正态 ROC 曲线的形态,实际就是检验这两个参数是否相等。具体的方法可以查阅文献。在此主要介绍另一种定量比较 AUC 的统计学方法即 DeLong 检验。DeLong 检验是通过广义 U 统计量(generalized U-statistics)理论生成估计的协方差矩阵,再进行 AUC 的比较。该方法的第一步是计算两个诊断试验 AUC 的差值: $\theta = S_1 - S_2$,然后根据 S_1 和 S_2 估计出两者的方差和协方差,计算出近似服从正态分布的统计量 Z:

$$Z = \frac{\theta}{\mathrm{Var}(S_1) + \mathrm{Var}(S_2) - 2\mathrm{Cov}(S_1, S_2)} \tag{14.20}$$

方差和协方差的估计方法可查阅引用的文献。新版 SAS 统计软件可以实现 DeLong 检验,$P < 0.05$ 时认为两个诊断试验的区分度差异有统计学意义。

四、Kappa 一致性检验

针对前述表 14.10 这类配对设计的方表,假若目的在于两种诊断方法如灵敏度这类率的比较可以通过 McNemar 检验进行统计学检验。而假若目的在于评价二者一致性则建议采用诊断符合率及 Kappa 值进行分析。此外,从 McNemar 检验相应的计算过程可以发现,该检验统计量实际上只利用了方表中两个格子的数据,即两个诊断试验不一致的部分信息,而没有充分利用诊断试验所提供的全部信息。Kappa 一致性检验则利用了四格表中的全部数据,能够反映两种诊断方法在正确识别真患者和正确排除非患者方面的一致性。Kappa 值的计算公式如下(N 即表 14.10 四格方表中所有格子的总和):

$$\mathrm{Kappa} = \frac{P_O - P_e}{1 - P_e} \tag{14.21}$$

$$P_O(\text{观察一致率}) = \frac{M_{11} + M_{00}}{N} \tag{14.22}$$

$$P_e(\text{机遇一致率}) = \frac{(M_{11} + M_{10})(M_{11} + M_{01}) + (M_{00} + M_{10})(M_{00} + M_{01})}{N} \tag{14.23}$$

通过计算 Kappa 方差可进一步构建 U 检验统计量,从而可对 $H_0 : \mathrm{Kappa} = 0$ 进行统计学检验,具体参见教材相关章节。计算出 Kappa 值的另一个好处就在于可通过 Kappa 值的大小衡量一致性程度。通常认为 Kappa 在 0~0.20 时,一致性很弱;Kappa 在 0.21~0.40 时,一致性较弱;Kappa 在 0.41~0.60 时,具有中度一致性;Kappa 在 0.61~0.80 时,表明具有较高一致性;Kappa 在 0.80 以上时,表明一致性很强。

五、Bland—Altman 一致性分析

当新诊断试验的结果是连续性指标时,有时需要比较该诊断试验与标准诊断定量结果的一致性,以判断诊断试验是否有可能代替临床标准诊断方法。1986 年 Bland 和 Altman 提出了一种评估两种临床测量方法之间一致性的统计方法,称为 Bland-Altman 一致性界限法(Bland-Altman limits of agreement,BA LoA,或 Bland-Altman plots)。当两种诊断试验应用于同一批受试者时,诊断结果一般不会完全相同,结果的差异可以用诊断指标的差值来表示。如果差异位于一致性界限内,则认为在临床上是可以接受的,则可以认为这两种方法具有较好的一致性。Bland-Altman 图的基本思想就是计算出两种诊断结果的一致性界限,并用图形的方法进行直观展示。如图 14.7 所示,用横轴 x 表示两种方法(A 及 B)测量每个

个体的平均值,纵轴 y 表示两种方法测量每个个体的差值,即可得到 Bland-Altman 图。图中上下两条水平的虚线代表临床上可接受的一致性界限的上限和下限(此处为 95% 一致性界限),即差值均数 $d \pm 1.96 S_d$。

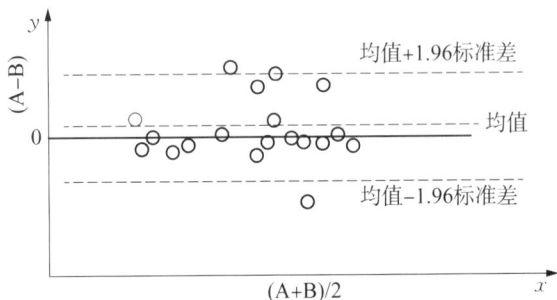

图 14.7 Bland-Altman 一致性分析示意图

图中间实线代表差值均数为 0 的参考线,中间一条虚线则代表两种方法测定差值的均数 d。两种方法的一致性程度越高,代表差值均数的中间虚线越接近参考线(中间实线),并且大部分的差值落在上下两条虚线之间。最终,研究者根据一致性界限外的数据点数和一致性界限内的最大差值,以及临床上的可接受程度,对两种方法的一致性做出评价。该分析可采用 R 中的 Bland-Altma Leh 包实现。

第五节　诊断试验案例分析

在前面的章节中,我们主要对诊断试验的基本概念、评价指标、研究设计和统计学分析方法分别作了介绍。在本节中,我们将以既往研究文献及公开数据作为载体,通过实际案例展示诊断试验研究的过程,主要包括如下环节:确定研究目的、开展研究设计、数据统计分析、结果汇总与结论。本节将提供相关 SAS 程序代码便于同步练习。

一、研究目的

胰腺癌是消化道的常见恶性肿瘤之一,由于确诊后的 5 年生存率低、预后较差,被称为"癌中之王"。胰腺癌的临床症状隐匿,因而早期确诊率低。目前金标准诊断方法是手术活检,但该方法存在着操作复杂性和创伤性等局限,临床上需要更简便同时较可靠的方法进行早期诊断,例如:B 超、CT、MRI、血管造影、腹腔镜检查、肿瘤标志物测定、癌基因分析等。在候选肿瘤标志物中,CA199(carbohydrate antigen 199)是一种分布于正常成年人胰腺、胆管上皮等处的特定糖类抗原,正常情况下含量不高,但胰腺癌细胞可以分泌这种蛋白质,使其可能作为胰腺癌检测的肿瘤标志物。另一标志物 CA125(carbohydrate antigen 125)最早被用于卵巢癌的诊断、随访和疗效判定。随着 CA125 在肿瘤领域的广泛应用,人们发现多种上皮来源的肿瘤(如胰腺癌)也可释放该抗原,因此被认为是一种广谱的肿瘤标志物。

由此可见,CA199 和 CA125 检测作为胰腺癌诊断方法具有临床应用意义,前期研究已初步表明了其潜在价值。在该背景下,我们可以将研究目的确定为进一步探索两种肿瘤标志物诊断的最佳临界点,并比较这两种肿瘤标志物的诊断价值。

二、研究设计

(一) 确定研究类型

CA199 和 CA125 已有前期胰腺癌诊断试验探索性研究报道,现可采用配对设计的横断面研究对此前结果进行验证。检测人员同时且独立地对每一个纳入研究的个体分别开展 CA199、CA125 检测及金标准检测,并获得各自的结果。

(二) 确定研究对象

该诊断试验选取的研究对象需尽可能地包括所有应用人群。在患病组中,胰腺癌患者应包含不同分型和阶段的患者,在非患病组中,应纳入同一时空内与胰腺癌症状相似的其余疾病的患者,如胃部疾病、肝炎、胆囊炎、急性胰腺炎、原发性肝癌、胆囊癌等患者,而不能只包含健康人群,否则会导致结果偏离真实情况。

(三) 样本量估计

对于恶性程度较高的胰腺癌患者而言,漏诊可能会延误病情,而误诊会导致患者产生心理负担,因此 CA199 和 CA125 诊断胰腺癌时的灵敏度和特异度均不可太低。此处可以灵敏度为评价指标进行样本量估计。根据文献检索及临床经验,设定好 CA199 及 CA125 的预期灵敏度,置信水平 α 通常设为 0.05,β 设为 0.1 或 0.2,根据前述公式 14.17 和 14.16 进行样本量估计。本案例后续统计分析示例采用的研究数据来源于网络,实际分析时样本量为 141 例。

(四) 独立盲法进行诊断

在不受另一指标检测影响的情况下对研究对象的该指标进行独立检测和判定;检测和判定执行者也不知道金标准的结果即每个研究对象的实际患病情况。

(五) 选择真实性评价指标

根据胰腺癌的特点,选择与计算真实性评价指标。首先,本研究为了综合获取最好的诊断真实性,以最大约登指数为标准计算相应的灵敏度、特异度、阳性似然比和阴性似然比。其次,再根据相关文献提出的观点将特异度固定为 80%,计算并比较相应的灵敏度和似然比。最后,通过计算 ROC 曲线下面积比较两个指标的区分度。

二、统计分析

(一) 数据导入和整理

经过独立盲法检测与判定后,141 例样本得到的原始数据结构如表 14.11 所展示(前 10 例数据)。$y1$ 表示 CA199 的检测结果,$y2$ 表示 CA125 的检测结果,d 则表明研究对象的实际胰腺癌患病情况(0 为非患者,1 为患者)。为了在统计软件 SAS 中开展后续的分析,我们需要先将原始数据导入到 SAS 软件中,再对变量名进行改写,参见程序 14_1 的代码实现。导入后会在 SAS 软件库中建立一个数据集 ch14dat1,随后通过 SAS 中的 proc freq 语句和 proc means 语句来观察数据的分布。

表 14.11　CA199 和 CA125 的诊断试验数据前 10 例展示

Obs	y1	y2	d	Obs	y1	y2	d
1	28	13.3	0	6	15.2	5.5	0
2	15.5	11.1	0	7	32.9	32.1	0
3	8.2	16.7	0	8	11.1	27.2	0
4	3.4	12.6	0	9	87.5	6.6	0
5	17.3	7.4	0	10	16.2	9.8	0

程序 14_1：

```
* 导入数据;
proc import out=ch14dat1
    datafile="D:\example\wiedat2b.csv"; * 引号内为原始数据集文件路径;
    GETNAMES=YES;    * GETNAMES 选项为 YES,表明将第一行定义为变量名;
run;


* 改写变量名;
data ch14dat1 (rename=(y1=CA199 y2=CA125 d=cancer));
    set ch14dat1;
run;


* 了解数据分布;
proc freq data=ch14dat1; * 患病和不患病的例数及其比例;
    tables cancer;
run;

proc means data=ch14dat1 min q1 median q3 max mean std; * 患病组和非患病组中两种肿
瘤标志物的分布;
    var CA199 CA125;
    class cancer;
run;
```

　　根据统计描述结果,可以看到本研究纳入的 141 例研究对象中,51 例(36.2%)是非患者,90 例(63.8%)是胰腺癌患者。通过患者和非患者两个指标的均数、中位数、标准差和上下四分位数,可初步了解数据的集中趋势和离散趋势。结果显示:患者和非患者中 CA199 和 CA125 的差异明显,其中 CA199 的组间差异尤其明显,患者组更高。

cancer	N Obs	Var	Min	Lower Quartile	Median	Upper Quartile	Max	Mean	Std Dev
0	51	CA199	3.40	6.50	10.00	21.80	107.90	18.03	20.82
		CA125	5.50	9.10	11.40	17.90	179.00	21.82	30.30
1	90	CA199	2.40	39.30	249.30	1520.00	24000.00	1715.41	3681.47
		CA125	3.70	13.00	21.80	38.60	1024.00	55.05	138.83

（二）确定诊断界值

对数据分布特征有了初步了解之后，可进行诊断试验的真实性评价。在研究设计部分我们已经提到过，当认为灵敏度和特异度对于胰腺癌的诊断具有同等重要性时，可根据最大约登指数来确定诊断界值。具体可以通过如下程序 14_2 来实现（程序中以 CA199 为例）。

程序 14_2：

```
* 确定诊断界值;
proc sort nodupkey data=ch14dat1 out=nd;
  by descending CA199;
run; * 确认数据集 nd:有 125 例 CA199 不重复的;

proc logistic data=ch14dat1 descending;
  model cancer=CA199/outroc=roc;
run; * 确认数据集 roc:有 96 例,即 roc 与 nd 相差 29 例;
** ** ** ** ** ** ** ** ** ** ** ** ** ** ** ** ** ** ** ** ** ** **;
data roc_1;
  set roc;
  if _n_=1 then output;
run;

data roc_n;
  set roc_1;
  s=1;
  do while (s<=29); * 数据集 roc 与 nd 相差 29 例;
  output;
  s+1;
  end;
  drop s;
run;

data roc;
  set roc_n roc;
run;


** ** ** ** ** ** ** ** ** ** ** ** ** ** ** ** ** ** ** ** ** ** **;

data YI(rename=(_sensit_=sensitivity));
  set roc;
  specificity=1-_1mspec_;
  youden=_sensit_+specificity-1;
```

```
    label specificity="特异度";
run;

data cutoff;
    merge nd YI;
    keep youden CA199 _prob_ specificity sensitivity;
run;

proc sort data=cutoff;
    by descending youden;
run;
```

确定诊断界值主要依赖于 SAS 中的 Logistic 回归语句,首先输出不同诊断界值对应的灵敏度、特异度和患病概率形成数据集 roc,再通过公式计算出约登指数并降序排列,获取对应的指标数值作为诊断界值。需要注意的是,只有在 nd 数据集和 ROC 数据集观测数量相等时,才能输出正确的截断值结果,因此需要把 ROC 数据集人为补齐(即程序 14_2 星号分隔符所包含程序代码)。以 CA199 为例,最终形成的数据集 cutoff 结构如下所示(仅展示前 10 行)。

Obs	CA199	_PROB_	sensitivity	specificity	Youden
1	39.3	0.519 56	0.755 56	0.901 96	0.657 52
2	45.6	0.562 02	0.733 33	0.921 57	0.654 90
3	43.5	0.547 94	0.744 44	0.901 96	0.646 41
4	45.8	0.563 36	0.722 22	0.921 57	0.643 79
5	55.7	0.628 01	0.700 00	0.941 18	0.641 18
6	60.2	0.656 09	0.677 78	0.960 78	0.638 56
7	32.9	0.476 13	0.755 56	0.882 35	0.637 91
8	44.2	0.552 64	0.733 33	0.901 96	0.635 29
9	50	0.591 19	0.711 11	0.921 57	0.632 68
10	58.7	0.646 84	0.688 89	0.941 18	0.630 07
...					

Cutoff 数据集共有 5 个变量,CA199 表示指标水平,概率水平表示 CA199 取不同数值时对应的胰腺癌患病概率,3~5 列分别表示灵敏度、特异度和约登指数。可见最大约登指数的值为 0.6575,相应的 CA199 水平为 39.3 U/mL,即为 CA199 的诊断界值。以同样的方式可计算出 CA125 的诊断界值为 13 U/mL。

(三) 计算灵敏度和特异度

确定了诊断界值后,即可确定每一个体的诊断试验结果,为便于计算真实性指标,我们可以在程序中通过 if 语句对每条观测进行赋值,再用 proc freq 语句生成诊断试验资料常用的四格表。SAS 代码如程序 14_3。

程序 14_3:

```
/*诊断结果赋值*/
data ch14dat1;
  set ch14dat1;
    if CA199<39.3 then result_1=0;
    if CA199>=39.3 then result_1=1;   *1表示诊断阳性,0表示诊断阴性;
    if CA125<13 then result_2=0;
    if CA125>=13 then result_2=1;   *1表示诊断阳性,0表示诊断阴性;
run;

/*按诊断界值分类,方便整理成四格表形式*/
proc freq data=ch14dat1;
  tables result_1 * cancer result_2 * cancer/norow nopct norow;
run;
```

根据频数结果,将两个指标的诊断结果分别整理为表 14.12 和表 14.13。

表 14.12　CA199 的诊断试验结果

组别	胰腺癌患病情况		合计
	患病	不患病	
阳性	68	5	73
阴性	22	46	68
合计	90	51	141

表 14.13　CA125 的诊断试验结果

组别	胰腺癌患病情况		合计
	患病	不患病	
阳性	68	19	87
阴性	22	32	54
合计	90	51	141

根据四格表可形成新数据集(CI_sen、CI_spe)方便计算灵敏度和特异度的 95% 置信区间。

程序 14_4:

```
/* Se 及 Sp 置信区间,以 CA199 为例 */          data CI_spe;* CA199 特异度;
data CI_sen;* CA199 灵敏度;                      input Spe Count @@;
    input Sen Count @@;                       datalines;
datalines;                                     0 5
0 22                                           1 46
1 68                                           ;
;                                              run;
run;


                                               proc freq data=CI_spe order=freq;
proc freq data=CI_sen order=freq;                 tables Spe/norow nopct binomial
    tables Sen/norow nopct binomial(all);      (all);
    weight count;                                 weight count;
run;                                           run;
```

最后可以得到:SeCA199=68/90=75.6%(95%CI:65.4%~84.0%),SpCA199=46/51=90.2%(95%CI:78.6%~96.7%),SeCA125=68/90=75.6%(95%CI:65.4%~84.0%),SpCA125=32/51=62.8%(95%CI:48.1%~75.8%)。

由灵敏度和特异度的结果可以看出,CA199 的特异度很高,达到了 90%,表明 CA199 具有较高的排除非患者的能力,其灵敏度相对较低,但仍然超过了 75%,说明其具有一定识别真患者的能力。而对 CA125 来说,灵敏度与 CA199 相同,而特异度则相对较低。

(四) 计算似然比

通过灵敏度和特异度的比较,可判断 CA199 和 CA125 在灵敏度上性能相似,但 CA199 排除非患者的特异性更高。接下来,我们通过计算似然比进一步评价。我们可以在 Logistic 回归中 ROC 输出得到的灵敏度和特异度数值来计算似然比,也可以从上述四格表来计算。可以参考程序 14_5(以 CA199 为例)。

程序 14_5:

```
/* 计算似然比 */
data cutoff;
    set cutoff(where=(CA199=39.3))
    LR1=sensitivity/(1-specificity);
    LR2=(1-sensitivity)/specificity;
run;
```

根据 LR 的实际含义,它表示患者相对于非患者出现某个试验结果的机会倍数。LR1 和 LR2 变量分别表示阳性似然比和阴性似然比,此处 CA199 的阳性和阴性似然比分别为 7.71 和 0.27,CA125 则为 2.03 和 0.39。对 CA199 而言,胰腺癌患者出现阳性的概率是非患者的 7.71 倍,出现阴性的概率是非患者的 0.27 倍;而胰腺癌患者出现 CA125 阳性的概率是非患者的 2.03 倍,出现阴性的概率是非患者的 0.39 倍。CA199 明显优于 CA125。

(五) 比较固定特异度时的真实性

通过对灵敏度、特异度、阳性似然比和阴性似然比的比较,我们对于 CA199 和 CA125 的优劣已有了基本判断。由于诊断胰腺癌时应保证具有一定的排除非患者的能力(即假阳性率不可过高),接下来我们可对这两种指标的特异度固定为某一水平时的真实性进行比较。此处,我们将特异度水平固定为 80%,具体参考下述程序 14_6 实现。

程序 14_6:

```
/* 比较固定特异度时的真实性 */
proc logistic data=ch14dat1 descending;
  model cancer=CA199/outroc=roc1;
run;

data accuracy1;
  set roc1;
    specificity=1-_1mspec_;
    youden=_sensit_+specificity-1;
    LR1=_sensit_/(1-specificity);
    LR2=(1-_sensit_)/specificity;
    d=abs(specificity-0.8);   *生成一个变量d,代表特异度与80%的差值的绝对值;
  label specificity="特异度";
  label LR1="阳性似然比";
  label LR2="阴性似然比";
  keep youden specificity _sensit_ LR1 LR2 d;
run;

proc sort data=accuracy1;   *d最小则表示特异度距离80%最近;
  by d descending _sensit_;   *desecending选项表示按d排序后,按灵敏度降序排列,保证
在有记录d同一水平时,第一条记录的灵敏度最高;
run;
```

以 CA199 为例,accuracy1 数据集中的第一行即表示特异度固定为 80% 时的各项真实性指标数值,可以看到灵敏度为 77.8%,YI 为 0.58,阳性似然比和阴性似然比分别为 3.97 和 0.28。以同样的方式可得到 CA125 的各项指标,灵敏度为 48.9%,YI 为 0.29,阳性似然比和阴性似然比分别为 2.49 和 0.64。可见,在特异度固定为 80% 时,CA199 的真实性要好于 CA125。

(六) AUC 评价和区分度比较

根据需要,我们还可以对 CA199 和 CA125 诊断胰腺癌的区分度进行评价和比较。

程序 14_7:

```
/* 程序 14_7 ROC 曲线绘制和面积比较 */
proc logistic data=ch14dat1 descending;
    model cancer=CA199 CA125/nofit;
```

```
roc 'CA_199' CA199;
roc 'CA_125' CA125;
roccontrast reference('CA_125')/estimate e;
run;
```

进行比较的ROC曲线

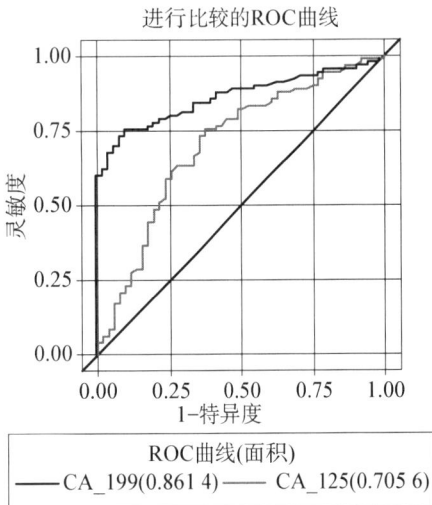

ROC曲线(面积)
—— CA_199(0.861 4)—— CA_125(0.705 6)

图 14.8　CA199 和 CA125 的 ROC 曲线

程序运行完毕后,首先分别输出 CA199 和 CA125 单独诊断时的效应值和 ROC 曲线,随后会输出 ROC 曲线在同一张图中比较的结果。ROC 曲线叠加图像如图 14.8 所示,蓝色曲线代表的 CA199 和红色曲线代表的 CA125 相比,ROC 曲线下面积较大,表明其区分度更好。通过 ROC 曲线在同一张图中呈现,我们也可比较固定特异度(横坐标)时的灵敏度,或比较固定灵敏度(纵坐标)时的特异度。如在上述第 5 步中比较特异度固定为 80% 时的真实性:从图中可以很直观地看出,特异度固定为 80%,即横坐标(1-特异度)为 20% 时,CA199 的灵敏度明显高于 CA125,此时它的部分 ROC 曲线下面积也更大。

最后输出的是两个指标 ROC 曲线下面积的值和 95% 置信区间,以及两者 DeLong 检验的比较结果:可见 CA199 和 CA125 两者的 ROC 曲线下面积分别为 0.861(95%CI:0.802~0.921)和 0.706(95%CI:0.614~0.797),DeLong 检验结果显示二者 ROC 曲线下面积的差异有统计学意义($P=0.0065$),表明 CA199 诊断胰腺癌的区分度更高。

四、结果汇总与结论

通过上述分析中诊断界值的确定、真实性指标和区分度的比较(限于篇幅,此处略去结果汇总列表),我们可以得出结论:与 CA125 相比,CA199 对于胰腺癌具有更高的诊断价值。在此对于案例分析进行特别说明:以上案例只是用以展示诊断试验研究设计与分析流程,不建议把该分析结果与研究结论直接用作指导临床实践的依据。

评价一项诊断试验研究的质量与应用价值,首先要关注研究结果的真实性和可靠性。STARD 报告规范可以改善诊断准确性试验的报告质量;需在研究设计和实施阶段就参考借鉴,积极落实相关规范要求。不同的研究阶段需要采用不同研究设计类型,需要审慎考虑该设计类型和实施过程中潜在偏倚来源和相应控制措施。早期探索性研究阶段谨慎看待存在高估可能的真实性评价结果,尽可能进行独立的外部验证和校准。后续验证研究阶段需要事先明确诊断试验研究招募的对象特征及招募方法,使纳入的研究对象与临床实践中需要使用该诊断方法的就诊者在疾病谱等方面尽可能相符。对开展诊断试验所处医疗环境的研究流程与临床实践实际诊治情形进行比较,预判研究结果对临床实践的适用性。

(何韵婷　王炳顺)

第十五章　临床预测模型

临床预测模型(clinical prediction models)是预测模型在临床实践中的具体应用,有效的临床预测模型在预测疾病状态和预后结果方面发挥重要作用,有助于更好地制定个性化的预防措施或治疗方案。临床预测模型最初应用于心血管、重症监护及癌症等专业领域,例如,评估癌症扩散程度的 TNM 分期系统、预测心血管疾病发病风险的 Framingham 模型、评估重症监护病房患者病情严重程度和预测病死率的 APACHE 评分系统,以及评估多器官功能障碍的 SOFA 评分系统等。借助大数据与大模型的优势,临床预测模型能够深入挖掘多源数据的资源,其应用在向更广泛的领域和更纵深的维度不断拓展。本章简要介绍了临床预测模型的基本框架与两种常见类型;同时又详细介绍了预测模型有效开发、严格验证及适时更新的构建系统,以及预测模型开发的具体流程,特别强调了运用预测因子筛选技术和遵循模型优选原则在构建预测模型中的重要性。最后,全面地介绍了预测模型评估三个基本维度,以及在模型更新评估中会用到的两个特殊指标。

第一节　临床预测模型的概述

一、临床预测模型的概念

传统预测模型将特定健康结局事件与特定健康相关的预测因子组合在一起,构成特定的数学表达式。通过对不同的预测因子赋予特定权重,计算出特定的指数或评分,用以代表个体在某特定健康结局事件发生的概率或当前健康状态存在的可能性。因此,临床预测模型通常也被称为预测指数(prediction index)、风险评分(risk score)或临床规则(clinical rules)。传统预测模型通常基于先验知识和假设检验来筛选特定的预测因子,而现代预测模型则越来越多地借助机器学习算法,从大量数据中自动学习和识别复杂的关系与模式。本章以传统预测模型为主,为简便起见,有时将"临床预测模型"简称为"预测模型"或"模型"。

(一)结局变量与预测因子

在临床预测模型中,因变量通常被称为结局变量,主要为分类变量,特别是二分类变量。例如,患者是否会发生心血管疾病,患者在手术后 30 天内是否会死亡,或患者在 1 年内是否会复发等;此外,结局变量还可以是多分类变量,例如疾病的分期(Ⅰ期、Ⅱ期、Ⅲ期、Ⅳ期),或治疗的效果(完全缓解、部分缓解、稳定、进展)等;另一方面,结局变量还可以是连续变量,如住院时间、生存时间或血压水平等。在预测模型中,因变量以分类变量最为常见,这类模型能够估算个体层面上特定结局事件发生的概率(即绝对风险),因此被称为风险预测模型。

临床预测模型较少使用连续变量(如血压)作为结局变量,因为在临床实践中,医生更关注这些数值是否超过某个关键的临床阈值,而不是具体数值的大小。结局变量的定义应具备良好的敏感性和特异性,以正确识别发生的事件并排除未发生的事件。对结局变量信息进行采集时,应尽可能采用盲法,以减少偏倚。

在临床预测模型中,自变量被称为预测因子。潜在预测因子(或称为候选预测因子)包括所有与结局变量相关的变量。用于构建模型的预测因子有多种类别,包括基本人口学信息(如年龄、性别、种族和经济地位等)、生活方式(如吸烟、饮酒、营养、睡眠与运动习惯等)、生理指标[如身高、体重、体重指数(BMI)、血压、心率等]、实验室检查结果(如血液和尿液分析的生化指标:血糖、血脂、肝肾功能测试等)、疾病史、药物使用情况、临床症状和体征、影像学检查结果(如 X 线、CT、MRI 或超声等)、心理社会因素、环境暴露因素以及各种组学指标。结局变量和预测因子的选定应优先考虑具有重要临床意义的指标,以便可以准确反映疾病进展、治疗效果和患者生存质量等健康相关结果。同时,结局变量和预测因子须具有明确的定义和分类标准,并采用规范的测量标准,以确保不同预测模型研究结果的可比性。另外,必须保证预测因子信息的采集时间早于结局事件发生时间,以避免因果关系颠倒。

(二) 可预测性与可解释性

以 Framingham 心血管疾病风险评估模型为例,该模型基于患者的多个特征变量,可以定量估算其未来 10 年内罹患心血管疾病(cardiovascular disease,CVD)的风险,具有良好的可预测性。当发病风险低于 10% 时,患者被归为低危人群;当发病风险高于 20% 时,患者被归为高危人群;当发病风险介于二者之间时,患者属于中危人群。例如,一名 30 岁的女性患者,收缩压为 125 mmHg,未接受过高血压治疗,无吸烟史,无糖尿病史,高密度脂蛋白胆固醇为 45 mg/dL,总胆固醇为 180 mg/dL。根据该研究官网提供的在线风险计算器,可以估算该女性患者在未来 10 年内发生 CVD 的风险为 1.3%,属于低危人群。再如,一名 54 岁的男性患者,有高血压病史和吸烟史,接受过钙通道阻滞剂治疗,平时久坐不动,总胆固醇为 198 mg/dL,低密度脂蛋白胆固醇为 138 mg/dL,高密度脂蛋白胆固醇为 39 mg/dL,收缩压为 130 mmHg,舒张压为 80 mmHg。该患者未来 10 年内发生心血管事件的风险为 12.4%,被归为中危人群。

Framingham 心血管疾病风险评估模型兼具良好的可预测性和良好的可解释性。该模型中每个预测因子都具有明确的生物学意义,预测因子对应的回归系数体现了该因子对心血管疾病风险的贡献程度。根据该模型的预测结果,医生和患者可以协商制定个性化治疗方案。对于低风险患者,医生可以建议患者保持健康的生活方式,如戒烟、健康饮食和规律运动。对于中风险患者,除了保持健康的生活方式外,还需要采取额外措施,例如密切监测血压、血脂和血糖等指标,并考虑服用预防性药物。对于高风险患者,则需积极进行药物治疗和可能的医疗干预,以降低心血管疾病发生的风险。

二、临床预测模型的分类

根据研究目的及所需的时间跨度,临床预测模型有诊断预测模型(diagnostic models)和预后预测模型(prognostic models)之分。诊断预测模型的设计是为了估计个体当前存在某种疾病状态的可能性,而预后预测模型则旨在评估个体未来发生特定结局事件的风险。

(一)诊断预测模型

诊断预测模型,简称为诊断模型,用于辅助医生进行风险分层。此类模型能够帮助医生更准确地做出诊断或治疗决策。具体而言,医生可以根据预测模型的结果,仅对高风险的患者进行昂贵或有侵入性的金标准检测,从而减少对低风险患者的不必要测试和治疗。这不仅节约了医疗资源,又降低了患者的不适和潜在风险。例如,医生可以利用 Wells 肺栓塞预测模型的结果,并结合 D-二聚体检测的结果,可排除约 40% 的疑似肺栓塞患者,从而实现资源的优化配置和患者利益的最大化。此类模型通常采用横断面研究设计,即在同一时点采集研究对象的预测因子和疾病状态信息(图 15.1 上)。即使研究中存在较长时间跨度,诊断模型也不考虑预测因子在这段时间内对疾病状态变化的影响。因此,通常采用不考虑时间变量的建模算法,如 Logistic 回归。

(二)预后预测模型

预后预测模型,简称为预后模型,用于促进个性化的疾病管理和监控方案的制定。此处的预后概念广泛,包括疾病的发病、恶化、并发症、复发或死亡、治疗响应以及生存时间等情况。预后模型研究采用队列研究设计,通过纵向追踪研究对象收集预测因子信息,并在随访期间陆续收集结局变量的信息(图 15.1 下)。随访期的长短可从数小时到数年不等。预后模型研究将时间变量纳入模型,可以更真实和全面地反映疾病的自然进程。常用的建模算法有 COX 比例风险模型。

诊断模型(diagnostic modeling)

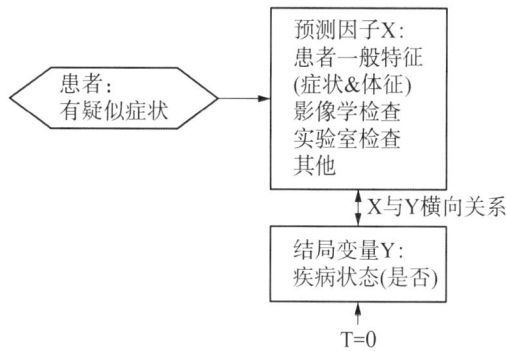

预后模型(prognostic modeling)

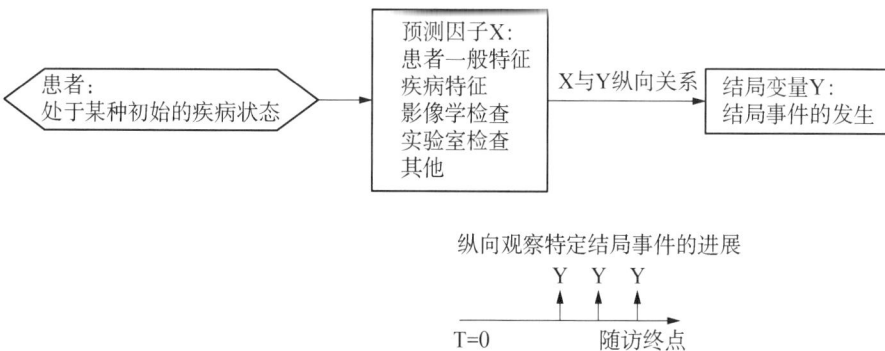

图 15.1 诊断模型与预后模型研究设计示意图

第二节 临床预测模型的构建

一、预测模型的构建系统

(一) 模型开发、验证与更新

完成一项预测模型研究需要经过模型开发、模型验证及模型更新三个环节(图 15.2)。其中,模型验证有内部验证(internal validation)和外部验证(external validation)两种情况。内部验证使用模型开发的原始研究样本,称为内部验证集,目的是评估模型的内部有效性;外部验证则利用不同于模型开发的新样本,称为外部验证集,旨在评估模型的外部有效性。理论上讲,完整的预测模型研究应该同时进行内部验证和外部验证。但实际上,绝大多数研究只有内部验证,而带有外部验证的研究为数不多。

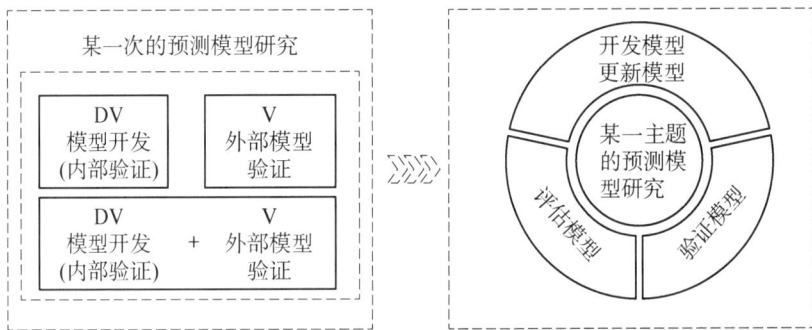

图 15.2 预测模型开发、验证与更新的动态循环过程示意图

根据不同的研究目的,在实际的临床实践中,主要有以下三种模型开发与验证组合方式:

(1) 仅包含模型开发和内部验证,记为 DV。

(2) 仅包含外部验证,记为 D。

(3) 同时包含模型开发、内部验证和外部验证,记为 DV+V。

预测模型需要定期更新,以确保其准确性和适用性。在预测模型研究中,模型的开发、验证与更新几个环节循环往复,不断迭代和优化。为了全面评估预测模型的开发、验证和更新过程,建议使用预测模型偏倚风险评估工具(prediction model risk of bias assessment tool,PROBAST)。

(二) 内部验证与外部验证

1. 内部验证

内部验证可以检验预测模型在相似人群中结果的稳定性。在构建预测模型之前,需要先将原始研究样本分为训练集和内部验证集两部分。训练集和内部验证集有以下三种划分方法。

(1) 简单分割法(split-sample method):将初始数据集按一定比例或随机方式分割为两

个子集,其中一个用于模型开发,另一个用于内部验证。此过程仅进行一次。其优势在于操作简单;但缺点是未能充分利用原始研究样本的全部信息,特别是当用于模型开发的训练集较小时,统计效率较低。

(2) 交叉验证法(cross-validation):利用所有初始数据进行模型开发。例如,十折交叉验证是将初始数据集分成十等份,每次选取其中九份用于模型开发,剩余一份用于模型验证,这个过程会重复十次。

(3) 自举法(bootstrap method):通过有放回的重复抽样(例如,重复1 000 次)生成 k 个新的验证集。这意味着同一观察对象可能在同一个验证集中重复出现。该方法适用于样本相对较小或变量较多的情况,该过程需要大量的运算。

以上三种拆分方法的特点总结如表 15.1。

表 15.1　三种训练集和内部验证集拆分方法的比较

方法	训练集样本量	内部验证集样本量	验证性能
简单分割法	50%～67%的初始数据	33%～50%的初始数据	一次拆分,低效
交叉验证法	10×90%的初始数据	10×10%的初始数据	多次拆分,稳定
自举法	自举样本的样本量	100%的初始数据	多重抽样,稳定

训练集和验证集的分割比例需根据原始样本的大小和建模任务的复杂程度进行权衡。建模任务越复杂,对训练集样本量的要求就越高。样本量越大,验证集的比例可以相应增加。无论采用哪种方法,都须确保训练集和内部验证集的结局变量分布相似,以避免选择偏倚。

2. 外部验证

外部验证用于评估已开发的预测模型在相对独立人群中的泛化能力。如果预测模型在新数据集上表现良好,说明该模型具有良好的泛化能力,即在实际临床应用中是有效的。根据外部验证集的特征,外部验证有以下三种基本类型。

(1) 时间验证法:常见于同一个中心,在不同时间段内进行前瞻性研究。前期收集的数据用于模型开发,后期收集的数据用于模型验证。时间验证法可以视为一种非随机分割方式,即依据时间顺序将原始数据集分为前后两个队列。严格来说,这种方法只能看作部分的外部验证。但这至少提供了一种前瞻性的模型评估方式,使验证集相对独立。对于涉及生存时间的研究,这种方法的一个缺点是需要等待数年,才能在后续队列中积累足够的结局事件信息。

(2) 地理验证法:常见于多个中心,通常涉及跨机构、跨地区甚至跨国的团队合作研究。与时间验证法相比,地理验证法的优势在于能够评估预测模型在不同机构或国家中的适用性。需要注意的是,各机构、地区和国家采用的纳入/排除标准、预测因子和结局事件的定义及测量方法可能会有所不同。与时间验证法类似,地理验证法也是基于非随机分割方式。

(3) 领域验证法:常见于在不同临床场景或人群中的验证。这是一种比地理验证法更严格的外部验证方法。例如,将在普通人群中开发的心血管事件风险预测模型(如Framingham 风险评分)应用于被诊断为 2 型糖尿病的个体。这种验证方法不仅适用于前瞻性研究,也适用于回顾性研究。

外部验证结果不理想是常见现象,尤其是在地理验证法或领域验证法中更为明显。这种情况可能是源于预测模型本身的泛化能力不足,也可能与外部验证集数据本身的质量问题有关。研究者应首先确保外部验证集能够较好地代表预测模型应用的目标人群,可以通过严格方法学设计(如 TRIPOD/PROBAST)、标准化数据收集和模型更新提升验证可靠性。

二、预测模型的开发流程

预测模型开发流程可以总结为以下 7 个主要步骤(如图 15.3):

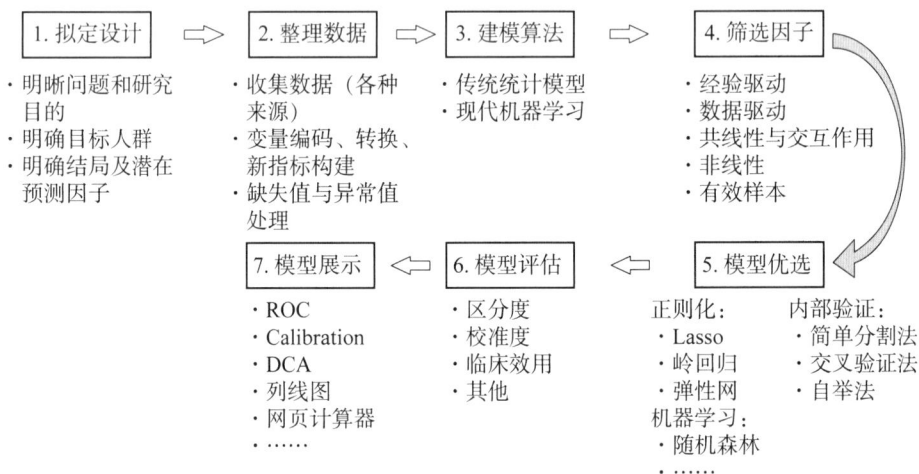

图 15.3　预测模型开发流程示意图

(1)明确临床问题并确定模型类型(诊断模型或预测模型)。

(2)收集并清理数据。

(3)选择合适的建模算法。

(4)筛选关键的预测因子。

(5)进行内部验证和模型调优。

(6)评估模型的预测性能。

(7)展示预测结果。

其中,模型结果的展示部分可以参考《个体预后或诊断的多变量预测模型透明报告》(transparent reporting of a multivariable prediction model for individual prognosis or diagnosis,TRIPOD)。

(一)构建预测模型的基础

1. 研究设计

预测模型的开发通常源于解决实际临床问题的需求。在研究设计阶段,需要明确几个关键要素:首先,清晰界定研究所试图解决的具体临床问题和预测模型的预期目标;其次,明确预测模型需要预测的临床结局,例如疾病诊断、治疗反应或患者预后等;最后,确定与结局变量相关的潜在预测因子,这些因素可以是患者的临床特征、生物标志物和影像学指标等。研究对象应具备目标人群的大部分临床特征,以确保预测模型在目标人群中的适用性。为此,需要制定适当的纳入和排除标准。针对诊断模型的开发,研究对象应为怀疑患有与结局变量相关疾病的个体;而对于预后模型的开发,则应考虑那些在特定时间内可能发生特定结局事件的个体。理想情况下,新的预测模型构建应基于前瞻性研究收集的数据。

2. 数据收集

在数据收集阶段需要制定一份详尽的计划,涵盖数据收集方法、时间点、频率和管理流程等细节。同时,应严格遵循伦理准则。用于预测模型研究的数据源主要分为两大类。一类是实验性研究或纵向随访数据,源于设计严谨、执行缜密的研究,例如随机对照临床试验或长期队列研究。另一类为真实世界数据,源于真实世界研究,例如历史队列数据或电子健康记录。真实世界数据能够提供研究对象的过往信息,并能快速获取结局事件的数据,无须经历漫长的随访。然而,这类数据的完整性和准确性不及实验性研究的数据。

3. 数据整理

如图 15.3 所示,数据整理环节包括多项内容,以下着重介绍变量类型变换、异常值处理和缺失值填补 3 个方面。变量变换包括将多分类变量转换为哑变量、采用主成分分析对高维变量进行降维或者构建高阶项以拟合结局变量和预测因子之间的非线性关系等。有的连续变量需要转换为分类变量,例如将体重转换为体重指数(BMI)。但当该变量没有明确的临床阈值,不必进行转换,以免不必要的信息损失。对异常值的处理,直接删除法的缺点是样本量受损。与之相对,修剪、缩尾和稳健估计等方法的优点体现在消除极值影响的同时,又可以保留原有的样本量。

缺失值在研究中很常见,主要的处理方法有单一插补和多重填补(multiple imputation,MI)两类。数据缺失比例大于 50% 以上的变量,若理论重要性低(如辅助变量),可考虑删除;但若为关键预测因子,需结合领域知识判断(如通过敏感性分析验证删除的影响)。如果缺失比例在 5% 以下,可以使用相对简单的方法,如中位数、均数、K 最邻近和末次观测值结转法等处理方法,但这类方法属于单一插补法。由于忽略了与其他变量的关系,此类插补法可能会引入偏差。相对而言,回归插补可以考虑到缺失值变量与其他变量之间的关系。多重填补被认为是最灵活且有效的方法,因为多重填补有助于克服单一插补法在低估标准误方面的不足。值得注意的是,当数据缺失机制不是完全随机缺失时,所有的处理方法都不完全可靠。

4. 建模算法

建模算法的选择需要综合考虑变量类型(如连续与离散)、变量关系复杂程度(线性与非线性)、研究问题类型(回归与分类)以及样本量大小等多重因素。当结局变量为连续变量(如血压,单位为 mmHg)时,可以选择线性回归、决策树回归或随机森林回归等;当结局变量为分类变量(如死亡与存活)时,可以选择 Logistic 回归、决策树分类、随机森林分类或支持向量机(SVM)等;当结局变量为某地区、某时间段内的某事件发生次数(如交通事故发生次数)时,可以采用泊松回归或负二项回归等建模方法;当结局变量涉及生存结局和生存时间,则需采用生存分析类的建模算法。当预测因子对结局变量的影响随着时间变化,或结局变量存在多个状态时,为了动态估算生存概率,研究人员需要采用界标模型(landmark models)、多状态模型(multistate models)和联合模型(joint models)等。此外,当结局变量具有竞争事件时,则需要采用相应的竞争风险模型(competing risk models)。

传统预测模型要求数据符合特定的分布假设,提供明确的参数估计和假设检验,其结果具有较好的可解释性。而现代机器学习预测模型在处理复杂变量关系方面具有优势,能够捕捉非线性关系和复杂的交互效应等。机器学习预测模型对数据分布的假设较少,但对样本量的要求高。在机器学习中，集成学习方法通过构建多个弱学习器来提高预测性能。Boosting、Bagging 和 Stacking 是集成学习的三种主要类型。适用于连续变量和分类变量的集成学习方法包括随机森林、梯度提升机（Gradient Boosting Machine，GBM）及其变体（如 XGBoost、LightGBM、CatBoost）。使用交叉验证评估模型性能有助于选择合适的建模算法。此外，在实际应用中，建模算法的选择还受到计算成本和实际需求的影响。

5. 有效样本量

充足的样本量对构建可靠稳定的预测模型至关重要。对于二分类结局变量，10 EPV（event per variable）是一个常用的经验法则，表示每个预测因子至少需要对应有 10 个结局事件的样本量。EPV 原则考虑了事件与非事件的比例以及预测变量的数量。举例来说，假设有 8 个预测因子，结局事件的发生率为 20%，那么此种情况至少需要 400 个样本，具体推算过程如下：

（1）计算 8 个预测因子所需要的结局事件总数：$8 \times 10 = 80$。需要注意的是，多分类预测因子需先转换为多个哑变量，每个哑变量算作一个预测因子。

（2）根据结局事件发生率反推出所需的样本量：$80/20\% = 400$。

当结局事件发生率大于 50%，例如发生率为 80%，在计算样本量时应使用结局事件未发生率，即为 $1 - 80\% = 20\%$（应基于较少的结局事件组进行样本量需求的估算）。经验法则仅提供了一个初步参考，并不适用于所有特定的预测模型或特定的临床应用。样本量的估算还需要考虑更多的因素：例如，数据是否存在稀疏性、高维性、共线性问题，模型是否存在交互作用和非线性关系等复杂特征。此外，当使用机器学习建模算法时，所构建的预测模型需要更大的样本量。Riley 等人提出了当前最为全面系统的四步法，即从确保准确估计平均风险、控制预测误差、防止过拟合以及保证模型性能稳定性四个维度分别计算样本量并取其中的最大值为最终的样本量。R 中的 pmsampsize 程序包所提供的样本量估算方案可适用于连续变量、分类变量以及生存时间结局变量等多种情况。需要强调的是，无论是构建模型还是进行模型验证，都需要有足够的样本量，以确保预测模型结论的稳定性。

（二）因子筛选和模型优选

1. 预测因子筛选

预测因子筛选旨在通过简化模型提升模型预测性能。具体过程为从众多候选因子中挑选出与结局事件高度相关的关键因子，并剔除无关或冗余因子，再准确估计这些因子在预测模型中的参数。预测因子的筛选策略可以概括为"先粗后细"（图 15.4）。粗筛过程更多地基于知识驱动，细选过程会更多地基于数据驱动。

在粗筛阶段，首先应考虑具有实际临床意义的预测因子，并结合专家意见和循证医学证据来确定候选预测因子的范围。粗筛阶段的目的是确保已知重要或关键的预测因子不会被遗漏在模型之外，即使该预测因子没有统计学意义。常规预测因子，如性别、年龄和种族等，无论该预测因子是否具有统计学意义，都应该被纳入预测模型。对于存在共线性的变量，如身高、体重和 BMI，研究人员可以在构建模型之前，根据其临床意义的重要性进行取舍。

在细选阶段，通过使用统计软件设置建模参数，对候选预测因子进一步筛选。细选方法包括单因素分析、多因素分析以及降维等技术。单因素筛选通常基于 P 值（如 <0.05 或 <0.25）原则，其缺点为统计结论易受样本量的影响，且多重检验增加了假阳性（Ⅰ 类错误）的风险。可以通过提高单变量预筛选 P 值阈值（如 0.25）减少遗漏重要变量的风险。多因素

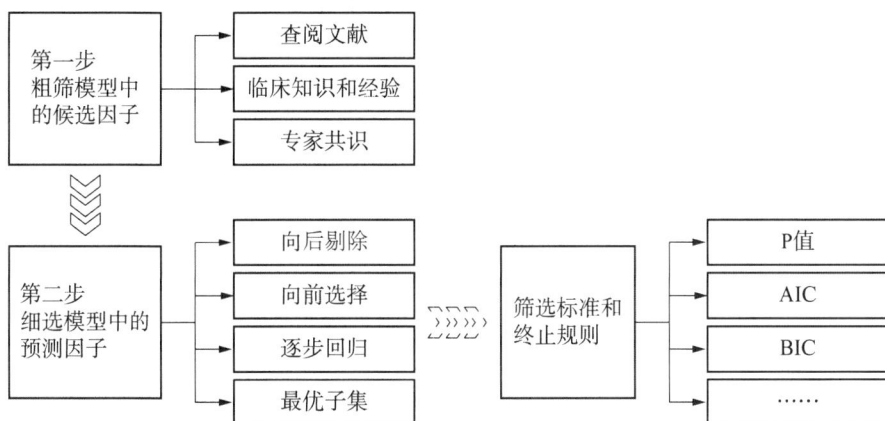

图 15.4　预测因子"先粗后细"筛选策略示意图

筛选方法包括向后剔除法、向前选择法、逐步回归法和最优子集法等。预测因子的选择标准和终止规则可以基于适当的 P 值、Akaike 信息准则（AIC）和贝叶斯信息准则（BIC）等标准来确定（如图 15.4）。

　　当数据质量良好、样本量充足，且变量间关系较为简单时，以上多种因子筛选技术的结果基本一致。然而，当数据质量不佳、样本量不足、数据稀疏问题严重以及变量间存在复杂关系（如共线性、非线性或交互作用）时，不同因子筛选技术的结果差异较大。考虑到不同筛选技术的适用性，建议同时采用多种因子筛选技术，并记录详细的筛选过程，然后结合数据特点进行综合评估。逐步法结合了向前法和向后法的优势，是一种常用的因子筛选技术，然而，该方法对样本量的需求较高（有时达 50 EPV 及以上），且处理变量共线性的能力较弱。采用逐步回归策略所构建的模型存在较高的过拟合风险，建议结合以下预测模型优选部分的策略。最优子集法可以全面考虑所有可能的因子组合，但计算成本巨大，尤其是当候选预测因子较多时。

2. 预测模型优选

　　因子筛选强调预测模型在训练集中的预测准确性，而模型优选则关注模型的泛化能力，即在新验证集中的预测能力。

　　（1）模型拟合度：

　　如图 15.5 所示，欠拟合意味着模型过于简单，未能充分捕捉数据的基本规律［图 15.5 (a)］；过拟合意味着模型过于复杂，过多的反映噪声的特点［图 15.5(b)］；恰当拟合的模型可以准确反映变量之间的真实关系［图 15.5(c)］。

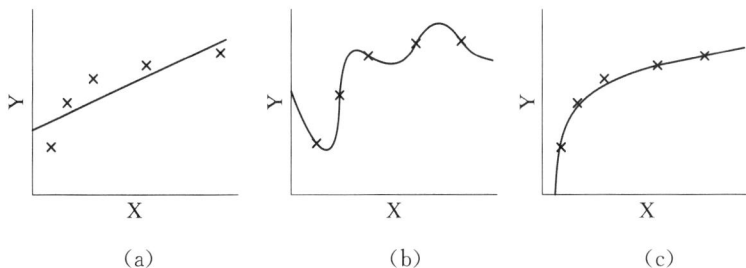

图 15.5　回归预测模型的拟合程度示意图

(a) 欠拟合；(b) 过拟合；(c) 恰当拟合

欠拟合模型在训练集上表现不佳,在验证集上的表现也不理想。相反,过拟合模型在训练集上表现良好,但在验证集上表现不佳。而恰当拟合的模型在训练集和验证集上都具有良好的预测能力。因此,可以通过模型验证来优选模型。具体方法是通过对比预测模型在训练集和验证集上的误差变化趋势,选择恰当的模型复杂度。

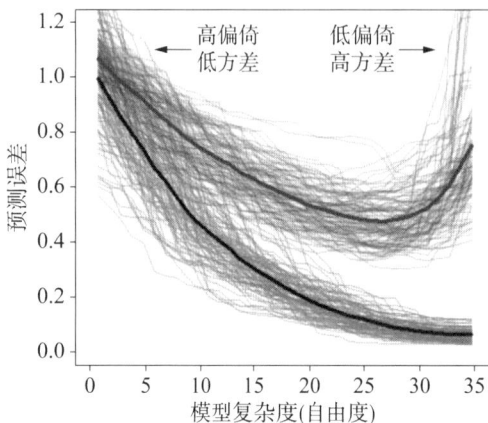

如图 15.6 所示,随着模型复杂度变化,训练误差和验证误差呈现不同的变化趋势。横轴表示预测模型的复杂度,从左到右递增;纵轴表示预测误差,即预测值与真实值之间的差异。上方的曲线表示验证误差,下方的曲线表示训练误差。在此示例中,训练集和验证集各有 100 个,每条细线表示每次建模的训练误差和验证误差。两条粗线分别对应期望的训练误差和期望的验证误差。

当模型复杂度较低时,即为欠拟合,对应的是高偏差和低方差;当模型复杂度较高时,即为过拟合,对应的是低偏差和高方差。从图 15.6 可以观察到预测模型在训练集和验证集上的表现不同。首先,随着模型复杂度的增加,训练误差逐渐减小,而验证误差先缓慢下降至最小值后迅速上升。其次,随着模型复杂度增加,训练误差的波动逐渐减少,而验证误差的波动逐渐增大。

图 15.6 偏差-方差、模型复杂度与模型优选示意图

(2)偏差-方差权衡:

偏差是预测值与真实值之间的差异,反映模型的准确性。高偏差提示模型过于简单,难以捕捉变量间基本的真实关系。方差则反映模型对数据微小变动的敏感程度。高方差意味着模型过于复杂,不够稳定。理想的预测模型应同时具有最低偏差和最低方差,但在实际建模过程中,降低偏差会提高方差,反之亦然。因此,模型优选需要在最低偏差和最低方差之间做出合理的权衡。偏差-方差权衡下模型优选原则为模型复杂度应位于训练误差和验证误差之和的最小值处(在实际研究中,通常只采用一个训练集和一个验证集),此时的预测模型代表了最佳的预测因子数量和预测因子组合。

综上所述,通过内部验证可以在不同预测因子组合的模型中确定最优模型。此外,还可以利用正则化技术实现预测因子的筛选和预测模型的优选。正则化技术通过惩罚模型的复杂度来防止过拟合,从而提高模型的泛化能力。Lasso(least absolute shrinkage and selection operator)回归通过 L1 惩罚项将不重要变量的系数压缩为 0,识别并保留模型中最具影响力的预测因子。岭回归(ridge regression)则通过系数的平方和 L2 作为惩罚项。弹性网(elastic net)则同时引入 L1 和 L2 惩罚项。Lasso 回归适用于变量选择,岭回归适用于处理共线性问题,而弹性网则综合了两者的优势,适用于既存在共线性又需要因子筛选的情况。

不同的正则化强度是通过超参数调整实现的。超参数是在模型训练之前需要设置的值。弹性网涉及两个超参数(λ、α)灵活平衡模型的偏差与方差而改善预测性能。λ 控制整体正则化强度,α 决定 L1 和 L2 的相对比例。正则化技术在处理高维、稀疏数据时具有优势,但在小样本情况下效果不如在大样本中明显。在实际应用中,合适的正则化参数可以通过内部验证来确定。

第三节 临床预测模型的评估

预测模型最基本的三个评估维度为区分度(discrimination)、校准度(calibration)、临床效用(clinical usefulness)。

一、区分度与C统计量

有效的预测模型能准确区分发生结局事件与不会发生结局事件的个体,这种能力被称为区分度。C统计量(C-statistic)是评估区分度最常用的指标,表示预测模型将高风险个体正确排在低风险个体之前的概率。对于二分类的结局变量,C统计量可以通过Logistic回归模型估计得到,其值等同于ROC曲线下面积的大小。但即使预测模型的C统计量相同,不同模型的ROC曲线可能会呈现不同的形态。

以下是C统计量的计算步骤:假设数据集中包括100例发生结局事件和1000例未发生结局事件的个体。据此可以形成$100 \times 1000 = 100000$种可能的结局事件发生者与未发生者的配对。在每个对子中,如果估算出的结局事件发生的预测概率高于未发生的预测概率,则称该对子为"和谐"(concordant),并赋值1;反之,如果估算出的结局事件发生预测概率低于未发生预测概率,则称该对子为"不和谐"(discordant),并赋值0;如果某一对子中结局事件发生概率与未发生概率相等,则赋值0.5。C统计量是所有对子值(0、1和0.5)的平均值,取值在0到1之间。该值越接近1,表示模型的区分能力越强。C统计量等于1时,表示模型可以完全正确地区分所有个体;当C统计量等于0.5时,表示模型的区分能力与随机猜测无异。经验表明,当C统计量取值小于0.6时,模型的区分能力较差;当C统计量取值在0.6到0.75之间,表示区分能力居中;0.75以上则表示模型具有较好的区分能力。

二、校准度与校准曲线

即使预测模型的区分度良好,模型预测概率仍可能出现系统地高估或低估的情况。高估风险可能导致过度治疗,而低估风险则可能导致延误治疗,两种情况都需要尽量避免。校准度(calibration)表达的是模型估算的结局事件预测概率与结局事件实际发生概率之间的一致性。

校准曲线(calibration curve)是预测模型校准效果评估的图形化展示。横轴表示个体预测的概率值,通常将其划分为若干固定区间。例如从0到1分为10组(如0~0.1,0.1~0.2,0.2~0.3,…)。纵轴代表群体结局事件实际发生的平均概率。具体而言,是通过计算每个预测概率区间内事件实际发生的次数与该区间内案例总数的比值得出的。理想的校准曲线应该与通过原点,截距为0,斜率为1的直线重合,表示预测模型的预测概率与实际发生概率完全一致。

如图15.7所示,在实际应用中当校准曲线低于理想线时,表示预测模型高估了结局事件的发生概率;相反地,当校准曲线高于理想线时,表示预测模型低估了结局事件的发生概率。此外,校准曲线的截距还可以反映预测模型是否存在系统性的过低或过高估计。

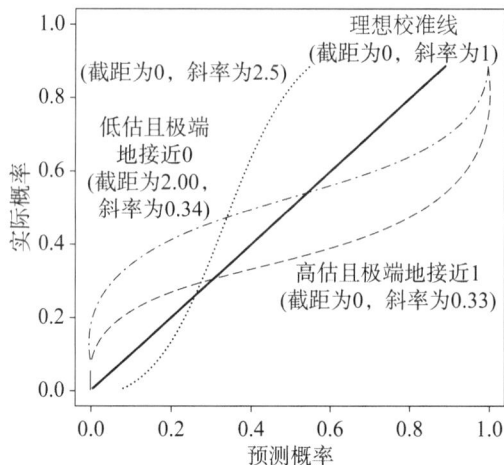

图 15.7　预测模型校准曲线示意图

Hosmer-Lemeshow(HL)拟合优度检验可以用于评估模型的校准度。当 P 值小于 0.05 时,表明模型的校准度不佳。由于 HL 检验仅提供定性判断,对极端的预测概率值敏感,且其结果会受到预测概率区间分组方式(或等频或等距)和区间划分大小不同的影响,因此,建议在 HL 检验的基础上进一步观察不同概率区间内高估或低估的变化情况,并根据概率阈值进一步判断高估或低估不同程度所导致的实际影响。例如,若高估程度尚未达到干预阈值,虽然存在高估的风险,但实际影响不大。

三、临床效用与决策曲线分析

在临床决策中总是会面临假阳性或假阴性的误判风险。有时避免假阳性的收益更大,而有时避免假阴性的收益更大。追求收益最大化的策略属于临床效用的范畴。当假定假阴性(漏诊)和假阳性(误诊)的危害同等重要时,通常采用约登指数(Youden's Index)来确定最佳决策阈值。约登指数为灵敏度与特异度之和减去 1。约登指数的最大值对应 ROC 曲线中距离左上角最近的点,该点实现了灵敏度和特异度的最佳平衡,代表了最佳决策阈值。

然而,在实际情况中,假阴性(漏诊)与假阳性(误诊)的危害未必同等重要。此时,决策曲线分析(decision curve analysis,DCA)被用来评估预测模型在临床决策中的临床效用价值。最佳临床决策的理念是,在权衡了漏诊与误诊的相对重要性后,在特定阈值概率(threshold probability,Pt)下追求净收益(net benefit,NB)最大化。

(一)净收益与阈值概率

预测模型中的净收益概念类似于经济学中的利润概念。利润即总收入减去总开支后的净收入,此处的"净"收益是指去除了危害后的纯收益。针对接受干预者和未接受干预者,净收益计算公式不同。

(1)对于接受干预者,净收益计算方法如下:

$$\left(\frac{真阳性数}{n}\right) - \omega \times \left(\frac{假阳性数}{n}\right)$$

其中权重 ω 表示的是真阳性患者和假阳性患者之间交换比例,它代表了愿意用多少个假阳性换取一个真阳性。因此,净收益可以理解为去掉假阳性人数后的真阳性人数密切相关的纯收益。

(2)类似的,对于未接受干预者,净收益计算方法如下:

$$\left(\frac{真阴性数}{n}\right) - \frac{1}{\omega} \times \left(\frac{假阴性数}{n}\right)$$

将上述接受干预者和未接受干预患者的净收益进行综合计算,可以得到全体研究对象的总体净收益。净收益值越大,说明预测模型的临床效用越高,提高决策质量的能力越强。

净收益是一种简单的决策分析方法,通过设定合理的权重 ω 实现收益和危害之间的权衡。权重 ω 的设置与阈值概率,即 Pt 有关。Pt 代表患者或医生认为必须达到的最低概率,才会决定采取某项干预措施(例如药物治疗、放射疗法、手术方案以及进一步的诊断或更频繁的监测等)。例如,Pt 设定为 10% 的含义是:只有当个体结局事件发生的预测概率 Pi 大于 10% 时,患者或医生才会选择进一步的干预。

比值比,即 OR 是一种常用的权重指标,可以表示 $Pt/(1-Pt)$。例如,如果设定 Pt 为 5%,那么 OR 为 1:19,可以理解为"对一名真阳性患者进行干预的同时,也会对 19 名假阳性患者进行干预";如果设定 Pt 为 50%,则表示为"对一名真阳性患者进行干预的同时,也会对 1 名假阳性患者进行干预",对应 OR 为 1:1。

如果模型能有效减少假阳性结果,即使真阳性结果减少,净收益 NB 也有可能增加。因此,在比较不同预测模型时,我们需要在多个阈值下评估模型的性能。较低的 Pt 意味着干预相对积极,主要目的是避免漏诊,但可能导致部分研究对象过度干预;较高的 Pt 则意味着干预措施相对保守,主要目的是避免误诊,但可能导致部分研究对象的干预不够及时。举例来说,年轻的研究对象倾向于在较低 Pt 下接受干预,以避免漏诊;而年长的研究对象则倾向于在较高 Pt 下接受干预,以避免误诊。

个体差异和临床情况的复杂性要求在确定干预措施时具有一定的灵活性,因此 Pt 阈值的设定并非固定在某一个点上,而是需要根据不同的临床情况、患者偏好、干预风险以及其他因素(如成本效益)进行调整。例如,如果某一干预措施的效果非常显著,比如可以明显延长患者的寿命,则倾向于设定较低的 Pt 阈值。

(二)决策曲线分析

决策曲线分析用于量化在不同阈值概率 Pt 下的整体临床效用。图中的横轴表示阈值概率 Pt 的取值范围(0~1),由于医生和患者共同决策一个适当的阈值范围,因此 Pt 阈值也被称为"偏好"。纵轴表示净收益 NB,净收益 NB 会随阈值概率 Pt 的变化而波动。决策曲线越靠近右上角,意味着预测模型的临床效用越高。

图 15.8 中横粗线和斜粗线分别代表"人人不干预"和"人人干预"两种极端的基准策略。在"人人不干预"策略中,所有研究对象都被判定为阴性,无须干预。由于真阳性和假阳性皆

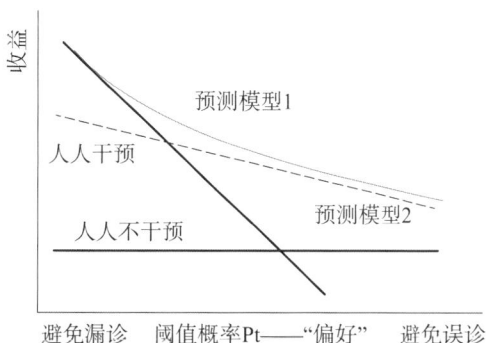

图 15.8 决策曲线示意图

为零,净收益 NB 为零,该决策曲线为截距为零的一条直线。"人人干预"策略表示所有研究对象都被判定为阳性,皆需接受干预。此时,净收益 NB 的值不为零,可能大于零,也可能小于零。如果在某个阈值概率下,假阳性的危害(经过权重调整后)大于真阳性的收益,使用该预测模型则会带来更多损害而非益处。其他两条线分别代表两个预测模型的净收益。当预测模型的决策曲线高于"人人干预"基准策略的收益时,表明其临床效用是正面的,且决策曲线越高的预测模型,其临床效用越好。

第四节　临床预测模型的更新与评估

一、预测模型更新概述

随着时间推移,预测模型的性能会逐渐衰退,因此,对预测模型进行更新是十分必要的。更新意味着在旧模型基础上进行适当调整,使新模型更好地适应新环境下不同人群的特征分布。预测模型性能降低有多方面的原因。首先,疾病谱和发病率会随时间变化。其次,随着研究进展,结局变量或预测因子的定义也会有所更新。此外,当新的生物标志物出现时,研究者希望将其作为新的预测因子纳入模型,以期改进模型的预测性能。

预测模型的更新可以通过多种方式实现。最简单的方法是使用模型校准法,即调整预测模型的截距项。当新模型出现系统性高估或低估预测概率时,调整基线风险的方法可以有效解决这些问题。然而,模型校准法并不能改变模型的区分度,因为基线风险的调整不会改变个体预测概率的相对秩次。所以,若要同时优化模型的校准度和区分度,则需要更多的预测模型更新手段,包括进一步调整新模型中的预测因子系数,或在预测模型中添加或删除一些预测因子。还可以将多个旧模型组合在一个元模型中(meta-model),进一步实现复杂的动态模型更新。

二、预测模型更新评估

净重新分类指数(net reclassification index,NRI)和综合判别改善指数(integrated discrimination improvement,IDI)是专门用于比较新旧模型准确性的评估指标。NRI 衡量在特定阈值分割点下研究对象风险分层类别的变化,而 IDI 则反映新旧模型相比,新模型对研究对象个体预测概率的变化情况。

(一) NRI

NRI 主要用于量化新旧模型中研究对象风险分层重新分类的变化趋势。正向变化是指在旧模型中被错误判断,但在新模型中被正确判断的情况;负向变化则是指在旧模型中被正确判断,但在新模型中被错误判断的情况。其余未重新分类的研究对象不参与 NRI 的计算。所以,NRI 的结果为正向变化和负向变化之和。当 NRI=0 时,表示新旧模型的预测准确性相同;当 NRI>0 时,表示新模型相对旧模型的预测准确性更高,因为正向变化情况居多;当 NRI<0 时,表示新模型相对于旧模型的预测准确性更低,因为负向变化情况居多。

NRI 的计算过程包括四个步骤:①计算患者组(即发生结局事件组)中重新分类后的正向和负向变化,记为 NRI(+);②计算非患者组(即未发生结局事件组)中重新分类后的正向和负向变化,记为 NRI(一);③合计患者组和非患者组的 NRI;④采用统计量 Z(公式 15.4)进行统计学检验。具体计算过程如下:如表 15.2 所示,在患者组中,共有 N_1 个研究对象。其中,主对角线上方的 B_1 表示正向变化的人数,主对角线下方的 C_1 表示负向变化的人数。根据公式 15.1,可以计算出新模型相对于旧模型的重新分类比例为 $(B_1-C_1)/N_1$。在非患者组中,共有 N_2 个研究对象。其中,主对角线下方的 C_2 表示正向变化的人数,主对角线上方的 B_2 表示负向变化的人数。根据公式 15.2,可以计算出新模型相对于旧模型重新分类比例为 $(C_2-B_2)/N_2$。最终,根据公式 15.3,将患者组和非患者组的 NRI 相加得出最终的 NRI 值,即 $NRI=(B_1-C_1)/N_1+(C_2-B_2)/N_2$。

$$NRI(+) = (B_1 - C_1)/N_1 \tag{15.1}$$

$$NRI(-) = (C_2 - B_2)/N_2 \tag{15.2}$$

$$NRI = NRI(+) + NRI(-) \tag{15.3}$$

$$Z = \frac{NRI}{\sqrt{\dfrac{B_1 + C_1}{N_1^2} + \dfrac{B_2 + C_2}{N_2^2}}} \tag{15.4}$$

表 15.2　新模型与旧模型结局事件重新分类交叉表

患者组 (N1)	新模型		患者组 (N2)	新模型	
旧模型	阴性	阳性	旧模型	阴性	阳性
阴性	A1	B1	阴性	A2	B2
阳性	C1	D1	阳性	C2	D2

示例为结局变量属于二分类的情况,NRI 计算公式中的风险分层也可以是多分类的情况。总 NRI 通过患者组和非患者组两部分的 NRI 相加得到,所以此类 NRI 也被称为相加 NRI(addictive NRI)。规范的 NRI 结果报告应完整展示以上四个步骤的计算过程,特别是需要分别呈现 NRI(+)和 NRI(一)两部分的分层 NRI 值,以便同行研究人员判断是否需要进行加权处理。此外,当结局变量无法进行类别划分时,需使用连续性 NRI(此处略)。NRI 的评估结果取决于预设的风险分层阈值分割点,而且 NRI 重新分类的分割点和类别数的确定具有一定的主观性。因此,NRI 指标的相关统计方法还有待进一步完善,将 NRI 用作模型更新评估的基础依据时需要谨慎。

(二) IDI

IDI 用于衡量新模型相对于旧模型在预测概率上的改进程度,其计算过程如公式 15.5 所示。第一个括号中的差值表示在患者组中,新模型相对于旧模型预测疾病发生的平均概率提高水平,提高水平越大表示新模型越好。第二个括号中的差值表示在非患者组中,新模型相对于旧模型预测疾病发生的平均概率降低水平。对于非患者来说,降低差值为负值,其绝对值越大,表示新模型越好。将这两个括号的差值相减得到总的 IDI 值。IDI 值可以是正数、负数或零,分别代表新模型相对于旧模型的提升、恶化或者没有改变。

$$IDI = \left[P_{新,(Y=1|D=1)} - P_{旧,(Y=1|D=1)}\right] - \left[P_{新,(Y=1|D=0)} - P_{旧,(Y=1|D=0)}\right] \qquad (15.5)$$

IDI 的统计学检验采用 Z 统计量,如公式 15.6 所示:

$$Z = \frac{IDI}{\sqrt{(SE_{events})^2 + (SE_{non-events})^2}} \qquad (15.6)$$

IDI 使用了所有个体的预测概率值,而 NRI 只限于参与重新分类的个体;另一方面,IDI 的计算过程不像 NRI 那样需要人为设定阈值分割点。因此,IDI 相对 NRI 更能客观地评估预测模型的整体性能。

第五节　临床预测模型的应用

临床预测模型并不用来取代医务工作者的经验和直觉,而是作为辅助工具,帮助医生更快速地做出明智的临床决策。在传统的决策方法效果不佳或成本过高的情况下,临床预测模型的实用性尤为突出。准确、简洁且具有可解释性的临床预测模型将在临床辅助决策、优化资源配置和个性化医疗中发挥日益重要的作用。然而,预测模型的研究和报告的质量参差不齐,真正能够落实到实际临床应用的预测模型并不多。因此,呼吁研究人员重视评估预测模型在不同环境和人群中的预测性能,并提升预测模型的研究质量和报告规范。国内外已经有许多教材和软件工具可以实现预测模型性能评估,常用的统计软件如 SAS、SPSS、R、STATA 和 Python 均有相应的程序或程序包可供选择。

（王筱金　王炳顺）

第十六章　临床试验概述

随着医学经验的积累与临床观察性研究的融合推进，不断催生新颖且富有潜在应用价值的临床诊疗策略与方法。同时科技的进步也在高效推动着具有潜在临床应用价值的创新诊疗产品的研发进程。在此过程中，随机对照临床试验（randomized controlled trial，RCT）作为评估创新干预措施临床有效性和安全性的金标准，扮演着举足轻重的角色。为确保临床试验的严谨性和高质量，其设计和实施必须严格遵循相关的管理规范。根据不同的研究场景和特定目的，临床试验的归类方法展现出多样性。尽管各类型或各阶段的临床试验在研究重点和实施细节上存在差异，但它们均遵循相同的原则要求：即科学性、伦理性、规范性和管制性。本章将重点概述临床试验的科学性原则相关内容。基于凝聚共识的考虑，广泛援引了专业协会及监管机构发布的最新指南与技术标准，为读者勾勒出临床试验方法学的精髓所在，以期促进临床试验实践的标准化与国际化，共同推动临床试验的规范开展。

第一节　临床试验相关概念

一、临床试验概念

广义而言，临床试验是指以人体为研究对象，旨在综合评价临床干预措施的安全性、有效性及临床应用价值的前瞻性临床研究。从人体临床试验渊源及发展历史可见，临床试验方法学体系和伦理法规要求是不断完善、交融汇聚的曲折过程（参见第十一章第二节、本章第一节和第四节内容）。临床试验中常见的干预措施是药物、医疗器械、诊疗新技术或方法等。其中，药物临床试验历史悠久、数量众多、研发体系和监管系统等相对成熟。因此，常常以药物临床试验为范本介绍临床试验，狭义上甚至以药物临床试验指代临床试验。

国家监管机构颁布的《药物临床试验质量管理规范》中，药物临床试验明确定义为：以人体（患者或健康受试者）为对象的试验，旨在发现或验证某种试验药物的临床医学、药理学以及其他药效学作用、不良反应，或者试验药物的吸收、分布、代谢和排泄，以确定药物的疗效与安全性的系统性试验。

二、多中心试验

多中心试验（multi-center trial）是指由一个单位的主要研究者总负责，多个单位的研究者共同参与，按照统一的试验方案和相关试验要求，各中心同期开展的临床试验。多中心试验的总负责人称为主要研究者（principal investigator，PI），也是各临床试验中心间的协调研究者。

多中心试验相较于单中心试验有以下优点：①利于在较短时间内招募足够量的受试者（目前常常称受试者为研究参与者）；②试验受试人群涵盖面广、更具代表性，有助于临床研究结论外推；③不同研究机构和研究者的参与，可以集思广益，利于提高临床试验整体水平。

多中心试验优势显著，但也增加了临床试验实施的复杂性，尤其需要考虑以下问题：①各中心均能严格遵守统一的试验方案，遵循相同的临床和实验室数据的统一评价标准和病例报告表的填写指导说明。②各中心研究参与者筛选标准统一，可以采用中央随机系统按中心分层进行随机分配，确保各中心样本比例与试验方案大致相同。若中心数较多且每个中心的病例数较少时，可不按中心分层进行随机分配。试验方案并未规定各中心具体研究参与者数量时，还可以采用竞争入组的方式，提高试验入组效率。③考虑中心效应（center effect）问题。中心效应是指各中心的评价指标受各种因素（例如各中心研究参与者基线、试验条件及诊治常规等因素）影响，导致各中心的疗效存在明显差异。若预期存在中心效应，不利于将各中心数据合并进行组间疗效比较，应在临床试验方案中预先规定可能采用的差异性检验及中心效应校正方法。④在各中心同步进行临床试验，避免时间差异影响结果的一致性。⑤数据资料应集中管理与分析，应建立数据传递、管理、核查与查询的规范流程。

随着药物研发日益全球化，许多申办者在医学产品研发项目中策略性地采用多区域临床试验（multi-regional clinical trials，MRCT）。MRCT是指按照同一方案在多个区域多个中心实施的临床试验，是一种特殊形式的多中心试验。区域是指地理区域、国家或监管区域。当不同区域和国家监管机构能够接受 MRCT 数据作为支持药物等医学产品批准上市的主要证据来源时，将会提升注册产品的研发效率。在一项 MRCT 的计划过程中，主要分析策略应仔细考虑以下几点：①目标人群；②主要关注的终点/变量；③多区域、多亚群的相关内在和外在因素；④描述处理效应的目标人群层面的效应量等。对于大多数 MRCT，主要分析对应的是对处理效应的假设检验以及估计，兼顾试验数据来自不同区域和亚群。统计分析策略应包括各区域和各亚群处理效应一致性的评价。处理效应的一致性是指不同区域或亚群间处理效应无临床相关差异。评价分析方法包括：①描述性总结；②图形展示（如森林图）；③基于模型的估计（含协变量校正分析）；④区域与处理交互作用的检验（交互作用检验往往具有极低的效能）等。各种方法都有其优点和局限性，制定分析计划过程中应慎重选择，并考虑联合使用的可能性。

三、临床试验方案

临床试验方案（protocol）是阐明临床试验背景、目的、研究设计、方法学、统计学考虑和组织实施的文件，由主要研究者与申办者共同制定。申办者是负责临床试验的发起、管理和提供临床试验经费的个人、组织或者机构。例如，药物临床试验的申办者通常为制药企业。临床试验方案直接影响临床试验的质量。不适当的方案本身会导致试验方案违背、原始数据无法溯源、研究参与者脱落、试验超期、不符合伦理等质量问题。因此，为保障临床试验方案的完整性和规范性，其主要内容应遵循人用药品注册技术要求国际协调会 ICH E6 和我国《药物临床试验质量管理规范（GCP）》（2020 年修订版）的要求，临床试验方案通常包括基本信息、研究背景资料、试验目的、试验设计、实施方式（方法、内容、步骤）等内容（表 16.1）。

表 16.1 临床试验方案的主要内容

条目	具体内容
基本信息	试验方案标题、方案版本号和日期、申办者和试验相关人员的基本信息以及参与临床试验的单位或相关部门的信息等
研究背景资料	试验用药的基本信息、潜在临床意义、已知和潜在的风险和获益、试验人群、临床试验的目标人群以及相关参考文献和数据来源
试验目的	主要和次要研究目的
试验设计	临床试验的终点指标、对照组选择的理由和试验设计的描述、减少或者控制偏倚所采取的措施、干预措施的描述、临床试验的预期时长和具体安排、暂停/终止试验标准
检查项目	临床和实验室检查的项目内容
受试者的选择和退出	受试者的入选、排除标准以及退出临床试验的标准和程序
受试者的治疗	用药措施细节、合并用药与禁用药物、受试者依从性评价方法
访视和随访计划	临床试验访视时间、临床试验观察终点 不良事件评估及试验结束后的随访和医疗处理
有效性评价	临床试验的有效性指标(评价、记录、分析方法和时间点)
安全性评价	临床试验的安全性指标(评价、记录、分析方法和时间点)、不良事件和伴随疾病(记录和报告程序、随访方式与期限)
统计学	样本量和统计学显著性水平、主要评价指标的统计假设、期中分析、异常数据的处理方法(缺失数据、未用数据和不合逻辑数据)、偏离原定统计分析计划的修改程序、统计分析的受试者数据集等
其他	质量控制和质量保证、伦理学问题、数据管理、其他临床试验相关文件、数据处理和记录保存、财务和保险

四、观察指标

临床试验中反映药物有效性和安全性的观察项目称为观察指标,统计学中常将其称为变量。首先,要根据研究目的严格定义和区分主要指标和次要指标;其次,根据主要指标的性质(定量或定性)和特征(一个或多个、单一指标或复合指标、临床获益或替代指标,客观/主观指标或全局评价指标等),调整研究的统计设计策略,以达到预期的研究目的。

1. 主要指标和次要指标

主要指标又称主要终点(primary endpoint),是与试验主要研究目的有本质联系,能确切反映药物有效性或安全性的观察指标。大多数临床试验的主要目的是提供与有效性相关的强有力的科学证据,所以主要指标通常是有效性指标。安全性/耐受性是临床试验重要的考量,在某些临床试验中也可将其设为主要指标。主要指标应根据试验目的和临床实际选择易于量化、客观性强及重复性高的指标,尽可能是相关研究领域存在公认标准的指标。倘若尚无公认标准,建议使用已发表文献中或在早期研究已验证的可靠指标。

主要指标的详细定义、测量方法及后续统计分析模型等必须在试验设计阶段充分考虑,并在试验方案中明确规定。通常一个临床试验只设置一个主要指标,研究方案中据此主要指标进行样本量估计。假若一个主要指标不足以说明药物效应,可采用两个或多个主要指标。此时,临床试验研究方案中应详细描述主要指标的设计参数及其假设、总 I 类错误率的控制策略并保证研究有足够的把握度。主要指标若存在多种测量方法,应该选择临床相关性强、重要性高、客观并切实可行的测量方法。试验方案中设定的主要指标在试验进行过程中不得修改,若须对主要指标进行修改,应当在充分论证的基础上谨慎决定,并在揭盲前完成修改。

次要指标是与次要研究目的相关的效应指标,或与试验主要目的相关的支持性指标。在试验方案中,也需明确次要指标的定义,并对这些指标在解释试验结果时的作用以及相对重要性加以说明。一个临床试验可以设计多个次要指标,但不宜过多,满足试验目的相应评估即可。

2. 复合指标

复合指标又称复合终点(composite endpoint),是指将多个临床相关结局指标,按预先确定的计算方法构成一个综合指标。适用于单一指标难以评价某种药物疗效的情况。复合指标构建方法需在试验方案中详细说明。例如,心血管事件复合终点的设定:只要发生心肌梗死、心力衰竭、冠心病猝死等其中的任一事件将被视为终点事件发生;又例如,临床上常用的量表评分:将若干症状和体征的评分通过一定的方法合并为一个单一变量。若采用量表进行疗效评价时,应该尽量采用国际或领域内公认的量表。此外,若主要指标包含多个组成部分的复合终点,各个组成部分也可单独分析;如果要对某些组成部分进行假设检验,则应事先规定控制总 I 类错误率的方法。

3. 全局评价指标

全局评价指标是将客观指标和研究者对受试者疗效的总印象有机结合的综合指标,通常是等级指标。在试验方案中要明确全局评价指标与主要研究目的临床相关性、信度和效度、等级评价标准和单项缺失时的估计方法。采用全局评价指标来评价干预措施的总体有效性或安全性时,一般都带有一定的主观成分;全局评价指标中的客观指标一般可作为重要的指标进行单独分析。

4. 替代指标

替代指标(surrogate)是指短期内无法获得直接的主要终点指标或无法直接评价临床获益时,用于间接反映临床获益的观察指标。例如降压药物的临床获益,常被认为是降低或延迟"终点事件"(心脑血管事件)的发生,但若要评价"终点事件"发生率,需要长时间的观察。在降压药的临床试验实际规划中,可采用替代指标"血压降低值/血压达标"来评价药物的疗效。理由是前期临床研究和流行病学证据已经表明:将"血压"控制在正常范围内,可以降低"终点事件"的发生。

一个指标能否成为临床获益的替代指标,需要考察:①指标与临床获益的关联性和生物学合理性;②在流行病学研究中该指标对临床结局的预测价值;③临床研究的证据显示药物对该指标的影响程度与药物对临床结局的影响程度具有一致性。

选择替代指标为主要指标,可以缩短临床试验期限,但也存在一定的风险。药物在替代指标上的优良表现并不意味着药物对受试者具有长期的临床获益,药物在替代指标上的不良表现也不一定表示没有临床获益。例如,抗肿瘤药物早期临床试验中,"无进展生存时间"等指标被作为"总生存时间"的替代指标被广泛使用,但在不同的肿瘤临床试验中无进展生存时间与总生存时间的关联程度大小不一。因此仍需强调Ⅲ期临床研究中,合理选择临床终点的重要性。

5. 定性指标

在某些临床试验中,有时需要将定量指标根据一定的标准转换为等级指标或将等级指标转化为定性指标,如:用药后血压降低到"140/90 mmHg"以下、糖化血红蛋白降低到7.0%以下的受试者比例(达标率)。定量指标或等级指标转换为定性指标的标准应该具有临床意义,是相关领域公认的标准,要在试验方案中明确规定。由于将定量指标转换为定性指标会损失部分信息导致检验效能降低,在样本量计算时需加以考虑。如方案中所定主要指标是由定量指标转化而来的定性指标,则研究结论应主要依据该定性指标,而不是其所源于的定量指标。

五、伦理和法规要求以及 GCP 规范

临床试验是以人体为研究对象,受试者的权益和安全是考虑的首要因素,伦理审查与知情同意是保障受试者权益的重要措施。临床试验的开展必须符合世界医学大会《赫尔辛基宣言》等原则的相关伦理要求。当然,只有在各国和地区自身的法律架构内,建立起关于伦理问题可操作的明确规制,才能真正让伦理原则得到落实。除了伦理原则要求外,临床试验还具备科学性和规制性,需要相关的管理规范进行质量把控。临床试验管理规范(Good Clinical Practice,GCP)就是包括方案设计、组织实施、记录整理和分析报告等临床试验全过程的伦理和科学质量标准。GCP 与《赫尔辛基宣言》的原则保持一致,保护受试者权益、安全和健康,同时保证临床试验数据的质量和可信度。GCP 是所有以负责态度和明智方法实施高质量临床研究可供参照的一整套标准。另一方面,为加强对食品、医药健康相关产品的研究、生产、流通和使用进行监管,各种认证管理制度相继建立。20 世纪中叶开始,临床试验方法学发展的历史长河与药械产品开发的法制化进程逐渐汇聚融合,互相推动勠力前行。表 16.2 归纳了国际和国内药物临床试验相关伦理、规范、管理及技术要求的历史沿革重要节点,相关详细内容请参阅相应的法规及指南。

表 16.2 临床试验伦理和 GCP 规范以及监管法规历史沿革要点概览

伦理规范	历史沿革要义
《纽伦堡法典》	1947 年在对纳粹医生最终审判前颁布的《纽伦堡法典》(Nuremberg code)是人体医学研究的第一部国际生命伦理准则。 首先继承了规范医患关系的《希波克拉底誓言》中"不伤害"医疗伦理原则,强调了"自愿同意"为首的十条人体研究伦理原则;"不伤害"原则结合"尊重"原则("自愿同意"和"自由退出")为之后临床研究伦理原则的发展奠定了理论基础。
《赫尔辛基宣言》	1964 年 18 届世界医学大会颁布关于人体试验的第二个国际文件——《赫尔辛基宣言》(Helsinki Declaration;Ethical Principle for Medical Research Involving Human Subjects)。 宣言比《纽伦堡法典》更加全面和具体,构建了临床试验受试者保护的伦理原则和操作机制,并且不断完善,现行最新版本为《赫尔辛基宣言(2013)》。
《贝尔蒙报告》	1979 年美国国会专门任命的国家委员会(在 Tuskegee 梅毒试验等医学研究丑闻之后)出台了《贝尔蒙报告》(Belmont Report),提出三条基本的伦理学原则:即"尊重"、"受益"和"公正"的原则,明确医学活动中"行医"与"科研"的界限。

(续表)

伦理规范	历史沿革要义
《国际伦理准则》	1982 年世界卫生组织(WHO)和国际医学科学组织理事会(CIOMS)第一次发布了人体生物医学研究的伦理原则"International Ethical Guidelines for Biomedical Research Involving Human Subjects",详尽解释了《赫尔辛基宣言》。 继 1993 年和 2002 年更新版之后,2016 年发布内涵更深、范围更广的《涉及人的健康相关研究国际伦理准则》即"(International Ethical Guidelines for Health-related Research Involving Humans)",突出强调研究的科学价值(对医学知识的增加和科学发展的贡献)和社会价值(对减少患者病痛和死亡、提高大众健康水平的贡献)并重。
美国联邦法规	20 世纪 70 年代开始,美国 FDA 在联邦法规(Code of Federal Regulations, CFR)层面,对临床试验伦理原则的操作陆续做出相关规定。 1978 年 FDA 发布《人体受试者保护,临床调查机构评审委员会标准》(Protection of Human Subjects, Standards for Institutional Review Boards for Clinical Inverstigations),规定了机构审查委员会的组织、功能、运行要求。 1981 年 FDA 发布《人体受试者保护,知情》(Protection of Human Subjects, Informed Consent),不但规定了知情同意的总体要求,还规定了特殊情况以及特殊人群的知情同意操作。还有许多类似的规定都经历多次修订。
中国法律规章	2007 年卫生部颁布《涉及人的生物医学研究伦理审查办法(试行)》;2010 年国家药监局组织制定的《药物临床试验伦理审查工作指导原则》发布施行;2016 年国家卫生计生委公布《涉及人的生物医学研究伦理审查办法》;2021 年 3 月卫健委发布《涉及人的生命科学和医学研究伦理审查办法(征求意见稿)》; 上位法《中华人民共和国生物安全法》2021 年 4 月 15 日开始实施后,科技部出台《中华人民共和国人类遗传资源管理条例》及实施细则;工信部出台《中华人民共和国个人信息保护法》。

法规及 GCP 规范

美国监管制度	1906 年为解决当时严重的食品药品掺假行为,美国国会通过美国第一个医药法规《纯净食品和药品法案》(Pure Food and Drugs Art, PFDA),要求产品标签注明真实成分,标志着现代药品监管制度的诞生。法案确立了农业部化学局在美国联邦政府的地位。化学局在已改的"食品药品及杀虫剂管理局"名称基础上在 1930 年再次改名为"食品及药品管理局"(Food and Drug Administration, FDA);1938 年后对化妆品和医疗仪器的管理权限转至 FDA;1940 年 FDA 从农业部脱离,最终于 1980 年并入美国卫生与公共服务部。 1938 年在某磺胺类药物药害事件后,美国通过《食品、药品和化妆品法》(Food, Drug and Cosmetic Act, FDCA)要求新药上市前必须经过审查,是药品注册管理制度的启蒙,促成了科学与商业的联盟及现代制药行业发展。 1962 年在"反应停"致"海豹儿"灾难后,美国迅速通过《科夫沃-哈里斯修正案》(Kefauver-Harris Amendments),将新药上市审批分为两个重要申报环节:①研究性新药申请(简称 Investigational New Drug,简称 IND,申办方提供非临床资料供监管机构审评核准是否可以开展临床试验);②新药注册申请(New Drug Application,简称 NDA,申办方提供临床试验等资料供监管机构审评核准新药是否可以上市),该框架性规定沿用至今。这是第一次通过立法明确要求提交充分和良好对照研究所形成的实质性证据来确定药物的有效性,证明药物既有效又安全方可申请上市。
中国注册法规	1963 年卫生部、化工部和商务部联合下发"红头文件"《关于药政管理的若干规定》形成了最早的注册审批体系雏形; 根据 1978 年国务院颁布的《药政管理条例》卫生部 1979 年制定《新药管理办法》;根据第一部《中华人民共和国药品管理法》卫生部 1985 年出台了《新药审批办法》《新生物制品审批办法》以及后续的一系列补充规定,表明药品注册政策体系初步形成; 1998 年国务院直属的国家药品监督管理局成立(英文简称从 SDA 到 2008 年的 SFDA、2013 年的 CFDA,再到 2018 年新的 NMPA),进一步确立药品注册审批监督管理体制;2002 年"《药品注册管理办法》试行"发布,此后在 2005 年、2007 年和 2020 年分别修订,药品注册政策进入持续完善阶段。

(续表)

伦理规范	历史沿革要义
WHO‑GCP	1995 年世界卫生组织(WHO)发布了《世界卫生组织药物临床试验质量管理规范指南》(WHO‑GCP);把药物临床试验规范化操作要求的相关内容整理到一起,关于临床试验质量管理规范的法规统称为 GCP(Good Clinical Practice)。
ICH‑GCP	1996 年人用药品注册技术要求国际协调会(ICH)颁布 ICH6E6"Guideline for Good Clinical Practice"(GCP);2016 年发布 ICH‑E6(R2),2019 年启动 E6(R3)对 ICH GCP 全面修订。
美国版 GCP	从 20 世纪 70 年代开始,美国 FDA 在联邦法规(CFR)层面陆续制定的关于临床试验规范化操作的一系列法规,GCP 内容散落在 CFR 的不同部分。目的在于:一是确保临床研究的伦理原则得到遵守;二是确保研究过程的规范性以及数据的真实完整性。主要体现在伦理委员会、申办者和研究者三个相关方职责如何践行。
中国版 GCP	1999 年原国家药品监督管理局发布《药品临床试验管理规范》;2003 年更新《药物临床试验质量规范》(GCP);2020 年 4 月发布新版 GCP,自 2020 年 7 月 1 日起施行。 2018 年中国药监局加入 ICH 成员国组织。
统计学指导原则	
FDA 指南	1988 年美国食品药品监督管理局(FDA)发布"Guideline for the Format and Content of the Clinical and Statistical Sections of an Application"以及后续系列统计相关指导原则。
EMA 指南	1993 年欧洲药品监管局(EMA)发布"Biostatistical Methodology in Clinical Trials"技术指南以及后续系列统计相关具体指导原则。
ICH‑E9	1998 年 ICH‑E9"Statistical Principles for Clinical Trials"颁布;2019 年发布增补的 ICH‑E9(R1)(临床试验中估计目标与敏感性分析)。
中国版指南	2005 年原国家食品药品监督管理局发布《化学药物和生物制品临床试验的生物统计学技术指导原则》;2016 年监管部门制定颁布新版《药物临床试验的生物统计学指导原则》,随后发布系列数据和统计相关具体指导原则。

第二节 临床试验的阶段与分期

根据研究目的或研究场景等不同角度可以对临床试验划分不同归类。以药物临床试验为例,按不同研究目的可将临床试验分为临床药理学研究、探索性临床试验、确证性临床试验、上市后研究。按新药研发不同阶段可将临床试验分为Ⅰ期临床试验、Ⅱ期临床试验、Ⅲ期临床试验和Ⅳ期临床试验。这两个分类系统各有一定局限性。然而,二者可以互补映衬为不同临床试验间的实用关系网格(图 16.1)。

在生物医药研发链条中,临床试验阶段耗时最长、投入最大,是药物研发成败的关键环节。药物临床研发采用目标导向研发模式,整个临床研发计划要设定明确的终极目标与清晰的研究路径;各阶段每个具体的临床试验应有明确的试验目的。在每个临床试验结束后,都应及时进行阶段性获益与风险评估,以决定终止或推进临床研发。临床研发计划应随着研究结果而作适当调整,是一个不断循证决策的过程。

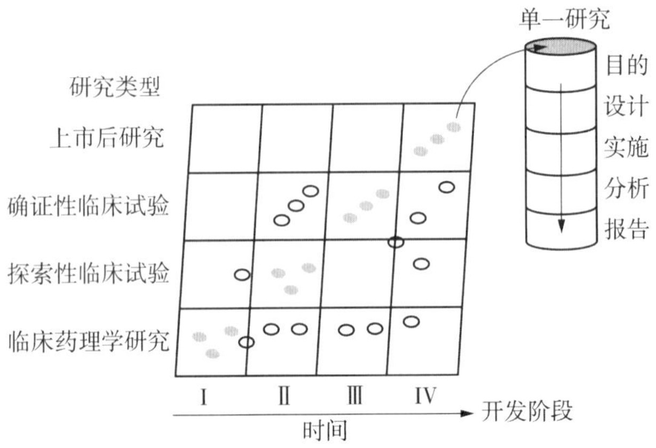

图 16.1 新药临床研发阶段与研究类型间的关系

(注:实心圆代表在某一研发阶段最常进行的研究类型,空心圆代表某些可能但较少进行的研究类型。

引自《药物临床试验的一般考虑指导原则》)

一、探索性及确证性临床试验

早期临床试验可基于药代动力学、药效动力学的评估结果开展一系列不同给药方案(不同的药物浓度、给药剂量、给药频次、给药周期等)的探索性试验(exploratory trial),进而充分评价药物的量效关系,对新颖科学问题进行初步探索并形成研究假设,为后续确证性临床试验(confirmatory trial)选择给药方案提供依据。

1. 探索性试验

早期探索性临床试验常采用剂量递增设计,以初步评价药物剂量与效应关系。后期探索性临床试验常采用公认的平行组剂量效应设计,以探讨药物对其适应证的初步疗效。探索性临床试验所使用的药物剂量,通常低于临床药理学研究所提示的最大耐受剂量,如果高于该剂量,应补充开展相应的临床药理学研究,以提供必要的数据支持。探索性临床试验的其他目的包括对可能在下一步临床研究中设定的研究终点、治疗方案(包括合并给药)和目标人群(例如:轻度、重度疾患比较)的评价,这些目的可通过亚组数据和多个研究终点分析来实现,其分析结果可用于进一步的探索性临床试验或确证性临床试验。

2. 确证性试验

确证性临床试验是在探索性临床试验基础上确证治疗措施的有效性和安全性,目的在于为获得上市许可提供足够的实质证据,一般为随机对照临床试验。在确证性试验中,最关键的假设应根据试验主要目的而定,应于试验开始前在试验方案中预先设定,试验结束后严格按照预先设定的分析计划完成假设检验。在试验方案中应阐明试验设计方法、统计分析方法及相关理由。结果分析时除了需要关注关键假设的统计学意义之外,还需要评估试验药物效应的临床意义。

二、新药研发四期临床试验

新药获批上市主要基于安全性、有效性和质量可控性。药物临床试验阶段的主要目标要确定可能从该药获益的特定适应证人群及适宜的用法与用量,评价受试药物的临床获益风险比。为此,基于研发风险控制需要设计一系列逻辑递进的临床试验,广为所知的是新药研发四期临床试验。创新药物的临床研发一般从少量受试者的Ⅰ期临床试验开始,进入Ⅱ期概念验证(proof-of-concept,POC)和剂量探索(dose finding,DF)试验,然后是Ⅲ期更大样本量的确证试验,若新药获批上市,之后会有Ⅳ期临床试验。每期试验可能包含着不同研究目的会设立多个研究项目。另外,仿制药通常需要开展生物等效性试验。

1. Ⅰ期临床试验

新药临床Ⅰ期试验通常由单剂量和多剂量增量试验(爬坡试验)组成,试验目的在于评价药物的人体耐受性、安全性和药代动力学特点。Ⅰ期试验中包括:药代动力学研究、药效学研究(考量剂量与血药浓度,剂量与效应的关系)、新药与已上市药物的相互作用研究、生物利用度和生物等效性试验等。

2. Ⅱ期临床试验

Ⅰ期临床试验明确了药物人体耐受性和药代动力学特点之后,接着可以启动Ⅱ期临床试验。Ⅱ期临床试验的研究重点在于探索药物治疗的特定适应证和目标患者适合给药剂量,为Ⅲ期临床试验研究设计和给药方案的确定提供依据。Ⅱ期临床试验可以按照Ⅱa期、Ⅱb期序贯实施:Ⅱa期是新药首次在潜在适应证患者身上以初步探索有效性为目的临床试验,通过概念验证药物生物活性及预期临床疗效;Ⅱb期主要针对目标适应证患者在安全剂量范围内寻找有效剂量,通过最佳剂量探索为Ⅲ期临床试验用药方案提供参考。根据具体的研究目的,Ⅱ期临床试验阶段可以灵活采用多种形式的研究设计,包括新颖的适应性设计及传统的随机对照双盲临床试验设计。

Ⅱ期临床试验在整个新药临床试验过程中起到承上启下的作用,意义重大,但并不是新药获批的最关键的证据。特殊情况下,例如孤儿药或有重大突破性疗法新药在完成Ⅱ期临床试验后,申办者可以向监管机构申请"有条件批准",基于Ⅱ期临床试验结果提前上市该新药(在新药上市销售期间,申办者仍需继续进行Ⅲ期临床试验,以便产品最终获批)。

3. Ⅲ期临床试验

Ⅲ期临床试验为治疗作用确证阶段,是为了进一步验证Ⅱ期临床试验探索获得的新药目标适应证患者的临床有效性和安全性。Ⅲ期确证性临床试验是新药临床研究阶段的关键性试验,通过全面评估临床获益风险比,为新药注册申请的审查提供确凿的临床实质性证据。Ⅲ期临床试验一般具有足够样本量的随机对照多中心临床试验,尽可能采用盲法以控制偏倚。

4. Ⅳ期临床试验

Ⅳ期临床试验为新药上市后应用研究,在普通或者特殊人群中评价用药的受益与风险关系,改进给药剂量或优化给药方案探讨,也可探讨扩展新的适应证等。Ⅳ期临床试验不仅可以在现实使用条件下验证上市前研究所显示的药物作用,还可以探讨长期疗效和罕见不良反应,尤其是考察更广泛人群中的用药安全性。通过Ⅳ期扩大受试者人群的研究,尤其对前期临床试验未纳入研究人群(如儿童和老年人)开展研究,可弥补上市前临床试验缺乏的资料和信息,为临床合理用药提供依据。

此外,还有一类试验称为生物等效性试验(bioequivalence trial,BE),是指用生物利用度研究的方法,以药代动力学参数为终点指标,比较同一种药物的相同剂型或不同剂型的制剂在相似的试验条件下,其活性成分的吸收速度和程度是否具有生物有效性的人体试验。

BE 可用于化学药物仿制药的上市申请,也可用于已上市药物的变更(如新增规格、新增剂型、新的给药途径)申请。

第三节　临床试验的具体分类

临床试验在不同情境下有不同的具体分类。表 16.3 归纳了常见的不同分类方法及其具体类型。前面已阐述根据试验目的和研究阶段不同而划分的临床试验分类。以下简介临床试验基于不同研究发起主体及不同研究设计的具体类型。

表 16.3　临床试验的分类方法和具体类型

分类方法	具 体 类 型
评价对象	药物临床试验、医疗器械临床试验、诊断和筛检试验、疫苗临床试验
研究发起主体	企业发起的临床试验(industry-sponsored trial，IST)、 研究者发起的临床试验(investigator-initiated trial，IIT)
试验目的	临床药理学研究、探索性试验、确证性试验
研发阶段	Ⅰ期、Ⅱ期、Ⅲ期、Ⅳ期临床试验
设计类型	传统设计:平行对照、析因设计、交叉设计 适应性设计:成组序贯设计、样本量重新估计、Ⅱ/Ⅲ无缝连接试验等 主方案设计:伞式试验、篮式试验、平台试验

一、依据发起主体不同而分类

按照研究发起主体不同,临床试验可以分为企业发起的临床试验(industry-sponsored clinical trial，IST)和研究者发起的临床试验(investigator-initiated clinical trial，IIT)。由企业发起的 IST 是由企业方作为主导角色承担申办者职责,主要目的是产品注册上市和获得新产品上市营销授权。由研究者或学术组织申请发起的 IIT 是根据相应学术研究目的开展一个或一系列临床试验。IIT 研究中发起方具有申办者及研究者的双重身份,因此整个临床研究相关责任由研究者承担,研究者往往需要申请相关基金支持或赞助来解决研究经费来源问题,企业方往往不参与 IIT 研究或者在 IIT 研究中仅直接或间接提供研究药或部分学术研究经费。由于 IIT 与 IST 发起者的差异,两者接受不同的监管机构管理。IIT 主要遵循《医疗卫生机构开展临床研究项目管理办法》,由各级卫生健康委员会主管;IST 主要遵循《药物临床试验质量管理规范》和《药品管理法》,由国家药品监督管理机构主管。

相对于 IST 而言,IIT 的特点在于贴近临床患者需求,回答源自临床实践的问题。IIT 的研究范围常常包含罕见病研究、诊断或治疗手段比较、上市药物新用途研究等 IST 未涉及的领域。IIT 与 IST 并非相互独立的两部分,两者相互补充能更好地推进药物研究的深度和广度,获得更多研究数据为循证医学提供依据。

二、依据研究设计不同而分类

根据研究设计的灵活性及复杂性,临床试验可以分为两大类型即传统设计和适应性设计。近些年,为迎合精准医学的发展趋势,临床试验衍生出伞式试验、篮式试验以及平台式试验等主方案设计类型。本节将详细介绍临床试验的传统设计类型和适应性设计类型的含义。

(一) 传统设计类型

临床试验中最基本的三种传统设计类型分别是平行组设计、交叉设计和析因设计。

1. 平行组设计

平行组设计(parallel group design)又称成组设计,是指符合纳入标准的受试对象随机分配进入各个组别,接受相应干预措施后比较各组的干预效果,是最常用的临床试验设计类型(图 16.2)。平行组设计的优点有:①受试者通过随机化入组,有效避免选择偏倚。②通过设置对照及随机化分组,各组受试者的基线均衡可比,能够有效控制已知和未知的混杂因素的潜在影响,尽可能减免混杂偏倚。③可以比较多组的疗效,例如一个试验组与多个对照组(例如设置安慰剂对照,同时设置阳性对照)或多个试验组(例如试验药设置多个剂量组)与一个安慰剂对照组进行比较。

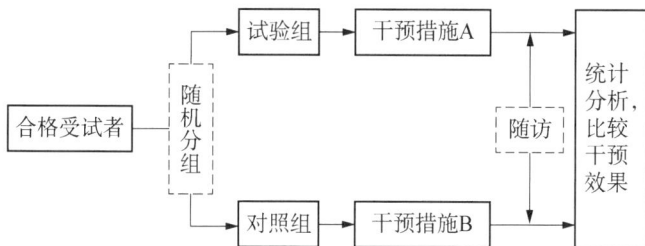

图 16.2　两个处理组的平行组设计模式图

2. 交叉设计

交叉设计(cross-over design)是按事先设计好的治疗次序,在各个时期对同一受试者逐次实施各种处理,以比较各处理间效应差异。由于能够获得来自同一个体不同处理的研究结果,可以较好地控制个体间的差异,与前述平行对照方式相比,能够减少受试者数量。交叉设计主要应用于药物的生物等效性和生物利用度研究,以及非自愈性慢性疾病的治疗控制效果评价。

以最简单的 2 种药物 2 个阶段的 2×2 交叉设计为例(图 16.3),其基本原理是将合格的受试者随机分入 AB 或 BA 两个不同试验次序组,进入第一个 AB 次序组的受试者在第一阶段先接受干预措施 A,经过洗脱期后,第二阶段接受干预措施 B;而随机到第二个 BA 次序组的受试者第一阶段先接受干预措施 B,洗脱期后第二阶段接受干预措施 A。可以看出每个受试者都经历如下试验过程:准备阶段、第一试验阶段、洗脱期和第二试验阶段。

洗脱期(wash-out period)在交叉设计试验中的意义是为了确认前一阶段干预的效应消失,受试对象回到自然状态,保证后续阶段的干预效果不会受前一阶段干预措施的影响,该影响称为延滞效应(carry-over effect)。洗脱期的长度可以根据药物的药代动力学特征进行合理选择。需要注意的是,交叉设计的应用除了需要考虑延滞效应外,还需考虑时期效应(period effect)、处理与时期两个因素的交互作用(处理效应的差值在不同时期不相同)对试验结果的影响。2×2 交叉设计难以区分延滞效应与处理-时期的交互作用,如需进一步分析和评价延滞效应,则可考虑采用 2 个处理多个阶段的交叉设计(例如:2×4 的 ABBA/BAAB 交叉设计)。

有时也会面临多种药物多个阶段的情形,此时交叉临床试验可以考虑采用均衡性较好的 Williams 设计,具体参见相关文献。另外需要明确的是,交叉设计试验实施过程中同一受试者接受了各种处理,相当于以自身为对照控制了个体变异,看似没有随机化的必要;然而,通过上述延滞效应及相关交互作用的介绍,加上假若疾病状态可能随时间等相关因素会有波动,因而,交叉设计试验具体实施时也需要贯彻随机化原则,具体落实为对试验次序进行随机分配。

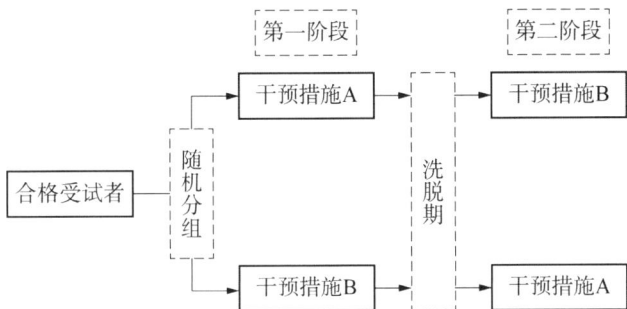

图 16.3　两处理、两阶段(2×2)交叉设计模式图

3. 析因设计

析因设计(factorial design)临床试验常用于复方研究,是通过试验用药物剂量的不同组合,对两个或多个试验用药物同时进行评价;可以检验每个试验用药物各剂量间的差异,也可以检验各试验用药物间是否存在交互作用,或探索两种药物不同剂量的适当组合,探索可以减毒增效的优化复方。表 16.4 展示了最常见的两因素两水平的 2×2 析因设计。

表 16.4　2×2 析因设计的试验方案组合

A 药	B 药	
	B_1(使用 B 药)	B_0(不使用 B 药)
A_1(使用 A 药)	A_1B_1	A_1B_0
A_0(不使用 A 药)	A_0B_1	A_0B_0

上述这些平行组和交叉设计等类型的临床试验在实施过程中不允许实质性的试验方案变动,需要全程按部就班,例如按照固定样本量执行既定方案设定的流程完成临床试验。然而,当执行过程中随着对影响试验结果的因素的深入认识,可能要修正初始设计时的预设假定,为了更有效地利用研发资源或加快药物研发的速度等需要,有必要采用新型设计规划好动态调整策略。

(二)适应性设计类型

适应性设计(adaptive design),又称动态设计,是指在临床试验执行过程中,按照预先设定的计划,在期中分析时根据试验期间累积的数据,在不影响试验的完整性和合理性的前提下对试验做出相应修改的临床试验设计。适应性设计可以及时发现或调整临床试验某些方面内容,客观准确地估计试验的诸多参数,最大程度地修正初始设计的偏差,从而增加试验的成功率,提高试验的效率。

适应性设计需要事先在临床试验方案中计划好,需要特别考虑:①动态调整的这些修改是否会引起Ⅰ类错误增大;②试验的修改是否导致试验结果难以解释。需要注意的是,适应性设计是为了更好地改进完善进行中的临床试验,而不是因原设计本身存在缺陷而有极大可能导致临床试验失败时所做的临时补救。适应性设计中的修改计划和分析策略必须在试验方案中进行明确严谨的表述,必须在试验数据揭盲之前完成修改和调整。还需要注意的是,在计划实施的期中分析中保持申办者和研究者的盲态非常重要,通常需要一个独立的数据监查委员会(independent data monitoring committee,iDMC)来通知申办者是否按照事先拟定的方案修改以进一步推进临床试验。

适应性设计概念框架下的设计类型名目很多,包括成组序贯设计(group sequential design)、样本量重新估计(sample size re-estimate design)、Ⅱ/Ⅲ期无缝临床试验(seamless phaseⅡ/Ⅲ clinical trials)及富集设计(Enrichment Design)等等,采用多种适应性调整方法的称为多重适应性设计。相对而言,成组序贯试验和盲态下样本量的重新估计理论成熟,在实际应用中较为常见。

1. 成组序贯设计

成组序贯设计是指在研究方案中就预先计划把整个试验分成若干个连贯的阶段,逐段对主要指标(包括有效性和/或安全性)进行期中分析,然后依据每一次期中分析的结果对后续试验安排进行决策(图 16.4)。通常有四种可能的决策:①依据优效性终止试验;②依据无效性终止试验;③依据安全性终止试验;④继续试验。

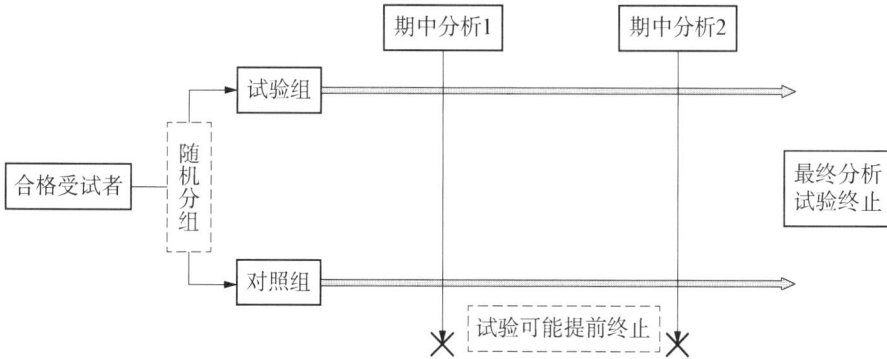

图 16.4　成组序贯设计示意图

适应性设计概念提出前,序贯设计的思想理念和实际应用已有一段历史了,经典的成组序贯设计主要应用于期中分析。该设计可以在期中分析时按照事先设定的规则,如疗效压倒性优势、极不可能达到预期有效性或基于安全性考量而提前终止,提前终止试验的标准和益处参见表 16.5。传统临床试验的研究设计往往按方案规定的固定样本量执行完毕后再进行统计分析。相比而言,在特定情形下成组序贯设计会提高研究效率并且更符合伦理。

表 16.5 不同情境下成组序贯设计提前终止情形

提前终止标准	优点
依据优效性终止试验	节约样本,缩短试验周期
依据无效性终止试验	符合伦理,避免无效的资源浪费
依据安全性而提前终止	避免更多受试者遭受严重毒副反应

　　成组序贯设计的盲底要求一次产生,分批揭盲,需要特别注意盲态的保持,以免引入新的偏倚。由于成组序贯设计的多次重复统计学假设检验会使Ⅰ类错误增加,故需对每次检验的名义水准进行调整,以控制总的Ⅰ类错误率不超过预先的设定(如常见的 $\alpha = 0.05$)。为解决Ⅰ类错误膨胀问题,在临床试验实际工作中需要结合试验目的、疾病特点和试验药物特性选择相应的合适方法,具体包括 Pocock 法、O'Brien-Fleming 法和 Lan-DeMets 法等(表16.6)。

表 16.6 成组序贯设计中Ⅰ类错误膨胀问题常用解决方法及其特点

方法	名义检验水准	特点
Pocock 法	根据期中分析次数为每次期中分析设定校正的相等名义检验水准(α_k)	① 每次期中分析时的名义检验水准相等,期中分析时相对容易拒绝原假设而提前结束试验; ② 预先确定期中分析总次数,要求等时间间隔,实际应用中灵活性有限
O'Brien-Fleming 法	利用公式获得名义检验水准(α_k)对应的标准正态分布界值(c_k)	① 期中分析界值随着信息增加成比例减小,检验水准较为严格,较为保守而常用; ② 预先确定期中分析总次数,要求等时间间隔,实际应用中灵活性有限
Lan-DeMets 法	基于 α 消耗函数计算名义检验水准(α_t)	① ＊名义检验水准随着信息时间的增加而逐渐增大,最后一次分析时接近于总Ⅰ类错误; ② 不受期中分析次数和时间点的限制,信息时间可以不等间隔

注:＊信息时间指研究所收集的信息占总信息达到了一定比例时所经历的时间。

2. 样本量重新估计

　　临床试验方案中初始样本量的估计通常取决于主要指标的效应大小、变异程度及受试者脱落率等诸多因素。这些样本量估计所需要的参数信息通常是基于以往文献或前期研究数据。当相关参数信息不够充分或基于不确切信息的假设条件可能会导致错估样本量。例如,预期的疗效差异与变异程度的估计值若偏离其真实值太大,从而导致因过高估计样本量而造成大量资源的浪费,或过低估计样本量而使得检验的统计效能过低。

　　样本量重新估计的方法可以分为盲态方法和非盲态方法。①盲态方法,也称为非比较分析方法(non-comparative analysis),是指期中分析时不使用实际试验分组的信息,或者虽然使用了实际试验分组的信息,但未做任何涉及组间比较的分析,如在期中分析时对两个治疗组的数据合并后做的汇总分析。盲态方法的样本量重新估计是指根据累积的数据,计算样本量的重要参数(如合并方差或标准差),然后对样本量进行重新估计,因期中分析时不涉及组间的疗效比较,故一般不需要调整Ⅰ类错误率。该方法比较容易实施,一般不会引入操作偏倚,而且相关的统计方法也较为完善,只需要在试验设计的阶段预先做好规划。②非盲态方法,也称比较分析方法(comparative analysis),是指期中分析时使用了试验分组信息(包括各组的真实名称或可区分的分组代码)的分析,分析内容涉及组间的比较。

适应性设计中的非盲态下样本量的重新估计允许在试验进行中对假设进行验证,遵照预先设定的期中分析计划计算条件把握度。除了优效性(efficacy)或无效性(futility)尽早停止临床试验,计算结果可归入三类不同的区域——不利区域(unfavorable zone)、有希望区域(promising zone),以及有利区域(favorable zone)。①如果落入有希望区域,即当试验把握度略低,只要增加有限的样本量即可将把握度提升到理想的水平,可将按照预定的算法增加样本量(可由 iDMC 即独立数据监查委员会审阅结果做出决定)。②如果落入不利区域或有利区域,样本量将保持不变。若落入不利区域,增加样本量对把握度的提升非常有限,不值得增加成本投入;若落入有利区域,即便不增加样本量,试验的把握度也已经处于足够高的水平,没有必要增加成本投入。③临床试验在试验进行中一般只做一次样本量重新估计,当重新估计的样本量少于初次设计的样本量时,除非有非常特别的理由,通常不接受样本量减少的调整。

如图 16.5 举例所示,在非盲态样本量重新估计中,研究从初始样本量开始进入计划好的期中分析,其中计算所得条件把握度(conditional power,CP)可能会落入三大类不同的区域:CP 为 40%～90% 是有希望区域,此时可进行样本量重新估计以增加样本例数;CP≥90% 是有利区域,CP 为 10%～40% 是不利区域,二者通常不会改变受试者入组例数。而期中分析时如果试验优效性达到 P≤0.0015 或因很大可能为无效性(CP<10%),则可尽早停止试验。

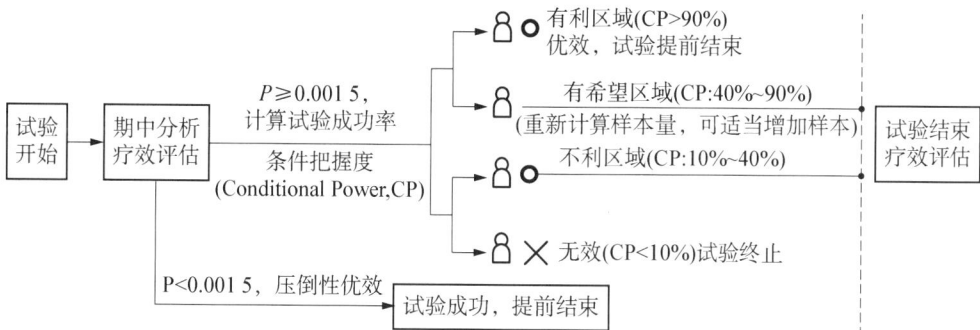

图 16.5 样本量重新估计设计示意图

(引自:Harris MS, Howden CW. Gastroenterology. 2019,156(5):1239-1242.)

总之,样本量重估计设计允许研究者基于目前试验累积的数据和期中分析,对样本量进行更加准确的重新估计,以保证最终的统计检验能达到预先设定的目标或修改后的目标,并同时能够控制总的Ⅰ类错误率。可参阅相关文献了解具体的统计学处理过程和避免偏倚的操作细节。

3. Ⅱ/Ⅲ期无缝连接试验

如前所述,临床试验常常分为探索性和确证性研究两个独立阶段。药物上市前的传统临床研发包含三个不同时期。在Ⅰ期试验后,接着进行Ⅱ期试验(常常包括概念验证、适应证确定、终点选择、人群选择及剂量选择），在获得Ⅱ期数据明确分析结论后再决定是否及如何开展Ⅲ期研究。在这个循序渐进逻辑递进的过程，各期之间往往存在一定空白期，试验周期拉长，效率较低，存在Ⅰ/Ⅱ期及Ⅱ/Ⅲ期无缝连接的需求。若将一个完整的试验分为紧密连接的两个阶段，在第1阶段结束时进行期中分析，依据预先设定的判断标准，对第2阶段的试验进行适应性修改。因而，Ⅰ/Ⅱ期无缝适应性设计可以用于第1阶段探索一个生物标记，并在第2阶段探索其早期有效性，多用于探索性试验；Ⅱ/Ⅲ期无缝连接试验可以理解为在第1阶段做剂量选择，并在第2阶段验证其有效性，可用于确证性试验。

无缝设计通常分为操作无缝设计和推断无缝设计。操作无缝设计可将第一阶段试验受试者排除在主要分析之外，不需要对Ⅰ类错误进行调整。推断无缝设计在主要分析中包含第一阶段试验受试者，并根据自适应的性质和假设检验策略做出相应的调整。

下面以Ⅱ/Ⅲ期适应性无缝剂量选择设计为例来简介Ⅱ/Ⅲ期无缝连接试验：即在Ⅱ期剂量探索结束、剂量选择后如何无缝连接到Ⅲ期的概要内容。

图16.6可见，Ⅱ/Ⅲ期推断无缝临床试验设计将Ⅱ、Ⅲ期两个相对独立的临床试验视为一个整体，相当于整合为一个整体研究的两个阶段，是两阶段无缝适应性设计中的常见类型。例如，在第一阶段是在Ⅱ期所设的多个剂量组中探索合适的剂量，并将所选剂量应用于下一验证性阶段，即通过Ⅲ期来验证该剂量的临床应用效果；在最终分析时同时包含前后两个阶段入组的所有受试者的数据。

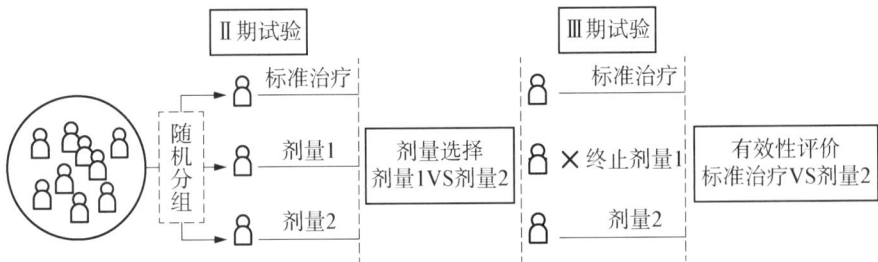

图 16.6　Ⅱ/Ⅲ期推断无缝试验设计示意图

Ⅱ/Ⅲ期推断无缝剂量选择的设计具有很多优点，例如可以缩短通常由Ⅱ期试验结束时到Ⅲ期试验开始时的时间间隔、减少试验的总样本量、缩短试验的时长及减少试验的费用等。同时，由于第一阶段Ⅱ期入组的受试者有更长的随访时间，可能借此初步评估药物的长期安全性。然而，在采取Ⅱ/Ⅲ期推断无缝设计策略之前，需要全面权衡，如果对试验药物了解甚少，一般不宜选择两阶段无缝适应性设计。尤其是Ⅱ期和Ⅲ期结果之间的一致性对推断无缝设计来说非常重要。通常Ⅲ期试验的主要终点需要较长的随访时间，而Ⅱ期或许采用的是替代终点进行判断并由此选择剂量；当替代终点与主要终点关联性不高甚至较差时，根据替代终点选择Ⅲ期试验所用剂量会带来很大的不确定性。另外，传统的Ⅱ/Ⅲ期"操作无缝设计"中，Ⅲ期研究统计分析时将Ⅱ期试验受试者排除在主要分析之外，则在Ⅲ期的最终分析不需要对Ⅰ类错误的控制进行多重性调整；但对于"推断无缝设计"，则可能需要根据适应性的性质和假设检验策略做出相应的调整。这里讨论的Ⅱ/Ⅲ期无缝剂量选择的适应性设计策略也可以借鉴用于其他类似的试验，例如联合用药和单药的选择，或者不同药物之间的选择等。

4. 富集设计

为了能够入组从试验药物中获益最大化的受试者,以提高临床试验的效率,富集策略的概念应运而生。富集是指在临床试验中根据受试者的某些特征(如人口学、病理生理学、组织学、基因组和蛋白质组学等)前瞻性地精准定义从试验药物中获益最大化的目标人群。

根据临床试验关注的主要问题和实施过程,可以选择不同的富集策略,主要包括:①同质化富集是指通过减少受试者间的异质性以提高临床试验的检验效能的一种研究策略。②预后型富集是指通过对预后型标志物的识别,入选更有可能观察到终点事件或疾病进展的高风险人群(特指更容易出现预后结局或疾病进展的人群),以增加检验效能的一种策略。③预测型富集是指根据受试者的病理生理、应答史或与药物作用机制有关的疾病特征选择对试验药物最可能有应答的受试者,以提高试验效率的一种研究策略。图 16.7 直观地说明了预后型富集和预测型富集的区别。④复合型富集指同时使用多个标志物(如同时使用预后型和预测型标志物)以减少受试者异质性的富集策略。⑤适应性富集设计是适应性设计中最主要的富集策略。适应性富集设计是指试验方案中事先明确将根据期中分析的结果,依据预先设定的标准对目标人群进行适应性调整,以决定试验后续阶段继续入组全人群还是仅入组亚群。采用该设计可以利用试验本身的结果更科学地定位目标人群,增加药物研发的成功率。对于目标人群的选择标准,可以基于人口学特征、疾病特征、预后生物标志物或预测生物标志物等各种临床价值明确的公认标准。生物标志物团队需要在开始阶段就参与到生物标志物的选择、阈值设定计划及伴随诊断的开发等。由于适应性富集设计中目标人群的选择涉及全人群和亚群(试验的最终分析将包含试验的各阶段入组的所有受试者,结果分析中必须明确说明各亚组人群的构成),期中分析时根据研究方案中预设的受试者特征采用非盲态下组间比较,因此应分别明确定义两个人群的统计假设和相应统计方法,并控制Ⅰ类错误率。

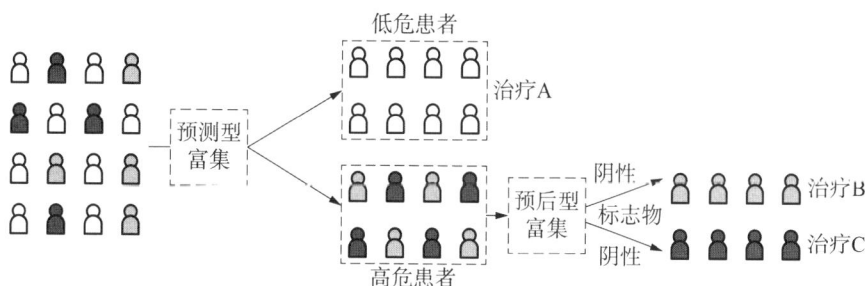

图 16.7 预测型富集和预后型富集示意图

随着药物研发需求的推动,临床研究的技术方法得到不断地发展,适应性设计也得到越来越多的研究与应用。有兴趣的读者可以进一步拓展阅读相关文献。

(三) 主方案设计类型

临床试验的主方案(master protocol)设计是指在一个总体试验框架下联合评价多种治疗对多种疾病的效果,是解决多个问题的整体性试验方案。一个整体临床试验方案会包含多个子方案,不同的子方案可以有不同主旨:①可以评估"同一种药物"治疗具有同一种生物学特征的"不同疾病类型"的临床效果("异病同治");②也可评估多种"不同药物"针对"同一种疾病"或生物标记物类型的靶向治疗的临床效果("同病异治");③还能评估多种治疗对于多种疾病的临床效果。这三种情况分别对应:①篮式设计(basket trial)、②伞式设计(umbrella trial)和③平台设计(platform trial),是响应精准医学的创新性临床试验(图 16.8)。

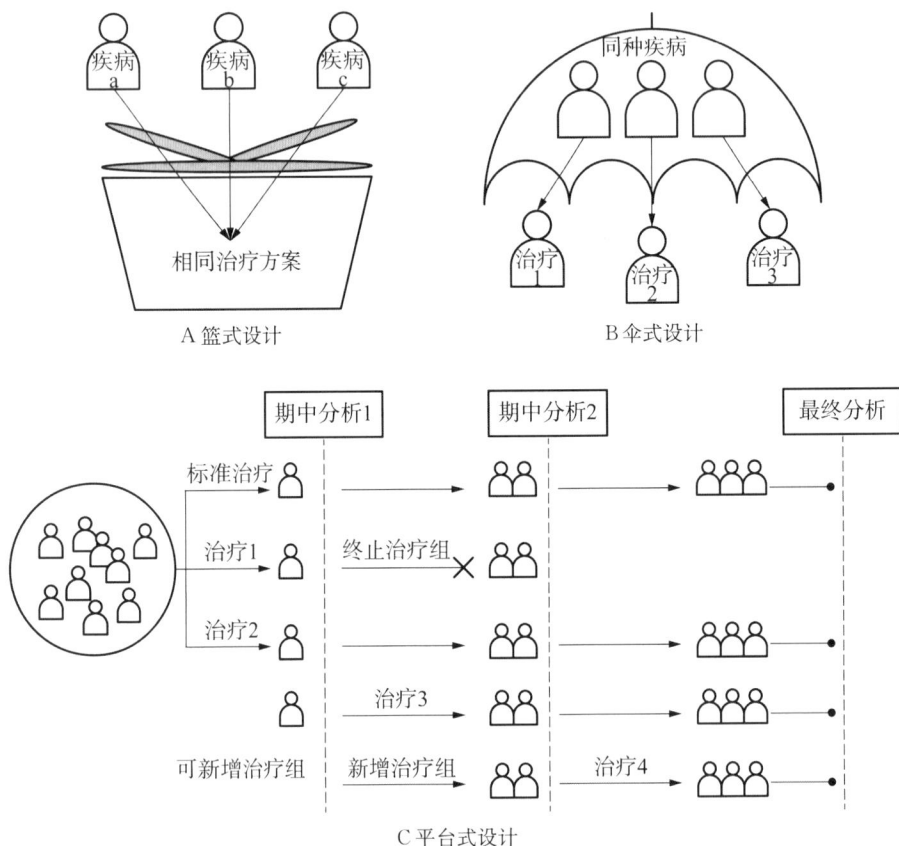

图 16.8　三种主方案设计类型示意图

主方案设计相比传统设计优势明显,能够提高患者和资源的使用效率、缩短研究前期的准备时间、提高早期发现有效治疗方法的成功率,以及探索性地进行组间的间接比较。具体伞式、篮式及平台试验这三种主方案设计类型及应用目的有所区别,具体参见表 16.7。

表 16.7　三种主方案设计类型及其应用目的

类型	应 用 目 的
篮式试验	研究治疗多种疾病或疾病亚型的一种靶向疗法(例如多个种类肿瘤的一个共同靶点)
伞式试验	研究一种疾病的多种靶向疗法(例如肿瘤的多个靶点)
平台试验	长期研究治疗一种疾病的多种靶向疗法,允许各种治疗根据相关决策算法进入或退出平台

主方案设计中的纳入标准有别于传统的疾病定义,是以患者特定特征(如疾病组织学类型、分子标记物)为标志的临床试验,每种药物(干预措施)靶向一种疾病亚型或一个由生物

标志物定义的特定亚人群。该创新性设计框架下无须为每个子研究制定新的方案。这些子研究通过临床试验网络集中化管理系统来共享方案设计要点和试验实施要素(共享访视计划表、临床检查项目、检测流程、结局定义和确认程序,可以实现研究资料的再利用),能够发挥比单独设计和独立实施时更好的协调作用。因而可以在更短的时间内更高效地回答更多的问题,能够降低临床试验成本,从而提高试验效率。

　　主方案设计试验虽然具有很多优点,但由于其复杂性,通常需要更多的前期规划和充分的讨论协调。与单一目标的独立试验相比,主方案设计试验中各利益相关方的协调、对基础设施的要求和复杂的试验设计要素会明显延长试验启动时间。如果计划采用主方案试验,需要设置统一管理机构和配备试验需要的基础设施。统一管理机构方面包括机构审查委员会、独立数据监查委员会、独立审查委员会等。基础设施及配套方面需要采用中央随机化系统、电子数据采集系统、中央标本库和中心实验室、设计规范的病例报告表和知情同意书,以及成熟的临床监查和核查体系等。在肿瘤等复杂疾病治疗领域,为了将基础研究的创新突破通过高效临床评估实现快速转化,亟须建立临床试验网络通过主方案这类创新设计框架实施协同研究。

第四节　临床试验设计统计学原则

　　临床试验是临床科学与统计推理良好结合的应用典范。在以客观、公正、科学及严谨的态度进行临床试验设计时,包括临床专业设计和统计专业设计这两方面内容。围绕临床专业问题进行的专业设计内容大体包括:来自临床未满足的需求、具有专业意义和临床价值的简明选题,通过文献查阅、前期研究或临床经验认识建立契合研究目的、可验证的研究假说,确定研究对象的选择标准,确定包括主要终点在内的观测指标相应检测手段和数据采集方法等。不同领域的临床专业设计内容可能天差地别。而不同的专业领域的临床试验在统计学设计方面却是大同小异,即统计学设计万变不离其宗;不管临床试验是采用前述哪个具体类型,临床试验统计学设计几乎都需要贯彻这三大原则:对照、重复和随机化与盲法。

一、对照

　　有比较才有鉴别,通过与同质的对照组进行比较,才能消除干预措施之外各种因素的干扰,区分出归因于试验组干预措施的真实效应。科学、合理地设立对照组是临床研究的设计中最重要的环节之一,这密切关系到能否取得真实可靠的研究结果和令人信服的研究结论。

(一)对照研究和安慰剂使用的起源和发展

　　公元前605—562年,在古巴比伦王室城堡中关于不同饮食习惯的效果测试已经出现对照研究的雏形。1061年,宋代苏颂所著的《本草图经》记载了鉴别正品人参的方法:一人口含人参,另一人不含人参一起走山路,三五里过后对两人的呼吸状况进行对比:嘴含人参的人呼吸均匀,神态自若,而不含人参者,则是累得上气不接下气。这个记载被认为是中文文献中最早的包含对照的药物试验。16世纪,枪伤被认为是有毒的,常规的处理方法是滚烫的(接骨木莓油)沸油浇淋伤口或用火红的烙铁烧灼伤口,期望经过如此"除毒"和结痂来达到止血的目的。法国外科医生帕雷1537年在前线当军医时,在沸油用完的紧急情况下采用了自制油膏(松节油、玫瑰油和蛋黄混合而成)代替,发现其疗伤效果远胜沸油。此后,他配置了多种不同的药膏治疗枪伤,通过反复试验彻底否定了枪伤有毒的观点。1693 年,清朝康熙皇帝染上疟疾,身边的洋教师建议使用"耶稣会粉"(金鸡纳霜)。颁旨验药后 3 名疟疾患者不同时间(发作前后及发作当时)服药有效,后来 4 名健康志愿者服用后确认安全性。该试验没有作为医学试验出现在专业著作里,而是被记录在信函交流中(Jean de Fontaney 于 1703 年 2 月 15 日致 Francois de la Chaise 信函)。1747 年,英国海军医生 James Lind 开展了第一个严格意义上设置了对照组的坏血病治疗临床试验,为大家所熟知(表 16.8)。

表 16.8　对照研究和安慰剂使用的重要事件概览

时间	事件概述
对照研究	
公元前 605—562 年	古巴比伦王要求大家的饮食只能是饮酒吃肉,但几位有皇家血统的孩子坚持食用面包和水。一段时间后,发现吃面包和喝水的人显得更加健康。这个比较被看作最早的对照研究。
1061 年	宋代苏颂所著《本草图经》中记录了鉴别人参的试验,可看作进行药物比较时最早采用对照的文字记载。
1537 年	法国外科医生帕雷(Ambroise Pare,被誉为"现代外科之父")在前线沸油用尽之际,应急采用自制油膏(松节油、玫瑰油和蛋黄混合而成)代替。形成鲜明对比的是,相比沸油浇淋伤口的传统标准方法,油膏法既温和且效果更好。
1693 年	康熙染上疟疾,洋教师建议使用"耶稣会粉"(金鸡纳霜),颁旨验药:3 名疟疾患者不同时间(发作前后及发作当时)服药都有效,后来 4 名健康臣子服用后确认安全性。
1747 年	1747 年 5 月 20 日(后来 5 月 20 日被定为国际临床试验日),随船出海的英国海军林德医生(James Lind)将 12 名患严重坏血病的船员分为 6 组(包含民间疗法在内的不同治疗方法),系统临床对比后表明"橙子和柠檬"组是明确的优胜者。尽管缺乏现代临床试验的严谨性,但这是第一个具有说服力的对照设计临床试验("Treatise on Scurvy"于 1753 年出版;1795 年英国海军舰队开始例行供应柠檬汁/橙汁——直到 20 世纪早期人们才明白柠檬和橙子对坏血病真正起效的成分是维生素 C)。
19 世纪	法国医生、病理学家皮埃尔·路易斯(Pierre-Charles-Alexandre Louis,被誉为"临床流行病学之父",运用"数值计算法"创立医学统计学)在结核和伤寒研究中体现了流行病学对比和群体思想,强调患者相似性的重要性及群体(而不是个体)比较的重要性。
20 世纪后	皮埃尔·路易斯提出的"除治疗措施外,其他条件均相同"的设置对照思想在随机对照临床试验中真正得到贯彻实施。
安慰剂使用	
1800 年左右	John Haygarth 建议医生朋友 William Falconer 公正评估 Elisha Perkins 医生于 1795 年发明的专利产品铂金斯吸引器(Perkins Tractor,一种锥形的金属棒),即以木头仿造品为对照,观察氪金制造的金属棍是否能通过所谓"电物理作用力"而缓解患者症状。
1863 年	人们开始发现安慰剂(placebo)在临床试验中的作用。伦敦 Guy's 医院的 Gull 医生在 21 例风湿热患者的治疗中使用了薄荷水,证实了安慰剂治疗在评估疾病自然病程和自发痊愈中的重要性。
1933 年	Evans 和 Hoyle 开展了第一个使用安慰剂对照评价治疗心绞痛药物的临床试验。

（续表）

时 间	事 件 概 述
1955 年	Beecher HK 发表"The Powerful Placebo"为题的论文（JAMA，1955，159：1602 - 1606），明确提出安慰剂效应，文中通过汇总 15 项研究包含 1 082 名患者的数据，显示安慰剂平均有效性可达 35%。
20 世纪 60 年代后	安慰剂在临床试验中的真正应用开始于 20 世纪 60 年代。FDA 规定只有强于安慰剂效应的药物作用才能认定为有效药物。

早在 18 世纪，苏格兰的爱丁堡皇家医学院院长卡伦（William Cullen）在遇到无法救治的患者时，为了抚慰病患，就给他们服用剂量减小的治疗药物。他并不认为这种做法能治好疾病，但相信让患者服用安慰剂有助于纾解症状。在 18 世纪后期，"安慰剂"（placebo）一词从宗教词汇变成为医学术语，用来指称"本身没有特定疗效的方法或药物"。19 世纪，一些医学词典中给出了安慰剂的具体定义。1800 年 John Haygarth 报告了金属棍是否有电磁作用的试验，尽管他没有明确提出安慰剂效应的概念，但有了与现代安慰剂效应相似的观点。到 20 世纪，明晰安慰剂效应后，设置安慰剂对照逐渐广泛应用于临床试验。表 16.8 概述了关于对照和安慰剂的认识及其应用的重要节点和事件。

（二）设置对照组的意义和原则

患者接受治疗后病情的好转是反映治疗效力最直接的证据，但是既往大量研究发现，病情的好转并非均与接受治疗措施相关，也可能完全由非处理因素所导致。常见的非处理因素干扰包括三类：①疾病的自然转归：部分患者在与疾病斗争过程中可能自然好转甚至痊愈。例如，患者若在自限性疾病自然好转阶段接受治疗，到头来是治愈抑或自愈？很难说明治疗措施的有效性。②向均数回归（regression to the mean）：人体内任何随时间波动的指标，即使不进行治疗处理，在之后的连续测量中，这些指标（如血压、血糖等）也有趋近均值或正常值的现象。③安慰剂效应（placebo effect）：指患者虽然接受的是无效的治疗，但却"相信"治疗产生了期望的效应，症状得到舒缓的现象。现代神经生物学研究提示安慰剂效应有神经内分泌机制介导的可能。安慰剂效应的机制决定了其作用的发生是不稳定和无规律的，甚至会有反安慰剂效应（nocebo effect）的发生，即患者认为所给了的治疗不会产生期望的效应，不良主诉反而会增多。以上这几类非处理因素导致的"病情变化"，与所研究的治疗措施无关。由此可见，只有区分开非处理因素的作用，真实的治疗效果才能被揭示。因此，绝大多数情况下，尤其当治疗措施的效应不是压倒性优势时，不设对照组而仅靠单个治疗组无法客观真实反映治疗措施的有效性和安全性。

为了解决区分非处理因素对疗效影响的问题，临床试验设计中的关键性措施是设置对照组。对照组设置的基本原则是除研究因素外，其余一切因素应具备和试验组对等的条件，即对照组与试验组同质、可比，否则试验就可能引入偏倚。因此，通常要求试验组和对照组始终处于同一时空中同步进行临床试验。

（三）对照的基本类型

临床试验中对照组的常见设置有五类：空白对照（no-treatment control）、安慰剂对照（placebo control）、阳性药物对照（active control，positive control）、剂量-反应对照（dose-response control)和外部对照(external control)。

1. 空白对照

空白对照是指未给予任何处理的对照组,也称为无治疗对照。空白对照并未给予任何主动干预,常常是非盲态的,从而可能影响到试验结果的正确评价,在实际临床试验工作中较少使用。因此,空白对照仅见于:①由于处理手段非常特殊,安慰剂盲法试验无法执行,或者执行起来极为困难。例如试验组为放射治疗、外科手术等;②试验药物的不良反应非常特殊,以至于无法使研究者或受试者处于盲态,而此时使用安慰剂对照几乎没有意义。

2. 安慰剂对照

临床干预效果可以理解为生理效应和心理反应两大部分所组成。安慰剂对照设置的目的在于应对研究者、受试者、参与有效性和安全性评价等工作人员由心理因素导致的主观期望效应,最大限度地减少上述安慰剂效应或反安慰剂效应所致偏倚。安慰剂效应常见于功能性疾病领域或者有效性和安全性评估内容包含主观判断的情形,例如疼痛、精神疾病及神经心理治疗等治疗领域,而较少出现在内分泌及免疫系统等疾病治疗领域。只有强于安慰剂效应的药物作用才能认定为有效药物。美国 FDA 规定,在不违背伦理原则的前提下,任何临床试验都应该尽力排除安慰剂效应。2013 版赫尔辛基宣言第 33 条对安慰剂使用也进行了专门论述:

2013 版赫尔辛基宣言第 33 条:

安 慰 剂 使 用

一种新干预措施的获益、风险、负担和有效性必须与已被证明的最佳干预措施进行对照试验,除非出现下列情况:在缺乏已被证明有效的干预措施的情况下,在研究中使用安慰剂或无干预处理是可以接受的;或者有强有力的、科学合理的方法论支持的理由相信,使用任何比现有最佳干预低效的干预措施、或使用安慰剂、或无干预处理对于确定一种干预措施的有效性和安全性是必要的;并且接受任何比现有最佳干预低效的干预措施、或使用安慰剂、或无干预处理的患者,不会因未接受已被证明的最佳干预措施而遭受额外的、严重或不可逆伤害的风险。

要特别注意,对这种选择必须极其谨慎以避免滥用。

由此可见,使用安慰剂对照时细节上需要注意:①当使用安慰剂对照不会延误病情或不会延误治疗时才是适合的选择。②安慰剂不仅具有潜在的显著治疗效果,而且也可能产生不良反应。③手术类、针灸类临床试验中实施假手术、假针也可以视为排除安慰剂效应的有效措施。

药物临床试验中安慰剂完全模拟试验药物,其剂型、大小、颜色、重量、气味、口味等都与试验药物尽可能保持一致,区别在于不含试验药物的有效成分。使用前需要药检部门出具检验报告。有了感官上难以辨别的安慰剂对照,才方便结合双盲等技术消除主观上有意或无意所致偏倚,后续将会详细介绍盲法相关内容。

3. 阳性药物对照

如前所述,当所研究的适应证尚无有效药物治疗等情形下,使用安慰剂对照并不存在伦理问题;若已有上市药物,而该药物已经给受试者带来一定的益处(如防止对患者的损害,减少复发和死亡），这时再用安慰剂对照就存在伦理问题。此时，可以设置阳性对照，即采用已上市的有效药物作为试验药物的对照。作为阳性对照的药物必须是疗效肯定、医学界公认或药典中收载的。如果有多种阳性对照药物可选，则应选对所研究的适应证最为有效、安全的药物。试验药物与阳性对照药物之间的比较需要在相同条件下进行，阳性药物对照组使用的剂量和给药方案必须是该药最优剂量和最优方案。

4. 剂量-反应对照

剂量-反应对照是指将试验药物设计成几个剂量组，受试者随机地分入一个剂量组中，该对照类型又称为多剂量对照。它可以包括或不包括安慰剂对照即零剂量（zero-dose）。剂量-反应对照主要用于研究剂量与疗效、不良反应的关系，常见于Ⅰ期和Ⅱ期临床试验。剂量-反应对照有助于回答给药方案中采用的剂量是否合适。剂量-反应关系一般呈 S 形曲线关系，选用的剂量最好是从曲线之拐点向两侧展开，因其斜率较大，剂量的改变会使疗效和安全性反应更加灵敏，从而易于获得精确的结论。量效关系研究中也可以包括一个或多个剂量的阳性对照组。

5. 外部对照

外部对照（external control）是以本临床试验受试对象之外的观察数据为对照来评价所研究措施的干预效果。有的罕见疾病或新发疾病患者很少见，而所研究的新药疗效可能相当显著；有些疾病严重威胁人类健康（如 AIDS、恶性肿瘤），临床上还没有满意的公认治疗方法（因而也没有合适对照），根据前期研究基础所研究的新药值得期待。上述这些存在亟待解决的临床需求情况下，可以使用外部对照，相当于开展单臂试验（single-arm study），即仅有一个试验组的研究，没有为试验组设置同一时空下的对照。

外部对照可以是历史数据，此时称为历史对照（historical control），即以本研究团队或外部团队的既往稳定的研究结果为参比基准进行评估；外部对照也可以是其他研究外部平行观测所获得的数据。不管采用哪种外部对照，因为很难评估研究间差异的影响，自然也无法采用随机分组和盲法来减少偏倚，外部对照受试者与本试验内部受试者的可比性很差，所以其应用十分有限。外部对照常用于探索性研究或一些无法采用同期平行对照的医疗器械临床试验。

以上是临床试验中常见五种对照类型。对照组的选择并非局限于单一对照类型，有时根据实际需要，对照组也可以采取多种对照类型组合的模式。常见于多个对照组、三臂试验以及加载研究。多个对照组是指一个临床试验根据实际情况设立多个对照组，以分别排除不同混杂因素的干扰。三臂试验（three-arm study）是指在一个阳性药物对照的临床试验中，增加一个安慰剂对照组，就形成试验药物、阳性药物对照及安慰剂对照的三个组别试验，常用在非劣效比较类型的试验。

加载研究（add-on study）是指在安慰剂对照试验中，从加强伦理性考虑，可以在每个受试者都给予一种标准治疗（standard drug 或者 standard-of-care）基础上增加干预措施，安慰剂对照试验的设计方案就成为：试验组是"标准疗法＋试验药物"，对照组是"标准疗法＋安慰剂"。可见加载研究所呈现的有效性和安全性是一种联合疗法的结果，当试验药物与标准治疗药物具有完全不同的药理机制时，加载研究是合理选择。通常见于这两种情况：一种标准治疗已经被证实能够降低死亡率、复发率等，受试者在这种标准疗法中肯定受益大于风险，需要继续保持；或者一种标准疗法虽然效果不是很明显，但已证实受试者不能脱离这种标准疗法，如抗肿瘤、抗癫痫和抗心力衰竭治疗领域的新药研究。

二、重复

重复是指在相同条件下进行多次实验或多次观察，以提高研究的可靠性。重复原则的具体内容详见前面"临床研究概述"一章相关内容。简言之，基于不同视角，科学研究可重复的含义涉及三个不同层面：①针对单项研究本身所需要重复的样本量（sample size）；②针对同一问题，一项研究结果或结论能被其他独立的重复研究所支持；③单项研究自身的分析结果能够被重现。其中开展一项具体临床研究时，需要通过重复一定的样本量才可以得到随机误差估计量，才能据此进行统计学检验和刻画效应估计精度。以下着重讨论在临床试验方案制定时样本量估计的相关内容。

临床试验中所需的样本量应具有足够大的统计学检验把握度，确保对所提出的问题给予一个可靠的回答。因而需要事先进行样本量估计（sample size estimation），即综合本研究相关的各种因素，计算出满足研究结果准确性和可靠性所需要的合适样本大小。临床试验的样本量大小取决于研究目的、试验类型、假设检验和相关统计参数等，综合考量这些因素（表16.9），正确选择计算方法估计样本量，才能做到"心中有数"去实施研究，有一定把握去检验预先设定的研究假设。

表 16.9　临床试验样本量计算的影响因素

影响因素	影　响　解　释
研究目的	临床试验的主要研究目的包括评价药物的有效性和安全性，样本量估计基于主要终点指标进行计算
试验设计类型	各设计类型，对照类型和所需参数不同，因而样本量估计方法有所不同
假设检验类型	① 单/双侧检验：根据假设检验有无特定方向，选择单/双侧检验，其他参数一致的情况下，双侧检验的样本量大于单侧检验； ② 比较类型：不同比较类型，界值和相关参数不同，样本量计算有所不同
主要评价指标	① 指标类型：定性、定量及生存资料的样本量估计方法不尽相同； ② 单一/多指标：多指标情境下，根据各指标计算样本量，择其最大者
效应量(δ)	① 效应量(δ)：组间效应差异越大，所需样本量越小； ② 变异程度(σ)：评价指标变异程度越大，需要的样本量越多
统计学参数	① 统计学检验水平(α)：α 决定置信区间($1-\alpha$)的大小，α 的取值通常为双侧0.05或单侧0.025； ② 检验效能($1-\beta$)：效能越大，相应的样本需求越大，β 通常取0.2或0.1
其他因素	协变量、脱落率等因素对确定最终计划入组的样本大小有影响

样本量估计的一般步骤为：确定临床研究的目的之后，首先考虑试验设计和假设检验类型，其次为主要研究指标和效应量［常见效应量：均数差值、率差/比值（OR/RR/HR）、相关系数及回归系数等］，然后根据试验特点定义统计学参数，再应用正确的样本量估计方法计算出所需合格样本大小。示例：两样本均数比较（当 $n_1 = n_2$，即等比例时）所需合格样本量可用公式 16.1 计算：

$$n_1 = n_2 = 2\left[\frac{(z_{\alpha/2} + z_{\beta})s}{\delta}\right]^2 \qquad (16.1)$$

上式中 $z_{\alpha/2}$ 为标准正态分布的双侧界值，z_{β} 只取单侧界值；s 为两总体标准差 σ 的估计值（一般假设二者标准差相等）；δ 为组间均数差值。计算得到合格病例数后，根据试验实施过程中具体情况，例如入组时筛选情形、入组后脱落、剔除和依从性等情况，对计划入组的总样本量进行适当调整。目前，临床试验常用的样本量估计专用工具有 PASS、nQuery 及 SAS/PSS 等。

探索性临床试验或预试验可不进行样本量估计，但必须说明具体理由。在确证性临床试验中必须事先基于主要终点指标进行样本量估计，其参数的确定主要依据已发表的资料或探索性试验的结果来估算，其中所预期疗效差值还应大于或等于在医学实践中被认为是具有临床意义的差异。研究目的中明确进行亚组分析，则应保证样本量达到亚组分析的最小样本量。临床试验各组样本量相等时检验效能最大；若组间例数不等时样本含量需要校正，通过适当增加样本量确保同样的检验效能。

临床试验中样本量估计是一个成本效益和检验效能的权衡过程。若样本量偏大，虽然样本估计值接近总体参数，然而大样本会增加试验成本和实施难度；若选择过小的样本量，估计的精度和检验效能又无法保证。除此之外，在研究方案设计阶段，还需要平衡精确度和经费的关系，考虑实际试验的可行性，不能一味追求大样本量带来的高精确度。

三、随机化与盲法

随机化是 RCT 的根本性原则，是有效性和安全性评价的统计学推断基础。正是随机化原则在临床试验中的贯彻，推动了临床试验方法学走向成熟。盲法（blinding）是临床试验中，防止研究相关人员知晓随机化分组信息的措施。随机化和盲法相结合，可有效避免处理分组的可预测性，控制对受试者分组的选择偏倚；尽可能避免临床试验过程中辅助医护和结局评价等方面的组间系统性差异。

（一）随机化分组和盲法的起源和发展

1662 年，比利时医生 van Helmont 提出了成组随机的思想。1816 年，一项评价放血疗法效果的大型对照试验是至今为止发现的最早采用随机化分组思想的临床试验。临床试验中，盲法的使用早于随机化分组。1799 年，英国医生 John Haygarth 对风湿患者的治疗试验，是较早采用盲法的临床试验。20 世纪后半叶，随机化分组和盲法在临床试验中得到广泛应用。随机化分组和盲法的简要发展见表 16.10。

表 16.10　随机化分组和盲法的重要事件概览

时间	事件概述
随机化分组	
1816 年	Alexander Hamilton 描述了一项评价放血疗法效果的大型对照试验，是采用交替方法产生对比组的最早记载之一。在第二次世界大战期间，交替分配仍然被认为是一种令人满意的治疗分配形式，例如，英国医学研究理事会（The Medical Research Council，MRC）对抗生素棒曲霉素治疗普通感冒的研究。交替分配可减少主观偏向较好实现组间均衡，可视为随机化分组思想的雏形，但并未真正实现随机性。

(续表)

时间	事件概述
1931 年	James Burns Amberson 及同事在 1931 年发表关于肺结核治疗的小规模临床试验论文,该标志性试验开创性地采用抛硬币法将 24 名患者即 12 对(分组前先按年龄和疾病严重程度配对)随机分组:一组采用硫代硫酸金钠治疗(1925 年开始竟然流行了大约十年),另一组是不用该药(注射蒸馏水)的常规护理对照。该试验还采用了盲法:只有 2 名研究设计者和主管病房护士了解分组情况,而患者不知情。
1935 年	英国统计学家费希尔(Ronald Aylmer Fisher)在农业实验中引入随机化,1925 年出版"Statistical Methods for Research Workers"著作,明确了实验设计的随机化原则。1935 年出版划时代意义的"The Design of Experiments",对随机化作了系统阐述,并指出随机化是统计分析的前提条件。费希尔提出的试验设计三原则:重复、随机化和区组控制。
1937 年	医学统计学家希尔(Austin Bradford Hill)于 1937 年开始在 Lancet 撰文介绍"Principles of Medical Statistics"(1962 年,希尔出版了专著"Statistical Methods in Clinical and Preventive Medicine"),提出严格遵守随机化是临床试验的必要条件,奠定了临床试验方法学的理论基础。
1946 年	英国医学研究理事会(MRC)于 1946 年开始计划一项被奉为里程碑性质的经典试验:链霉素治疗肺结核的随机双盲对照试验。MRC 的 15 位成员之一及主要研究设计者希尔(Austin Bradford Hill)采用随机数字表产生随机序列号进行随机分配,并通过密闭信封保存随机序列号。1948 年研究结果在 BMJ 发表,该研究可视为现代随机临床试验的奠基石,此后的临床试验普遍采用随机分组和分配隐藏措施保证随机化过程的完整性和各研究组均衡可比。
盲法实施	
1784 年	法国国王路易十六组织了 Benjamin Franklin 牵头的委员会评估当时巴黎最受欢迎的治疗师 安东 · 梅斯梅尔(Franz Anton Mesmer)的"动物磁力疗法"(Animal magnetism)是否真的有效:要求受试者蒙住眼睛,实现受试者"盲法"。
1799 年	英国医生约翰 · 海加斯(John Haygarth)用两种材质不同的设备分别对 5 名和 10 名风湿疼痛患者进行了治疗,该研究被认为是较早采用盲法(blinding)的临床试验。
1880 年	密尔沃基医学院分别用顺势疗法和安慰剂(糖片)治疗慢性病患者,这是最早的双盲试验(double-blind trial)。
20 世纪 60 年代后	盲法开始在临床试验中得到广泛应用。20 世纪 60 年代末,双盲方法成为美国 FDA 批准新药的强制性要求。

(二) 随机化

RCT 中随机化原则体现为随机分组,是指每位研究参与者均按预设的可能性(当组间样本数量分配比例相等时即为同等机会)被分配到试验组或对照组中的实施过程。实施随机化的目的是使分配过程不受研究者和/或试验参与者主观意愿的影响,避免选择偏倚;各种影响因素(包括已知和未知的混杂因素)除了存在机遇性不均衡外,严格实施随机化会自然导致处理组间的基线分布趋于均衡,确保组间可比性;正确实施随机化可量化随机误差,是统计学方法应用的前提条件。

临床试验随机化具体实施时,通常是依据试验方案预设的样本量预先生成可重现的随机化序列,然后据此依次入组试验参与者。随机化完整过程包括两个相互关联的过程:生成适合的随机分配序列和贯彻适当的分配隐藏机制(图16.9)。其中随机化分配隐藏相关技术不断演进,包括传统的不透明信封法和目前常用的交互式网络中央随机化方法,只要遵循分配隐藏要求严格执行相关措施,几乎所有RCT都能在随机化实施前和实施过程中有效防止分配序列的直接暴露或间接破坏。成功实施随机化的前提是保持随机化完整性,除了严格落实分配隐藏,需要引起重视的是正确使用随机化方法生成不可预测的分配序列。RCT中分配序列的不可预测性(unpredictability)是随机性的本质体现。假若特定随机化方法生成的分配序列随机性差,即可预测性高,在开放性试验或者具有可识别信息(比如某组用药特定的即时或近期不良事件)的双盲临床试验中,研究者往往能根据先前参与者的分组结果,猜测或轻松确定后续参与者的干预分配。为避免因利益冲突或同情用药等主观愿望影响参与者的组别分配而增加选择偏倚风险,需要充分重视随机化方法学严谨性和规范实施,确保随机化完整性。

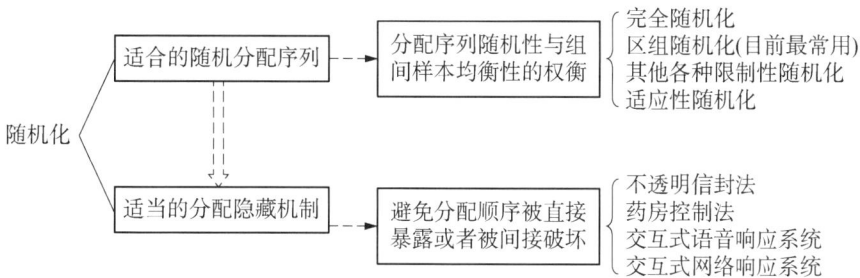

图16.9　随机化完整性所包含的两个过程

为了防止分配序列的可预测性,同时尽可能减少整个随机化过程中组间样本数量不均衡的影响,新的随机化程序不断涌现。既往随机化方法往往可划分为四大类:完全随机化(complete randomization,又称简单随机化:simaple randomization)、限制性随机化(restricted randomization)、应答适应性随机化(response-adaptive randomization)和协变量适应性随机化(covariate-adaptive randomization)。表16.11归纳了目前一些常用随机化方法的应用和特点,其他随机化方法具体内容请参阅相关文献。

表16.11　常见随机化方法的应用实现和特点

项目	原理	特点
完全随机化	独立于其他受试者分配结果,以特定概率将受试者分配到每个治疗组,受试者随机分配到各个治疗组的概率与受试者的基线特征或预期结局等因素无关	是随机性最好的随机分配方法;一些简单易行的如抽签和掷硬币法的随机过程因无法重现而较少采用;简单随机化法容易出现组间样本量不均衡
区组随机化	根据受试者入组时间顺序划分区组(区组长度可固定或可变化),各区组内受试者按事先确定的比例随机分配。可确保在整个临床试验过程中组间样本数量的均衡,避免时间趋势对研究结果的影响	目前最常用的限制性随机化方法,区组大小固定时分组的可预测性较高,可以结合中央随机化系统,选择较大或可变区组长度;或者替换为不可预测性方面表现更好的方法,例如三明治混合随机化方法

项目	原理	特点
分层区组随机化	根据影响试验结果的重要因素进行分层,各层再应用区组随机化方法进行随机分配	有助于保持分层因素的组间均衡性。分层因素不宜超过3个
最小化法	事先确定重要协变量,将当前受试者以较高的概率随机分配至能够使得组间基线协变量不均衡性最小的组别;需要事先阐明分组概率的计算方法	协变量适应性随机化中最常用的方法,能确保多个预后因素组间分布均衡。应采用合适的方法减少可预测性,并注意避免增加Ⅰ类错误率

(三) 盲法

从具体参与方而言,临床试验包括受试者方(受试者及其委托的人员)和研究者方(申办者及其委托机构、临床试验机构、其他第三方机构等的人员)。如果在临床试验过程中试验相关人员知晓治疗分组信息,可能会导致有意或无意的心理因素在医护操作层面上产生组间差异性影响,进而导致试验结果发生偏倚。例如,若研究者提前知晓随机化分组信息,可能会倾向性地选择入组受试者产生选择偏倚,或者会影响医疗照护措施差异性及影响有效性和安全性的客观评价而产生信息偏倚。

与随机化相结合的盲法是随机对照临床试验中非常重要的偏倚控制措施。设盲的目的是确保临床试验各方人员在整个试验过程对随机化分组保持盲态,即不知晓受试者的治疗分组信息。研究者的盲态保持能够尽可能减少选择偏倚、以一视同仁的态度和统一规范的方法去诊治护理、资料收集、整理分析所有受试者信息。受试者不知晓接受何种治疗手段,可以提高受试者遵守试验方案的依从性,在疗效预期和安全性报告方面减少心理因素和主观影响。盲法思想应自始至终地贯彻于整个临床试验中,以最大程度地控制试验偏倚。

根据设盲程度的不同,临床试验的盲法分为双盲、单盲和开放等形式,其设盲措施和盲态保持程度有所差别。双盲试验是指在临床试验中受试者方和研究者方对受试者的治疗分组信息均处于盲态。双盲是最严格的盲法,在具有可行性且不存在伦理问题时,原则上临床试验应尽量采用双盲设计。在最严格的双盲试验中,从盲底产生、药物编码、受试者用药、数据监查、数据管理到统计分析等过程受试者和研究者对处理分组都应保持盲态,直到达到了预先定义的揭盲条件。其中安慰剂的设置为药物临床试验的双盲提供可能,能够确保试验药和对照药在各种特征(剂型、形状、颜色及气味等方面)的一致性。而当试验药和对照药的剂型和/或给药方法不同时可以采用双盲双模拟技巧(double blind double dummy trial technique)。

当双盲实施起来有相当的困难或根本不可行时(例如医疗器械或新式手术治疗对比研究等),可以采用单盲甚至开放性试验,其理由必须在试验方案中详细说明。单盲试验是指受试者方对受试者的治疗分组信息处于盲态。即便如此,也应尽可能缩小研究者方中知道受试者的治疗分组信息的试验相关人员范围。在双盲试验和单盲试验均难以实施的情况下,方可考虑采用开放试验。开放试验是指受试者方和研究者方均知道受试者的治疗分组信息。尽管所有试验人员均知晓受试者的治疗分组信息,但是开放试验中也应尽可能采用一些合适的设盲措施将试验偏倚降到最低。

根据临床试验确定的盲法选择合适的设盲措施,在方案中明确规定接触盲底人员的范围,并预先制定及严格执行盲态保持标准操作规程。以药物临床试验为例,常见的设盲措施包括随机分组的分配隐藏及随机编号编码、安慰剂模拟、揭盲前研究参与人员对分组信息的盲态保持、盲态数据审核和采用独立评价机制进行盲态评价等。其中,常用的分配隐藏的方法如前所述有信封法、交互式应答系统及中央随机化等。

按照临床试验方案规定,在数据库锁定、统计分析人群划分明确及统计分析计划定稿完成后,将揭晓受试者的治疗分组信息以进行分析和总结,称为揭盲。应预先规定参与揭盲人员并制定详细的揭盲标准操作规程。在临床试验中常见的揭盲措施有:①紧急揭盲,是指按照临床试验方案规定,基于受试者安全考虑和其他特殊原因,通过预先制定的标准操作规程,在紧急情况下获得单个或部分受试者的治疗分组信息。②期中分析揭盲,是指在预先设定的期中分析时点上完成数据库锁定、分析人群划分以及定稿统计分析计划后,仅向数据监查委员会及其独立统计团队揭晓受试者的治疗分组信息以进行分析和总结。③终末揭盲,是指按照临床试验方案规定,在数据库锁定、分析人群划分及统计分析计划定稿完成后,揭晓受试者的治疗分组信息以进行分析和总结。其中按照不同设盲方法往往又分为不同揭盲步骤,包括一次揭盲及两次揭盲。例如,试验组对照组为等比例(如 1∶1)的双盲临床试验,一般采用两次揭盲法。两次揭盲具体过程是:数据文件经过盲态审核并认定可靠无误后将被锁定,进行第一次揭盲,此次揭盲只列出每个受试者所属的处理组别(如 A 组或 B 组)而并不标明哪一个为试验组或对照组,由生物统计学专业人员连接临床数据文件后进行统计分析。在统计分析完毕和临床试验总结报告完成后实施第二次揭盲,明确各组实际所接受的治疗。例如,宣布 A 与 B 各自对应的是试验组或对照组。

第五节　临床试验比较类型

在常规的统计学假设检验中通常设定:原假设 H_0 为两组均数或率相等,即相应评价指标“二者相等”;备择假设 H_1 为“二者不等”。可称之为组间比较的差异性检验。当假设检验得到的 $P < \alpha$(例如 $P < 0.05$)时,研究结论是组间差异具有统计学意义,拒绝原假设,从而接受备择假设。当假设检验得到 $P > \alpha$ 时,研究结论是组间差异没有统计学意义。需要注意的是,常规组间比较的差异性检验情况下,当得到 $P > \alpha$ 时,只是表明目前的研究证据不足以拒绝原假设,并不表明要接受原假设或证实了“二者相等”的这个原假设。因而在临床试验中要论证两种药物疗效相等,并不能在常规差异性检验情况下通过 $P > \alpha$ 来说明问题。

在一个具体的临床试验中,根据组间比较目的及不同统计学推断情形往往细分为优效性试验(superiority trial)、等效性(equivalence trial)试验和非劣效性(non-inferiority trial)试验。本节主要通过率的两组间比较来简介临床试验三种常见比较类型。

一、优效性试验

优效性试验是指检验一种试验药物(test drug, T)是否优于对照药物(control, C)的试验,包括试验药是否优于安慰剂、试验药是否优于阳性对照药或剂量间效应的比较。优效性试验的原假设为试验药总体疗效小于或等于对照药的总体疗效,而备择假设为试验药总体疗效优于对照药。当拒绝了原假设即可得出试验药比对照药优效的结论。本节所涉及的评价指标均为高优指标(例如有效率越高表明疗效越好),特别说明的除外。

以两种药物有效率比较为例,其中 T 为试验药的总体有效率,C 为对照药的总体有效率,则优效性即统计学意义上优效的检验假设为:

$H_0: T - C \leqslant 0$(两药疗效相等或试验药劣于对照药)

$H_1: T - C > 0$(试验药优于对照药)

有时研究者希望试验药比对照药优于某一具有临床意义的数值时才认为是优效,这时的优效性即为临床意义上优效,其检验假设为:

$H_0: T - C \leqslant \Delta$(临床上两药疗效相等或试验药劣于对照药)

$H_1: T - C > \Delta$(临床上试验药优于对照药)

此处 Δ 为优效性界值,是指某一具有临床意义的数值。Δ 为 0 时,临床优效性检验即为统计学优效性检验。界值 Δ 主要由临床专家根据临床意义确定,可借鉴临床专业指导原则或共识性要求,或者依据监管机构在相关指导原则的明确要求。后续内容等效性界值和非劣效性界值的确定方法与优效性界值类似。必须强调的是,各比较类型试验的界值必须事先确定,在试验方案中详细说明界值确定依据。

二、等效性试验

等效性试验是指检验一种试验药物是否与对照药物的疗效相当,这里的相当并非指数值上完全一致,而是实际疗效差值在临床可接受的允许范围内,这个范围的两个端点值,称为等效性界值。等效性检验的目的是确证两种或多种治疗的效果差别大小在临床上并无重要意义。因此等效性试验的原假设为总体参数间差别超过或等于一个研究者规定的等效性界值 Δ,而备择假设为总体参数间差别小于研究者规定的 Δ。由于需要在两个方向上同时进行各一次单侧检验,即双单侧检验(two one-sided tests,TOST),只有两个原假设均被拒绝,才可得出两药为"等效"的结论。

以两组某评价指标比较为例,等效性试验的检验假设表述参见表 16.12。

表 16.12 等效性试验的假设检验及说明

级别		检验假设*	说明
原假设		$H_0: \|T - C\| \geqslant \Delta$	试验药优于对照药,其差值大于或等于 Δ
	展开:	$H_{01}: T - C \geqslant \Delta$	
		$H_{02}: T - C \leqslant -\Delta$	或试验药劣于对照药,其差值小于或等于 $-\Delta$
备择假设		$H_1: \|T - C\| < \Delta$	
	展开:	$H_{11}: T - C < \Delta$	试验药与对照药之差不超过 Δ
		$H_{12}: T - C > -\Delta$	

* 等效性试验的统计推断采用双单侧检验,常见于生物等效性试验。

三、非劣效性试验

当确证某个药物疗效时,优效试验(如证明试验药与安慰剂或阳性药相比较的优效性)一般是理想选择。当优效试验不适用,比如使用安慰剂对照不符合伦理要求时,可考虑采用非劣效试验。非劣效性试验是指检验一种试验药物是否不劣于对照药物的试验,目的是确证试验药的疗效即使低于临床上正在使用的阳性对照药,但其差异也是在临床可接受范围内。在进行非劣效性试验时,和等效性试验一样需预先确定界值(Δ),即非劣效界值,是指试验药与阳性对照药相比在临床上可接受的最大疗效损失。非劣效性试验的原假设(H_0)为试验药总体疗效比对照药的总体疗效要差,且两药总体疗效之差大于或等于Δ;而备择假设(H_1)为试验药总体疗效比对照药的总体疗效要好,或者试验药总体疗效虽然比对照药差,但两药总体疗效之差不大于Δ。拒绝了原假设即可得出试验药比对照药非劣效的结论。

以两种药物有效率比较为例,非劣效性试验的检验假设可表述为:

$H_0 : T - C \leqslant -\Delta$(试验药劣于对照药)

$H_1 : T - C > \Delta$(试验药非劣于对照药)

非劣效界值(Δ)的确定是设计的关键,需要由临床专家和生物统计学专业人员共同制定。Δ的确定一般采用固定界值法和综合法。固定界值法的原理是先保守估计出阳性对照的绝对疗效(M_1),再根据M_1确定Δ。M_1的确定采用综合分析法,最常采用Meta分析构建可信区间法(CI)。如果历史资料间同质性较好时可采用固定效应模型,否则宜采用随机效应模型以考虑试验间的变异对阳性对照效应估计的影响。如果没有历史资料可供借鉴,也可采用目标值法确定Δ,如Δ取阳性对照药疗效的$10\%\sim15\%$。阳性对照药的疗效还可以根据文献报道或有目的的医学调查所得,这种调查应委托独立调查机构执行。而综合法不要求预先确定M_1,而是将既往阳性对照药与安慰剂的优效试验和当前试验药与阳性对照药的非劣效试验的数据进行合并或综合,构建一个检验统计量Z来表达试验药是否保留了阳性对照药疗效的一部分。CI和检验统计量Z的具体计算方法,可以参阅相关文献。

等效性检验双侧置信区间等同于两个同时进行的单侧假设检验,而非劣效检验是单侧检验。非劣效/等效检验统计推断一般采用置信区间法。试验组和对照组两组间(高优指标)三种常见比较类型对应的效应差值的置信区间范围如图16.10所示。

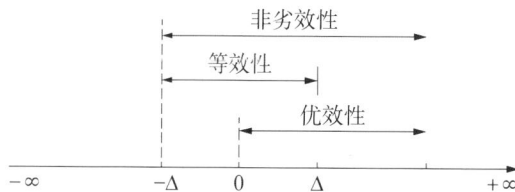

图 16.10　临床试验三种比较类型示意图

在等效性试验和非劣效性试验的试验设计中,阳性对照药的选择要慎重。所选阳性对照药应当是已广泛应用的、对相应适应证的疗效和用量已被证实,使用它可以有把握地期望在目前试验中表现出相似的效果;阳性对照药原有的用法与用量不得任意改动。阳性药物选择时应考虑以下两个方面:①阳性对照有效性需要有既往证据支持,其效应大小应来源于有良好试验设计的文献报道;②阳性对照药物效应来源于历史研究,应考虑既往研究的历史局限性及阳性对照药物效应是否具备稳定性。

第六节　临床试验中其他重要统计学术语

本节内容将介绍临床试验相关的一些重要统计学术语，以便更好地理解临床试验这种研究类型内含的具有一定特色的数据处理过程和统计分析策略。

一、多重性问题

一项临床研究明确研究目的后，会将待解决的临床问题转化为可检验的科学研究假设，针对设定的主要评价指标形成对应的统计学假设，当按研究方案收集整理好数据资料后会围绕主要评价指标进行一次统计学检验。在此过程中，假若原假设（H_0，即无效假设）正确，但假设检验结果却拒绝了原假设 H_0 而接受了备择假设 H_1，所犯的这类错误被称为 I 类错误。在药物临床试验中，相当于真实情况为"药物无效"而经统计推断后却得出"药物有效"结论时所犯的错误。严格把关起见（如同监管机构需要控制假药风险），这种错误概率需要控制在某一水平，该水平称为检验水准或称显著性水准，用 α 表示，临床试验中常常把 α 预设为 0.05。

然而，在一项完整的临床研究中，常常需要经过不止"一次"统计推断对研究结论做出决策，这种多次假设检验所面临的相关问题称为多重性问题（multiplicity issues）。临床试验中常见的多重性问题一般体现在多个终点（如多个主要终点和关键次要终点）、多组间比较、多阶段整体决策、确证性亚组分析、期中分析及纵向数据多个时间点比较分析等方面。这些多重性问题常常会导致总 I 类错误概率（family-wise error rate，FWER）增加。简言之，FWER 是指在同一临床试验所关注的"多个"假设检验中，至少一个真的原假设被拒绝，即至少得出一次错误结论的概率。当不论多次假设检验中哪个或哪些原假设为真，都能将FWER 控制在预先设定的 α 水平，称为强控制 FWER。对于多重检验中某一假设检验的检验水准则称为名义检验水准，又称局部检验水准，用 α_i 表示。

临床试验多重性问题是否会导致 FWER 膨胀应视具体的研究假设而定，不导致 FWER膨胀时不需要进行多重性的调整。针对临床试验中可能导致 FWER 膨胀的多重性问题，所采用的多重性调整的策略与方法取决于试验目的、研究设计、研究假设及其检验方法，通常可以从决策策略（平行策略、序贯策略和分阶段的整体决策策略）、调整方法（调整名义检验水准 α_i）和分析方法（整体或局部假设检验相应的统计分析方法）三个层面考虑。实际工作中各种调整策略及方法各有侧重，各层面的考虑通常会落实到对名义检验水准 α_i 进行调整。因此，结合研究具体情形，尤其是在确证性临床试验中，采用恰当的策略与方法将FWER 控制在合理水平是方案设计和统计分析需要重点关注的内容。详情请参考监管机构公布的针对性指导原则和相关学术文献。

二、ITT 原则及统计分析数据集

在临床试验实施过程中，受试者对既定方案的符合情形或依从程度有所不同：有的在知情同意随机入组后发现违背了入选标准；有的治疗后随访情况超出方案规定，如退出试验、失访或不依从试验治疗方案等。这些受试者是否纳入或怎么纳入统计分析人群是进行统计分析前必须考虑的重要问题。因此,用于统计分析的数据集事先需要明确定义,并在盲态审核时或数据核查后锁库前确认每位受试者所属的分析集,即统计分析人群。

从随机对照临床试验的优势及具体实施过程中严谨程度而言,需要通过保持或最大限度地利用随机化这一优势为统计学检验提供一个坚实的基础。在此,首先需要介绍的是意向性治疗原则(intention to treat principle,ITT)。ITT 是指受试者随机入组后按计划对受试者进行随访和评估,而不考虑其是否依从方案计划的治疗过程,在统计分析时应包括所有随机化的受试者,并按初始随机分配所在处理组别进行统计分析。这一基于所有随机化受试者的分析集通常被称为 ITT 分析集。理论上,遵循 ITT 原则需要对所有随机化受试者的研究结局进行完整的随访,但实际上很难达到这种理想状况,因而临床试验实际工作中常常采用下述分析集进行统计分析。

全分析集(full analysis set,FAS):是指尽可能接近 ITT 分析集的受试者数据的集合,从所有完成随机化的受试者人群中,以合理的方法剔除尽可能少的受试者后得到的数据集。剔除情况通常包括:①重大方案违背行为:如严重违背纳排标准;②随机化后,受试者未接受任何治疗手段或无任何观测数据。做出剔除决定的研究者应当对该受试者组别信息保持盲态,剔除情况必须有合理充分的论证和说明,并在盲态审核时或数据核查后锁库之前以文件形式写明。

符合方案集(per protocol set,PPS):又称为可评价受试者分析集。它是全分析集的一个子集,这些受试者具有良好的方案依从性。纳入符合方案集的受试者一般具有以下特征:①完成事先设定的试验药物的最小暴露量:即符合方案中规定的受试者服用药物的依从性标准;②试验中主要指标的数据均可以获得;③未对试验方案有重大的违背和偏离。

安全集(safety set,SS):是指所有完成随机化的受试者中,至少接受过一次治疗且有安全性评价的受试者组成的分析数据集,用于试验处理措施的安全性评价。

由上可见,临床试验统计分析数据集通常包括全分析集(FAS)、符合方案集(PPS)和安全集(SS)。根据不同试验及相应研究特点,需要在统计分析计划中明确描述这三个数据集的定义,明确对违背方案、脱落/缺失数据的处理方法。在定义分析数据集时,需遵循以下两个原则:①尽可能减少偏倚;②控制 I 类错误率的增加。

实际工作中针对不同分析目的而选择相应的分析数据集。就确证性试验而言,同时采用全分析集和符合方案集进行有效性评价的统计分析,若二者结果一致,则可增强试验结果的可信度;若不同则应对其差异进行讨论和解释。ITT/全分析集和符合方案集在不同比较类型的临床试验中所起的作用不同。一般来说,在优效性试验中,应采用 ITT/全分析集作为主要分析集,其分析结果是保守的,因为它包含了依从性差的受试者而可能低估了疗效。而符合方案集作为主要分析集时可能会高估疗效。在等效性或非劣效性试验中,用 ITT/全分析集所分析的结果并不一定保守,在统计分析时,可以用符合方案集和 ITT/全分析集作为分析人群,两个分析集所得出的结论通常应一致,否则应分析并合理解释导致不一致的原因。

三、估计目标

根据前述 ITT 原则的定义,无论是否依从预定的治疗过程,都应对受试者进行随访和评估,并在分析中使用这些评估。然而,根据 ITT 原则估计治疗效应能否总是代表与监管和临床决策最相关的治疗效应,这个问题仍然悬而未决。为了给申办者、监管机构、患者、医生和其他利益相关方的决策提供正确的信息,应明确描述特定医疗条件下治疗(药物)的获益和风险。如果不能对此进行明确描述,报告的"治疗效应"可能会被误解。

历经多年协调工作,ICH E9 即《临床试验的统计学指导原则》的增补文件 E9(R1)提出了一个结构化的框架(图 16.11),该框架有助于制定适当的试验计划,以明确区分试验目的、估计目标(estimand)、估计方法(estimator)、估计值(estimate)和敏感性分析,这将有助于多学科间的交流与监管沟通。

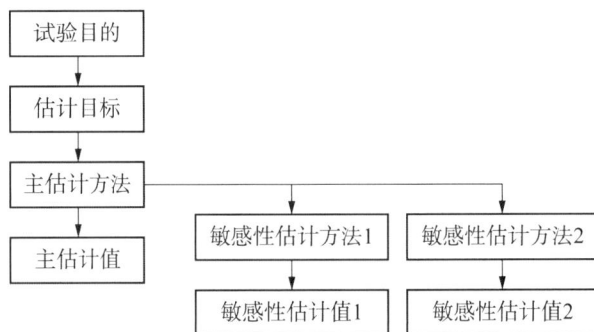

图 16.11 针对既定试验目的协调估计目标、估计方法和敏感性分析

ICH E9(R1)构建的"估计目标"(estimand)是对治疗效应的精确描述,反映了既定临床试验目的所提出的临床问题。它在群体水平上总结了同一批患者在所要比较的不同治疗条件下的结局。依照临床试验方案描述估计目标的定义,每个估计目标应包括五个方面的属性:治疗(处理)、目标人群、变量(终点)、伴发事件及其处理策略和群体层面汇总统计量。

在描述相关临床问题时往往需要先解决伴发事件,以便准确定义需要估计的治疗效应。"伴发事件"(intercurrent events)是指治疗开始后发生的事件,可影响与临床问题相关的观测结果的解读或存在与否。可影响观测结果解释的伴发事件包括终止所分配的治疗和使用额外的或其他治疗,如改变基础治疗或合并治疗、转组治疗;可影响观测结果是否存在的伴发事件包括终末事件,如死亡。

伴发事件的处理策略可以通过治疗(处理)、人群和变量(终点)的精确说明来体现,处理策略的原则是尽可能符合临床实践情况且不夸大待评价药物的疗效。通常有以下五个处理策略:①疗法策略(treatment policy strategy):无论是否发生伴发事件,均会使用相关变量的值;②假想策略(hypothetical strategies):设想一种没有发生伴发事件的情景,体现临床问题的变量值是在所假设的情景下采用的变量值;③复合变量策略(composite variable strategies):伴发事件本身可提供关于患者结局的信息,将其纳入变量的定义之中;④在治策略(while on treatment strategies):关注在伴发事件发生之前的治疗效应;⑤主层策略(principal stratum strategies):认为目标人群是会或者不会发生伴发事件的主层,临床问题仅在该主层中与治疗效应相关。

临床试验方案中应先明确需解决的临床问题,确定试验目的,考虑试验实施的现状是否与所预期的临床实践相同,描述可预见的伴发事件(预估其原因、种类及频次)及其对试验结果解释的影响,讨论处理策略,再构建估计目标。对于给定的估计目标,应采用与其相一致的分析方法（估计方法），使所得估计值可以支持对结果的可靠解读。该分析方法还应能计算置信区间并进行统计学假设检验。最后基于特定估计目标的统计推断，应该对数据的局限以及主估计方法统计模型中假设的偏离进行敏感性分析。

四、敏感性分析

敏感性分析（sensitivity analysis）是指从定量分析角度研究有关因素发生变化后对某一关键指标的影响程度的分析方法。例如，缺失数据是临床试验中常见的一个潜在偏倚来源，当主要疗效指标数据缺失数量较多时，应当采用不同的处理缺失值的方法进行敏感性分析，为主要分析提供支持。如果分析结果与主要分析结果相一致，同时对处理效应的估计也较接近时，那么可以认为缺失数据本身以及处理缺失数据的方法对整体研究结果不产生重要影响；相反，若结果不一致，则应讨论它们对研究结果和试验结论的影响。

在估计目标的框架下，基于特定估计目标的统计推断，应通过敏感性分析来评价数据的局限以及主估计方法统计模型中假设的偏离是否具有稳健性。支持主估计方法的统计假设应明确记录。对于同一估计目标，应该预先规定一项或多项分析来评估这些假设，目的是验证根据主估计方法得出的估计值是否对假设偏离具有稳健性。其衡量标准可以是对假设不同程度的偏离是否会改变结果的统计学或临床意义（如临界点分析）。

对应于特定估计目标的缺失数据，以及与特定估计目标不直接相关的数据，两者之间存在区别，由此在分析中产生了不同类别的假设，需要通过敏感性分析来检查。对于预设的主要估计目标，其伴发事件和（或）处理策略的变更不是敏感性分析，因为伴发事件和（或）处理策略的变更意味着估计目标的改变。需要注意的是，敏感性分析应与主估计方法一起事先规划。研究方案以及统计分析计划应列出敏感性分析内容，研究过程中所做的改动应在研究报告中注明并阐明其合理性。

临床试验方法学相关著述丰富，涉及的统计学相关术语众多，篇幅所限，上述内容仅仅是简要解读了临床试验中的一些重要统计学术语，而且是大量引用了相关协会或监管机构颁布的正式指南或技术要求中的权威表述，以期临床试验相关从业人员领会指南共识并自觉加以贯彻。

第七节　临床试验的意义与展望

人体临床试验的深远意义，根植于科学性与社会性的双重维度。从科学性维度看，通过系统研究去伪存真，不断夯实医学知识体系，推动医学科学发展，彰显其不可替代的科学价值；从社会性维度看，通过对接临床诊治需求，切实提升群体健康水平，直接关乎人民福祉，体现其无可比拟的社会价值。然而，在实现这两种价值的过程中，如何最大化其效益并取得最佳平衡，如何确保医学诊治专业决策的客观性，以及企业新药如何规范申请、公正审批等问题，始终是医学界和监管层面临的重大挑战。经过长期实践探索与深刻反思，国际社会逐步达成了一系列重要共识。

首先，为确保人体临床研究的科学性，必须严格贯彻临床研究方法学严谨性要求。国际医学界已形成明确共识：随机对照双盲的多中心临床试验是获取临床研究最高等级证据的金标准方法。这一共识为临床研究的科学性与可靠性提供了重要保障。

其次,受试者权益保护已成为临床试验伦理的核心要义。这一共识源于人类对历史教训的深刻反思。各国基于自身法律体系,构建了系统完备、可操作性强的伦理规制体系,通过制度化方式确保伦理要求得到切实落实。

此外,监管法规的革新与临床试验的法制化进程,往往受到重大药害事件的深刻影响。这些历史教训推动国际社会形成了更为严格的合规性监管共识,促使各国不断完善临床试验监管体系,以防范风险、保障安全。

这些共识的形成,既彰显了人类医学伦理的进步,也印证了临床试验规范化发展的必然趋势,共同构筑了现代临床试验的基础体系,为医学研究的健康发展提供了坚实保障。然而,这些基于历史经验凝练的科学性、伦理性及合规性共识,在为临床试验提供支撑的同时,也带来了流程复杂化、成本攀升及效率降低等现实挑战。面对这些挑战,我们须深刻认识到,在"效率"与"公平"、"创新"与"监管"之间寻求动态平衡,是实现临床试验高质量发展的核心要义。GCP(临床试验管理规范)不仅是制度层面的刚性约束,更应内化为实践中的行动准则:在科学性与伦理性的双重保障下,通过规范的临床试验获取真实可靠的数据,构建起横向可共享、纵向可传承的医学知识体系;唯有将基础研究的突破性成果通过规范的临床研究转化为临床实践,才能真正造福患者、提升全民健康福祉。

展望未来,临床试验方法学的创新发展与医药器械研发及科学监管将进一步深度融合,并随着技术进步以更加高效、精准的方式迭代演进。这一进程不仅将推动医学知识的积累与传承,也将为人类健康的持续改善提供坚实支撑,不断开创医学研究与健康事业的新篇章。

(谢金亮　翟晶　王炳顺)

第十七章　临床试验实施与转化医学研究

转化医学研究与临床试验作为桥接基础科学探索与临床实践应用的关键纽带,具有极其重要的地位。本章以药物临床试验为例,深入剖析了临床试验的实施流程、各参与方角色与职责,以及确保试验质量高标准的质量控制等内容。随后简要介绍了转化医学研究的核心理念、运作模式及实施要点,旨在加速基础科研成果向临床实践的转化步伐,为整体医疗体系的进步与发展注入强劲动力。

第一节　临床试验实施流程与各方职责

规范的临床试验实施流程是科学评价医学干预措施及临床诊疗产品安全性和有效性的坚实基础。临床试验应遵照《药物临床试验质量管理规范》(Good Clinical Practice,GCP)和《药物临床试验必备文件保存指导原则》中的相关规定,规范实施流程,提升研究质量,在保护受试者权益和安全的基础上,获得科学、真实、准确和完整的临床试验数据。临床研究者对临床试验实施应具有较强的规划性和充足的时间投入。

一、临床试验的一般流程

临床试验的一般流程包括制定试验方案与实施计划、开展临床试验、填写病例报告表、进行数据管理与监查、进行统计分析与临床报告、递交药监局审查、新药/器械/生物制品的上市、研究发表高水平文章或被指南引用(图 17.1)。在整个临床试验的过程中,由研究者作

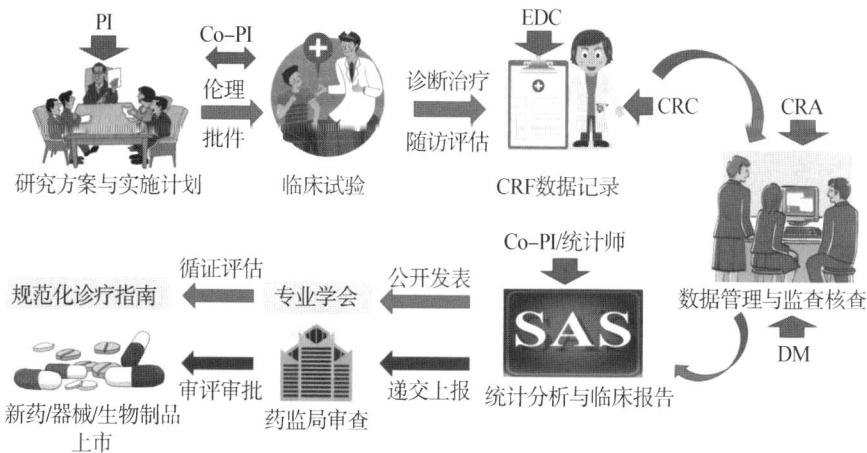

图 17.1　临床试验的一般流程

为实施临床试验的研究现场负责人,对临床试验质量及受试者权益和安全负责。具体实施流程由临床试验中的各个角色协同完成,临床试验中的各个角色与职责的具体介绍如下。

二、临床试验的实施流程

临床试验是一个完整的闭环,是以研究产品为起点,在人体中对药物或医疗器械等进行系统性研究,以评估其有效性和安全性。由于流程的复杂性,从项目的准备阶段、执行阶段,直至项目结题,每一步都需付出大量的工作时间并进行精细的管理。临床试验各阶段需要开展的工作见表 17.1。

表 17.1　临床试验实施的不同阶段工作内容

准备阶段	执行阶段	结题阶段
● 明确临床问题与试验目的 ● 组建研究团队 ● 制定试验方案 ● 制定试验配套文件 ● 递交伦理委员会批准 ● 接受人类遗传资源管理 ● 备案于国家医学研究登记备案信息系统 ● 进行临床研究注册	● 召开启动会 ● 招募受试者 ● 执行方案 ● 采集与管理数据 ● 实施质量控制	● 清理审核数据 ● 实施电子化数据库锁库(如有) ● 统计分析数据 ● 总结研究报告 ● 存档资料

1. 项目准备阶段

(1)明确临床问题与试验目的:

开展一项临床试验,首先需要选题。选题若无临床意义则导致试验没有价值,选题过大则可能会导致耗费过多人力、物力、财力,甚至有无法完成的风险。选题的同时,需要确定一个可以回答的临床问题。围绕该问题形成科学假设,确定研究目的后细化研究构成要素。以干预性研究为例,通常包括如下要素:① 目标的人群或疾病(Patients/Population/Disease);② 干预(Intervention)措施;③ 对照(Control)措施;④ 最主要的结局或终点(Outcome/Endpoint);⑤ 观察/随访时间(Time);⑥ 研究设计(Design)类型;⑦ 开展环境(Setting)。

(2)组建研究团队:

一般而言,一项临床试验的顺利开展,仅凭任何一个单一的角色均无法完成。因此,成功地组建一支专业的、高效的研究团队对整个项目的实施非常重要。研究团队通常包括临床专家、临床流行病学专家、项目管理与质控专家、数据管理与统计师。临床专家和临床研究方法学专家常常是临床研究团队中决定研发走向的指挥员和协调者。上述这些专家从项目开始就建议在一起合作,而不是等到研究出现困难或快要结束时再去咨询相关专家。常见的情况是研究结束后才去咨询方法学家或者统计师,却发现由于种种原因,已经完成的研究资料存在严重的设计缺陷,以至于根本无法达到预期研究目的。

基于某些特定需求,有些临床试验推荐建立和使用数据监查委员会或者临床事件委员会。数据监查委员会又称数据安全监查委员会(Data and Safety Monitoring Board,DSMB)或独立数据监查委员会(Independent Data Monitoring Committee,IDMC)。IDMC 是一个独立的具有相关专业知识和经验的专家组,负责定期审阅来自一项或多项正在开展的临床试验的累积数据,从而保护受试者的安全性、保证试验的可靠性以及试验结果的有效性。IDMC 的职责可以包括以下几个方面:安全性监查、有效性监查、试验操作质量监查、试验设计调整建议等。IDMC 的主要作用是提供建议,而其建议是否被接受则由申办者决定。临床事件委员会(Clinical Event Committee,CEC)也称为临床终点事件评审委员会(Clinical Endpoint Committee,CEC)。CEC 是由独立于试验的临床专家组成的评估委员会。CEC 委员按照统一的评审标准,对试验预期的终点事件进行判定,以保证试验终点的客观性,避免各中心之间事件判定的偏差,是临床试验质量控制的重要环节之一。

(3)制定试验方案:

临床试验方案是临床试验的蓝图,也是主导临床试验质量的核心。它详细规划了整个研究的运行框架,确保试验的科学性、伦理性和可操作性。临床试验方案的撰写可参考《规范临床研究方案内容》(Standard Protocol Items:Recommendations for Interventional Trials,SPIRIT)规范。临床试验方案撰写后,可召开专家委员会会议。若是多中心临床试验,请分中心负责人参加。就项目的伦理、研究目标(科学性及可操作性)、入选和排除标准(研究目标人群的确定)、抽样方法及样本量计算、分组设计及对照组的选择、结局及测量指标、评价手段、随访时间和方式、经费预算、文章发表、专利申报、多中心合作合同等关键问题逐一讨论,形成试验方案初稿。中间需要不定期召开核心专家委员会会议,根据研究者和其他专家的意见不断完善试验方案,一旦形成试验方案终稿,应尽量避免更改。

(4)制定试验配套文件:

主要包括研究者手册、知情同意书、试验流程、操作规程、问卷登记表、调查表或病例报告表(Case Report Form,CRF)、受试者招募文件、受试者管理制度、财务管理制度及研究合同书、研究监查计划、研究统计计划书等。

(5)伦理委员会批准:

任何以"人"作为研究对象的研究均应提请独立的伦理委员会(Institutional Review Boards,IRBs)批准,这里的"独立"是指 IRBs 的组成和一切活动不应受医学研究组织和研究者的干扰或影响。只有获得 IRBs 的批准后,才能正式启动临床研究项目,任何研究方案在启动后的修订都应报请 IRBs 批准,通过后方可实施修订后方案。IRBs 的审批应遵循《赫尔辛基宣言》原则以及贝尔蒙报告三原则,即"尊重、有利、公正"的原则。IRBs 会议重点讨论的内容包括受试者的隐私权、知情同意权、不良事件的监测及处理程序、应急预案、研究相关费用的考虑、补偿等问题。研究开展之前需要经过伦理委员会审批,各医院的伦理委员会都有相应的伦理申请标准操作规程,需根据要求进行材料的准备。

(6)人类遗传资源管理:

人类遗传资源管理的目的是有效保护和合理利用人类遗传资源,维护公众健康、国家安全和社会公共利益。国家支持合理利用人类遗传资源开展科学研究、发展生物医药产业、提高诊疗技术,提高生物安全保障能力,提升人民健康保障水平。开展临床研究项目时,需考虑研究是否涉及人类遗传资源相关使用情况。若涉及采集、保藏、利用、对外提供我国人类遗传资源,须遵照《中华人民共和国人类遗传资源管理条例》相关法规执行。

(7)国家医学研究登记备案信息系统备案:

根据国家卫健委《关于印发涉及人的生命科学和医学研究伦理审查办法的通知》(国卫

科教发〔2023〕4 号)第二十四条规定:所有涉及人的生物医学研究项目在实施前,需要在国家医学研究登记备案信息系统登记备案。根据 2024 年 10 月 1 日起施行的《医疗卫生机构开展研究者发起的临床研究管理办法》第二十六条规定:在医疗卫生机构立项审核通过时,临床研究的有关信息应当按要求上传于国家医学研究登记备案信息系统(简称备案系统,参见第十一章第二节及表 11.6 官网地址)。

为减轻临床研究者的数据重复填报负担,有利于数据的高效利用,国家卫生健康委科技教育司已启动备案系统与中国临床试验注册中心平台对接试运行工作。项目负责人用户在登记备案系统首次上传研究信息时,可以选择在"中国临床试验注册中心网站"公开,则该研究在备案系统中的相关信息即项目负责人填写时显示蓝色的数据项,在最终完成审核后将同步至中国临床试验注册中心网站。

(8) 临床研究注册:

目前国际医学期刊编辑委员会(International Committee of Medical Journal Editors,ICMJE)要求所有的前瞻性临床研究都要在纳入第 1 例研究对象之前进行注册。ICMJE 提出从 2005 年 7 月 1 日起,其成员期刊只发表在公共临床试验注册机构注册了的临床试验论文。常见的注册平台包括美国的 ClinicalTrials 和中国的临床试验注册中心(参见第十一章第二节及表 11.6 官网地址)。

对于已经在备案系统中登记的研究,相关信息将在最终审核后同步至中国临床试验注册中心。自 2024 年 7 月 15 日起,中国临床试验注册中心将不再接受传统医学领域的临床试验的注册。此类研究应在国际传统医学临床试验注册平台(ITMCTR)进行注册(参见第十一章第二节及表 11.6 官网地址)。

2. 项目执行阶段

(1) 召开启动会:

启动会是临床试验正式开始的标志,成功的启动会为临床试验的实施打下坚实的基础,将推进项目的顺利开展。启动会前各方应充分沟通,并做好针对性培训。启动会上明确各方职责分工、各司其职,特别强调专业质控的重要性。启动会须做好会议记录及相关资料保存等。

(2) 招募受试者:

招募临床试验受试者,尤其是招募癌症患者、老年人、儿童、妊娠妇女等特殊群体受试者,对研究者来说是一个难点。为了扩大样本人群,临床研究往往需要通过增加分中心数量、延长招募期或增加招募途径来解决入组难的问题。

(3) 执行方案:

临床试验受试者完成知情同意后,按照既定方案(可能包括实施恰当的随机化)的诊治措施进行诊断和治疗。严格执行方案,确保临床试验结果的真实性和可靠性。

(4) 采集与管理数据:

在临床试验实施过程中,数据采集和管理是重要环节之一。快速准确地获得试验数据,是临床试验特别是大型临床试验成功的关键因素。传统上,临床试验主要通过纸质 CRF 完成数据的收集、整理和管理的工作。使用纸质 CRF 进行临床试验数据收集,数据的可靠性和安全性可能得不到保障,而且数据收集周期较长,数据收集开销大,降低了临床研发的效率,延长了研究周期,同时增加了成本。

近年来,数据获取以电子化病例报告表(Electronic Case Report Form,eCRF)替代纸质电子病例报告表,通过电子数据获取系统(Electronic Data Capture system,EDCs)实现临床试验信息管理的电子化,从而提高临床试验的效率、缩短试验周期、降低成本,更好地保障数据的真实性、准确性和完整性,为临床试验数据采集提供一个高效、便捷、经济的开发环境。

（5）实施质量控制：

临床试验项目一旦启动,除受试者入组进度外,入组质量也是关键问题。对临床试验质量进行控制主要是对试验过程进行有效控制,通过强化管理保障试验操作符合 GCP 规范。结合实际情况建立完善的质量管理体系,通过开展多维度试验管理提高质量控制的实效性。严格规范化的管理和质量控制,能够保证临床试验过程规范、数据可靠、受试者的权益得到最大限度的保障,从而高质量完成临床试验。

3. 项目结题阶段

（1）清理审核数据：

临床试验数据收集完成后,一般组织召开数据核查会议对数据进行审核,检查数据是否完整准确、是否符合预定的标准和规范。

（2）数据锁库：

临床试验中期分析和试验结束的数据审核完成后,为了防止意外或未授权的更改,如果有电子数据库,均需要将数据库锁定,即取消所有人员的编辑权限。锁定数据库前必须向研究者报告,在获得书面签字批准后锁定数据库。

数据库锁定后,如需要重新开锁继续录入数据或对错误数据进行修正,均需获得 DSMB 的批准并详细记录。研究计划书要规定重新解锁的条件和操作流程,例如:中期分析完成后继续开始后半程试验;数据库锁定后新发现遗漏数据或错误等。

由 DSMB 批准授权后,数据库管理员和监察员实施重新解锁。修改完成后数据库记录修改操作,需将纸质授权批件和执行情况记录归档保存。

（3）统计分析数据：

数据锁库后,数据管理员可以导出原始数据,根据统计分析计划书,由专业的独立统计机构或人员进行统计分析。

（4）总结与报告：

及时撰写项目结题报告、发表研究论文,申报专利及研究成果。召开总结会,讨论项目的经验、教训及成果,推动项目成果的推广应用。其中,研究报告的撰写可参考 EQUATOR Network(www. equator-network. org)网站发布的报告指南。临床试验可参考 CONSORT 报告规范。

（5）资料存档：

临床研究实施者需完整、准确地记录临床试验整个过程的相关文件,包括研究计划、研究方案、研究数据、研究结果和统计分析报告等。需要严格遵守相关的法律法规和监管要求,确保资料存档以便后续的审查和验证。资料存档应当选择合适的存储介质和存储设备,以确保文件能够长期保存,并且能够在需要时进行检索和使用。

三、临床试验中的不同角色与职责

临床试验是一门涉及临床医学、检验、伦理学、信息技术、法律、管理和医学统计学等多个学科的综合实践学科。临床试验参与方主要包括研究者、申办方、伦理委员会、合同研究组织(Contract Research Organization，CRO)、临床研究辅助人员等。

1. 研究者

研究者，指实施临床试验并对临床试验质量及受试者权益和安全负责的试验现场负责人。具有以下职责：

(1) 研究者确保有充足的时间、可支配的人员、所需医疗设施的使用权限。

(2) 研究者应当给予受试者适合的医疗处理，如及时处理不良事件(adverse event，AE)和严重不良事件(serious adverse event，SAE)。

(3) 研究者需与伦理委员会沟通，获得伦理委员会和机构的批准。

(4) 研究者应当遵守试验方案。

(5) 研究者和临床试验机构对申办者提供的试验用药品有管理责任。

(6) 研究者应当遵守临床试验的随机化程序。

(7) 研究者实施知情同意，应当遵守《赫尔辛基宣言》的伦理原则。

(8) 提前终止或者暂停临床试验时，研究者应当及时通知受试者，并给予受试者适当的治疗和随访。

(9) 研究者应当提供试验进展报告，及时报告 SAE 和其他安全性事件。

(10) 接受监查、稽查和检查。

2. 伦理委员会

伦理委员会，指由医学、药学及其他背景人员组成的委员会，其职责是通过独立地审查、同意、跟踪试验方案及相关文件，获得和记录受试者知情同意所用的方法和材料等，确保受试者的权益和安全受到保护。

3. 申办者

申办者，指负责临床试验的发起、管理和提供临床试验经费的个人、组织或者机构。具有以下职责：

(1) 申办者应当把保护受试者的权益和安全以及临床试验结果的真实、可靠作为临床试验的基本考虑，采取适当方式保证可以给予受试者和研究者补偿或者赔偿。

(2) 申办者应当建立临床试验的质量管理体系，负责制定、实施和及时更新有关临床试验质量保证和质量控制系统的标准操作规程，基于风险进行质量管理。

(3) 申办者应当指定有能力的医学专家及时对临床试验的相关医学问题进行咨询，应当选用有资质的生物统计学家、临床药理学家和临床医生等参与试验。

(4) 临床试验开始前，申办者应当向药品监督管理部门提交相关的临床试验资料，获得临床试验的许可或者完成备案。递交的文件资料应当注明版本号及版本日期。

(5) 临床试验完成或提前终止，申办者应当按照相关法律法规要求向药品监督管理部门提交注册药物或器械的临床试验报告。临床试验总结报告安全性、有效性数据应当与临床试验实施中取得的源数据一致。

(6) 申办者应当按照要求和时限报告药物不良反应。

4. 合同研究组织

合同研究组织，指通过签订合同授权，执行申办者或者研究者在临床试验中的某些职责和任务的单位。申办者可以将其临床试验的部分或者全部工作和任务委托给合同研究组织,但申办者仍然是临床试验数据质量和可靠性的最终责任人,应当监督合同研究组织承担的各项工作。合同研究组织应当实施质量保证和质量控制。

5. 临床试验支撑体系

开展临床试验是一个复杂的系统工程,需要各关联组织和支撑体系的积极配合才能高效地完成。项目经理(project manager,PM)、临床研究协调员(clinical research coordinator,CRC)、监查员(clinical research associate,CRA)、数据管理员(data manager,DM)和统计师在临床试验开展中起到关键支撑作用,每个角色的具体介绍如下。

(1) 项目经理(PM):

PM 是整个临床试验运营的核心人物,不仅负责整个试验计划制定和资源配备,还负责项目团队内外部的沟通以及协调工作。在试验过程中牵头解决出现的各种问题,控制支出,提供人员培训,保证试验在规定的期限和预算中高质量地完成。

(2) 临床研究协调员(CRC):

CRC 作为申办方和研究机构的协助者,在临床试验的整个运行过程中起着重要的桥梁作用。中国药物临床试验机构联盟 2015 年制订的《临床研究协调员(CRC)行业指南(试行)》,将 CRC 定义为:经主要研究者授权,在临床试验中协助研究者进行非医学性判断的相关事务性工作人员,是临床试验的参与者、协调者。CRC 作为申办者、研究者、受试者三者的联络中心,协助申办者进行质量控制,辅助研究者确保数据真实可靠,保护受试者权益不受损害。

(3) 监查员(CRA):

CRA 是申办者与研究者之间的主要联系人。其人数及访视的次数取决于临床试验的复杂程度和参与试验的医疗机构的数目。监查员应有适当的医学、药学或相关专业学历背景,并经过必要的训练,熟悉国内外法规和规范以及临床试验方案及相关文件。CRA 一般来源于申办方或者合同研究组织,CRA 进行监查的目的是保障受试者的权益,确保试验数据记录及时、真实、完整和可溯源,保证试验遵循已批准的方案和有关法规。CRA 履职情况对于保障临床试验质量具有重要意义。

(4) 数据管理员(DM):

数据管理是临床试验过程的中间环节。在临床试验方案指导下,数据管理员负责保证数据被准确和高效地收集,为后期统计分析工作奠定良好的基础。数据管理员负责以下工作:CRF 设计、数据库的设计和建立、数据输入和归类、数据编辑核查(包括数据质疑、数据清理和数据变更等)、数据轨迹监督(包括数据迁移、编辑轨迹和数据兼并等)、数据库锁定和临床数据管理文档的管理等。在整个数据管理流程中,数据管理员起到了关键作用。在数据管理过程中发现无法解决的数据问题时,数据管理员应向研究者发出质疑表(data clarification form,DCF),请求研究者对有问题的数据做出澄清。

(5) 统计师(Statistician):

统计师的工作贯穿整个临床试验的始终。在项目开始阶段(如研究设计)、实施阶段(如随机化和盲法)和分析总结阶段(如具体统计分析),即从头到尾进行整个研究科学性的把控,对统计方法的正确性和分析结果的准确性负责。统计师的主要工作职责是参与设计试验方案(protocol)、制定统计分析计划(statistical analysis plan,SAP)、根据 SAP 内容制定分析方法、完成统计分析报告的撰写及从统计分析的角度为标准化操作流程提供建议。合同研究组织(CRO 公司)及申办方(医药企业)还会配置临床统计程序员(statistical programmer)辅助统计师完成 SAP 及统计报告图表生成等工作。统计师具体工作内容包括:审阅临床研究方案;参与设计试验方案、计算样本量、随机化等;在临床试验推进过程中,统计师需要和程序员及数据管理员紧密合作,定期对数据质量进行监测,确保数据库质量核查的准确性和一致性;制定统计分析计划,确保统计报告或决策的准确性和及时性;确保统计图表以及报告中文字的准确性,同时确保统计报告中汇总表格与对应源表格的一致性;为其他相关部门提供统计专业技术支持等。

第二节　临床试验实施中的质量控制

临床试验质量控制应当涵盖临床试验全过程,包括临床试验设计、实施、记录、评估、结果报告和文件归档。应树立临床试验质量管理基本理念:质量源于设计。质量控制需由临床试验参与各方来实施和执行,并鼓励临床试验各方从一开始就制定试验执行标准,并按规范要求实施试验。正确产生试验数据,有助于更加高效地完成高质量的临床研究。

一、临床试验质量控制的原则

1. 伦理

临床试验需符合伦理学原则,并在试验开始前获得相关伦理委员会的批准。

2. 科学

进行临床试验必须有充分的科学依据。在进行人体试验前,必须周密考虑试验的目的及要解决的问题,应权衡对受试者和公众健康预期的益处及风险,预期的受益应超过可能出现的损害。

3. 法规

临床试验的所有过程须符合国内外相关法规和监管机构的相关要求。

二、临床试验质量控制的手段

监查与稽查,是临床试验过程中质量控制和质量保证的重要组成部分。检查也是监管部门做好临床试验高质量监管工作的一项重要活动。具体区别如表 17.2。

表 17.2　监查、稽查和检查的区别

项目	监查	稽查	检查
目的	● 保证临床试验中受试者的权益受到保障,试验记录与报告的数据准确、完整无误 ● 保证试验遵循已批准的方案和有关法规	● 依照参考文件评价依从性,从而确保试验数据的可靠性和保护受试者的权益 ● 评价临床试验系统的有效性和提供申办者改进的机会	● 加强药物临床试验的监督管理 ● 规范药物临床试验研究行为 ● 确保药物临床试验质量
实施人员	CRO/申办方委派	不直接涉及试验的第三方人员(一般由申办方委托)	监督管理部门

（续表）

项目	监查	稽查	检查
实施对象	临床试验整体流程	● 对任何涉及临床试验的机构的依从性的评估（资格预先认定） ● 针对法规要求和受试者保护的依从性的评估 ● 通过直接查阅，对参加试验的医疗机构实施试验的适当性、所获得数据的可靠性和文件保存条件的确认	从事临床试验的单位对 GCP 及相关规定的依从性

1. 监查

监查是指监督临床试验的进展，保证临床试验按照试验方案、标准操作规程和相关法律法规要求实施、记录和报告的行动。监查的目的是保证临床试验中受试者的权益得到保障，确保试验记录与报告的数据准确、完整无误，保证试验遵循已批准的方案和有关法规。

国际协调会议（ICH）E6（R2）和《药物临床试验质量管理规范》均明确提出申办者应采用系统的、基于风险的方式对临床试验进行监查，不同情况可考虑采取不同的监查策略，并强调了中心化监查的优势。现场监查是在临床试验现场进行监查，通常应当在临床试验开始前、实施中和结束后进行。对于监查现场的选择和监查程序，可以参考中心化监查的结果来确定。中心化监查是及时地对正在实施的临床试验进行远程评估，以及汇总不同的临床试验机构采集的数据进行远程评估。电子数据采集系统的普遍使用以及统计评估方法的引入，为中心化监查的实施提供了条件。中心化监查是对现场监查的补充，与传统现场监查相结合可提高监查效率，确保临床试验质量。

2. 稽查

稽查是指对临床试验相关活动和文件进行系统的、独立的检查，以评估确定临床试验相关活动的实施、试验数据的记录、分析和报告是否符合试验方案、标准操作规程和相关法律法规的要求。

稽查通常分为常规稽查和有因稽查。常规稽查是每个项目按照一定比例选择相应的研究单位开展常规稽查工作，如组长单位、入组例数较多或试验进度较快的研究单位等。有因稽查是试验过程中发现重大问题、特殊情况等，或接到相关人员举报后应及时开展的稽查工作，如筛选入选比例与其他中心相差较大、AE/SAE 较多、偏离数据较多和方案违背较多等。

3. 检查

检查是指药品监督管理部门对临床试验的有关文件、设施、记录和其他方面进行审核检查的行为。检查可以在试验现场、申办者或者合同研究组织所在地，以及药品监督管理部门认为必要的其他场所进行。

第三节 转化医学的意义

随着疾病谱的转变，医学基础研究的飞速发展仍然不能很好对接与满足临床上患者的需求,基础研究若不以临床价值为导向,并不会带来健康水平的大幅提高。早有报道基础医药科技成果的临床转化率不到 10%,基础研究积累的大量数据亟需进一步解析,基础研究、医药实践和新药开发亟需整合。为了将基础科学的研究者与临床一线的医护人员紧密联合起来,打破基础医学与药物研发和临床医学之间存在的屏障,促进基础分子生物医学研究朝着最有效和最适合疾病诊断、治疗和预防的模式进行转变,"转化医学"的概念应运而生。转化医学的大力推行和进步,不仅有助于医学科技创新体系的建设,还能全面提升医学科技的实用价值,解决现实医疗问题,促进生物医药产业高效发展,创造新的经济增长点。

一、转化医学的概念衍变及模型

1. 概念衍变

1992 年,D. W. Choi. 在《科学》(*Science*)杂志首次提出"从实验室到病床"(bench to bedside)的概念;1993 年美国国立医学图书馆 PubMed 文献检索系统开始出现"转化型研究(translational research)"这一名词;1996 年,Geraghty 在《柳叶刀》(*Lancet*)上首次提出"转化医学(translational medicine)"这一新名词;最具标志性的是 2003 年,时任美国国立卫生研究院(National Institutes of Health,NIH)的院长 Zerhouni 在《科学》(*Science*)杂志上发表了 NIH 路线图["Roadmap(2003)"],强调开展跨学科研究与转化研究,将基础研究的成果转化为有效的临床治疗手段;2008 年,Dougherty 等在《美国医学会杂志》(*JAMA*)撰文,归纳了转化医学的"3T 路线图",进一步明晰了转化医学研究的全过程及其含义。从此,转化医学逐渐成为基础研究与临床研究领域关注的热点之一。

2. 定义及内涵

随着研究的深入开展,"转化医学"的内涵和外延在不断变化。转化医学(translational medicine)是指突破基础医学与药物研发、临床医学之间的屏障,将基础研究所取得的成果快速地转化为临床实际应用的理论、技术、方法和药物。建立在医学基础上从实验室到病床以及从病床到实验室的双向循环过程("bench to bedside" and "bedside to bench","B to B")。《大英百科全书》(2014 年版)将转化医学定义为:"转化医学,又名转化医学科学、前临床研究、循证医学研究或针对疾病的研究,其研究目标是通过已有的新发现与人类疾病的相关性来改善人类健康和延长寿命。"

3. 概念模型

目前转化医学概念概括有三种模型:T 模型(T models)、过程模型(process models)和转化医学全谱段(translational science spectrum)。

转化医学 T 模型(图 17.2)适合对于转化医学进行微观研究,主要包括基础、临床、预防策略与卫生政策等过程。

转化医学过程模型(图 17.3)适合对于转化医学进行宏观研究,关注转化路径和过程,强调重要的、关键的、里程碑式的成就。

美国国家转化科学促进中心(National Center for Advancing Translational Sciences,NCATS)提出转化医学全谱段(图 17.4),将转化研究分为五个要素。要素之间存在两两转化的过程,包括双向六阶段:基础研究—临床前研究—临床研究—临床应用—社区应用—医疗政策。

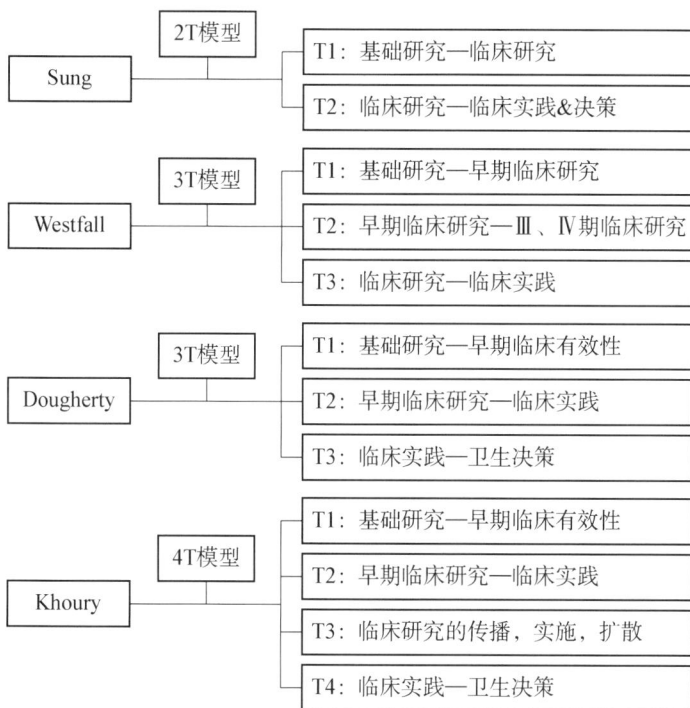

图 17.2　医学转化"2T、3T、4T 模型"

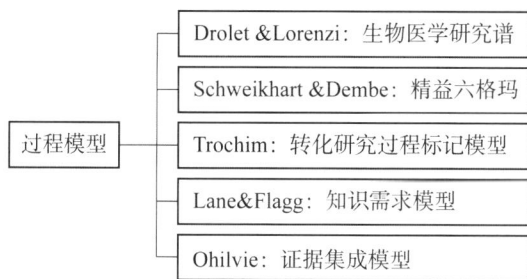

图 17.3　医学转化"过程模型"

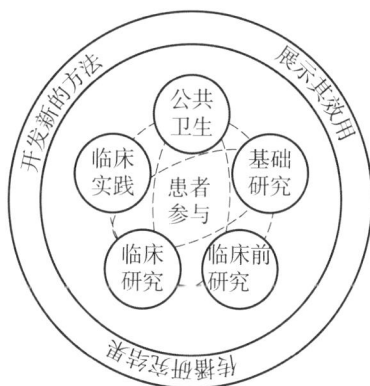

图 17.4　转化医学全谱段模型

二、转化医学的科学意义与战略价值

1. 科学意义

转化医学通过改变基础医学与临床医学、预防医学、药物研发和健康促进之间相对独立的研究现状，搭建临床前研究与临床研究的桥梁，缩短从实验室研究到临床诊疗的过程，将基础研究获得的成果快速转化为预防、诊断和治疗的方法和产品。同时，将临床发现的问题及时反馈到实验室，基础研究能提供临床研究问题的理论支持，转化成新疗法帮助解决临床问题,达到相互促进的作用,从而最终提高整体医疗水平,帮助患者解决健康问题。

转化医学的核心即在基础研究和临床应用间建立有效的互动联系,通过跨学科协同,多机构合作,加速由"发现"到"实现"的转变,最终使患者受益。具体而言,体现在 8 个方面:①有利于将基础研究成果快速转化成产品;②促进产品运用于临床;③有利于精准医疗;④实施以临床为导向的新药开发;⑤有利于提高医疗总体水平;⑥有利于科研人员加强沟通,降低风险;⑦有利于促进临床指南、技术规范的制定和完善;⑧促进公共卫生政策的制定。

为了应对我国人民健康所面临的严峻挑战,大力发展转化医学是健康科学发展的必然要求。面对不断攀升的慢性病发病率和不断变化的疾病谱,面对促进"全民健康"的国家重任,发展转化医学已经不仅仅是单纯的学术问题,更是广大人民群众实现全民健康的殷切期待。

2. 学科发展

转化医学概念衍变过程,体现了基础研究与医学转化不断创新的尝试和实践,具有明确的、可操作的临床可行性,以及积极主动地达成最终实践目标的特点。

有效的生物学基础转化研究,能够有效地解决医疗临床需求,同时系统深入地研究对应的生物学机制,进行循环往复的验证研究。实现精准医学的目标贯穿着从临床应用到基础研究,再从基础研究到临床应用的循环,实为转化医学的实践。而推动这个反复循环的动力,是一系列循证医学的方法学实践及成果。

有学者建议我国临床转化学科的转化之路应当从基础到临床、从经验到循证、从临床到基础再回到临床进行建设与发展。

第四节　转化医学研究模式

一、转化医学研究模式及实施

1. 国外发展模式

国外转化医学研究机构以国家级平台模式为主。例如美国的 NCATS(National Center for Advancing Translational Sciences)组织、哈佛大学临床与转化科学研究中心、英国的健康研究战略协调办公室(the Office for Strategic Coordination of Heath Research,OSCHR)等。以美国典型的医疗器械产品研发转化路线为例,包括可行性分析、产品规划、设计、实施及商业化五个阶段(图 17.5)。

2. 国内发展模式

随着近年来国家创新驱动战略的实施和相关政策的落地,医学创新转化备受关注。2011 年起,国家主要针对肿瘤、代谢性疾病和心脑血管疾病等重大疾病的转化研究进行布局,分别依托上海交通大学(瑞金医院)、北京协和医院、空军军医大学、四川大学(华西医院)、中国人民解放军总医院(联合清华大学)建设五大转化医学大设施,在建设内容上各有侧重,常见危害人民健康的重大疾病均有涉及,形成覆盖全国主要区域的转化医学研究支撑网络。我国的转化医学研究虽然起步较晚,但发展非常迅速,目前已成为我国医药领域新的研究及应用热点。以上海为例,已建成上海国家医学转化中心(图 17.6)。

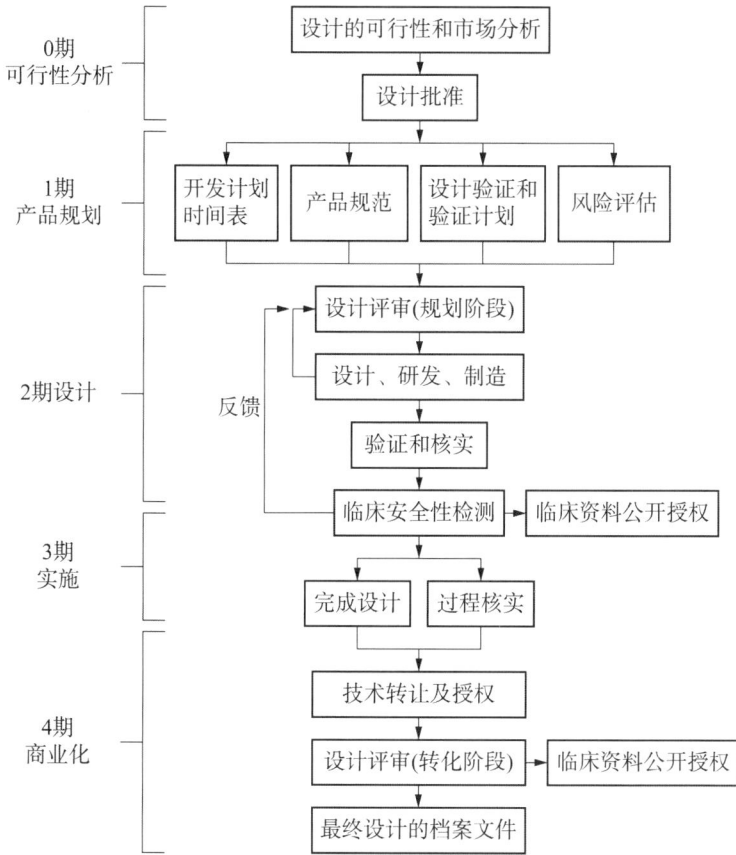

图 17.5　美国食品药品监督管理局指定的新医疗技术研发转化路线

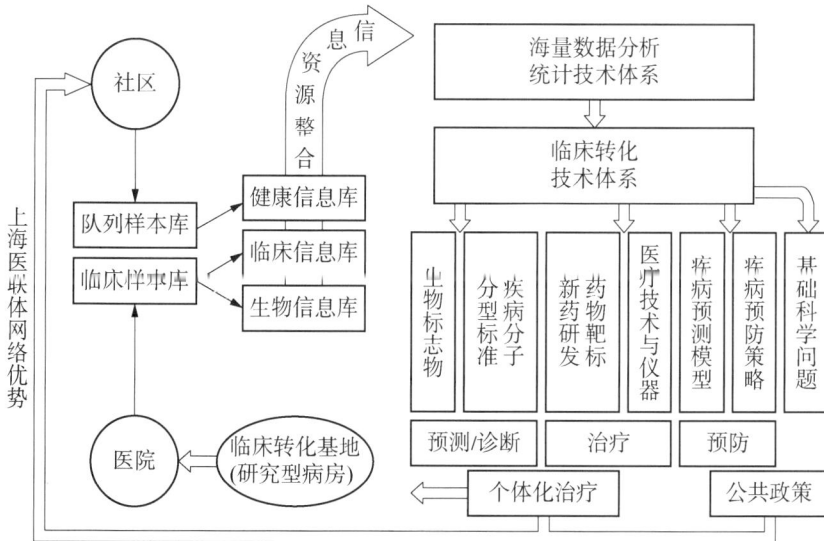

图 17.6　上海国家转化医学中心总技术方案

有学者提出转化医学分三步:①从基础研究向临床研究转化;②从临床科研向临床实际操作转化;③最终达到改善人民群众身体健康的终极目标。在此基础上,出现了新三步法:①基础科学研究转化成临床疗效;②临床疗效转化成临床效果;③临床效果转化成医疗保健措施。陈可冀院士认为转化医学在中西医结合研发中的应用大致有两种模式可供借鉴:一种是从临床经验到基础研究再到临床及社区应用;另一种是从古典文献到基础研究再到临床及社区应用。

3. 实施阶段

转化医学是一个多学科交叉、多系统参与的综合过程,一般分为 6 个阶段(图 17.7)。

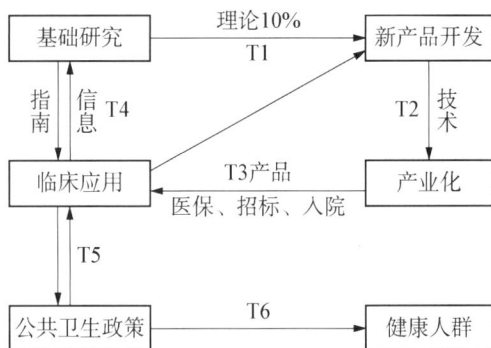

图 17.7 转化医学转化阶段示意图

(1)基础研究向新产品开发的转化(T1 阶段):

通过早期基础研究或新药研发的临床前研究(靶点的发现、合成工艺研究、制剂工艺研究、质量标准研究、稳定性研究、作用机制研究、药效学研究、生物利用度研究、药动学研究、安全性评价),转化、开发成具有临床意义的产品。

(2)新产品开发向产业化的转化(T2 阶段):

药品获得国家药品监督管理局注册批准、诊断仪器和试剂(盒)获得国家或省(自治区、直辖市)药品监督管理部门的批准后,还需实验室向大生产的转化。包括《药品生产质量管理规范》(Good Manufacturing Practice of Medical Products,GMP)认证,试生产 3 批,经省级药品监督管理部门检验合格后上市销售。

(3)产业化向临床应用的转化(T3 阶段):

产品进入医院用于临床,需要经过多个环节,包括药品、诊断仪器或试剂的定价,进入报销目录,参加国家或各省(自治区、直辖市)组织的产品招标。中标后,需由医院的科室主任提出申请,各医院的药事管理委员会讨论通过后,才能用于临床。部分产品还需要进行必要的广告宣传、上市会、专业推广会议、订货会等。

(4)临床应用向基础研究的转化(T4 阶段):

药品和诊断产品在临床使用中,临床医生或临床药师将观察、记录产品的临床疗效、安全性、不良反应、联合用药及使用注意事项等,与其他同类产品进行比较。通过对比研究,发现产品需要改进的地方和新产品研发的方向,向基础研究和实验室反馈,为现有产品的技术改进和替代产品的开发指引方向。

(5)临床应用向公共卫生政策的转化(T5 阶段):

在临床诊治过程中,临床医生或临床药师将疾病的发病率、传染性、临床特征、死亡率、传播途径及易感人群等信息,反馈给各级卫生行政主管部门和防疫部门。卫生行政主管部门根据临床反馈的信息,结合经济发展状况制订公共卫生政策。同时根据临床的诊治情况,结合科技发展,制订疾病临床诊治指南。

（6）公共卫生政策向健康人群的转化(T6 阶段)：

将制订出来的公共卫生政策向社会颁布执行,以提高人类健康水平为目标,研究内容包括以大人群为基础的效果评估、影响健康的社会因素等。

二、转化医学发展展望

1. 医学转化模式的转变

既往的医学研究及转化模式,常遵循基础研究—研究成果—转化—知识产权保护—临床验证—产业化—临床应用—发现临床问题—基础研究,这种传统的临床转化模式面向临床转化驱动力较低,可实现的转化率不高(图 17.8A)。

有学者构建并实施了另一种医学转化模式,临床科学问题—基础研究—科研成果—转化验证—临床应用—发现新问题—新的转化研究,从临床需求出发,围绕临床需求开展研究。这种新模式的驱动性强,效率较高,能够较早吸纳企业加盟,提高转化的成功率(图 17.8B)。

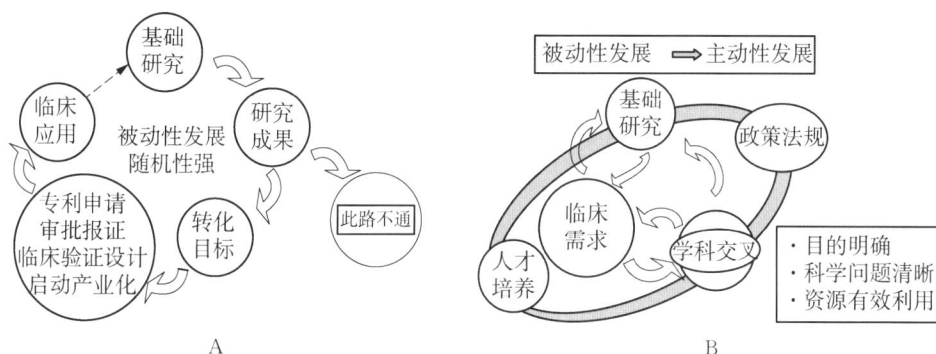

图 17.8 传统的基础—临床—基础转化模式(A)和新型的临床需求驱动型转化模式(B)

2. 医学转化的重点方向及研究领域

转化医学研究包括诸多关键要素：研究者、目标、模型、合作和基础设施。每一个要素均会促进有希望的基础研究与技术研发项目向临床的转化。建立开放共享的数据环境,加大共性平台建设,将有助于医学转化的成功实施。以肿瘤临床转化为例,亟需建立肿瘤研究数据平台、肿瘤登记平台、临床研究管理平台、生物样本库网络平台建设等,需要多学科协同攻克重大难题。

随着医学大数据的急剧增长和医疗技术的快速发展,生物医学信息学、临床资源及生物样本库、疾病分子检测技术、实验动物与比较医学等学科成为未来医学转化实施的重点技术方向;包括肿瘤、心血管、神经和精神系统疾病、免疫相关、代谢相关、感染性疾病及干细胞转化医学等临床学科是重点研究领域;还要加强中医药转化研究,围绕着中医理论传承和发展、中医药临床评价与伦理评估、针灸研究与国际化、中药资源系统研究与开发利用、中药创新药物研究与产业化、中医治未病与中医预防医学研究与发展、民族医药的发展与产业化等开展研究。

　　建立健全转化医学研究模式任重道远,需要科学界、医学界和企业界的通力合作,共同推进临床－基础－产业－人才一体化的集成模式和运行机制。以临床问题和社会需求为导向,临床疗效为重点,加强基础与临床研究的沟通与合作,最终实现基础研究成果到临床应用或者社区普及的高效转化,促进人群健康。

(吕文文　谭红胜　王炳顺)

参 考 文 献

[1] ADAMS JU. Building the bridge from bench to bedside [J]. Nat Rev Drug Discov, 2008,7(6):463 - 464.

[2] AGORASTOS T, CHATZISTAMATIOU K, KATSAMAGKAS T, et al. Primary screening for cervical cancer based on high-risk human papillomavirus (HPV) detection and HPV 16 and HPV 18 genotyping, in comparison to cytology [J]. PLoS One, 2015,10(3):e0119755.

[3] ALBA AC, AGORITSAS T, WALSH M, et al. Discrimination and calibration of clinical prediction models:users'guides to the medical literature [J]. JAMA, 2017, 318(14):1377 - 1384.

[4] ALTMAN DG, ROYSTON P. The cost of dichotomising continuous variables [J]. BMJ, 2006,332(7549):1080.

[5] AMBURE P, BHAT J, PUZYN T, et al. Identifying natural compounds as multi-target-directed ligands against Alzheimer's disease: an in silico approach [J]. J Biomol Struct Dyn, 2019,37(5):1282 - 1306.

[6] ANGELIS CD, DRAZEN JM, FRIZELLE FA, et al. Clinical trial registration:a statement from the International Committee of Medical Journal Editors [J]. Ugeskr Laeger, 2004,166(38):3283 - 3284.

[7] AUSTIN PC, TU JV. Automated variable selection methods for logistic regression produced unstable models for predicting acute myocardial infarction mortality [J]. J Clin Epidemiol, 2004,57(11):1138 - 1146.

[8] AUSTIN PC. A comparison of 12 algorithms for matching on the propensity score [J]. Stat Med, 2014,33(6):1057 - 1069.

[9] AUSTIN PC. An introduction to propensity score methods for reducing the effects of confounding in observational studies [J]. Multivariate Behav Res, 2011,46(3):399 - 424.

[10] AUSTIN PC. Balance diagnostics for comparing the distribution of baseline covariates between treatment groups in propensity-score matched samples [J]. Stat Med, 2009,28(25):3083 - 3107.

[11] AUSTIN PC. The performance of different propensity score methods for estimating marginal hazard ratios [J]. Stat Med, 2013,32(16):2837 - 2849.

[12] AUSTIN PC. The relative ability of different propensity score methods to balance

measured covariates between treated and untreated subjects in observational studies [J]. Med Decis Making, 2009,29(6):661 – 677.

[13] BABYAK MA. What you see may not be what you get: a brief, nontechnical introduction to overfitting in regression-type models [J]. Psychosom Med, 2004,66 (3):411 – 421.

[14] BAEK S, PARK SH, WON E, et al. Propensity score matching: a conceptual review for radiology researchers [J]. Korean J Radiol, 2015,16(2):286 – 296.

[15] BAIOCCHI M, CHENG J, SMALL DS. Instrumental variable methods for causal inference [J]. Stat Med, 2014,33(13):2297 – 2340.

[16] BALLING K, ROSENFELD C. What information should be required to support clinical "omics" publications [J]. Clin Chem, 2011,57(5):673 – 675.

[17] BARRON E, BAKHAI C, KAR P, et al. Associations of type 1 and type 2 diabetes with COVID – 19 – related mortality in England: a whole-population study [J]. Lancet Diabetes Endocrinol, 2020,8(10):813 – 822.

[18] BENEDETTO U, HEAD SJ, ANGELINI GD, et al. Statistical primer: propensity score matching and its alternatives [J]. Eur J Cardiothorac Surg, 2018,53(6):1112 – 1117.

[19] BHOPAL RS. Concepts of epidemiology: integrating the ideas, theories, principles, and methods of epidemiology [M]. 3rd ed. Oxford: Oxford Medicine Online, 2016.

[20] BINUYA MAE, ENGELHARDT EG, SCHATS W, et al. Methodological guidance for the evaluation and updating of clinical prediction models: a systematic review [J]. BMC Med Res Methodol, 2022,22(1):316.

[21] BLAND JM, ALTMAN DG. Statistical methods for assessing agreement between two methods of clinical measurement [J]. Lancet, 1986,1(8476):307 – 310.

[22] BOYCE R, REYES R, MATTE M, et al. Use of a dual-antigen rapid diagnostic test to screen children for severe Plasmodium falciparum malaria in a high-transmission, resource-limited setting [J]. Clin Infect Dis, 2017,65(9):1509 – 1515.

[23] BROGLIO K. Randomization in clinical trials: permuted blocks and stratification [J]. JAMA, 2018,320(19):1995 – 1996.

[24] CALDWELL P, HAMILTON S, TAN A, et al. Strategies for increasing recruitment to randomised controlled trials: systematic review [J]. PLoS Med, 2010, 7(11):e1000368.

[25] CARRARA S, ANDERLONI A, JOVANI M, et al. A prospective randomized study comparing 25 – G and 22 – G needles of a new platform for endoscopic ultrasound-guided fine needle aspiration of solid masses [J]. Dig Liver Dis, 2016,48 (1):49 – 54.

[26] Centers for Disease Control and Prevention. Principles of epidemiology in public health practice [M]. Atlanta: CDC, 2012.

[27] CHARLES EM, HELEN BK. Statistical significance tests for binormal ROC curves

［J］. J Math Psychol, 1980,22(3):218 - 243.

［28］ CHEN JW, MALDONADO DR, KOWALSKI BL, et al. Best practice guidelines for propensity score methods in medical research: consideration on theory, implementation, and reporting ［J］. Spine J, 2021,21(12):2063 - 2072.

［29］ CHEN L. Overview of clinical prediction models ［J］. Ann Transl Med, 2020,8(4): 71.

［30］ CHOI DW. Bench to bedside:the glutamate connection ［J］. Science, 1992,258:241 - 243.

［31］ CHOWDHURY MZI, TURIN TC. Variable selection strategies and its importance in clinical prediction modelling ［J］. Fam Med Community Health, 2020, 8 (1):e000262.

［32］ COLLINS GS, DHIMAN P, MA J, et al. Evaluation of clinical prediction models (part 1):from development to external validation ［J］. BMJ, 2024,384: e074819.

［33］ CONNOLLY J, SINGH N, HRIPCSAK G. Randomized, controlled trials, observational studies, and the hierarchy of research designs ［J］. N Engl J Med, 2000,342(25):1887 - 1892.

［34］ D'AGOSTINO RB, VASAN RS, PENCINA MJ, et al. General cardiovascular risk profile for use in primary care:the Framingham Heart Study ［J］. Circulation, 2008, 117(6):743 - 753.

［35］ DABASIA PL, FIDALGO BR, EDGAR DF, et al. Diagnostic accuracy of technologies for glaucoma case-finding in a community setting ［J］. Ophthalmology, 2015,122(12):2407 - 2415.

［36］ D'AGOSTINO RB Jr. Propensity score methods for bias reduction in the comparison of a treatment to a non-randomized control group ［J］. Stat Med, 1998,17(19):2265 - 2281.

［37］ DAS S, VASWANI N. Nonstationary shape activities:dynamic models for landmark shape change and applications ［J］. IEEE Trans Pattern Anal Mach Intell, 2010,32 (4):579 - 592.

［38］ DAVIS A M, HULL S C, GRADY C, et al. The invisible hand in clinical research: the study coordinator's critical role in human subjects protection ［J］. J Law Med Ethics, 2002,30(3):411 - 419.

［39］ DEBRAY TPA, COLLINS GS, RILEY RD, et al. Transparent reporting of multivariable prediction models developed or validated using clustered data (TRIPOD - Cluster): explanation and elaboration ［J］. BMJ, 2023,380: e071058.

［40］ DELONG ER, DELONG DM, CLARKE - PEARSON DL. Comparing the areas under two or more correlated receiver operating characteristic curves:a nonparametric approach ［J］. Biometrics, 1988,44(3):837 - 845.

［41］ DERKSEN S, KESELMAN HJ. Backward, forward and stepwise automated subset selection algorithms:frequency of obtaining authentic and noise variables ［J］. Br J Math Stat Psychol, 1992,45(2):265 - 282.

[42] DO BH, LANGLOTZ C, BEAULIEU CF. Bone tumor diagnosis using a naïve Bayesian model of demographic and radiographic features [J]. J Digit Imaging, 2017,30(5):640 - 647.

[43] DOI SAR, WILLIAMS GM. Methods of clinical epidemiology [M]. Berlin:Springer Berlin, Heidelberg, 2013.

[44] DOUGHERTY D, CONWAY PH. The"3Ts" road map to transform US health care:the"how" of high-quality care [J]. JAMA, 2008,299:2319 - 2321.

[45] ELZE MC, GREGSON J, BABER U, et al. Comparison of propensity score methods and covariate adjustment:evaluation in 4 cardiovascular studies [J]. J Am Coll Cardiol, 2017,69(3):345 - 357.

[46] ETMINAN N, CHANG HS, HACKENBERG K, et al. Worldwide incidence of aneurysmal subarachnoid hemorrhage according to region, time period, blood pressure, and smoking prevalence in the population:a systematic review and meta-analysis [J]. JAMA Neurol, 2019,76(5):588 - 597.

[47] FLORES LL, STEINGART KR, DENDUKURI N, et al. Systematic review and meta-analysis of antigen detection tests for the diagnosis of tuberculosis [J]. Clin Vaccine Immunol, 2011,18(10):1616 - 1627.

[48] Food and Drug Administration (FDA). Adaptive designs for clinical trials of drugs and biologics guidance for industry [EB/OL]. Washington (America): FDA, 2018 - 09 [2022 - 03 - 26]. https://www.fda.gov/ucm/groups/fdagov-public/@fdagov-drugs-gen/documents/document/ucm201790.pdf.

[49] GACHET PÁEZ D, DE BUENAGA RODRÍGUEZ M, PUERTAS SÁNZ E, et al. Healthy and wellbeing activities' promotion using a Big Data approach [J]. Health Informatics J, 2018,24(2):125 - 135.

[50] GERAGHTY J. Adenomatous polyposis coli and translational medicine [J]. Lancet, 1996,348:422.

[51] GILL J, PRASAD V. Improving observational studies in the era of big data [J]. Lancet, 2018,392(10149):716 - 717.

[52] GLAS AS, LIJMER JG, PRINS MH, et al. The diagnostic odds ratio: a single indicator of test performance [J]. J Clin Epidemiol, 2003,56(11):1129 - 1135.

[53] GRAHAM JW. Missing data analysis:making it work in the real world [J]. Annu Rev Psychol, 2009,60:549 - 576.

[54] GRIMES DA, SCHULZ KF. Bias and causal associations in observational research [J]. Lancet, 2002,359(9302):248 - 252.

[55] GU XS, ROSENBAUM PR. Comparison of multivariate matching methods: structures, distances, and algorithms [J]. J Comput Graph Stat, 1993,2(4):405 - 420.

[56] GUYATT G, OXMAN AD, KUNZ R, et al. GRADE 指南：Ⅵ. 证据质量评价——不精确性(随机误差)[J]. 中国循证医学杂志,2011,11(12):1435 - 1443.

［57］ GUYATT G, OXMAN AD, KUNZ R, et al. GRADE 指南：Ⅶ. 证据质量评价——不一致性［J］. 中国循证医学杂志,2011,11(12):1444 - 1451.

［58］ GUYATT G, OXMAN AD, KUNZ R, et al. GRADE 指南：Ⅷ. 证据质量评价——间接性［J］. 中国循证医学杂志,2011,11(12):1452 - 1458.

［59］ GUYATT G, OXMAN AD, MONTORI V, et al. GRADE 指南：Ⅴ. 证据质量评价——发表偏倚［J］. 中国循证医学杂志,2011,11(12):1430 - 1434.

［60］ GUYATT G, OXMAN AD, SULTAN S, et al. GRADE 指南：Ⅸ. 证据质量升级［J］. 中国循证医学杂志,2011,11(12):1459 - 1463.

［61］ GUYATT G, OXMAN AD, VIST G, et al. GRADE 指南：Ⅳ. 证据质量分级——研究的局限性(偏倚风险)［J］. 中国循证医学杂志,2011,11(4):456 - 463.

［62］ HARRELL FE. Regression modeling strategies: with applications to linear models, logistic and ordinal regression, and survival analysis ［M］. Cham: Springer International Publishing, 2015.

［63］ HARRIS RE, CHLEBOWSKI RT, JACKSON RD, et al. Breast cancer and nonsteroidal anti-inflammatory drugs: prospective results from the Women's Health Initiative ［J］. Cancer Res, 2003,63(18):6096 - 6101.

［64］ HASTIE T, TIBSHIRANI R, FRIEDMAN J. The elements of statistical learning: data mining, inference, and prediction ［M］. New York, NY:Springer, 2009.

［65］ HAUKOOS JS, LEWIS RJ. The propensity score ［J］. JAMA, 2015,314(15):1637 - 1638.

［66］ HEINZE G, JÜNI P. An overview of the objectives of and the approaches to propensity score analyses ［J］. Eur Heart J, 2011,32(14):1704 - 1708.

［67］ HENDRIKSEN JMT, GEERSING GJ, MOONS KGM, et al. Diagnostic and prognostic prediction models ［J］. J Thromb Haemost JTH, 2013, 11 Suppl 1: 129 - 141.

［68］ HOWARDS PP. An overview of confounding: part 1 – the concept and how to address it ［J］. Acta Obstet Gynecol Scand, 2018,97(4):394 - 399.

［69］ HYPPÖNEN E, LÄÄRÄ E, REUNANEN A, et al. Intake of vitamin D and risk of type 1 diabetes: a birth-cohort study ［J］. Lancet, 2001,358(9292):1500 - 1503.

［70］ ICH. E6(R2) Good clinical practice ［EB/OL］. (2016)［2022 - 03 - 09］. https://database. ich. org/sites/default/files/E6_R2_Addendum.pdf.

［71］ ICH. E6: Guideline for Good Clinical Practice ［EB/OL］. (2016)［2022 - 03 - 23］. https://database. ich. org/sites/default/files/E6_R2_Addendum.pdf.

［72］ ICH. E9(R1): Addendum on Estimands and Sensitivity Analysis in Clinical Trials to the Guideline on Statistical Principles for Clinical Trials ［EB/OL］. (2019)［2022 - 03 - 23］. https://database. ich. org/sites/default/files/E9-R1 _ Step4 _ Guideline _ 2019 _ 1203.pdf.

［73］ INCE DC, HATTON L, GRAHAM - CUMMING J. The case for open computer programs ［J］. Nature, 2012,482(7386):485 - 488.

[74] JENKINS DA, MARTIN GP, SPERRIN M, et al. Continual updating and monitoring of clinical prediction models: time for dynamic prediction systems [J]. Diagn Progn Res, 2021,5(1):1.

[75] JOSEPH VR. Optimal ratio for data splitting [J]. Stat Anal Data Min ASA Data Sci J, 2022,15(2):142 - 145.

[76] JUSTICE AC, COVINSKY KE, BERLIN JA. Assessing the generalizability of prognostic information [J]. Ann Intern Med, 1999,130(6):515 - 524.

[77] KAMANGAR F. Effect modification in epidemiology and medicine [J]. Arch Iran Med, 2012,15(9):575 - 582.

[78] KAPLAN NM. The CARE study: a postmarketing evaluation of ramipril in 11,100 patients [J]. Clin Ther, 1996,18(4):658 - 670.

[79] KATTAN MW, GERDS TA. A framework for the evaluation of statistical prediction models [J]. Chest, 2020,158(1S): S29 - S38.

[80] KNOTTNERUS JA, TUGWELL P. Confounding obscures our view, effect modification is part of reality [J]. J Clin Epidemiol, 2019,114: v - vi.

[81] KUHN M, JOHNSON K. Applied predictive modeling [M]. New York: Springer, 2013.

[82] KWAK SK, KIM JH. Statistical data preparation: management of missing values and outliers [J]. Korean J Anesthesiol, 2017,70(4):407 - 411.

[83] LANGER C, SOKAL N, GREENE E, et al. Reproducible research: moving toward research the public can really trust [J]. Ann Intern Med, 2007,146(6):450 - 456.

[84] LEE BK, LESSLER J, STUART EA. Improving propensity score weighting using machine learning [J]. Stat Med, 2010,29(3):337 - 346.

[85] LEMPRIÈRE S. Hierarchical clustering defines inflammatory subtypes in psychosis [J]. Nat Rev Neurol, 2020,16(12):653.

[86] LEUNG KS, WONG KC, CHAN TM, et al. Discovering protein-DNA binding sequence patterns using association rule mining [J]. Nucleic Acids Res, 2010, 38 (19):6324 - 6337.

[87] LI J, IGBE T, LIU Y, et al. Non-invasive monitoring of three glucose ranges based on ECG by using DBSCAN - CNN [J]. IEEE J Biomed Health Inform, 2021: e220600.

[88] LI P, STUART EA, ALLISON DB. Multiple imputation [J]. JAMA, 2015, 314 (18):1966.

[89] LI X, LIU G, CHEN W, et al. Network analysis of autistic disease comorbidities in Chinese children based on ICD - 10 codes [J]. BMC Med Inform Decis Mak, 2020, 20 (1):268.

[90] LITTLE RJ, RUBIN DB. Statistical analysis with missing data [M]. 3rd ed. New York: John Wiley & Sons, Ltd, 2019.

[91] LUCASSEN W, GEERSING GJ, ERKENS PMG, et al. Clinical decision rules for

excluding pulmonary embolism：a meta-analysis ［J］. Ann Intern Med, 2011, 155 (7):448 – 460.

［92］ MALYKH VL, RUDETSKIY SV. Approaches to medical decision-making based on big clinical data ［J］. J Healthc Eng, 2018, 2018:3917659.

［93］ MARINCOLA FM. Translational medicine：a two-way road ［J］. J Transl Med, 2003, 1(1):1 – 4.

［94］ MCCAFFREY DF, RIDGEWAY G, MORRAL AR. Propensity score estimation with boosted regression for evaluating causal effects in observational studies ［J］. Psychol Methods, 2004, 9(4):403 – 425.

［95］ MCCULLOCH WS, PITTS W. A logical calculus of the ideas immanent in nervous activity ［J］. Bull Math Biol, 1990, 52(1 – 2):99 – 115; discussion 73 – 97.

［96］ MCKINNEY GR, STAVELY HE. From bench to bedside：the biologist in drug development ［J］. Bioscience, 1966, 16(10):683 – 687.

［97］ MIETTINEN OS, COOK EF. Confounding: essence and detection ［J］. Am J Epidemiol, 1981, 114(4):593 – 603.

［98］ MITCHELL TM. Machine learning ［M］. New York：McGraw-Hill, 1997.

［99］ MOONS KGM, DE GROOT JAH, BOUWMEESTER W, et al. Critical appraisal and data extraction for systematic reviews of prediction modelling studies: the CHARMS checklist ［J］. PLoS Med, 2014, 11(10):e1001744.

［100］ MOONS KGM, WOLFF RF, RILEY RD, et al. PROBAST：a tool to assess risk of bias and applicability of prediction model studies：explanation and elaboration ［J］. Ann Intern Med, 2019, 170(1):W1 – W33.

［101］ MULSHINE JL, JETT M, CUTTITTA F, et al. Scientific basis for cancer prevention intermediate cancer markers ［J］. Cancer, 1993, 72:978 – 983.

［102］ NEUROLOGY TL. Establishing transparency to restore trust in clinical trials ［J］. Lancet Neurol, 2006, 5(7):532 – 533.

［103］ PANDIS N. Bias in observational studies ［J］. Am J Orthod Dentofacial Orthop, 2014, 145(4):542 – 543.

［104］ PEARL J, MACKENZIE D. The book of why：the new science of cause and effect ［M］. New York：Basic Books, 2018.

［105］ PEARL J. Causal diagrams for empirical research ［J］. Biometrika, 1995, 82(4): 669 – 688.

［106］ PEARL J. Models, reasoning and inference ［M］. Cambridge: Cambridge University Press, 2000.

［107］ PENCINA MJ, D'AGOSTINO RB, STEYERBERG EW. Extensions of net reclassification improvement calculations to measure usefulness of new biomarkers ［J］. Stat Med, 2011, 30(1):11 – 21.

［108］ PENCINA MJ, D'AGOSTINO RB, VASAN RS. Evaluating the added predictive ability of a new marker：from area under the ROC curve to reclassification and beyond [J]. Stat Med, 2008,27(2):157 – 172.

[109] PENCINA MJ, STEYERBERG EW, D'AGOSTINO RB. Net reclassification index at event rate:properties and relationships [J]. Stat Med, 2017,36(28):4455 – 4467.

[110] PIOVANI D, SOKOU R, TSANTES AG, et al. Optimizing clinical decision making with decision curve analysis:insights for clinical investigators [J]. Healthc Basel Switz, 2023,11(16):2244.

[111] QU Y, LIPKOVICH I. Propensity score estimation with missing values using a multiple imputation missingness pattern (MIMP) approach [J]. Stat Med, 2017,36 (20):3266 – 3279.

[112] RILEY RD, COLLINS GS, ENSOR J, et al. Minimum sample size calculations for external validation of a clinical prediction model with a time-to-event outcome [J]. Stat Med, 2022,41(7):1280 – 1295.

[113] RILEY RD, ENSOR J, SNELL KIE, et al. Calculating the sample size required for developing a clinical prediction model [J]. BMJ, 2020,368: m441.

[114] RILEY RD, PATE A, DHIMAN P, et al. Clinical prediction models and the multiverse of madness [J]. BMC Med, 2023,21(1):502.

[115] RILEY RD, SNELL KIE, ENSOR J, et al. Minimum sample size for developing a multivariable prediction model:PART II-binary and time-to-event outcomes [J]. Stat Med, 2019,38(7):1276 – 1296.

[116] RILEY RD. Correction to:Minimum sample size for developing a multivariable prediction model:Part II-binary and time-to-event outcomes by Riley RD, Snell KIE, Ensor J, et al [J]. Stat Med, 2019,38(30):5672.

[117] ROMAN – MONTES CM, MARTINEZ – GAMBOA A, DIAZ – LOMELÍ P, et al. Accuracy of galactomannan testing on tracheal aspirates in COVID – 19 – associated pulmonary aspergillosis [J]. Mycoses, 2021,64(4):364 – 371.

[118] RONZHINA M, JANOUŠEK O, KOLÁŘOVÁ J, et al. Sleep scoring using artificial neural networks [J]. Sleep Med Rev, 2012,16(3):251 – 263.

[119] ROSENBAUM PR, RUBIN DB. The central role of the propensity score in observational studies for causal effects [J]. Biometrika, 1983,70(1):41 – 55.

[120] RUBIN DB. Bayesian inference for causal effects:the role of randomization [J]. Ann Stat, 1978,6(1):34 – 58.

[121] SALIH A, BOSCOLO GALAZZO I, GKNTRA P, et al. Explainable artificial intelligence and cardiac imaging: toward more interpretable models [J]. Circ Cardiovasc Imaging, 2023,16(4):e014519.

[122] SCHULZ KF, CHALMERS I, HAYNES RB. Randomized versus historical controls for clinical trials [J]. Am J Med, 1982,72(2):233 – 240.

[123] SEGAR MW, VADUGANATHAN M, PATEL KV, et al. Machine learning to predict the risk of incident heart failure hospitalization among patients with diabetes:the WATCH – DM risk score [J]. Diabetes Care, 2019, 42(12):2298 –

2306.

[124] SELTMAN HJ. Experimental design and analysis [M]. Pittsburgh, PA: Carnegie Mellon University, 2012.

[125] SETOGUCHI S, SCHNEEWEISS S, BROOKHART MA, et al. Evaluating uses of data mining techniques in propensity score estimation: a simulation study [J]. Pharmacoepidemiol Drug Saf, 2008, 17(6):546 – 555.

[126] SEYMOUR CW, KENNEDY JN, WANG S, et al. Derivation, validation, and potential treatment implications of novel clinical phenotypes for sepsis [J]. JAMA, 2019, 321(20):2003 – 2017.

[127] SHEN B, LIN Y, BI C, et al. Translational informatics for Parkinson's disease: from big biomedical data to small actionable alterations [J]. Genomics Proteomics Bioinformatics, 2019, 17(4):415 – 429.

[128] SIMON SD. Understanding the odds ratio and the relative risk [J]. J Androl, 2001, 22(4):533 – 536.

[129] SLOTNICK S, DING Y, GLAZMAN S, et al. A novel retinal biomarker for Parkinson's disease: quantifying the foveal pit with optical coherence tomography [J]. Mov Disord, 2015, 30(12):1692 – 1695.

[130] STEYERBERG EW, UNO H, IOANNIDIS JPA, et al. Poor performance of clinical prediction models: the harm of commonly applied methods [J]. J Clin Epidemiol, 2018, 98:133 – 143.

[131] STEYERBERG EW, VERGOUWE Y. Towards better clinical prediction models: seven steps for development and an ABCD for validation [J]. Eur Heart J, 2014, 35 (29):1925 – 1931.

[132] STEYERBERG EW, VICKERS AJ, COOK NR, et al. Assessing the performance of prediction models: a framework for traditional and novel measures [J]. Epidemiol Camb Mass, 2010, 21(1):128 – 138.

[133] STEYERBERG EW. Clinical prediction models: a practical approach to development, validation, and updating [M]. Cham: Springer International Publishing, 2019.

[134] STUART EA. Matching methods for causal inference: a review and a look forward [J]. Stat Sci, 2010, 25(1):1 – 21.

[135] SU TL, JAKI T, HICKEY GL, et al. A review of statistical updating methods for clinical prediction models [J]. Stat Methods Med Res, 2018, 27(1):185 – 197.

[136] SWEENEY TE, KHATRI P. Generalizable biomarkers in critical care: toward precision medicine [J]. Crit Care Med, 2017, 45(6):934 – 939.

[137] TAKASE - MINEGISHI K, HORITA N, KOBAYASHI K, et al. Diagnostic test accuracy of ultrasound for synovitis in rheumatoid arthritis: systematic review and meta-analysis [J]. Rheumatology (Oxford), 2018, 57(1):49 – 58.

[138] Translational medicine-Opportunities, Research, Impact | Britannica [EB/OL].

[2022 - 03 - 09]. https://www. britannica. com/science/translational-medicine/Opportunities-in-translational-medicine.

[139] Translational research [EB/OL]. (2016 - 12 - 20)[2022 - 03 - 09]. https://en. wikipedia. org/wiki/Translational_research♯Definitions_of_translational_research.

[140] TRIPEPI G, JAGER KJ, DEKKER FW, et al. Selection bias and information bias in clinical research [J]. Nephron Clin Pract, 2010,115(2):c94 - c99.

[141] TSIATIS AA, DAVIDIAN M. Comment: demystifying double robustness: a comparison of alternative strategies for estimating a population mean from incomplete data [J]. Stat Sci, 2007,22(4):569 - 573.

[142] TUKEY J. Exploratory data analysis [M]. Reading, MA:Addison-Wesley, 1977.

[143] TYANOVA S, ALBRECHTSEN R, KRONQVIST P, et al. Proteomic maps of breast cancer subtypes [J]. Nat Commun, 2016,7:10259.

[144] VAN CALSTER B, MCLERNON DJ, VAN SMEDEN M, et al. Calibration: the Achilles heel of predictive analytics [J]. BMC Med, 2019,17(1):230.

[145] VAN CALSTER B, NIEBOER D, VERGOUWE Y, et al. A calibration hierarchy for risk models was defined:from utopia to empirical data [J]. J Clin Epidemiol, 2016,74:167 - 176.

[146] VAN SMEDEN M, REITSMA JB, RILEY RD, et al. Clinical prediction models: diagnosis versus prognosis [J]. J Clin Epidemiol, 2021,132:142 - 145.

[147] VENKATESH R, BALASUBRAMANIAN C, KALIAPPAN M. Development of big data predictive analytics model for disease prediction using machine learning technique [J]. J Med Syst, 2019,43(8):272.

[148] VETTER TR, MASCHA EJ. Bias, confounding, and interaction:lions and tigers, and bears, oh my![J]. Anesth Analg, 2017,125(3):1042 - 1048.

[149] VICKERS AJ, ELKIN EB. Decision curve analysis:a novel method for evaluating prediction models [J]. Med Decis Mak Int J Soc Med Decis Mak, 2006,26(6):565 - 574.

[150] VICKERS AJ, VAN CALSTER B, STEYERBERG EW. A simple, step-by-step guide to interpreting decision curve analysis [J]. Diagn Progn Res, 2019,3:18.

[151] VICKERS AJ, VAN CALSTER B, STEYERBERG EW. Net benefit approaches to the evaluation of prediction models, molecular markers, and diagnostic tests [J]. BMJ, 2016,352: i6.

[152] VICKERS AJ. Whose data set is it anyway? Sharing raw data from randomized trials [J]. BMC Med, 2006,7(1):14.

[153] WARDEN G. Definitions of bias in clinical research [J]. Methods Mol Biol, 2021, 2249:35 - 52.

[154] WHITWORTH HS, BADHAN A, BOAKYE AA, et al. Clinical utility of existing and second-generation interferon - γ release assays for diagnostic evaluation of tuberculosis:an observational cohort study [J]. Lancet Infect Dis, 2019,19(2):193 - 202.

[155] WIEAND S, GAIL MH, JAMES BR, et al. A family of nonparametric statistics for comparing diagnostic markers with paired or unpaired data [J]. Biometrika, 1989,76(3):585-592.

[156] WILLIAMSON T, RAVANI P. Marginal structural models in clinical research: when and how to use them [J]. Nephrol Dial Transplant, 2017,32(suppl_2):ii84-ii90.

[157] WILLIAMSON TR, BARRETT GV. Feasibility of measuring eye movements in real world and simulated driving situations [J]. Percept Mot Skills, 1966,23(1):329-330.

[158] WOODCOCK J, LAVANGE LM. Master protocols to study multiple therapies, multiple diseases, or both [J]. N Engl J Med, 2017,377:62-70.

[159] XIAO J, ADIL MY, OLAFSSON J, et al. Diagnostic test efficacy of meibomian gland morphology and function [J]. Sci Rep, 2019,9(1):17345.

[160] YANG B, OLSEN M, VALI Y, et al. Study designs for comparative diagnostic test accuracy: a methodological review and classification scheme [J]. J Clin Epidemiol, 2021.

[161] ZERHOUNI E. The NIH Roadmap [J]. Science, 2003,302:63-72.

[162] ZHANG J, YU KF. What's the relative risk? A method of correcting the odds ratio in cohort studies of common outcomes [J]. JAMA, 1998,280(19):1690-1691.

[163] ZHANG Z, ROUSSON V, LEE WC, et al. Decision curve analysis: a technical note [J]. Ann Transl Med, 2018,6(15):308.

[164] ZHANG Z. Missing data imputation:focusing on single imputation [J]. Ann Transl Med, 2016,4(1):9.

[165] 卜擎燕,熊宁宁,邹建东,等.临床试验的重要角色:临床研究协调员[J].中国临床药理学与治疗学,2006,11(10):1190-1193.

[166] 曹烨,王欣,曹玉,等.我国研究者发起的临床研究管理现况调查与分析[J].中国新药与临床杂志,2018,37(7):756-759.

[167] 陈峰.临床试验统计学[M].北京:人民卫生出版社,2018.

[168] 陈君石,黄建始.健康管理师[M].北京:中国协和医科大学出版社,2007.

[169] 陈耀龙,李幼平,杜亮,等.医学研究中证据分级和推荐强度的演进[J].中国循证医学杂志,2008,8(2):127-133.

[170] 陈耀龙,姚亮,NORRIS S,等.GRADE在系统评价中应用的必要性及注意事项[J].中国循证医学杂志,2013,13(12):1401-1404.

[171] 陈颖,侯宁宁,李闻涓,等.浅析转化医学研究建设与发展的意义[J].中国合理用药探索,2020,17(9):1-5.

[172] 戴尅戎.转化医学理念、策略与实践[M].西安:第四军医大学出版社,2012.

[173] 范丽桢,徐运.转化医学研究愿景[J].中国卒中杂志,2020,15(2):119-125.

[174] 方芳.国内临床试验项目管理初探[J].中国新药杂志,2014,23(8):885-888+895.

[175] 高阳,陈世福,陆鑫.强化学习研究综述[J].自动化学报,2004,30(1):86-100.

[176] 耿直. 因果推断与 Simpson 悖论[J]. 统计与信息论坛,2000,15(3):9-12.

[177] 谷鸿秋,王俊峰,章仲恒,等. 临床预测模型:模型的建立[J]. 中国循证心血管医学杂志,2019,11(1):14-16+23.

[178] 广东省药学会. 药物临床试验监查稽查·广东共识(2020 年版)[EB/OL]. (2020-08-01)[2022-03-09]. http://www. sinopharmacy. com. cn/uploads/file1/20200801/5f24967bee923. pdf.

[179] 国家食品药品监督管理局. 药物临床试验质量管理规范[EB/OL]. (2020-04-23)[2022-03-09]. http://www. gov. cn/zhengce/zhengceku/2020-04/28/content_5507145. htm.

[180] 国家卫生健康委员会. 医疗卫生机构开展临床研究项目管理办法[EB/OL]. (2024-09-26)[2022-03-09]. http://www. nhc. gov. cn/qjjys/s7945/202409/bdb18f33eea8462b876c155d5ba529c4. shtml.

[181] 国家药监局.《国家药监局关于发布药物临床试验必备文件保存指导原则的通告(2020 年第 37 号)》[EB/OL]. (2020-06-03)[2022-03-09]. https://www. nmpa. gov. cn/yaopin/ypggtg/ypqtgg/20200608094301326. html.

[182] 国家药品监督管理局药品审评中心. 生物等效性研究的统计学指导原则[EB/OL]. (2018)[2022-03-23]. https://www. nmpa. gov. cn/zhuanti/ypqxgg/ggzhcfg/20181029173101911. html.

[183] 国家药品监督管理局药品审评中心. 药物临床试验的生物统计学指导原则[EB/OL]. (2016). https://www. nmpa. gov. cn/xxgk/ggtg/ypggtg/ypqtggtg/20160603161201857. html.

[184] 国家药品监督管理局药品审评中心. 药物临床试验多重性问题指导原则(试行)[EB/OL]. (2020)[2022-03-25]. https://www. cde. org. cn/main/news/viewInfoCommon/a1fd04ab94ffa83aadee4bd1c0327a7f.

[185] 国家药品监督管理局药品审评中心. 药物临床试验非劣效设计指导原则[EB/OL]. (2020)[2022-03-25]. https://www. cde. org. cn/main/news/viewInfoCommon/322593ac8e690e63730fc63acd1ecba4.

[186] 国家药品监督管理局药品审评中心. 药物临床试验富集策略与设计指导原则(试行)[EB/OL]. (2020)[2022-03-24]. https://www. cde. org. cn/main/news/viewInfoCommon/f25f17808fb5dd7c74f596e721e9cdf3.

[187] 国家药品监督管理局药品审评中心. 药物临床试验盲法指导原则(试行)[EB/OL]. (2022)[2022-03-24]. https://www. cde. org. cn/main/news/viewInfoCommon/d32fdd9744fab914a3d8c360eac14e3c.

[188] 国家药品监督管理局药品审评中心. 药物临床试验适应性设计指导原则(试行)[EB/OL]. (2021)[2022-03-24]. https://www. cde. org. cn/main/news/viewInfoCommon/bc2b326bd49bac7437368272be6ec00d.

[189] 国家药品监督管理局药品审评中心. 药物临床试验数据管理与统计分析计划指导原则[EB/OL]. (2021)[2022-03-25]. https://www. cde. org. cn/main/news/viewInfoCommon/825fc74efe0a1c699eb8a1f02118e88e.

[190] 国家药品监督管理局药品审评中心. 药物临床试验质量管理规范[EB/OL]. (2020-04-23)[2022-03-23]. https://www.gov.cn/gongbao/content/2020/content_5525106.htm.

[191] 国家自然科学基金委员会,中国科学院. 中国学科发展战略转化医学[M]. 北京:科学出版社,2021:1.

[192] 赫利. 临床研究设计=Designing clinical research [M]. 北京:北京大学医学出版社,2017.

[193] 洪明晃,李张. 临床研究方法学[M]. 北京:科学出版社,2020.

[194] 胡贵平,詹思延. PRECIS-2:基于研究目标的试验设计[J]. 中华流行病学杂志,2018,39(2):222-226.

[195] 黄悦勤,刘爱忠,孙业恒. 临床流行病学[M]. 5版. 北京:人民卫生出版社,2020.

[196] 季晓慧,黄永久,孔敏,等. 临床试验项目启动会机构管理要点[J]. 中华医学科研管理杂志,2020,33(6):476-480.

[197] 蒋跃绒,陈可冀. 转化医学与中西医结合的研究和发展[J]. 中国中西医结合杂志,2010,30(10):1018-1021.

[198] 李东光. "套叠式"病例对照研究方法[J]. 中国公共卫生,1995,11(5):233-234.

[199] 李冬凉,赖昱臣,张薇薇,等. 我国转化医学国家重大科技基础设施建设初探[J]. 上海交通大学学报(医学版),2020,40(6):701-706.

[200] 李金昌. 应用抽样技术[M]. 北京:科学出版社,2007.

[201] 李立明,谭红专. 现代流行病学[M]. 3版. 北京:人民卫生出版社,2019.

[202] 李楠,曾琳,赵一鸣,等. 诊断性研究设计的四个关键问题[J]. 中华儿科杂志,2019,57(2):83.

[203] 李瑛. 精准医学与队列研究[J]. 中国计划生育学杂志,2018,26(11):1016-1018+1023.

[204] 刘炳林. 药物临床试验中疗效指标的选择[J]. 中国新药杂志,2017,26(18):2113-2120.

[205] 刘川. 药物临床试验方法学[M]. 北京:化学工业出版社,2010.

[206] 陆伟. 病例队列研究的设计及分析[J]. 疾病控制杂志,2001,5(2):148-150.

[207] 罗娟,任晋生,罗兴洪. 转化医学的发展与启示[J]. 中国合理用药探索,2020,17(4):22-26.

[208] 苗旺,刘春辰,耿直. 因果推断的统计方法[J]. 中国科学:数学,2018,48(12):1753-1778.

[209] 莫航沣,陈亚萍,韩慧,等. 临床预测模型研究方法与步骤[J]. 中国循证医学杂志,2024,24(2):228-236.

[210] 倪凯文,石岩岩,赵一鸣,等. 病例对照研究的衍生类型简介[J]. 中华儿科杂志,2019,57(1):2-5.

[211] 阮军,王志锋. 临床监查员的职业任务现状[J]. 中国新药杂志,2014,23(23):2762-2766.

[212] 舒尔茨. 临床研究基本概念:随机对照试验和流行病学观察性研究=Essential

concepts in clinical research：randomised controlled trials and observational epidemiology［M］.北京：人民卫生出版社，2020.

［213］ 宋扬，贾王平，韩珂，等.健康医疗大数据的应用及其挑战［J］.中国慢性病预防与控制，2021，29(3)：220 - 223.

［214］ 唐金陵.循证医学基础［M］.北京：北京大学医学出版社，2010.

［215］ 王炳顺.杜克大学波蒂事件及研究的可重复性［J］.中国医学伦理学，2013，26(6)：683 - 686.

［216］ 王春青，胡雁.JBI 证据预分级及证据推荐级别系统（2014 版）［J］.护士进修杂志，2015，30(11)：964 - 967.

［217］ 王艳.人用药品注册技术要求国际协调会(ICH)简介［J］.安徽医药，2009，13(7)：862 - 865.

［218］ 王伊龙，王志江，赵性泉，等.浅析大型临床研究项目的管理与实施［J］.中国全科医学，2009，12(1)：92 - 93.

［219］ 卫生健康委办公厅，中医药局办公室.关于印发新型冠状病毒肺炎诊疗方案（试行第七版）的通知［EB/OL］.（2020 - 03 - 03）［2022 - 03 - 08］.https://www.gov.cn/zhengce/zhengceku/2020-03/04/content_5486705.htm.

［220］ 魏芬芳，孙宇昕，冷金诺，等.对欧盟临床试验法规 Reg.(EU) No 536/2014 的解读与思考［J］.中国新药杂志，2017，26(16)：1865 - 1872.

［221］ 文静然，张晓艳.电子数据获取系统在临床试验中的应用及展望［J］.同济大学学报（医学版），2010，31(1)：116 - 120.

［222］ 翁鸿，任学群，王行环，等.临床研究的选题原则及选题［J］.中国循证心血管医学杂志，2017，9(3)：257 - 260.

［223］ 邬兰，田国祥，王行环，等.临床试验的注册及注册平台比较分析［J］.中国循证心血管医学杂志，2017，9(2)：129 - 134.

［224］ 吴泰相，卞兆祥，李幼平，等.临床试验原始数据透明化与共享：关于医学研究伦理的哲学命题及其对临床试验的意义［J］.中国循证医学杂志，2018，18(6)：538 - 542.

［225］ 吴翌琳，房祥忠.大数据探索性分析［M］.北京：清华大学出版社，2016.

［226］ 谢雁鸣，毛平，田峰.真实世界研究在中药上市后临床再评价中应用前景的探讨［J］.中药新药与临床药理，2010，21(3)：324 - 327.

［227］ 许培海，黄匡时.我国健康医疗大数据的现状、问题及对策［J］.中国数字医学，2017，12(5)：24 - 26.

［228］ 阎小妍，姚晨.ICH E9(R1)对临床试验统计学的新要求［J］.中国新药杂志，2018，27(11)：1262 - 1265.

［229］ 杨朝晖，工心，徐香兰.医疗健康大数据分类及问题探讨［J］.卫生经济研究，2019，36(3)：29 - 31.

［230］ 姚魁武.转化医学为中西医结合的发展架起了有益桥梁［J］.转化医学电子杂志，2018，5(3)：1 - 2.

［231］ 药品监督管理局药品审评中心.药物临床试验数据监查委员会指导原则（试行）［EB/OL］.（2020 - 09 - 21）［2022 - 03 - 09］.https://www.nmpa.gov.cn/xxgk/ggtg/

qtggtg/20201016145738190. html.

［232］ 易洪刚,陈峰. 单纯病例研究［J］. 国外医学流行病学传染病学分册,2004,31(1):60 - 62.

［233］ 余红梅,罗艳虹,任晓卫. Simpson 悖论解析［J］. 数理医药学杂志,2010,23(3):320 - 322.

［234］ 俞国培,包小源,黄新霆,等. 医疗健康大数据的种类、性质及有关问题［J］. 医学信息学杂志,2014,35(6):9 - 12.

［235］ 袁靖,李玉玺,陈云华. 罕见病临床试验患者招募的策略分析与经验分享［J］. 中国临床研究,2016,29(1):118 - 122.

［236］ 詹思延. 流行病学［M］. 8 版. 北京:人民卫生出版社,2017.

［237］ 张娜,刘慧鑫,康殿民,等. 临床结局观察性研究中的领先时间偏倚及控制［J］. 中华流行病学杂志,2018,39(5):700 - 703.

［238］ 张薇,许吉,邓宏勇,等. 国际医学证据分级与推荐体系发展及现状［J］. 中国循证医学杂志,2019,19(11):1373 - 1378.

［239］ 赵晶晶,龙泳,刘学东. 2013 临床试验方案规范指南(SPIRIT)及其解读［J］. 中国循证儿科杂志,2014,9(5):381 - 388.

［240］ 中关村玖泰药物临床试验技术创新联盟/中国药物临床试验机构联盟. 临床研究协调员(CRC)行业指南(试行)［J］. 药物评价研究,2015,38(3):233 - 237.

［241］ 钟振华. 中药注射剂的真实世界研究［J］. 中国处方药,2009(4):19 - 22.

［242］ 周艳,唐敏,陈勇川,等. 药物临床试验机构引入临床研究协调员管理模式探讨［J］. 中国临床药学杂志,2017,26(1):48 - 50.

附 录 统 计 用 表

附表 1 标准正态分布曲线下面积

[本表为自 $-\infty$ 到 $-u$ 的面积 $\Phi(-u)$，$\Phi(u)=1-\Phi(-u)$]

u	0.00	0.01	0.02	0.03	0.04	0.05	0.06	0.07	0.08	0.09
-3.0	0.0013	0.0013	0.0013	0.0012	0.0012	0.0011	0.0011	0.0011	0.0010	0.0010
-2.9	0.0019	0.0018	0.0018	0.0017	0.0016	0.0016	0.0015	0.0015	0.0014	0.0014
-2.8	0.0026	0.0025	0.0024	0.0023	0.0023	0.0022	0.0021	0.0021	0.0020	0.0019
-2.7	0.0035	0.0034	0.0033	0.0032	0.0031	0.0030	0.0029	0.0028	0.0027	0.0026
-2.6	0.0047	0.0045	0.0044	0.0043	0.0041	0.0040	0.0039	0.0038	0.0037	0.0036
-2.5	0.0062	0.0060	0.0059	0.0057	0.0055	0.0054	0.0052	0.0051	0.0049	0.0048
-2.4	0.0082	0.0080	0.0078	0.0075	0.0073	0.0071	0.0066	0.0068	0.0066	0.0064
-2.3	0.0107	0.0104	0.0102	0.0099	0.0096	0.0094	0.0091	0.0089	0.0087	0.0084
-2.2	0.0139	0.0136	0.0132	0.0129	0.0125	0.0122	0.0119	0.0116	0.0113	0.0110
-2.1	0.0179	0.0174	0.0170	0.0166	0.0162	0.0158	0.0154	0.0150	0.0146	0.0143
-2.0	0.0228	0.0222	0.0217	0.0212	0.0207	0.0202	0.0197	0.0192	0.0188	0.0183
-1.9	0.0287	0.0281	0.0274	0.0268	0.0262	0.0256	0.0250	0.0244	0.0239	0.0233
-1.8	0.0359	0.0351	0.0344	0.0336	0.0329	0.0322	0.0314	0.0307	0.0301	0.0294
-1.7	0.0446	0.0436	0.0427	0.0418	0.0409	0.0401	0.0392	0.0384	0.0375	0.0367
-1.6	0.0548	0.0537	0.0526	0.0516	0.0505	0.0495	0.0485	0.0475	0.0465	0.0455
-1.5	0.0668	0.0655	0.0643	0.0630	0.0618	0.0606	0.0594	0.0582	0.0571	0.0559
-1.4	0.0808	0.0793	0.0778	0.0764	0.0749	0.0735	0.0721	0.0708	0.0694	0.0681
-1.3	0.0968	0.0951	0.0934	0.0918	0.0901	0.0885	0.0869	0.0853	0.0838	0.0823
-1.2	0.1151	0.1131	0.1112	0.1093	0.1075	0.1056	0.1038	0.1020	0.1003	0.0985
-1.1	0.1357	0.1335	0.1314	0.1292	0.1271	0.1251	0.1230	0.1210	0.1190	0.1170
-1.0	0.1587	0.1562	0.1539	0.1515	0.1492	0.1469	0.1446	0.1423	0.1401	0.1379
-0.9	0.1841	0.1814	0.1788	0.1762	0.1736	0.1711	0.1685	0.1660	0.1635	0.1611

（续表）

u	0.00	0.01	0.02	0.03	0.04	0.05	0.06	0.07	0.08	0.09
−0.8	0.211 9	0.209 0	0.206 1	0.203 3	0.200 5	0.197 7	0.194 9	0.192 2	0.189 4	0.186 7
−0.7	0.242 0	0.238 9	0.235 8	0.232 7	0.229 6	0.226 6	0.223 6	0.220 6	0.217 7	0.214 8
−0.6	0.274 3	0.270 9	0.267 6	0.264 3	0.261 1	0.257 8	0.254 6	0.251 4	0.248 3	0.245 1
−0.5	0.308 5	0.305 0	0.301 5	0.298 1	0.294 6	0.291 2	0.287 7	0.284 3	0.281 0	0.277 6
−0.4	0.344 6	0.340 9	0.337 2	0.333 6	0.330 0	0.326 4	0.322 8	0.319 2	0.315 6	0.312 1
−0.3	0.382 1	0.378 3	0.374 5	0.370 7	0.366 9	0.363 2	0.359 4	0.355 7	0.352 0	0.348 3
−0.2	0.420 7	0.416 8	0.412 9	0.409 0	0.405 2	0.401 3	0.397 4	0.393 6	0.389 7	0.385 9
−0.1	0.460 2	0.456 2	0.452 2	0.448 3	0.444 3	0.440 4	0.436 4	0.432 5	0.428 6	0.424 7
0.0	0.500 0	0.496 0	0.492 0	0.488 0	0.484 0	0.480 1	0.476 1	0.472 1	0.468 1	0.464 1

摘自:《中国医学百科全书(医学统计学)》,p26,表 1.上海科学技术出版社,1985。

附表 2　χ^2 分布的分位数表（χ^2 界值表）

	P							
	0.995	0.975	0.950	0.500	0.050	0.025 0	0.010	0.005
1	—	—	—	0.45	3.84	5.02	6.63	7.88
2	0.01	0.05	0.10	1.39	5.99	7.38	9.21	10.60
3	0.07	0.22	0.35	2.37	7.81	9.35	11.34	12.84
4	0.21	0.48	0.71	3.36	9.49	11.14	13.28	14.86
5	0.41	0.83	1.15	4.35	11.07	12.83	15.09	16.75
6	0.68	1.24	1.64	5.35	12.59	14.45	16.81	18.55
7	0.99	1.69	2.17	6.35	14.07	16.01	18.48	20.28
8	1.34	2.18	2.73	7.34	15.51	17.53	20.09	21.95
9	1.73	2.70	3.33	8.34	16.92	19.02	21.67	23.50
10	2.16	3.25	3.94	9.34	18.31	20.48	23.21	25.19
11	2.60	3.82	4.57	10.34	19.68	21.92	24.72	26.76
12	3.07	4.40	5.23	11.34	21.03	23.34	26.22	28.30
13	3.57	5.01	5.89	12.34	22.36	24.74	27.69	29.82
14	4.07	5.63	6.57	13.34	23.68	26.12	29.14	31.32
15	4.60	6.26	7.26	14.34	25.00	27.49	30.58	32.80
16	5.14	6.91	7.96	15.34	26.30	28.85	32.00	34.27

(续表)

	P							
	0.995	0.975	0.950	0.500	0.050	0.0250	0.010	0.005
17	5.70	7.56	8.67	16.34	27.59	30.19	33.41	35.72
18	6.26	8.23	9.39	17.34	28.87	31.53	34.81	37.16
19	6.84	8.91	10.12	18.34	30.14	32.85	36.19	38.58
20	7.43	9.59	10.85	19.34	31.41	34.17	37.57	40.00
21	8.03	10.28	11.59	20.34	32.67	35.48	38.93	41.40
22	8.64	10.98	12.34	21.34	33.92	36.78	40.29	42.80
23	9.26	11.69	13.09	22.34	35.17	38.08	41.64	44.18
24	9.89	12.40	13.85	23.34	36.42	39.36	42.98	45.56
25	10.52	13.12	14.61	24.34	37.65	40.65	44.31	46.93
26	11.16	13.84	15.38	25.34	38.89	41.92	45.64	48.29
27	11.81	14.57	16.15	26.34	40.11	43.19	46.96	49.64
28	12.46	15.31	16.93	27.34	41.34	44.46	48.28	50.99
29	13.12	16.05	17.71	28.34	42.56	45.72	49.59	52.34
30	13.79	16.79	18.49	49.34	43.77	46.98	50.89	53.67

摘自:山内二郎,《统计数值表》,p6～7,JSA-1972。

附表 3 t 分布的分位数表(t 界值表)

v	$P(1)/P(2)$					
	0.250/0.500	0.100/0.200	0.050/0.100	0.025/0.050	0.010/0.020	0.005/0.010
1	1.000	3.078	6.314	12.706	31.821	63.657
2	0.816	1.886	2.132	4.303	6.965	9.925
3	0.765	1.638	2.015	3.182	4.541	5.841
4	0.741	1.533	1.943	2.776	3.747	4.604
5	0.727	1.476	1.895	5.571	3.365	4.032
6	0.718	1.440	1.860	2.447	3.143	3.707
7	0.711	1.415	1.833	2.365	2.998	3.499
8	0.706	1.397	1.812	2.306	2.896	3.355
9	0.703	1.383	1.796	2.262	2.821	3.250

(续表)

υ	P(1)/P(2)					
	0.250/0.500	0.100/0.200	0.050/0.100	0.025/0.050	0.010/0.020	0.005/0.010
10	0.700	1.372	1.782	2.228	2.764	3.169
11	0.697	1.363	1.771	2.201	2.718	3.106
12	0.695	1.356	1.761	2.179	2.681	3.055
13	0.694	1.350	1.746	2.160	2.650	3.012
14	0.692	1.345	1.740	2.145	2.624	2.977
15	0.691	1.341	1.734	2.131	2.602	2.947
16	0.690	1.337	1.729	2.120	2.583	2.921
17	0.689	1.333	1.725	2.110	2.567	2.898
18	0.688	1.330	2.920	2.101	2.552	2.878
19	0.688	1.328	2.353	2.093	2.539	2.861
20	0.687	1.325	1.753	2.086	2.528	2.845
21	0.686	1.323	1.721	2.080	2.518	2.831
22	0.686	1.321	1.717	2.074	2.508	2.819
23	0.685	1.319	1.714	2.069	2.500	2.807
24	0.685	1.318	1.711	2.064	2.492	2.797
25	0.684	1.316	1.708	2.060	2.485	2.787
26	0.684	1.315	1.706	2.056	2.479	2.779
27	0.684	1.314	1.703	2.052	2.473	2.771
28	0.683	1.313	1.701	2.048	2.467	2.763
29	0.683	1.311	1.699	2.045	2.462	2.756
30	0.683	1.310	1.697	2.042	2.457	2.750
31	0.682	1.309	1.696	2.040	2.453	2.744
32	0.682	1.309	1.694	2.037	2.449	2.738
33	0.682	1.308	1.692	2.035	2.445	2.733
34	0.682	1.307	1.691	2.032	2.441	2.728
35	0.682	1.306	1.690	2.030	2.437	2.724
36	0.681	1.306	1.688	2.028	2.434	2.719
37	0.681	1.305	1.687	2.026	2.431	2.715
38	0.681	1.304	1.686	2.024	2.429	2.712
39	0.681	1.304	1.685	2.023	2.426	2.708

（续表）

υ	P(1)/P(2)					
	0.250/0.500	0.100/0.200	0.050/0.100	0.025/0.050	0.010/0.020	0.005/0.010
40	0.681	1.303	1.684	2.021	2.423	2.704
41	0.681	1.303	1.683	2.020	2.421	2.701
42	0.680	1.302	1.682	2.018	2.418	2.698
43	0.680	1.302	1.681	2.017	2.416	2.695
44	0.680	1.301	1.680	2.015	2.414	2.692
45	0.680	1.301	1.679	2.014	2.412	2.690
46	0.680	1.300	1.679	2.013	2.410	2.687
47	0.680	1.300	1.678	2.012	2.408	2.685
48	0.680	1.299	1.677	2.011	2.407	2.682
49	0.680	1.299	1.677	2.010	2.405	2.680
50	0.679	1.299	1.676	2.009	2.403	2.678
60	0.679	1.296	1.671	2.000	2.390	2.660
80	0.678	1.292	1.664	1.990	2.374	2.639
120	0.677	1.289	1.658	1.980	2.358	2.617
240	0.676	1.285	1.651	1.970	2.342	2.596
∞	0.674	1.282	1.645	1.960	2.326	2.576

摘自：山内二郎，《统计数值表》，p30，JSA-1972。

附表 4　F 分布的分位数表（F 界值表）

［方差分析用，上行：$P=0.05$，下行：$P=0.01$］

υ_2（较小均方的自由度）	υ_1（较大均方的自由度）										
	1	2	3	4	5	6	7	8	12	24	∞
1	161.4	199.5	215.7	224.6	230.2	234.0	236.8	238.9	243.9	249.1	254.3
	4052.0	4999.5	5403.0	5625.0	5764.0	5859.0	5928.0	5982.0	6106.0	6235.0	6366.0
2	18.51	19.00	19.16	19.25	19.30	19.33	19.35	19.37	19.41	19.45	19.50
	98.50	99.00	99.17	99.25	99.30	99.33	99.36	99.37	99.42	99.46	99.50
3	10.13	9.55	9.28	9.12	9.01	8.94	8.89	8.85	8.74	8.64	8.53
	34.12	30.82	29.46	28.71	28.24	27.91	27.67	27.49	27.05	26.60	26.13

υ_2（较小均方的自由度）	υ_1（较大均方的自由度）										
	1	2	3	4	5	6	7	8	12	24	∞
4	7.71	6.94	6.59	6.39	6.26	6.16	6.09	6.04	5.91	5.77	5.63
	21.20	18.00	16.69	15.98	15.52	15.21	14.98	14.80	14.37	13.93	13.46
5	6.61	5.79	5.41	5.19	5.05	4.95	4.88	4.82	4.68	4.53	4.36
	16.26	13.27	12.06	11.39	11.97	10.67	10.46	10.29	9.89	9.47	9.02
6	5.99	5.14	4.76	4.53	4.39	4.28	4.21	4.15	4.00	3.84	3.67
	13.75	10.92	9.78	9.15	8.75	8.47	8.26	8.10	7.72	7.31	6.88
7	5.59	4.74	4.35	4.12	3.97	3.87	3.79	3.73	3.57	3.41	3.23
	12.25	9.55	8.45	7.85	7.46	7.19	6.99	6.84	6.47	6.07	5.65
8	5.32	4.46	4.07	3.84	3.69	3.58	3.50	3.44	3.28	3.12	2.93
	11.26	8.65	7.59	7.01	6.63	6.37	6.18	6.03	5.67	5.28	4.86
9	5.12	4.26	3.86	3.63	3.48	3.37	3.29	3.23	3.07	2.90	2.71
	10.56	5.02	6.99	6.42	6.06	5.80	5.61	5.47	5.11	4.73	4.31
10	4.96	4.10	3.71	3.48	3.33	3.22	3.14	3.07	2.91	2.74	2.54
	10.04	7.56	6.55	5.99	5.64	5.39	5.20	5.06	4.71	4.33	3.91
12	4.75	3.89	3.49	3.26	3.11	3.00	2.91	2.85	2.69	2.51	2.30
	9.33	6.93	5.95	5.41	5.06	4.82	4.64	4.50	4.16	3.78	3.36
14	4.60	3.74	3.34	3.11	2.96	2.85	2.76	2.70	2.53	2.35	2.13
	8.86	6.51	5.56	5.04	4.69	4.46	4.28	4.14	3.80	3.43	3.00
16	4.49	3.63	3.24	3.01	2.85	2.74	2.66	2.59	2.42	2.24	2.01
	8.53	6.23	5.29	4.77	4.44	4.20	4.03	3.89	3.55	3.18	2.75
18	4.41	3.55	3.16	2.93	2.77	2.66	2.58	2.51	2.34	2.15	1.92
	8.29	6.01	5.09	4.58	4.25	4.01	3.84	3.71	3.37	3.00	2.57
20	4.35	3.49	3.10	2.87	2.71	2.60	2.51	2.45	2.28	2.08	1.84
	8.10	5.85	4.94	4.43	4.10	3.87	3.70	3.56	3.23	2.86	2.42
30	4.17	3.32	2.92	2.69	2.53	2.42	2.33	2.27	2.09	1.89	1.62
	7.56	5.39	4.51	4.02	3.70	3.47	3.30	3.17	2.84	2.47	2.01
40	4.08	3.23	2.84	2.61	2.45	2.34	2.25	2.18	2.00	1.79	1.51
	7.31	5.18	4.31	3.83	3.51	3.29	3.12	2.99	2.66	2.29	1.80
60	4.00	3.15	2.76	2.53	2.37	2.25	2.17	2.10	1.92	1.70	1.39
	7.08	4.98	4.13	3.65	3.34	3.12	2.95	2.82	2.50	2.12	1.60

（续表）

υ_2（较小均方的自由度）	υ_1（较大均方的自由度）										
	1	2	3	4	5	6	7	8	12	24	∞
120	3.92	3.07	2.68	2.45	2.29	2.17	2.09	2.02	1.83	1.61	1.25
	6.85	4.79	3.95	3.48	3.17	2.96	2.79	2.66	2.34	1.95	1.38
∞	3.84	3.00	2.60	2.37	2.21	2.10	2.01	1.94	1.75	1.52	1.00
	6.63	4.61	3.78	3.32	3.02	2.80	2.64	2.51	2.18	1.79	1.00

摘自：Beyer WH，*Handbook of Tables for Probability and Statistics*，2nd ed，p306，p308，CRC Press Inc.，1979

附表 5　相关系数 r 界值表

υ	$P(1)/P(2)$			
	0.050/0.100	0.025/0.050	0.010/0.020	0.005/0.010
1	0.988	0.997	1.000	1.000
2	0.900	0.950	0.980	0.990
3	0.805	0.878	0.934	0.959
4	0.729	0.811	0.882	0.917
5	0.669	0.754	0.833	0.875
6	0.621	0.707	0.789	0.834
7	0.582	0.666	0.750	0.798
8	0.549	0.632	0.715	0.765
9	0.521	0.602	0.685	0.735
10	0.497	0.576	0.658	0.708
11	0.476	0.553	0.634	0.684
12	0.457	0.532	0.612	0.661
13	0.441	0.514	0.592	0.641
14	0.426	0.497	0.574	0.623
15	0.412	0.482	0.558	0.606
16	0.400	0.468	0.534	0.590
17	0.389	0.456	0.529	0.575
18	0.378	0.444	0.516	0.561
19	0.369	0.433	0.503	0.549

(续表)

v	$P(1)/P(2)$			
	0.050/0.100	0.025/0.050	0.010/0.020	0.005/0.010
20	0.360	0.423	0.492	0.537
25	0.323	0.381	0.445	0.487
30	0.296	0.349	0.409	0.449
35	0.275	0.325	0.381	0.418
40	0.257	0.304	0.358	0.393
45	0.243	0.288	0.338	0.372
50	0.231	0.273	0.322	0.354
60	0.211	0.250	0.295	0.325
70	0.195	0.232	0.274	0.302
80	0.183	0.217	0.257	0.283
90	0.173	0.205	0.242	0.267
100	0.164	0.195	0.230	0.254

摘自:《中国医学百科全书(医学统计学)》,p154,表1,上海科学技术出版社,1985

附表 6 相当于概率 5% 与 1% 的 r 值与 R 值

自由度	变量个数				自由度	变量个数			
	2	3	4	5		2	3	4	5
1	0.997	0.999	0.999	0.999	6	0.707	0.795	0.839	0.867
	1.000	1.000	1.000	1.000		0.834	0.886	0.911	0.927
2	0.950	0.975	0.983	0.987	7	0.666	0.758	0.807	0.838
	0.990	0.995	0.997	0.998		0.798	0.855	0.885	0.904
3	0.878	0.930	0.950	0.961	8	0.632	0.726	0.777	0.811
	0.959	0.976	0.983	0.987		0.765	0.827	0.860	0.882
4	0.811	0.881	0.912	0.930	9	0.602	0.697	0.750	0.786
	0.917	0.949	0.962	0.970		0.735	0.800	0.836	0.861
5	0.754	0.836	0.874	0.898	10	0.576	0.671	0.726	0.763
	0.874	0.917	0.937	0.949		0.708	0.776	0.814	0.840

(续表)

自由度	变量个数				自由度	变量个数			
	2	3	4	5		2	3	4	5
11	0.553	0.648	0.703	0.741	26	0.374	0.454	0.506	0.545
	0.684	0.753	0.793	0.821		0.478	0.546	0.590	0.624
12	0.532	0.627	0.683	0.722	27	0.367	0.446	0.498	0.536
	0.661	0.732	0.773	0.802		0.470	0.538	0.582	0.615
13	0.514	0.608	0.664	0.703	28	0.361	0.439	0.490	0.529
	0.641	0.712	0.755	0.785		0.463	0.530	0.573	0.606
14	0.497	0.590	0.646	0.686	29	0.355	0.432	0.482	0.521
	0.623	0.694	0.737	0.768		0.456	0.522	0.565	0.598
15	0.482	0.574	0.630	0.670	30	0.349	0.426	0.476	0.514
	0.606	0.677	0.721	0.752		0.449	0.514	0.558	0.591
16	0.468	0.559	0.615	0.655	35	0.325	0.397	0.445	0.482
	0.590	0.662	0.706	0.738		0.418	0.481	0.523	0.556
17	0.456	0.454	0.601	0.641	40	0.304	0.373	0.419	0.455
	0.575	0.647	0.691	0.724		0.393	0.454	0.494	0.526
18	0.444	0.532	0.587	0.628	45	0.288	0.353	0.397	0.432
	0.561	0.633	0.678	0.710		0.372	0.430	0.470	0.501
19	0.433	0.520	0.575	0.615	50	0.273	0.336	0.379	0.412
	0.549	0.620	0.665	0.698		0.354	0.410	0.449	0.479
20	0.423	0.509	0.563	0.604	60	0.250	0.308	0.348	0.380
	0.537	0.608	0.652	0.685		0.325	0.377	0.414	0.442
21	0.413	0.498	0.552	0.592	70	0.232	0.286	0.324	0.254
	0.526	0.596	0.641	0.674		0.302	0.351	0.386	0.413
22	0.404	0.433	0.542	0.582	80	0.217	0.269	0.304	0.332
	0.515	0.585	0.630	0.663		0.283	0.330	0.362	0.389
23	0.396	0.479	0.532	0.572	90	0.205	0.254	0.288	0.315
	0.505	0.574	0.619	0.652		0.267	0.312	0.343	0.368
24	0.338	0.470	0.523	0.562	100	0.195	0.241	0.274	0.300
	0.496	0.566	0.609	0.642		0.254	0.297	0.327	0.351
25	0.381	0.462	0.514	0.553	125	0.174	0.216	0.246	0.269
	0.487	0.555	0.600	0.633		0.228	0.226	0.294	0.316

（续表）

自由度	变量个数				自由度	变量个数			
	2	3	4	5		2	3	4	5
150	0.159	0.198	0.225	0.247	400	0.098	0.122	0.139	0.153
	0.208	0.244	0.270	0.290		0.128	0.151	0.167	0.186
200	0.138	0.172	0.196	0.215	500	0.088	0.109	0.124	0.137
	0.181	0.212	0.234	0.253		0.115	0.135	0.150	0.162
300	0.113	0.141	0.160	0.176	1 000	0.062	0.077	0.088	0.097
	0.148	0.174	0.192	0.208		0.081	0.096	0.106	0.115

摘自:郭祖超,《医用数理统计方法(第 3 版)》,表 26,人民卫生出版社,1985。

附表 7　符号秩和检验 t 界值表

n	$P(1)/P(2)$			
	0.050/0.100	0.025/0.050	0.010/0.020	0.005/0.010
5	0			
6	2	0		
7	3	2	0	
8	5	3	1	0
9	8	5	3	1
10	10	8	5	3
11	13	10	7	5
12	17	13	9	7
13	21	17	12	9
14	25	21	15	13
15	30	25	19	15
16	35	29	23	19
17	41	34	27	23
18	47	40	32	27
19	53	46	37	32
20	60	52	43	37
21	67	58	49	42

（续表）

n	$P(1)/P(2)$			
	0.050/0.100	0.025/0.050	0.010/0.020	0.005/0.010
22	75	65	55	48
23	83	73	62	54
24	91	81	69	61
25	100	89	76	68

摘自：山内二郎，《统计数值表》，p267，JSA-1972。

附表 8　秩和检验 t 界值表

每组	1 行	$P(1)$ 0.05	$P(2)$ 0.1
	2 行	0.025	0.05
	3 行	0.01	0.02
	4 行	0.005	0.01

n_1（较小者）	$n_2 - n_1$										
	0	1	2	3	4	5	6	7	8	9	10
2				3～13	3～15	3～17	4～18	4～20	4～22	4～24	5～25
					3～19	3～21	3～23	3～25	4～26		
3	6～15	6～18	7～20	8～22	8～25	9～27	10～29	10～32	11～34	11～37	12～39
		6～21	7～23	7～26	8～28	8～31	9～33	9～36	10～38	10～41	
			6～27	6～30	7～32	7～35	7～38	8～40	8～43		
				6～33	6～36	6～39	7～41	7～44			
4	11～25	12～28	13～31	14～34	15～37	16～40	17～43	18～46	19～49	20～52	21～55
	10～26	11～29	13～32	13～35	14～38	14～42	15～45	16～48	17～51	18～54	19～57
		10～30	11～33	11～37	12～40	13～43	13～47	14～50	15～53	15～57	16～60
			10～34	10～38	11～41	11～45	12～48	12～52	13～55	13～59	14～62
5	19～36	20～40	21～44	23～47	24～51	26～54	27～58	28～62	30～65	31～69	33～72
	17～38	18～42	20～45	21～49	22～53	23～57	24～61	26～64	27～68	28～72	29～76
	16～39	17～43	18～47	19～51	20～55	21～59	22～63	23～67	24～71	24～75	26～79
	15～40	16～44	16～49	17～53	18～57	19～61	20～65	21～69	22～73	22～78	23～82

(续表)

n_1 (较小者)	n_2-n_1										
	0	1	2	3	4	5	6	7	8	9	10
6	28~50	29~55	31~59	33~63	35~67	37~71	38~76	40~80	42~84	44~88	46~92
	56~52	27~57	29~61	31~65	32~70	34~74	35~79	37~83	38~88	40~92	42~96
	24~54	25~59	27~63	28~68	29~73	30~78	32~82	33~87	34~92	36~96	37~101
	23~55	24~60	25~65	26~70	27~75	28~80	30~84	31~89	32~94	33~99	34~104
7	39~66	41~71	43~76	45~81	47~86	49~91	52~95	54~100	56~105	58~110	61~114
	36~69	38~74	40~79	42~84	44~89	46~94	48~99	50~104	52~109	54~114	56~119
	34~71	35~77	37~82	39~87	40~93	42~98	44~103	45~109	47~114	49~119	51~124
	32~73	34~78	35~84	37~89	38~95	40~100	41~106	43~111	44~117	46~122	47~128
8	51~85	54~90	56~96	59~101	62~106	64~112	67~117	69~123	72~128	75~133	77~139
	40~87	51~93	53~99	55~105	58~110	60~116	62~122	65~127	67~133	70~138	72~144
	45~91	47~97	49~103	51~109	53~115	56~120	58~126	60~132	62~138	64~144	66~150
	43~93	45~99	47~105	49~111	51~117	53~123	54~130	56~136	58~142	60~148	62~154
9	66~105	69~111	72~117	75~123	78~129	81~135	84~141	87~147	90~153	93~159	96~165
	62~109	65~115	68~121	71~127	73~134	76~140	79~146	82~152	84~159	87~165	90~171
	59~112	61~119	63~126	66~132	68~139	71~145	73~152	76~158	78~165	81~171	83~178
	56~115	58~122	61~128	63~135	65~142	67~149	69~156	72~162	74~169	76~176	78~183
10	82~128	86~134	89~141	92~148	96~154	99~161	103~167	106~174	110~180	113~187	117~193
	78~132	81~139	84~146	88~152	91~159	94~166	97~173	100~180	103~187	107~193	110~200
	74~136	77~143	79~151	82~158	85~165	88~172	91~179	93~187	96~194	99~201	102~208
	71~139	73~147	76~154	79~161	81~169	84~176	86~184	89~191	92~198	94~206	97~213

摘自:山内二郎,《统计数值表》,p267,JSA-1972。

附表9 完全随机化设计秩和检验 H 界值表

n	n_1	n_2	n_3	P	
				0.05	0.01
7	3	2	2	4.71	
	3	3	1	5.14	

（续表）

n	n_1	n_2	n_3	P 0.05	P 0.01
8	3	3	2	5.36	
	4	2	2	5.33	
	4	3	1	5.21	
	5	2	1	5.00	
9	3	3	3	5.60	7.20
	4	3	2	5.44	6.44
	4	4	1	4.97	6.67
	5	2	2	5.16	6.53
	5	3	1	4.96	
10	4	3	3	5.73	6.75
	4	4	2	5.45	7.04
	5	3	2	5.25	6.82
	5	4	1	4.99	6.95
11	4	4	3	5.60	7.14
	5	3	3	5.65	7.08
	5	4	2	5.27	7.12
	5	5	1	5.13	7.31
12	4	4	4	5.69	7.65
	5	4	3	5.63	7.44
	5	5	2	5.34	7.27
13	5	4	4	5.62	7.76
	5	5	3	5.71	7.54
14	5	5	4	5.64	7.79
15	5	5	5	5.78	7.98

摘自：Beyer WH，*Handbook of tables for probability and statistics*，2nd ed，p431，CRC Press Inc.，1979.

附表 10　随机单位组设计秩和检验 H 界值表

n	$P(k=3)$		$P(k=4)$	
	0.05	0.01	0.05	0.01
2			6.00	
3	6.00		7.40	9.00
4	6.50	8.00	7.80	9.60
5	6.40	8.40	7.80	9.96
6	7.00	9.00	7.60	10.20
7	7.14	8.86	7.80	10.37
8	6.25	9.00	7.65	10.35
9	6.22	8.67		
10	6.20	9.60		
11	6.55	9.46		
12	6.17	9.50		
13	6.00	9.39		
14	6.14	9.00		
15	6.40	8.93		

摘自：Owen DB, *Handbook of Statistical Tables*, p408, Addison-Wesley Publishing Company Inc., 1962。

附表 11　Newman-Keuls 检验 q 界值表

[上行：$P=0.05$, 下行：$P=0.01$]

υ	组数(a)								
	2	3	4	5	6	7	8	9	10
5	3.64	4.60	5.22	5.67	6.03	6.33	6.58	6.80	6.99
	5.70	6.98	7.80	8.42	8.91	9.32	9.67	9.97	10.24
6	3.46	4.34	4.90	5.30	5.63	5.90	6.12	6.32	6.49
	5.24	6.33	7.03	7.56	7.97	8.32	8.61	8.87	9.10
7	3.34	4.16	4.68	5.06	5.36	5.61	5.82	6.00	6.16
	4.95	5.92	6.54	7.01	7.37	7.68	7.94	8.17	8.37

(续表)

υ	组数(a)								
	2	3	4	5	6	7	8	9	10
8	3.26	4.04	4.53	4.89	5.17	5.40	5.60	5.77	5.92
	4.75	5.64	6.20	6.62	6.96	7.24	7.47	7.68	7.86
9	3.20	3.95	4.41	4.76	5.02	5.24	5.43	5.59	5.74
	4.60	5.43	5.96	6.35	6.66	6.91	7.13	7.33	7.49
10	3.15	3.88	4.33	4.65	4.91	5.12	5.30	5.46	5.60
	4.48	5.27	5.77	6.14	6.43	6.67	6.87	7.05	7.21
12	3.08	3.77	4.20	5.51	4.75	4.95	5.12	5.27	5.39
	4.32	5.05	5.50	5.84	6.10	6.32	6.51	6.67	6.81
14	3.03	3.70	4.11	4.41	4.64	4.83	4.99	5.13	5.25
	4.21	4.89	5.32	5.63	5.88	6.08	6.26	6.41	6.54
16	3.00	3.65	4.05	4.33	4.56	4.74	4.90	5.03	5.15
	4.13	4.79	5.19	5.49	5.72	5.92	6.08	6.22	6.35
18	2.97	3.61	4.00	4.28	4.49	4.67	4.82	4.96	5.07
	4.07	4.70	5.09	5.38	5.60	5.79	5.94	6.08	6.20
20	2.95	3.58	3.96	4.23	4.45	4.62	4.77	4.90	5.01
	4.02	4.64	5.02	5.29	5.51	5.69	5.84	5.97	6.09
30	2.89	3.49	3.85	4.10	4.30	4.46	4.60	4.72	4.82
	3.89	4.45	4.80	5.05	5.24	5.40	5.54	5.65	5.76
40	2.86	3.44	3.79	4.04	4.23	4.39	4.52	4.63	4.73
	3.82	4.37	4.70	4.93	5.11	5.26	5.39	5.50	5.60
60	2.83	3.40	3.74	3.98	4.16	4.31	4.44	4.55	4.65
	3.76	4.28	4.59	4.82	4.99	5.13	5.25	5.36	5.45
120	2.80	3.36	3.68	3.92	4.10	4.24	4.36	4.47	4.56
	3.70	4.20	4.50	4.71	4.87	5.01	5.12	5.21	5.30
∞	2.77	3.31	3.63	3.86	4.03	4.17	4.29	4.39	4.47
	3.64	4.12	4.40	4.60	4.76	4.88	4.99	5.08	5.16

摘自:Beyer WH, *Handbook of tables for probability and statistics*, 2nd ed, p362, p364, CRC Press Inc., 1979。

附表 12 等级相关系数 r_s 界值表

n	$P(1)/P(2)$			
	0.050/0.100	0.025/0.050	0.010/0.020	0.0050/0.010
4	1.000			
5	0.900	1.000	1.000	
6	0.829	0.886	0.943	1.000
7	0.714	0.786	0.893	0.929
8	0.643	0.738	0.833	0.881
9	0.600	0.700	0.783	0.833
10	0.564	0.648	0.745	0.794
11	0.536	0.618	0.709	0.755
12	0.503	0.587	0.678	0.727
13	0.484	0.560	0.648	0.703
14	0.464	0.538	0.626	0.679
15	0.446	0.521	0.604	0.654
16	0.429	0.503	0.582	0.635
17	0.414	0.485	0.566	0.615
18	0.401	0.472	0.550	0.600
19	0.391	0.460	0.535	0.584
20	0.380	0.447	0.520	0.570
25	0.337	0.398	0.466	0.511
30	0.306	0.362	0.425	0.467
35	0.283	0.335	0.394	0.433
40	0.264	0.313	0.368	0.405
45	0.248	0.294	0.347	0.382
50	0.235	0.279	0.329	0.363
60	0.214	0.255	0.300	0.331
70	0.198	0.235	0.278	0.307
80	0.185	0.220	0.260	0.287
90	0.174	0.207	0.245	0.271
100	0.165	0.197	0.233	0.257

摘自:Zar JH, *Biostatistical Analysis*, p498, Prentice-Hall Inc., 1974。

附表 13　二项分布率 95% 可信区间

阳性数 X	样本含量(n)											
	10	15	20	25	30	40	50	60	70	80	90	100
0	0~31	0~22	0~17	0~14	0~12	0~9	0~7	0~6	0~6	0~5	0~4	0~4
1	0~45	0~32	0~25	0~20	0~17	0~13	0~11	0~9	0~8	0~7	0~6	0~5
2	3~56	2~41	1~32	1~26	1~22	1~17	1~14	1~11	0~10	0~9	0~8	0~7
3	7~65	4~48	3~38	3~31	2~27	2~21	2~17	1~14	1~12	1~11	1~10	1~8
4	12~74	8~55	6~44	5~36	4~31	3~24	2~19	2~16	2~14	2~13	1~11	1~10
5	19~81	12~62	9~49	7~41	6~35	4~27	3~22	3~18	3~16	2~14	2~13	2~11
6		16~68	12~54	9~45	8~39	6~30	5~24	4~20	3~18	3~16	3~14	3~12
7		21~73	15~59	12~49	10~42	8~33	6~26	5~23	4~20	4~17	3~15	3~14
8		27~79	19~64	15~54	12~46	9~35	7~29	6~25	5~21	5~19	4~17	4~15
9			23~69	18~58	15~49	11~38	9~31	7~26	6~23	5~20	5~18	4~16
10			27~73	21~61	17~53	13~41	10~34	8~29	7~26	6~22	6~20	5~18
11				24~65	20~56	15~44	11~36	10~30	8~26	7~23	6~21	6~19
12				28~69	23~59	17~47	13~38	11~32	9~28	8~25	7~22	6~20
13				31~72	26~63	19~49	15~41	12~34	10~30	9~26	8~23	7~21
14					28~66	21~52	16~43	13~36	11~31	10~27	9~25	8~22
15					31~69	23~54	18~45	15~38	13~33	11~29	10~26	9~23
16						25~57	20~47	16~40	14~34	12~30	11~27	10~24
17						27~59	21~49	18~41	15~36	13~32	12~28	10~25
18						29~62	23~51	19~43	16~37	14~33	12~30	11~27
19						32~64	25~53	20~45	17~39	15~34	13~31	12~28
20						34~66	26~55	22~47	18~41	16~36	14~32	13~29
21							28~57	23~49	20~42	17~37	15~33	13~30
22							30~59	25~50	21~43	18~39	16~35	14~31
23							32~61	26~52	22~45	19~40	17~36	15~32
24							34~63	28~53	23~46	20~41	18~37	16~33
25							36~65	29~55	25~48	21~43	19~38	17~34
26								31~57	26~49	23~44	20~39	18~35
27								32~58	27~51	24~45	21~40	19~37

(续表)

阳性数 X	样本含量(n)											
	10	15	20	25	30	40	50	60	70	80	90	100
28								34~60	29~52	25~46	22~42	20~38
29								35~62	30~54	26~48	23~43	20~39
30								37~63	31~55	27~49	24~44	21~40
31									33~57	28~50	25~45	22~41
32									34~58	29~51	26~46	23~42
33									35~59	31~53	27~47	24~43
34									36~61	32~54	28~48	25~44
35									38~62	33~55	29~50	26~45
36										34~56	30~51	27~46
37										35~58	31~52	28~47
38										36~59	32~53	29~48
39										37~60	33~54	29~49
40										39~61	34~55	30~50
41											35~56	31~51
42											36~57	32~52
43											37~59	33~53
44											38~60	34~54
45											39~61	35~55
46												36~56
47												37~57
48												38~58
49												39~59
50												40~60

摘自：陆守曾 董王恒《医用统计工具表》，p1，吉林人民出版社，1970。